Lisa Rettl | Peter Pirker

„Ich war mit Freuden dabei."

Der KZ-Arzt Sigbert Ramsauer
Eine österreichische Geschichte

Lisa Rettl | Peter Pirker

„Ich war mit Freuden dabei."

Der KZ-Arzt Sigbert Ramsauer
Eine österreichische Geschichte

Mauthausen-Studien
Schriftenreihe der KZ-Gedenkstätte Mauthausen
Band 19

Zitiervorschlag:
Lisa Rettl/Peter Pirker: „Ich war mit Freuden dabei." Der KZ-Arzt Sigbert Ramsauer. Eine österreichische Geschichte (Mauthausen-Studien, Band 19). 2., überarb. und erw. Aufl., Wien 2024 [Seite].

Mauthausen-Studien
Schriftenreihe der KZ-Gedenkstätte Mauthausen
Band 19

Herausgeber
KZ-Gedenkstätte Mauthausen

Mitherausgeber der Schriftenreihe
Christian Dürr, Elisa Frei, Gregor Holzinger, Katharina Kniefacz, Ralf Lechner

Lektorat und Redaktion
Gregor Holzinger

Korrektorat
Elisa Frei, Gregor Holzinger

Grafisches Konzept des Covers
Peter Sachartschenko

Titelbild
In der ersten Reihe Sigbert Ramsauer und Jakob Winkler, Klagenfurt, 4. September 1947 (Muzej novejše in sodobne zgodovine Slovenije, Ljubljana).

Satz
Bernhard Amanshauser

Bibliografische Information der Deutschen Nationalbibliothek
Die Deutsche Nationalbibliothek verzeichnet diese Publikation in der Deutschen Nationalbibliografie; detaillierte bibliografische Daten sind im Internet über http://dnb.de abrufbar.

www.newacademicpress.at

ISBN: 978-3-7003-2324-2

Druck:
Prime Rate, Budapest

Inhalt

Vorwort zur Erstauflage 2010

Die Integration von ehemaligen Nationalsozialisten in die österreichische Gesellschaft vollzog sich atemberaubend schnell. Die juristische Ahndung von NS-Gewaltverbrechen wurde rasch eingestellt und die Mehrheit der ehemaligen Täter*innen fand sich rasch wieder im bürgerlichen Leben ein. Sie gingen ihren Berufen als Ärzt*innen, Jurist*innen, Lehrer*innen, Polizisten*innen nach, und die Schauplätze des Terrors waren ihnen scheinbar über Nacht nicht mehr erinnerlich, schienen weit entfernt, obwohl sie mitunter ganz nahe lagen. Mauthausen etwa verfügte in Österreich über mehr als 40 Außenlager, aber kaum eines von ihnen blieb vor der konsequenten Spurenbeseitigung im viel gelobten Wiederaufbau verschont. An manchen Orten wurde fleißig geschaufelt, an anderen Orten half die Natur. Und über alledem: das große Schweigen, das österreichweit erst mit Waldheim Ende der 1980er-Jahre langsam aufzubrechen begann. Was das Loibl-KZ in Kärnten betrifft, kam alles zusammen. Beharrliches Schweigen, gepaart mit der abgeschiedenen Lage des ehemaligen Tatorts in den Karawanken. Der Wald hatte die ehemaligen Baracken des Lagers bald überwuchert und das KZ unsichtbar gemacht. Es sollte bis 1995 dauern, bis hier die erste öffentliche Gedenkfeier stattfand. Scheinbar unsichtbar war auch einer der zentralen Akteure dieses Mauthausen-Außenlagers geblieben: der aus Klagenfurt stammende Lagerarzt, SS-Hauptsturmführer Sigbert Ramsauer. 1947 von einem britischen Militärgericht in Klagenfurt wegen Patientenmorden als Kriegsverbrecher zu lebenslanger Haft verurteilt, hatte er sich bereits 1956 in seiner Heimatstadt wieder als praktischer Arzt etabliert. Er gehörte allerdings keineswegs zu jenen Nationalsozialisten, die mit neuer Frisur und Identität eine zweite Existenz im Verborgenen aufbauten, vielmehr vollzog sich seine zweite Karriere mit aktiver Hilfestellung im Herzen und mit dem Wissen der österreichischen Nachkriegsgesellschaft.

Seinen Lebensweg und seine Karriere(n) nachzuzeichnen, war das Anliegen dieses Forschungsprojekts, das durch Förderungen des Nationalfonds der Republik Österreich für die Opfer des Nationalsozialismus, des Zukunftsfonds der Republik Österreich und des Innenministeriums ermöglicht wurde. Die Biografie Sigbert Ramsauers ist für die Forschung allerdings nicht deswegen von Interesse, weil sich mit ihr irgendeine Art von Besonderheit eines NS-Täters verbinden lässt. Ihm war weder eine spezifische sadistische Grausamkeit zu eigen, noch lassen sich ihm Verbrechen in der Größe eines Arztes wie Josef Mengele zuordnen. Von Interesse sind vielmehr seine Entwicklungsschritte als Typus, seine in jeder Hinsicht hervorstechende Durchschnittlichkeit, verbunden mit zwei wesentlichen Fragen: Wie und unter welchen strukturellen Bedingungen vollzog sich die Entwicklung vom Medizinstudenten zum SS-Lagerarzt, und wie und über welche Wege, verbunden mit welchem Selbstverständnis, bewerkstelligte er seine Reintegration in die österreichische Nachkriegsgesellschaft. Insofern galt unser Interesse nicht einfach der Rekonstruktion seiner Lebensgeschichte, vielmehr lag uns daran, diesen Lebensweg in den historischen und politischen Kontext einzuordnen. Besonderes Augenmerk legten wir dabei auf den britischen Militärgerichtsprozess 1947 sowie Ramsauers Weg zur Begnadigung. Zum einen, weil dazu bislang kaum Forschungsarbeiten vorliegen, zum anderen, weil die damit verbundenen Aspekte auch so etwas wie Schlüsselstellen markieren, die symptomatisch für die gesellschaftliche Entwicklung des postnationalsozialistischen Österreich sind.

Das private und familiäre Umfeld Sigbert Ramsauers ließ sich nur lückenhaft erschließen. Anders als etwa im Fall des burgenländischen Gauleiters Tobias Portschy, über den Ursula Mindler 2006 eine erhellende Biografie[1] verfasste, konnten sich unsere Forschungen kaum auf persönliches Material, also originäre Selbstzeugnisse, stützen. Ramsauer präsentiert sich in den vorliegenden Aktenbeständen als schweigsamer Typ, der mit der Preisgabe an Informationen über sich selbst sparsam umging. Gemeinsam ist Portschy und Ramsauer, neben ihrer Arrestzeit in der Haftanstalt Karlau, dass sie mit zwei weiteren Nationalsozialisten (Dr. Franz Klinger und Hellmut Wolf) in der 1992 im ORF ausgestrahlten TV-Dokumentation *Schuld und Gedächtnis*[2] unvermindert als überzeugte Nationalsozialisten auftraten und in Wort und Bild – Ramsauer in breitem Kärntner Dialekt – einen Eindruck von sich und ihrer spezifischen Sicht auf die Vergangenheit und Gegenwart vermittelten. Der egomanischen Geschwätzigkeit des einstigen Juristen Portschy steht im Film ein zu diesem Zeitpunkt 81-jähriger, immer noch als Arzt praktizierender Sigbert Ramsauer gegenüber, dessen Aussagen über sich selbst und seine Lebenswege vage bleiben und allenfalls Puzzleteilchen preisgeben.

Ein Schlaglicht – mehr auf Ramsauers Persönlichkeit als auf seinen biografischen Werdegang – wirft noch ein zweiter, im selben Zeitraum entstandener Film Egon Humers: *Der Tunnel.*[3] In diesem Film wird Ramsauer themenbezogen zum Loibl-KZ interviewt. Beide Filme sind, da sie auch die einzigen öffentlichen Auftritte und Interviews Ramsauers darstellen, wichtige zeitgeschichtliche Quellen, auf die im Rahmen dieser Untersuchung häufig Bezug genommen wird. Für die biografische Forschung im engeren Sinn – vor allem in Bezug auf die Themenbereiche Kindheit und Nachkriegszeit – weitaus aufschlussreicher sind – oder besser *wären* – jene Textpassagen aus dem am 17. Jänner 1990 von Egon Humer in Klagenfurt geführten Interview, die keinen Niederschlag im Film fanden, aber in Form einer Transkription des Gesamtinterviews erhalten sind. Die Filmgesellschaft gab dieses Transkript jedoch für die Forschung nicht frei. Im Privatarchiv des slowenischen Widerstandskämpfers Janko Tišler, der im Film *Der Tunnel* auch als Zeitzeuge auftrat, war im Jahr 2003 allerdings eine Einsichtnahme möglich, sodass einige Textpassagen in Abschrift notiert und vereinzelt miteinbezogen werden konnten. Auch ein anderer, für die biografisch orientierte Forschung wesentlicher Zugang zu Quellen aus dem persönlichen Umfeld blieb im Rahmen dieses For-

1 Vgl. dazu Ursula Mindler: Tobias Portschy. Biographie eines Nationalsozialisten. Eisenstadt 2006.
2 Egon Humer (Regie): Schuld und Gedächtnis. Prisma Film Wien, 1992. Transkription: Janina Koroschitz. Im Folgenden zitieren wir nach dem Transkript, das auch die dialektalen Färbungen der Interviewten beibehielt.
3 Egon Humer (Regie): Der Tunnel. Prisma Film Wien, 1992. Transkription: Janina Koroschitz.

schungsprojekts verschlossen: Die Kontaktaufnahme mit der Familie bzw. den Nachkommen Ramsauers scheiterte, ebenso wenig erfolgreich gestalteten sich Recherchen zu einem möglichen Freundeskreis. Letzteres liegt wohl auch in Ramsauers Persönlichkeit begründet: *„Ich bin überhaupt ein Einzelgänger, eigentlich immer schon gewesen. Abgesehen von meiner vehementen Zuneigung in den Beginn des Dritten Reiches. Aber auch so, seit Jahren – ich hab' eigentlich fast niemanden, wo man sagen könnte, da besteht eine Freundschaft.“*[4] Die biografische Rekonstruktion insbesondere der privaten Lebenszusammenhänge Ramsauers bleibt also in erster Linie auf jenes Quellenmaterial beschränkt, das in behördlichen Kontexten entstand und den Skartierungsmechanismen österreichischer Behörden und Archive entging.

Den Blick auf die Täter von damals zu richten, ist 60 Jahre nach Ende des Nationalsozialismus von ungebrochen aktueller Relevanz. Denn Amnesie und Amnestie sind im Duden Nachbarn, wie die Historikerin Marion Wiesinger in einem 2008 gehaltenen Vortrag pointiert formulierte, und auch wenn die Täter von einst zur Klärung der Ursachen genozidaler Gewalthandlungen nichts beitragen können, so liegt *„ein Teil der Antwort nicht in ihren Aussagen und Lebensläufen, die der Zeitgeschichte einen kurzen Blick auf ihre Verfassung gestatten, sondern im Umgang mit ihresgleichen. Welche politischen Strukturen ermöglichen ihr Handeln, und welche dem Machterhalt dienenden Geister stehen allzeit bereit? Tragen jegliche Politik mit, schreiben die Anleitungen zur Vollstreckung, zur Exekution des Rechts? [...] Heute geht es um Zwangsernährung, Schubhaft für minderjährige Flüchtlinge, nächtliche Massenabschiebungen, Abtransporte auf die Sonderanstalt Saualpe, inklusiver guter Luft. Die Beamtenschaft vollzieht den politischen Willen und zuckt nicht mit der Wimper, Dienst ist Dienst.“*[5]

---

4 Zit. nach Egon Humer: Der Tunnel, 1992.

5 Marion Wiesinger: Es spät werden lassen. Bericht über den Zustand im Landesinneren. Referat im Rahmen der Podiumsdiskussion „Wozu heute noch justizielle Verfolgung von NS-Tätern“. Symposium 10 Jahre Zentrale österreichische Forschungsstelle Nachkriegsjustiz, 28.11.2008. Herzlichen Dank an Marion Wiesinger für die Zusendung und Überlassung des Manuskripts.

Bemerkungen zur Neuauflage

An den Forschungen und Recherchen für dieses Buch arbeiteten wir in den Jahren 2008 und 2009 – sie führten uns nicht nur in österreichische Archive, sondern auch nach London, Washington, Berlin und Ludwigsburg. Die Erstauflage der ursprünglich im Wiener Milena Verlag erschienen Publikation (2010) war bald vergriffen, nach einiger Zeit jedoch zumindest wieder als E-Book erhältlich.

Fast 15 Jahre später erhielten wir vom Mauthausen Memorial das Angebot, das Buch in der Reihe *Mauthausen-Studien* neu aufzulegen. Wir nutzten diese Gelegenheit, um das bestehende Manuskript sprachlich ein wenig zu bearbeiten und um etliche, neuere Erkenntnisse aus der zeithistorischen Forschung zu ergänzen.

Davon abgesehen hatten wir durch unsere in den letzten Jahren gewachsene Freundschaft mit Alain Lavigne aus Paris die Gelegenheit, bislang unbekanntes Quellen- und Fotomaterial in die Neuauflage aufzunehmen. Ausgehend von dessen eigener Auseinandersetzung mit seinem Vater Jacques Lavigne[6], der als Mitglied der französischen Widerstandsbewegung nach einer Denunziation verhaftet und anschließend nach Mauthausen bzw. in das KZ Loibl deportiert worden war, machte sich Alain Lavigne auf die Suche nach weiterem Fotomaterial. Sein Vater hatte ihm berichtet, dass es von seiner Befreiung am 8. Mai 1945 durch die (kärntner)-slowenischen Partisan*innen Fotoaufnahmen geben müsste: *„Ich wusste also, dass es diese Fotos gab. Und ich habe so lange danach gesucht!“*[7] Die berührende Geschichte seiner langjährigen Recherche hat Alain Lavigne in einem kurzen französischsprachigen Text „Die verlorenen Fotos vom Loiblpass“ auf der Website der Amicale de Mauthausen online veröffentlicht.[8] Nun freuen wir uns sehr, dass wir diese im deutschsprachigen Raum völlig unbekannte Fotoserie in unsere Neuauflage mitaufnehmen durften.

Alain Lavigne stellte uns allerdings nicht nur Bilder zur Verfügung, auf denen befreite Häftlinge mit Partisaninnen und Partisanen zu sehen sind. Vielmehr profitierten wir auch von seinen jahrelangen Bemühungen um die akribische Identifikation ehemaliger Häftlinge auf vorhandenem Bildmaterial. Dank seiner Arbeit und Hilfe ist es nun möglich, in diesem Band sämtliche Zeugen, die beim britischen Militärgerichtsprozess gegen Ramsauer und andere SS-Männer und Kapos im September 1947 in Klagenfurt als Belastungszeugen auftraten, auch bildlich zu zeigen. Diese Männer waren ganz we-

6 Léon-Jacques Lavigne, geb. am 3.11.1907 nahe bei Paris in Bondy (Seine-Saint-Denis), ebendort verstorben am 3.2.1976. Lavigne, von Beruf Immobilienmakler, gehörte der französischen Widerstandsbewegung an und wurde nach einer Denunziation am 3.3.1943 in Paris (17. Arrondissement) verhaftet. Von Compiègne aus erfolgte seine Deportation nach Mauthausen, von wo aus er am 3.6.1943 in das Loibl-KZ überstellt wurde und bis zur Befreiung im Südlager verblieb. Seine endgültige Befreiung erlebte er am 8.5.1945 in Feistritz im Rosental. Am 7.6.1945 kehrte er, über die Stationen Villach, Udine, Rom und Neapel per Schiff nach Marseille, und von dort nach Paris, zurück. Zu den Stationen seiner Repatriierung vgl. auch das Kapitel zu André Hantz.

7 Alain Lavigne: Les photos perdues du Loiblpass, Paris, August 2013, online unter: https://campmauthausen.org/ressources/archives/dossiers/photos-perdues-Loibl/ (abgerufen am 22.2.2024).

8 Ebd.

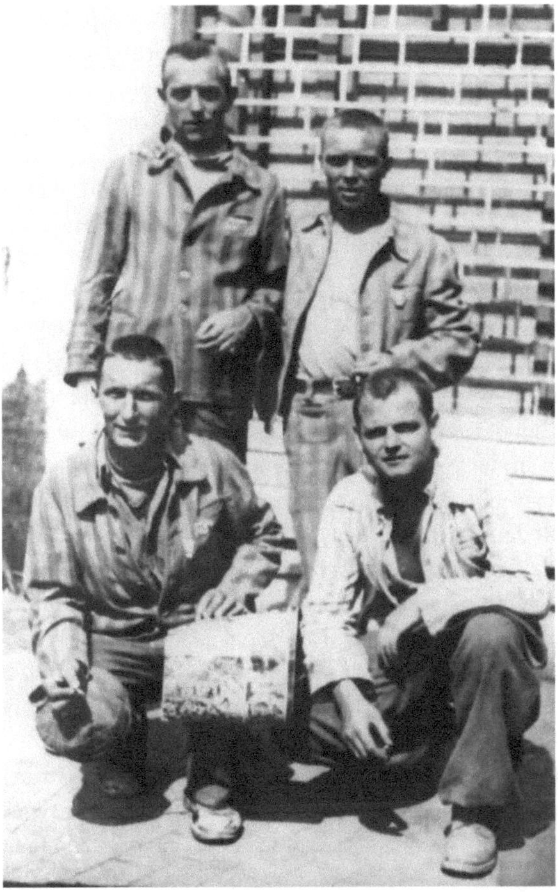

Abbildung 1: Jacques Lavigne (links, stehend in der zweiten Reihe), Häftlingsnummer 26965, mit anderen nicht identifizierten Loibl-Häftlingen nach der Befreiung, Feistritz, 8. Mai 1945. Dieses Foto begleitete Jacques Lavigne in verkleinerter Form sein restliches Leben lang als Brieftaschenfoto (Privatarchiv / Sammlung Alain Lavigne).

sentlich daran beteiligt, dass zumindest Teile der Verbrechen im zweigeteilten KZ-Außenlager juristisch gesühnt werden konnten. Die Erweiterung um dieses Bildmaterial traf sich auch mit unserem eigenen Wunsch, die Bedeutung der ehemaligen Opfer für die Ermittlungen und Ahndung der am Loibl begangenen Verbrechen stärker hervorzuheben. Textlich findet dies vor allem in den Kapiteln um Ramsauers Verhaftung und zum Prozess seinen Niederschlag, ebenso in den Schlussbetrachtungen.

Noch mehr Gewicht erhält die Perspektive der Häftlinge in der Neuauflage ferner durch ein neues Kapitel, in dem ein bemerkenswertes autobiografisches Dokument des ehemaligen Loibl-Häftlings André Hantz abgedruckt wird: Hantz beschrieb in seinen unveröffentlichten privaten Erinnerungen eindrucksvoll die Fahrt der 21 französischen Zeugen von Paris über Wien zum Prozess in Klagenfurt, die Besichtigung der

Tatorte am Loibl zwei Jahre nach der Befreiung, die Atmosphäre in der Stadt und im Gerichtssaal. Auch dieses Dokument erhielten wir ursprünglich von Alain Lavigne, der in der Folge auch den Kontakt zur Familie Hantz herstellte und uns bei der Organisation aller notwendigen Druckgenehmigungen eine enorme Hilfe war. An dieser Stelle also herzlichen Dank an Alain Lavigne für die großartige und umfassende Unterstützung bei allen Fragen, ebenso herzlich sei den Kindern und Enkelkindern von André Hantz, insbesondere Jean-Paul Hantz, für die Überlassung dieses aussagekräftigen Materials gedankt.

Die Erstauflage enthielt auch ein Nachwort[9] von Peter Gstettner, der als Professor für Erziehungswissenschaften an der Universität Klagenfurt, Gründer und langjähriger Vorsitzender des Mauthausen Komitees Kärnten/Koroška wie kein zweiter in Österreich daran beteiligt war, dass die Geschichte des KZ Loibl, der Häftlinge und der Täter nach jahrzehntelangem Verdecken aufgearbeitet wurde (und wird), dass am ehemaligen Standort an der Nordseite des von den Häftlingen gegrabenen Tunnels Gedenkveranstaltungen durchgeführt werden und an diesem Ort nach Jahrzehnten des Vergessens eine Gedenkstätte entsteht. Peter Gstettner schilderte in seinem Text „*Eine Geschichte vom Freilegen der Geschichte*“ das mühevolle Überwinden von allerlei politischen und mentalen Barrieren auf diesem Weg des Erinnerns und berichtet von den ersten, gemeinsam mit dem Mauthausen Memorial entwickelten Schritten der Rodung, des Freilegens und des Sichtbarmachens von Überresten des Konzentrationslagers in den Jahren 2008 bis 2010. Obwohl in den folgenden Jahren einige weitere (Teil-)Projekte durchgeführt wurden, kann – fast 15 Jahre später – der erreichte Status Quo, gemessen an den damaligen Vorhaben, keineswegs als zufriedenstellend bezeichnet werden. Die umfassenden erinnerungspolitischen Entwicklungen der letzten anderthalb Jahrzehnte darzustellen und zu diskutieren, erschien uns allerdings im Kontext dieser Biografie zu weitführend, weshalb wir auf ein Nachwort zur Erinnerungspolitik in dieser Publikation verzichteten.

Abschließend möchten wir an dieser Stelle noch dem Milena Verlag für die Freigabe des Manuskripts der Erstauflage, Gregor Holzinger und Elisa Frei vom Mauthausen Memorial für die angenehme Zusammenarbeit bei der Herstellung der Neuauflage herzlich danken – wir freuen uns sehr, dass die Neuauflage dieser lang vergriffenen Publikation nun in erweiterter und überarbeiteter Auflage erscheint.

Peter Pirker & Lisa Rettl
Wien, Rosegg/Rožek, 26. Februar 2024

9 Peter Gstettner: Eine Geschichte vom Freilegen der Geschichte. Ein Nachwort. In: Lisa Rettl/Peter Pirker: „Ich war mit Freuden dabei.“ Der KZ-Arzt Sigbert Ramsauer. Eine österreichische Geschichte. Wien 2010 (erste Auflage), S. 324–332.

Kindheit und Jugend in Klagenfurt

„Sigbert: alter deutscher Vorname, zu ahd. sigu ‚Sieg' + ahd. beraht ‚glänzend, berühmt', etwa ‚der, der durch Sieg berühmt ist'."[10]

Sigbert Hans Ramsauer wurde am 19. Oktober 1909 in Klagenfurt als einziges Kind von Maria Ramsauer (geb. Lendorfer) und Regierungsrat Christian Ramsauer geboren und in der röm. kath. Kirche von St. Egid in Klagenfurt getauft.[11] Seine Mutter Maria Lendorfer, die in verschiedenen Akten als *„Private"* geführt wird, tritt in den erhaltenen Quellen kaum hervor. Über sie ist lediglich bekannt, dass sie die Tochter eines k. k. Steuerbeamten in Eisenkappel war. Der Vater Christian, aus Abtenau bei Salzburg stammend, wird im Trauungsbuch als *„Besitzersohn"* geführt. Zum Zeitpunkt der Geburt seines Sohnes arbeitete er als k. k. Regierungs-Concipist[12], als beamteter Bezirkskommissär im Agrarwesen der noch bestehenden Monarchie. In der Qualifikationsbeschreibung seines Vorgesetzten wird er 1914 als aufstrebender Beamtentypus beschrieben: Ihm wird tadelloses, ausgezeichnetes, fleißiges und gewissenhaftes Verhalten beschieden, *„sehr gewandt und energisch, für den Dienst vorzüglich geeignet"*[13], ebenso wird er wärmstens für einen Leitungsposten empfohlen.

Das soziale Umfeld der Ramsauers kann in den frühen Kindheitsjahren Sigberts als kleinbürgerlich mit zunächst stabilen, geordneten ökonomischen Verhältnissen bezeichnet werden. Auf die politische Gesinnung des Elternhauses lassen die Quellen zu diesem Zeitpunkt noch keinen eindeutigen Rückschluss zu, das politische Klima innerhalb der Familie dürfte jedoch nach verschiedenen Indizien großdeutsch und antisemitisch geprägt gewesen sein. Darauf deutet nicht zuletzt das berufliche Umfeld Christian Ramsauers mit seinem Naheverhältnis zum nationalliberalen Kärntner Bauernbund hin, in dessen Leitsätzen grundsätzlich *„die Beseitigung des jüdischen Einflusses auf die Finanzwirtschaft und auf die wirtschaftliche, kulturelle wie sittliche Entwicklung des Volkes"*[14] gefordert wurde. Der Bauernbund bediente sich in der Zwischenkriegszeit, ähnlich den Großdeutschen, einer völkisch-nationalistischen Ideologie, *„die in wesentlichen Elementen die ideologisch-propagandistischen Kernpunkte des Nationalsozialismus antizipierte"*[15]. In parteipolitischem Kontext deutet ein späterer Brief[16] von Christian Ramsauer – zumindest für die frühen 1920er-Jahre – auf ein Naheverhältnis zu Arthur

10 Duden. Das große Vornamenlexikon. Berlin 2023, S. 295.

11 Vgl. Eintrag zu Sigbert Ramsauer im Sterbebuch des Standesamtes Klagenfurt.

12 PA, Spittal an der Drau, Archiv der Diözese Gurk, Klagenfurt, Hs. 11.2, fol. 78.

13 Qualifikationsbeschreibung von Christian Ramsauer, 1914, ÖStA, AdR, Zentralbesoldungsamt, GZ 64-4213, Skj. 1994.

14 Alfred Elste/Dirk Hänisch: Auf dem Weg zur Macht. Beiträge zur Geschichte der NSDAP in Kärnten von 1918 bis 1938 (Vergleichende Gesellschaftsgeschichte und politische Ideengeschichte der Neuzeit, Band 8). Wien 1997, S. 54.

15 Ebd.

16 Vgl. Schreiben von Christian Ramsauer an die Finanzlandesdirektion für Wien, Niederösterreich und Burgenland, Klagenfurt, 16.10.1936, ÖStA, AdR, Zentralbesoldungsamt, GZ 64-4213, Skj. 1994.

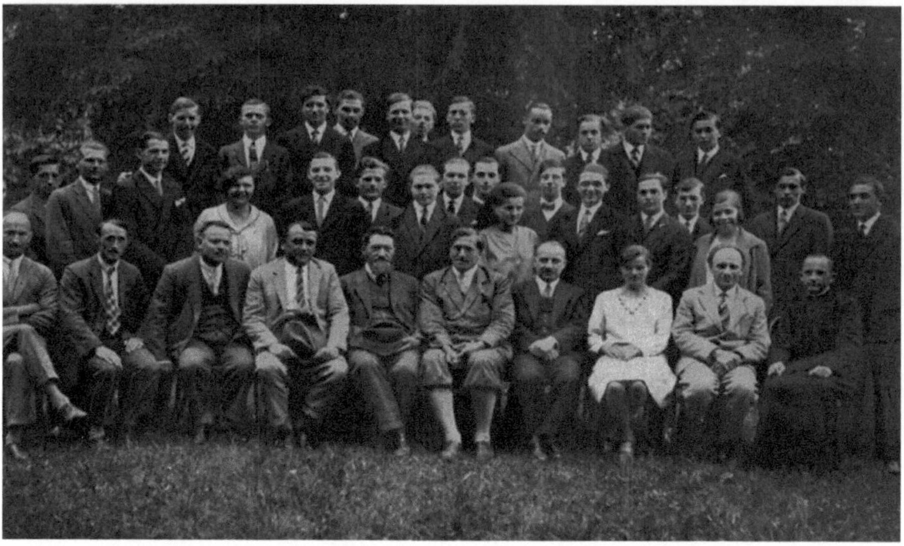

Abbildung 2: Aufnahme des Maturajahrgangs am Klagenfurter Bundesgymnasium mit Sigbert Ramsauer (mittlere Reihe, Achter von links) 1929 (Kärntner Landesarchiv).

Lemisch und dessen Deutschliberaler Partei hin, später dürfte auch er sich der NSDAP zugewandt haben.

Wohnhaft in der Radetzkystrasse 16, im bürgerlichen Bezirk Kreuzbergl in Klagenfurt, besuchte Sigbert mit Unterbrechungen das Klagenfurter Bundesgymnasium am Völkermarkterring, wobei er aus nicht näher geklärten Gründen die sechste Klasse in einem Bundesrealgymnasium in Graz absolvierte.[17] In der siebten Klasse wurde er im Klagenfurter Gymnasium wieder als Privatist der 7b geführt,[18] ehe er im Juni 1929 maturierte.

Mit der nationalsozialistischen Bewegung kam Ramsauer nach eigenen Aussagen bereits sehr früh in Kontakt: *„[M]it den Juden haben wir weiter kein b'sonderes Verhältnis g'habt, aber schon als Mittelschüler, im zarten Alter von ungefähr 14 Jahren, bin ich mit dem Hakenkreuz gangen, weil es war so ‚in', sagen wir, in Klagenfurt.“*[19] Über seinen näheren Freundeskreis liegen keine Informationen vor, allerdings entstand während seiner Schulzeit auch jenes Netzwerk, das ihm nach 1947, dem Jahr seiner Verurteilung, noch von großem Nutzen sein sollte. Zu seinen Schulkameraden zählten u. a. der spätere ÖVP-Bundeskanzler Josef Klaus (1910–2001), der die Parallelklasse besuchte, sowie der spätere ÖVP-Verteidigungsminister Ferdinand Graf (1907–1969). Beide Politi-

17 Vgl. Hauptprotokoll der Reifeprüfung, 1928/29, 8b, Bundesgymnasium Klagenfurt, Völkermarkter Ring.

18 Vgl. Jahres-Bericht des Bundesgymnasiums in Klagenfurt, hg. am Schlusse des Schuljahres 1927/28 vom Direktor, Nr. 70, Klagenfurt 1928, S. 9, KLA.

19 Abschrift aus dem unveröffentlichten Filmtranskript des Interviews mit Sigbert Ramsauer, Interviewer: Egon Humer, Klagenfurt, 17.1.1990, Privatarchiv Janko Tišler, Tržič.

ker machten in der Nachkriegszeit auf unterschiedliche Weise ihre Einflüsse für Ramsauer geltend, insbesondere Ferdinand Graf, der vor allem in seiner Funktion als Staatssekretär im Bundesministerium für Inneres (1945–1956) für die Freilassung Ramsauers intervenierte und sich mehrmals für die Familie Ramsauer verwendete. Auch mit dem Vater Christian Ramsauer verband Graf eine nähere, beruflich bedingte Bekanntschaft über den Kärntner Bauernbund, als dessen Direktor Graf seit 1933 fungierte. Christian Ramsauer wiederum betätigte sich in diesem Zeitraum als Konsulent, ab August 1936 fungierte er als angestellter Geschäftsführer der Sektion der Forstwirte des Kärntner Bauernbundes.[20]

Annähernd zeitgleich mit Sigbert Ramsauers ersten Kontakten mit der nationalsozialistischen Bewegung kam es innerhalb der Familie zu einer einschneidenden Veränderung in der beruflichen Karriere des Vaters. Er wurde vorzeitig – nicht ganz freiwillig – im Alter von 43 Jahren pensioniert. Über die Umstände, die dazu geführt hatten, liegt ein 1940 verfasster Brief von Christian Ramsauer an den Reichsstatthalter von Kärnten, Franz Kutschera, vor, der zumindest die Binnensicht des Betroffenen dokumentiert – zum Zeitpunkt der Abfassung dieses Dokuments stand Ramsauer sen. bereits wieder im kriegsbedingten Einsatz in der Verwaltung der Kärntner Landeshauptmannschaft.

„Mit 31.12.1922 habe ich auf Grund der Verordnung über den freiwilligen Abbau um meine Versetzung in den dauernden Ruhestand angesucht aus folgenden Gründen: Im Jahre 1917 wurde mir vom damaligen Landespräsidenten Graf Lodron die Stelle des Agrarlandesreferenten in Klagenfurt für den Zeitpunkt des Kriegsendes zugesichert. Dr. Arthur Lemisch garantierte mir, dass dieses Versprechen eingelöst wird. Auf das hin übersiedelte ich im November 1917 von Villach nach Klagenfurt. Bei meiner Abrüstung im Jahre 1919 war überraschenderweise an der Stelle des Landesagrarreferenten bereits statt des Hofrates Mayerhofer Ministerialsekretär Urbas. Dr. Lemisch war gegenüber der vereinigten Macht der Christlichsozialen und der Sozialdemokraten, welche Urbas nicht wegen seiner Fähigkeiten, sondern wegen seiner politischen Einstellung hergebracht hatten und hielten, nicht in der Lage, sein Versprechen einzuhalten. Nicht genug an dem, wollte man mich auch nicht etwa als Agrarbeamten in Klagenfurt belassen, sondern ich musste nach Villach. Wohnung wurde mir keine beigestellt und die Entfernungsgebühr im Laufe des Jahres eingestellt. Da ich vorstellig wurde, dass ich auf meine eigenen Kosten einen getrennten Haushalt zu führen nicht in der Lage bin, drohte mir das Präsidium mit dem Disziplinarverfahren. Dies bewog mich, dem vereinigten Druck der schwarzroten Koalition, dem sich Schumy mit besonderem Vergnügen anschloss, zu weichen. Ich überreichte Ende Dezember 1922 mein Pensionsgesuch. Von 1923 bis zum Umbruch war ich Rechtskonsulent und Geschäftsführer des Kärntner Wald- und Grundbesitzerverbandes und auch Rechtskonsulent des Zentralkomitees der Waldbesit-

20 Vgl. Schreiben von Christian Ramsauer an die Finanzlandesdirektion für Wien, Niederösterreich und Burgenland, Klagenfurt, 16.10.1936, ÖStA, AdR, Zentralbesoldungsamt, GZ 64-4213, Skj. 1994.

zerverbände Österreichs. Im Dezember vorigen Jahres wurde ich zur Wiederverwendung von der Landeshauptmannschaft in Kärnten einberufen. Ich werde als vollwertige Konzeptkraft im Innen- und Aussendienste des Reichsstatthalters verwendet. Da meine Einstufung in eine angemessene Gehaltsstufe scheinbar Schwierigkeiten bereitet, bitte ich um meine Wiedereinstellung in den aktiven Dienst. Heil Hitler!"[21]

Wie der weitere Aktenverlauf des Zentralbesoldungsamtes seit den frühen 1930er-Jahren bis weit in die Nachkriegszeit zeigt, spielten seit der unfreiwilligen Pensionierung Geldangelegenheiten und pekuniäre Aspekte eine zentrale Rolle im Leben der Ramsauers. Ramsauer sen. begriff sich nicht nur als politisches Opfer einer *„schwarzroten"* Intrige, sondern in weiterer Folge auch als Opfer von finanzbehördlichen Fehlleistungen, gegen die er in unterschiedlichen Lebensphasen mit der Akribie eines vom Leben enttäuschten Beamten eine Vielzahl von querulantischen Einsprüchen erhob und sich über Jahrzehnte hinweg einen Kleinkrieg mit den Finanzbehörden lieferte. Im Zentrum seiner Beschwerden standen stets finanzbehördliche Abzüge an seinen Ruhegenüssen, die sich aufgrund seiner Einkünfte aus selbstständiger Tätigkeit ergeben hatten. Die ökonomische Unsicherheit und Instabilität des Familieneinkommens, die Ramsauer sen. in diesen Schreiben stets hervorzustreichen pflegte, waren allerdings relativ: Mit einem Jahreseinkommen von 14.124 Schilling etwa für das Jahr 1935[22] nagte die Familie – trotz des mittlerweile studierenden Sohnes – keineswegs am Hungertuch, zumal Christian Ramsauer in den 1930er-Jahren Waldbesitz aus den Lodron'schen Besitztümern nahe Gmünd erwerben konnte und damit den Grundstein für ein später fast 189 Hektar umfassendes Anwesen inklusive Eigenjagd legte.

Dass sich sein Sohn Sigbert in der Zwischenzeit zum „ewigen Studenten" entwickelt hatte, dürfte bei dem überaus leistungsorientierten Vater und Regierungsrat im Ruhestand allerdings Missfallen erregt und wohl auch innerfamiliär zu Konflikten geführt haben. Als Christian Ramsauer zu Beginn des Jahres 1936 von der Pensionsabteilung der Finanzlandesdirektion Wien den Bescheid erhielt, dass seine Pension aufgrund der Höhe seines selbstständigen Einkommens stillgelegt würde, urgierte er gegen den Bescheid: *„Ich habe eine Ehegattin und einen Sohn, der Medizin studiert und im zweiten klinischen Semester steht. Er braucht also noch zwei Jahre zur Vollendung seiner Studien. Für diesen Sohn besteht selbstverständlich die gesetzliche Unterhaltspflicht, wenn ich auch eine Kinderzulage für ihn nicht mehr bekomme."*[23]

Was das hier geschätzte Ende der Studiendauer seines Sohnes betraf, sollte sich Christian Ramsauer allerdings irren.

---

21 Schreiben von Christian Ramsauer an Reichsstatthalter Franz Kutschera, 24.9.1940, ÖStA, AdR, Zentralbesoldungsamt, GZ 64-4213, Skj. 1994. Zur besseren Lesbarkeit wurden in diesem wie auch in den folgenden Zitaten orthografische Fehler des Originaltextes nicht übernommen, ferner wurden fehlende Beistriche und Punkte ohne gesonderte Kennzeichnung ergänzt.

22 Vgl. Christian Ramsauer, Beilage zur Meldung an die Finanzlandesdirektion in Wien, 24.1.1936, ÖStA, AdR, Zentralbesoldungsamt, GZ 64-4213, Skj 1994, Zl.13647a.

23 Ebd.

Student in Innsbruck

„... dann geh' ich gleich zur SS, die sind schneidiger ...“

Die Studienkarriere des Juniors begann im Wintersemester 1929 in Innsbruck, wo er bis 1935 ohne Unterbrechung inskribiert blieb. Die gesamtpolitischen Veränderungen dieser Jahre, von der Republik zur faschistischen Diktatur 1934–1938, lassen sich auch an Ramsauers Angaben über seine Volkszugehörigkeit ablesen: Gab er bei Studienbeginn noch *„deutsch“* an, so war daraus 1935 *„österreichisch“*[24] geworden. Ramsauer, der sich zu diesem Zeitpunkt längst als „Illegaler“ in der SS engagierte, dürfte sich nach dem Verbot der Nationalsozialisten im Juni 1933 also um größtmögliche Unauffälligkeit bemüht haben. Die Prüfungserfolge seiner Innsbrucker Studentenzeit waren äußerst bescheiden – nur die ersten Prüfungen in den Fächern Physik und Biologie bestand er beim Erstantritt, alle weiteren für die erfolgreiche Absolvierung des I. Rigorosums erforderlichen Fächer passierte Ramsauer erst beim zweiten Anlauf. Für den Abschluss des I. Rigorosums, der am 14. Juli 1935 mit einem „Genügend“ erfolgte,[25] benötigte Ramsauer also insgesamt zwölf Semester. Im Vergleich dazu absolvierte etwa der spätere Lagerkommandant von Treblinka, der ehrgeizige SS-Arzt Dr. Irmfried Eberl, zwischen 1928 und 1935 sein komplettes Medizinstudium.[26] Auch wenn Noten und Prüfungserfolge wenig über Qualifikation und Befähigung in der späteren Berufspraxis aussagen und längere Studienzeiten insbesondere unter Medizinern häufig waren, so lässt sich erahnen, dass Ramsauer nicht zu den karriereorientierten medizinischen Facheliten zählen würde.

Neben den medizinischen Fächern belegte Ramsauer auch Englisch- und Französischkurse. Seine Gewandtheit in der englischen Sprache, die ihm bei seinen späteren Begnadigungsbemühungen von großem Nutzen war, dürfte auf diese Zeit zurückgehen. Desgleichen zeigt sich in den von ihm belegten Lehrveranstaltungen auch seine Begeisterung für den Wehr- und Kampfsport: Leichtathletik und Rasenspiele, Säbelfechten, ferner besuchte er einen Jiu-Jitsu-Kurs,[27] eine damals in Österreich noch sehr junge Kampfsportart, die hierzulande um 1900 durch japanische Zirkusartisten bekannt, 1925 in den Ausbildungsplan der Wiener Polizei und schlussendlich auch in das sportliche Erziehungsprogramm der HJ aufgenommen wurde.[28]

Wehrsportliche Übungen dürften auch maßgeblicher Teil seiner Freizeitgestaltung gewesen sein. Obwohl zu dieser Lebensphase kaum persönliche Quellen vorhanden sind, lässt sich das soziale und politische Umfeld Sigbert Ramsauers einigermaßen gut

24 Vgl. Standesblatt der Leopold-Franzens-Universität Innsbruck, 1935, Universitätsarchiv Innsbruck.
25 Vgl. Abgangszeugnis der Leopold-Franzens-Universität Innsbruck, Zl. 178, 15.7.1935, Universitätsarchiv Innsbruck.
26 Vgl. Michael Grabher: Irmfried Eberl. „Euthanasie“-Arzt und Kommandant von Treblinka. Frankfurt am Main 2006.
27 Vgl. Sigbert Ramsauer, Nationale, Studienjahr 1929/30, Universitätsarchiv Innsbruck.
28 Vgl. dazu Das Schwarze Korps, 22.8.1940, S. 11.

erschließen. Während seines Studienaufenthaltes in Innsbruck wurde er Mitglied bei der Heimwehr-Studentenkompagnie Innsbruck[29] sowie der Universitäts-Sängerschaft Skalden.[30]

Inwieweit die Wahl der Verbindung in Innsbruck bereits im Zusammenhang mit seiner Sozialisation während der Schulzeit in Klagenfurt stand, ließ sich nicht eruieren. Zwischen 1918 und 1920 existierten in Klagenfurt jedenfalls zehn nationale Pennalien bzw. Altherrenverbände, deren weltanschauliches Spektrum von einem Elite- und Führergedanken, einem radikalen Antisemitismus und generell von völkisch-rassistischen Vorstellungen geprägt war.[31] Allgemein lässt sich festhalten, dass die gymnasialen und studentischen Verbindungen und Korps als Wegbereiter und Förderer des Anschlussgedankens auftraten und ideologisch wie personell mit der NSDAP zusammenwuchsen.[32] Ob Ramsauer nun Mitglied einer Gymnasialverbindung war oder nicht, spielt de facto eine untergeordnete Rolle. Wesentlicher erscheint die politische Atmosphäre, für die u. a. die Jugendverbindungen im Klagenfurter Gebiet sorgten und in deren Sog sich Ramsauer, Hakenkreuz tragend, bewegte. In der Kärntner Publizistik sind großdeutsche und nationalsozialistische Aktivitäten seitens der Jugend ausführlich dokumentiert. Nur ein Jahr vor Ramsauers Studienbeginn, im August 1928, veranstaltete etwa der Großdeutsche Jugendbund in Klagenfurt, parallel zu anderen Städten Österreichs, eine Massenkundgebung: eine Protestkundgebung, zu der Abordnungen der reichsdeutschen Jugend und verschiedener Sängerschaften angereist waren, die sich vor allem der Kritik der Versailler Verträge und dem Anschlussverbot widmeten. Die Skalden, denen Ramsauer als Student temporär angehörte, waren seit 1920 im Dachverband der Deutschen Sängerschaft organisiert. Die großformatige *Klagenfurter Zeitung* widmete der Kundgebung, bei der auch politische Prominenz wie Arthur Lemisch und Ludwig Hülgerth anwesend war, gleich eine Doppelseite, um den Bericht mit einer Ode auf das „Deutschlandlied" zu schließen:

> *„Wir singen ‚Deutschland über alles', weil unser Volkstum uns das höchste Gut ist, das Gott uns geschenkt hat, das wir uns nicht entreißen lassen dürfen. [...] Machtvoll erscholl hierauf aus tausenden von Kehlen das Deutschlandlied, womit die eindrucksvolle Kundgebung ihren Abschluß fand und die strammen, vorzüglich disziplinierten Jungen den Rückmarsch nach ihrem Lager am Keutschachersee antraten."*[33]

---

29 Vgl. Handschriftlich verfasster Lebenslauf von Sigbert Ramsauer, Beilage zum R.u.S-Fragebogen, 2.3.1940, BArchB, RS/E 5257 (ehemals BDC).

30 Vgl. Angaben aus Abschrift eines Lebenslaufes von Sigbert Ramsauer, datiert vom 15.7.1940. Dieser Lebenslauf wurde von der Staatsanwaltschaft Berlin an das Landesgericht Wien im Jahr 1963 übermittelt (LG Wien, 17e Vr 8382/68; Bestände des LG Wien befinden sich im Wiener Stadt- und Landesarchiv).

31 Vgl. Werner Drobesch: Die „politischen" Vereine und Verbände in Kärnten 1914–1938. Phil. Diss, Universität Klagenfurt 1987, S. 271f.

32 Vgl. Werner Drobesch: Vereine und Verbände in Kärnten (1848–1938). Vom Gemeinnützig-Geselligen zur Ideologisierung der Massen (Das Kärntner Landesarchiv, Band 18). Klagenfurt 1991, S. 156.

33 Klagenfurter Zeitung, 2.8.1928, S. 822.

Die frühen 1930er-Jahre und der Zeitpunkt, als Ramsauer als Student nach Innsbruck kam, waren nicht nur gesamtpolitisch, sondern auch studentenpolitisch eine außerordentlich heiße Phase. Katholische und nationale Korporationen und Verbindungen rangen um die politische Vorherrschaft an der Universität, ein Kampf, der 1932 zu Straßenschlachten zwischen Anhängern der katholischen Verbindungen und nationalen Burschenschaftern führte. Interessant auch die nationale Zusammensetzung der etwa 3.000 Innsbrucker Hörer*innen im Jahr 1932/33: Zu diesem Zeitpunkt dominierten mit 49 Prozent die Reichsdeutschen gegenüber 34,5 Prozent Österreichern (ohne Südtiroler).[34] Dabei war der Korporationsgrad der vorwiegend männlichen Studentenschaft mit nahezu 57 Prozent überaus hoch. Unter den vielen Verbindungen und Corps erreichten die nationalen Verbindungen, zu der auch die 1863 gegründete Universitäts-Sängerschaft Skalden gehörte, eine Stärke von etwa sieben Prozent.[35] In ihrem Selbstverständnis sollte die Korporation ein Bund von Männern sein, der den Idealen „*Ehre, Freiheit und Vaterland*“ verpflichtet war und Anregungen geben sollte, „*sich bundesbrüderlich zu helfen und so die Tat zu selbstloser völkischer Tat und Opfermut zu festigen*“[36]. Die völkische Ausrichtung der Verbindung fand auch in der 2010 noch geltenden Losung der Skalden ihren Niederschlag: „*Deutscher Lieder Klang und Kraft, stähl' Dich deutsche Jungmannschaft!*“[37]

Die „Stählung der deutschen Jungmannschaft“ vollzog sich seit den 1920er-Jahren bis zur endgültigen politischen Spaltung in den frühen 1930er-Jahren u. a. in den Reihen der Heimwehr, die in Tirol als Heimatwehr bezeichnet wurde. Der Wehrgedanke hatte zu diesem Zeitpunkt praktisch das gesamte Innsbrucker Hochschullager erfasst und die Tiroler Heimatwehr fungierte als gemeinsame ideologische Plattform sowohl der katholisch ausgerichteten Cartellbrüder als auch der verschiedenen nationalen Burschenschaften. Durch die Mitgliedschaft in der Heimatwehr kamen die Studierenden – wenn nicht schon in der Gymnasialzeit oder durch familiäre Prädispositionen – schon relativ früh mit faschistischer Ideologie und antimarxistischem Gedankengut in Berührung und wurden zu verlässlichen Trägern dieser Ideen. Aus der „ständig drohenden Gefahr des Bolschewismus“, die die Tiroler Heimatwehrbewegung vor allem in Wien und den dortigen Regierungskreisen ortete, hatte man die Legitimation der Heimatwehr als paramilitärischen Selbstschutzverband abgeleitet, wobei sich die Bewegung als Zusammenfassung aller Kräfte für Volk und Heimat verstand.[38]

34 Vgl. Michael Gehler: Studenten und Politik. Der Kampf um die Vorherrschaft an der Universität Innsbruck 1918–1938 (Innsbrucker Forschungen für Zeitgeschichte, Band 6), S. 51.

35 Vgl. ebd., S. 40.

36 Schreiben der Aktivitas an den Altherrenverband der akad. Sängerschaft Skalden vom 6.5.1922, zit. nach Michael Gehler: Studenten und Politik, S. 86.

37 Zit. nach http://www.skalden.at (abgerufen am 10.1.2010). Der sprachliche Verweis auf eine „*gestählte deutschen Jungmannschaft*“ ist auf der aktuellen Website mittlerweile nicht mehr zu finden. Heute verweisen die Skalden in ihrem öffentlichen Schriftgut vor allem auf den Wunsch, sich „*die Freiheit zu nehmen, unabhängig vom Mainstream zu denken und die veröffentlichte Meinung – nicht nur in anderen Teilen der Welt, sondern auch bei uns – zu hinterfragen [...].*“ (http://www.skalden.at (abgerufen am 11.1.2024)).

38 Vgl. Michael Gehler: Studenten und Politik, S. 190f.

Die Mitglieder der Skalden gehörten der Heimatwehr seit 1921 an und nahmen an deren Veranstaltungen regelmäßig teil: „*Nachdem ein eigener Zug, Skalden oder S-Zug genannt, gebildet werden konnte, ist davon auszugehen, daß die Sängerschaft nahezu geschlossen der Tiroler Heimatwehr beigetreten war. [...] Fehlte ein Korporierter bei den Wehrübungen, hatte er Strafgelder zu bezahlen*"[39], hielt der Historiker Michael Gehler dazu fest. 1929 kam es auch zur Gründung einer nationalen, völkisch orientierten Studentenkompanie, der Sigbert Ramsauer beitrat. Diese Kompanie sah es als ihre Aufgabe, den katholischen Einfluss innerhalb der Heimatwehr einzudämmen. Ihre militärische Ausbildung erfolgte an zwei Abenden pro Woche.[40]

Bei Ramsauer dürfte der zum Teil radikal völkisch gepflegte Antisemitismus der Innsbrucker Studentenschaft eine bereits vorhandene antisemitische Grundhaltung vertieft haben. Der „Gefahr der Verjudung der Universität" entgegenzuwirken, war fester Bestandteil der Politik der Innsbrucker Hochschülerschaft. Zu antisemitischen Ausschreitungen war es bereits in den 1920er-Jahren gekommen, in den frühen 1930ern gab es eine weitere Radikalisierung. Die Studenten propagierten damals schon den Boykott jüdischer Geschäfte. Den Skalden war es – wie sich ein Zeitzeuge, der zwischen 1932 und 1936 Mitglied war, erinnerte – streng verboten, in jüdischen Lokalen und nicht-arischen Geschäften zu verkehren.[41]

Über die paramilitärischen Übungen, die Ramsauer im Rahmen seiner Mitgliedschaften bei der Sängerschaft und der Heimatwehr absolvierte, vermerkte er im 1990 geführten Interview mit Egon Humer, dass diese ihn besonders faszinierten und für sein weiteres Leben geprägt hatten.[42] Was Ramsauer allerdings nicht erwähnte, war sein Ausschluss aus der Sängerschaft Skalden im Jahr 1931. Tatsächlich gehörte er der Verbindung laut Auskunft des Skaldenarchivs nur überaus kurz an, nämlich für zwei Semester,[43] der Heimatwehr immerhin etwas länger – von 1929 bis 1931. Die Hintergründe dieses Ausschlusses sind nicht bekannt. Nicht zwangsläufig handelte es sich dabei um politische Differenzen – dies wäre seitens der Skalden möglicherweise sogar dokumentiert worden. Viel eher ist davon auszugehen, nicht zuletzt aufgrund späterer, im Kern ähnlich gelagerter Vorkommnisse, dass es um persönliche Differenzen ging. So rudimentär persönliche Quellen zu Sigbert Ramsauer erhalten sind, zeichnet sich anhand des vorhandenen Materials doch ab, dass ihm, dem elitenbewussten Einzelgänger, eine Ein- oder Unterordnung in Institutionen oder soziale Gemeinschaften aller Art schwerfiel – eine charakterliche Facette, die nicht nur einer steilen Karriere in der „Volksgemeinschaft" der Nationalsozialisten hinderlich war, sondern, wie noch zu sehen sein wird, seinem Leben auch entscheidende Richtungswechsel gab.

39 Ebd., S. 192f.

40 Vgl. ebd., S. 194f.

41 Vgl. ebd., S. 95.

42 Vgl. Abschrift aus dem unveröffentlichten Filmtranskript des Interviews mit Sigbert Ramsauer, Interviewer: Egon Humer, Klagenfurt, 17.1.1990, Privatarchiv Janko Tišler, Tržič.

43 Vgl. Schreiben des Universitätsarchivs Innsbruck (Peter Gollner) an Lisa Rettl auf Basis der Auskunft des Skaldenarchivs, 26.5.2008, im Besitz der Verfasserin.

Seit 1932/33 hatte die NSDAP unter der Innsbrucker Studentenschaft eine große Anziehungskraft entwickelt, vor allem innerhalb der Verbindungen deutschnationaler Provenienz war ein Großteil der Mitglieder schon vor 1933 der NSDAP beigetreten.[44] Die Untersuchung Michael Gehlers verweist ferner darauf, dass insbesondere unter den vorwiegend männlichen Medizinstudenten die Tendenz zum organisierten Nationalsozialismus außerordentlich hoch war und die SS zu den gefragtesten Gliederungen gehörte.[45] Innerhalb dieses Rahmens bewegte sich auch Sigbert Ramsauer. Am 30. Mai 1933, kurz vor dem Parteiverbot der Nationalsozialisten, erfolgte in Innsbruck sein Beitritt zur Allgemeinen SS mit der Mitgliedsnummer 301.007.[46] Über seine Beitrittsmotive resümierte Ramsauer 1990 vor laufender Kamera:

> *„Ich hab' einen Schulkollegen getroffen, den ich schon von Klagenfurt gekannt hab'. Und der trifft mich in Innsbruck auf der Straße, wir begrüßen uns, und dann sagt er: ‚Wieso bist du nicht bei der Partei? Jeder anständige Mensch ist bei der Partei.'*
> *Na ja, dann hab' ich mir gedacht, geh' ich halt dazu. Und wenn ich schon dazu geh', dann geh' ich gleich zur SS, die sind schneidiger, des gefällt mir besser. Ich hab's ja schließlich gekannt, aus der Wochenschau und so weiter, und das hat mir gefallen."*[47]

Ramsauers Angaben decken sich mit den Beobachtungen britischer Ermittlungsoffiziere, die im Laufe eines Verhörs im Entnazifizierungslager Wolfsberg zur Person Ramsauers festhielten, dass er ein Abenteurer sei, der sich der SS der hübschen Uniformen und des Respekts wegen, der ihm von den Zivilist*innen entgegengebracht werde, angeschlossen hatte.[48]

Damit erfassten die Briten auch einige charakteristische Wesenszüge, die Ramsauers seinerzeitigen Eintritt in die SS 1933 begünstigt hatten: Eine bereits aus der frühen Jugend mitgebrachte Faszination für alles Militärische, für Waffen und Uniformen, die seit dem 19. Jahrhundert zu unerlässlichen Requisiten eines neuen, körperlich gestählten und emotional kontrollierten Männlichkeitstypus zählten. Bereits in der Habsburgermonarchie hatten sich im Militarismus und den damit verbundenen Zuschreibungen von Selbstbeherrschung und Körperdisziplin Projektionsflächen von Männlichkeit und sozialer Ordnung kanalisiert, die in der Uniform ihren äußerlichen Ausdruck fanden. Der Offizier versinnbildlichte dabei nicht nur das militärische Ethos, vielmehr verlieh seine Funktion als Repräsentant der Staatsgewalt Prestige und Ansehen und zeichnete das Offizierskorps als soziale Kaste aus, die als Elite der Nation anerkannt wurde.[49] Hatte der Erste Weltkrieg eine Bilderflut von verstümmelten Kriegsveteranen

44 Vgl. Michael Gehler: Studenten und Politik, S. 311.
45 Vgl. ebd., S. 402.
46 Vgl. BArchB, RS/E 5257 (ehemals BDC).
47 Zit. nach Egon Humer: Schuld und Gedächtnis, 1992.
48 Vgl. „Tactical interrogation", Wolfsberg, 22.8.1945, TNA, WO 310/142, 4 Seiten, hier S. 4.
49 Vgl. Paula Diehl: Macht – Mythos – Utopie. Die Körperbilder der SS-Männer (Politische Ideen, Band 17). Berlin 2005, S. 64.

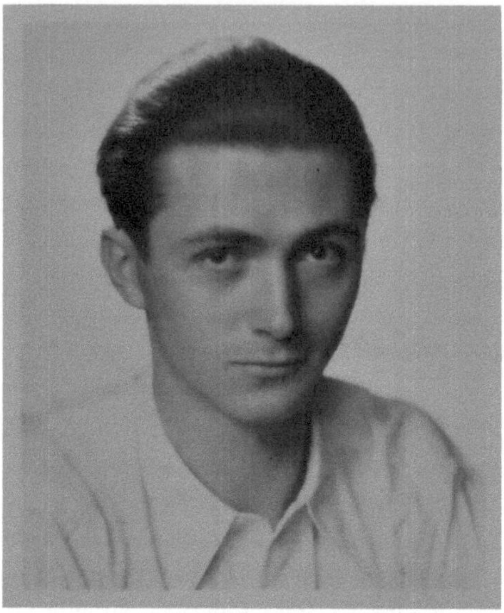

Abbildung 3: Porträtaufnahme von Sigbert Ramsauer in jungen Jahren, ohne Ort und Datum. Der Entstehungshintergrund dieser Aufnahme dürfte im Zusammenhang mit seinem Beitritt zur SS 1933 zu sehen sein (Bundesarchiv Berlin-Lichterfelde).

produziert, so lag die Attraktivität der von der NS-Bewegung propagierten Männlichkeitsbilder gerade in der Unversehrtheit der stählernen uniformierten Männerkörper, erweitert vor allem um das Konzept rassischer Auslese. Schon bei den frühen Massenveranstaltungen der Nationalsozialisten diente der Männerkörper in den SS-Formationen als *„Ornament, als Dekoration der Macht"*[50]. Wenn Ramsauer, Sohn eines düpierten, kleinbürgerlichen Beamten und „Regierungsrat in Ruhe" im Kontext seines Beitrittsmotivs von der aus der *Wochenschau* bekannten „schneidigen SS" spricht, so verweist dies auch auf die damit verbundenen Macht- und Männlichkeitsfantasien. In diesem Sinn passt auch seine Berufswahl ins Bild: Nicht zuletzt verfügen auch Ärzte und Ärztinnen mit ihrem weiß uniformierten Kleidungskodex über ein äußeres, weithin sichtbares Distinktionsmerkmal, das sie, verbunden mit einem hohen Sozialprestige, von der Masse der Zivilist*innen deutlich abhebt.

50 Ebd., S. 22.

Die Wiener Jahre

„Ich liebe die Juden nicht, ich hasse sie auch nicht. Aber ich möchte sie nicht in meine Sphäre eintreten lassen, auch nicht in unsere Politik."[51]

Zur Situation an der Universität Wien

Die Ursachen, die Sigbert Ramsauer zu einem Wechsel seines Studienortes von Innsbruck nach Wien bewogen, bleiben ungeklärt. Trotz illegaler Agitation im Rahmen der SS war Ramsauer in Innsbruck polizeilich unbescholten und in disziplinärer Hinsicht lag seitens der Innsbrucker Universität gegen Ramsauer nichts vor. Das Abgangszeugnis der Universität Innsbruck bescheinigte ihm ein Benehmen, *„den akademischen Gesetzen vollkommen entsprechend"*[52].

Die Wiener Jahre erscheinen für Ramsauer rückblickend in privater sowie beruflicher Hinsicht als gleichermaßen turbulente wie richtungsweisende Zeit. In diese Lebensphase fallen politisch gesehen das Jahr 1938, in persönlichen Belangen häufige Wohnungswechsel, Erkrankung, Verlobung, Eheschließung, bevorstehende Vaterschaft und Studienabschluss.

Die früheste polizeiliche Meldung von Ramsauer in Wien ist erst mit 16. September 1939 belegt, als er sich als Untermieter in der Schönbrunnerallee 32 einquartierte.[53] Ab dem Wintersemester 1935/36 bis einschließlich Wintersemester 1937/38 sind jedoch seine Präsenz und Teilnahme an Vorlesungen und Übungen an der Wiener Medizinischen Fakultät nachweisbar, begleitet vom häufigen Wechsel seiner Studentenquartiere quer durch verschiedene Wiener Bezirke: Von der Lange Gasse 63 in die Pelikangasse 10, von dort in die Alserstraße 41, anschließend in die Colingasse 1 und von dort wiederum in die Hardtgasse 34.[54] Parallel zum Studium setzte Ramsauer seine (para) militärische Ausbildung fort, nun in einer motorisierten Einheit der SS. Daneben gab es für nationalsozialistische Studenten bzw. studentische Angehörige der SS an der Universität viel zu tun: Das austrofaschistische Regime hatte zwar den Nationalsozialistischen Deutschen Studentenbund (NSDStB) verboten, allerdings die Bewegungsfreiheit nationaler studentischer Verbindungen kaum eingeschränkt. Seit dem Studienjahr 1937/38 verging daher fast kein Tag ohne studentische Manifestationen, die immer wieder zu einer Sperre der Universität führten. Regelmäßig kam es zu antisemitischen Ausschreitungen, die von Schmähliedern und Sprechchören bis hin zu Gewaltakten reichten, in deren Verlauf jüdische Studierende sogar aus Fenstern und von der Universitätsrampe geworfen wurden.[55]

---

51 Zit. nach Egon Humer: Schuld und Gedächtnis, 1992.
52 Abgangszeugnis der Universität Innsbruck, 15.7.1935, Universitätsarchiv Innsbruck.
53 Vgl. WStLA, BPD Wien, Historische Meldeunterlagen, D-Antiquariat.
54 Vgl. Nationale Sigbert Ramsauer für die Studienjahre 1935–1938, Universitätsarchiv Wien.
55 Vgl. Martina Lehner: Die Medizinische Fakultät der Universität Wien 1938–1945. Unveröfftl. Diplom-

Schon seit den 1920er-Jahren war es regelmäßig zu Gewaltakten gegen jüdische Studierende gekommen, wobei die medizinische Fakultät einen besonderen Angriffspunkt bot, da sie über einen hohen Anteil von jüdischen Studierenden wie Lehrenden verfügte.[56] Der Weltruhm der Wiener Medizin, der sich in den 1930er-Jahren allerdings bereits im Niedergang befand, war de facto zu einem Großteil der jüdischen Ärzteschaft zu verdanken. Obschon aufgrund des politischen Klimas bereits seit den 1920er-Jahren ein Emigrationsprozess unter jüdischen Mediziner*innen eingesetzt hatte, waren im Jahr 1938 von 4.900 Ärzten und Ärztinnen in Wien nach dem Reichsbürgergesetz 3.200 Menschen als „Juden" klassifiziert,[57] eine Zahl, die das NS-Regime tatsächlich vor kein geringes Problem stellte, als es darum ging, den medizinischen Betrieb bei gleichzeitiger radikaler Vertreibung der jüdischen Ärzteschaft aufrecht zu erhalten. Wie dramatisch sich die Situation in den Hörsälen für jüdische Studierende schon lange vor 1938 gestaltete, lässt sich exemplarisch an den Erinnerungen von Edith Hopper an ein Erlebnis im Jahr 1930 ermessen:

> *„An der Anatomie waren zwei Institute: Beim Hochstetter waren alle Nazis und beim Tandler waren alle Juden. Und die Nazis vom Hochstetter, mit der Hilfe von Technischen Studenten, die alle Nazis waren, haben uns eingesperrt im Anatomischen Institut. Und die haben uns nicht herausgelassen, lange Zeit über. Und als sie uns herausgelassen haben, haben sie ein Spalier gebildet. Jeder hat einen Knüppel gehabt, und im Vorbeigehen haben sie uns mit dem Knüppel geschlagen. Auch die Frauen... Das war vor der Nazizeit. Aber es waren bereits viele Nazis im akademischen Umfeld. Man hat es bereits gespürt an der Fakultät."*[58]

Tatsächlich wurde bereits 1930, und erneut 1932, unter Rektor Wenzelslaus von Gleispach (1876–1944) versucht, einen Numerus clausus für jüdische Studierende einzuführen.[59] Im selben Jahr, 1932, begegnen wir unter den vielen Antisemit*innen der Wiener Studierenden auch Ramsauers Schulkameraden und späteren Bundeskanzler Josef Klaus, der sich im Rahmen der katholischen Studentenschaft gegen die Beset-

---

arbeit, Universität Wien 1990, S. 11. Vgl. insbesondere Klaus Taschwer: Hochburg des Antisemitismus. Der Niedergang der Universität Wien im 20. Jahrhundert. Wien 2016; Linda Erker: Die Universität Wien im Austrofaschismus. Österreichische Hochschulpolitik 1933 bis 1938, ihre Vorbedingungen und langfristigen Nachwirkungen. Göttingen 2021.

56 Vgl. dazu Birgit Nemec/Klaus Taschwer: Terror gegen Tandler. Kontext und Chronik der antisemitischen Attacken am I. Anatomischen Institut der Universität Wien, 1910–1933. In: Oliver Rathkolb (Hg.): Der lange Schatten des Antisemitismus. Kritische Auseinandersetzungen mit der Geschichte der Universität im 19. und 20. Jahrhundert. Göttingen 2013, S. 147–171.

57 Michael Hubenstorf: Kontinuität und Bruch in der Medizingeschichte. Medizin in Österreich 1938–1955. In: Friedrich Stadler (Hg.): Kontinuität und Bruch. 1938–1945–1955. Beiträge zur österreichischen Kultur- und Wissenschaftsgeschichte. Wien/München 1988, S. 299–332, hier S. 312.

58 Edith Hopper, zit. nach Michaela Raggam: Jüdische Studentinnen an der medizinischen Fakultät in Wien. In: Brigitte Bolognese-Leuchtenmüller/Sonia Horn (Hg.): Töchter des Hippokrates. 100 Jahre Ärztinnen in Österreich. Wien 2000, S. 139–156, hier S. 152.

59 Vgl. Michael Hubenstorf: Kontinuität und Bruch, S. 312. Vgl. dazu auch Katharina Kniefacz: Die Gleispach'sche Studentenordnung, online unter: https://geschichte.univie.ac.at/de/artikel/die-gleispach-sche-studentenordnung (abgerufen am 15.1.2024).

zung des Mediziners und Pharmakologen Ernst Peter Pick (1872–1960) als Dekan der Medizinischen Fakultät ereiferte:

> *„Offener Brief der Leitung der Deutschen Studentenschaft an Herrn Prof. Dr. Pick! Die Deutsche Studentenschaft nimmt mit Entrüstung davon Kenntnis, daß Sie wider Erwarten Ihre Wahl zum Dekan der medizinischen Fakultät angenommen haben. Nach wie vor steht die D. St. auf ihrem 1923 kundgetanen Standpunkt, daß Professoren jüdischer Volkszugehörigkeit akademische Würdenstellen nicht bekleiden dürfen. Wollen Sie bedenken, daß Sie sich an einer deutschen Hochschule befinden und daß die deutschen Studenten als ihre Führer nur deutsche Lehrer anerkennen! Schon im Interesse eines ordnungsgemäßen Lehrbetriebes hoffen wir auf Ihre Einsicht. gez. Gerhard Kurka, gez. Robert Ehrlich, gez. Josef Klaus.“*[60]

Ramsauer, der nach seiner Ankunft in Wien bei Pick im Wintersemester 1935/36 auch eine Lehrveranstaltung besucht hatte, dürfte dessen Versetzung in den „dauernden Ruhestand“ im Mai 1938, seine kurzfristige Inhaftierung und schlussendliche Vertreibung ins Exil mit Genugtuung beobachtet haben.[61] Noch in den 1990er-Jahren insistierte Ramsauer: *„Die Juden mög' ma halt net. Und er is ja auch ein Fremdkörper. In jeder Nation.“*[62]

Wie sich Ramsauers Rolle in den Reihen der noch illegalen SS zwischen 1935 und 1938 im Detail gestaltete, lässt sich erahnen. Einen Hinweis liefert Ramsauers Zeugenaussage im Klagenfurter Prozess 1947, als er bezüglich seiner Studienzeit angab, zunächst bei dem Chirurgieprofessor Wolfgang Denk (1882–1970) für sechs Monate als Demonstrator gearbeitet zu haben und dann als eine Art Tutor an der Anatomie tätig gewesen zu sein.[63] Der Hinweis auf die Anatomie ist erhellend: Schon lange vor 1938 war Eduard Pernkopfs Institut, die II. Anatomie, deren Leitung er 1933 von Ferdinand Hochstetter übernommen hatte, Knotenpunkt und Sammlungsort der antisemitischen Schlägertrupps an der medizinischen Fakultät, wobei *„die Institutsassistenten zuweilen die allerärgsten Hitzköpfe etwas zurückhalten mußten, um einen Schein von ‚akademischen Umgangsformen' aufrechtzuerhalten“*[64].

Dass die Situation für Ramsauer 1937 aufgrund seiner illegalen Betätigungen brenzlig wurde, legt Ramsauers sommerlicher Aufenthalt in München nahe, der mit einer Vorsprache im österreichischen Flüchtlingshilfswerk verbunden war.[65]

---

60 AVA, Unterricht Zl. 20.378 aus 1932 (Polizeiberichte), zit. nach Michael Hubenstorf: Medizinische Fakultät 1938–1945. In: Gernot Heiß/Siegfried Mattl/Sebastian Meissl/Edith Saurer/Karl Stuhlpfarrer (Hg.): Willfährige Wissenschaft. Die Universität Wien 1938–1945. Wien 1989, S. 233–282, hier S. 268.

61 Pick gelang über Frankreich die Emigration in die USA, wo er an der Columbia-Universität in New York seine Lehr- und Forschungstätigkeit auch fortsetzte. Eine kurze Darstellung seiner Biografie findet sich online unter: https://geschichte.univie.ac.at/de/personen/ernst-peter-pick (abgerufen am 15.1.2024).

62 Zit. nach Egon Humer: Schuld und Gedächtnis, 1992.

63 Vgl. Zeugenaussage während des Militärgerichtsprozesses 1947 in Klagenfurt, 23.9.1947, TNA, WO 235/579.

64 Michael Hubenstorf: Medizinische Fakultät 1938–1945, S. 258.

65 Vgl. dazu Bestand des BArchB, Parteikorrespondenz (PK)/0011 (Sigbert Ramsauer).

Ramsauer und das Jahr 1938

„... in begreiflicher Begeisterung – als illegaler SS-Mann – sofort freiwillig zum Dienst gemeldet ...“

Nach dem Treffen Kurt Schuschniggs mit Adolf Hitler am 12. Februar 1938 intensivierten die Nazis ihre Terroraktionen auch an den Universitäten. Die Lehrveranstaltungen wurden kaum mehr besucht, die nationalsozialistischen Studierenden, die in NS-Kampfformationen organisiert waren, wurden kaserniert.[66]

Ramsauer bekam die Folgen seiner Aktivitäten mit den SS-Schlägertrupps am eigenen Leib zu spüren. Was sich in der Strohgasse im 3. Wiener Gemeindebezirk im Rahmen einer Auseinandersetzung abgespielt hatte, lässt sich in groben Zügen anhand seiner Korrespondenz mit den Parteibehörden am 26. November 1938 nachzeichnen:

„1.) Ihr Schreiben wurde mir hierher nachgesandt, da ich seit Anfang Juni 1938 krankheitshalber (Pleuritis exsudativa tbc.) teils in der Heilstätte Grimmenstein, teils in dem hiesigen Krankenhause verweilen mußte; in den nächsten Tagen komme ich auf vorläufig zwei Monate in die Heilstätte Hochzierl. Eine persönliche Vorsprache in Ihrem Amte ist mir daher nicht möglich.
2.) Mein erlittener Schaden anläßlich des Überfalles durch zwei SK-Leute [Schutzkorps-Leute] am 20.II.38. in Wien war ein doppelter: ein Sachschaden und ein gesundheitlicher durch schwere Körperverletzung.
a) Den Sachschaden habe ich seinerzeit bei Ihnen gemeldet und auch eine Rechnung für die Reparatur beigelegt.
b) Durch Hiebe mit Gummiknüttel erlitt ich eine schwere Gehirnerschütterung, deren Folgen bis heute noch nicht behoben sind und mir die Beendung meines Medizinstudiums bis auf weiteres unmöglich machen. Ich habe mich allerdings in begreiflicher Begeisterung – als illegaler SS-Mann – beim Umbruch sofort freiwillig zum Dienst gemeldet und habe auch auf Grund der noch nicht behobenen Folgen meiner Gehirnerschütterung einen besonders leichten Dienst zugeteilt erhalten. Trotzdem konnte mein durch die Verletzung geschwächter Körper nicht standhalten und ich habe Anfang Juni eine Lungenfellentzündung bekommen. Neben dieser Pleuritis sind noch immer die Folgeerscheinungen meiner schweren Gehirnerschütterung (Hirndrucksteigerung mit Schwindel und Kopfschmerzen, horizontaler Nystagmus, mangelnde Konzentrationsfähigkeit) vorhanden, die es mir bis auf weiteres unmöglich machen, mein Berufsstudium fortzusetzen. Der gesundheitliche Schaden, der mich seit 20. Februar, und ich weiß nicht wie lange noch, in meinem Berufe arbeitsunfähig macht, kann derzeit überhaupt nicht so richtig bewertet werden, weil man nicht weiß, wie lange dieser Zustand noch dauern wird. Wenn für einen erlittenen Schaden an der Gesundheit in so bedeutendem Aus-

66 Vgl. Martina Lehner: Die Medizinische Fakultät, S. 11f.

maß, wie es bei mir der Fall ist, eine Wiedergutmachung in Form einer Schadensvergütung nicht in Frage kommen sollte, so bitte ich um Ihre Meinungsäußerung, ob in meinem Falle die Voraussetzungen für den Antrag auf Verleihung des Blutordens gegeben sind; (laut §4 der Ausführungsbestimmungen des Reichsschatzmeisters über die Verleihung des Blutordens gilt als besonders schwer verletzt, wer einen besonders schweren körperlichen Schaden erlitten hat, oder in Folge der erlittenen Verletzung mindestens ein Vierteljahr arbeitsunfähig war, was bei mir ja der Fall wäre, da meine Arbeit ja das Medizinstudium ist).
Heil Hitler! Sigbert Ramsauer
PS: Ärztliches Zeugnis sowie Bestätigung der Gestapo über den Überfall bitte ich, falls erwünscht, von mir anzufordern. Unter oben angegebener Anschrift (Klagenfurt, Radetzkystr. 16) bin ich immer zu erreichen."[67]

Der Brief, den Ramsauer hier verfasste, trägt wohl auch ein wenig die Handschrift seines Vaters. Insbesondere der letzte Absatz mit dem Hinweis auf die geltende Rechtslage erscheint ganz als Ton des Regierungsrates in Ruhe: immer rechtskundig, immer auf dem Laufenden, wenn es darum geht, finanzielle Ansprüche geltend zu machen. Tatsächlich beschäftigte Ramsauer jun. in dieser Angelegenheit – bald mit Hilfe eines Rechtsanwaltes – die Behörden noch bis 1940, wobei es vor allem um die Rückerstattung der angefallenen Kosten im Zuge seiner Krankenhausaufenthalte ging.

Einen Monat vor der Abfassung des oben zitierten Schreibens, rund um die Tage des Novemberpogroms, befand sich Ramsauer jedenfalls in Wien und ließ sich in diesem Zusammenhang ein entsprechendes ärztliches Attest ausstellen. Durchaus bemerkenswert ist dabei auch die Person des behandelnden Gutachters, Dr. Friedrich von Schürer-Waldheim (1866–1935), den Ramsauer wiederum von der Universität her kannte. Er hatte in seinem Wiener Erstsemester bei Schürer den Kurs Verbandslehre absolviert und war wohl auch über die SS-Seilschaft mit ihm verbunden. Schürer lieferte Ramsauer nun ein hilfreiches ärztliches Zeugnis, das auch ein grobes Bild von Ramsauers Tagen rund um den „Anschluss" im März 1938 gibt:

„Aerztliches Zeugnis!
Cand. med. Sigbert Ramsauer erlitt am 20.II.1938 durch Knüttelhiebe auf den Kopf und Sturz vom fahrenden Motorrad eine schwere Gehirnerschütterung. Herr Ramsauer wurde schwer benommen auf die Polizeiwachstube gebracht und sodann in das Rudolfspital eingeliefert. Nach seiner über seinen dringenden Wunsch in die Privatpflege erfolgten Entlassung habe ich seine weitere Behandlung übernommen. Er litt damals unter starken Erscheinungen des Hirndrucks und einer vegetativen Neurose, die absolute Ruhe und auch medikamentöse Behandlung notwendig machten.

67 Schreiben Sigbert Ramsauer an die Wiedergutmachungsstelle der Landesleitung der NSDAP, 28.10.1938, ÖStA, AdR, Gauakt Ramsauer, Zl. 267498.

Die Ereignisse des Umbruchs im März 1938 trieben Ramsauer als alten nationalsozialistischen Kämpfer und SS-Mann auf die Strasse, doch musste ich bei jeder Gelegenheit feststellen, dass naturgemäss die Beschwerden, insbesondere die postcommotionelle Hirndrucksteigerung mit Schwindel und Kopfschmerzen sowie ein deutlicher horizontaler Nystagmus sogleich wesentlich zunahmen. Diese Zustände hielten unverändert bis in den Sommer 1938 an. Ramsauer erkrankte damals an einer tuberkulösen Pleuritis und musste sich in eine Heilstätte begeben.
Die am 20. Februar 1938 erlittene Commotio cerebri bei Herrn Ramsauer ist also als eine schwere Verletzung zu bezeichnen, die Herrn Ramsauer mehr als 3 Monate hindurch Arbeits- und Berufsunfähig machte und mit sehr unangenehmen Schmerzen und Beschwerden einherging. Es ist durchaus möglich, dass Herr Ramsauer gewisse Beschwerden für sein Leben behält.
Doz. Dr. F. v. Schürer"[68]

Was Ramsauers tatsächlichen Gesundheitszustand und den Grad seiner Verletzung betrifft, sind diese Quellen freilich nur bedingt aussagekräftig. Der Zweck, dem sie dienten, nämlich um Geld zu lukrieren und in weiterer Folge um den Blutorden anzusuchen, schließt Übertreibungen nicht aus, und die persönliche Bekanntschaft mit dem ärztlichen Gutachter lassen durchaus an die eine oder andere Hilfsleistung denken. Insbesondere der Versuch, zwischen der in kämpferischen Auseinandersetzungen erlittenen Gehirnerschütterung und der späteren tuberkulösen Erkrankung implizit einen kausalen Zusammenhang herzustellen, deuten auf eine Gefälligkeits- oder Freundschaftsleistung hin. Offenbar erschien auch den Parteidienststellen Schürers Argumentation nicht schlüssig und eine Gehirnerschütterung rechtfertigte für die NSDAP noch keinen Blutorden. Mit dem Ablehnungsschreiben vom 12. Juli 1940 wurden Ramsauers dahingehende Wünsche jedenfalls begraben.[69]

Trotz angeblich schwerer Verletzung ließ es sich Ramsauer also nicht nehmen, im März 1938 aktiven Dienst zu leisten. Ramsauer dürfte sich zunächst wohl zur Universität begeben haben, die in diesen Tagen einem großen Uniformlager glich: In der Aula wurden nun die studentischen SS- und SA-Mitglieder eingekleidet. Der Höhepunkt der Freudenkundgebungen war mit 15. März erreicht, als Hitler am Heldenplatz seine „Anschlussrede" hielt, nachdem er zwei Tage zuvor in Linz das *Gesetz über die Wiedervereinigung Österreichs mit dem Deutschen Reich* unterzeichnet hatte. Auf diesen Tag nimmt Ramsauer auch in *Schuld und Gedächtnis* Bezug, wobei es allerdings weniger um seine eigenen Aktivitäten und Erfahrungen geht als vielmehr um eine Facette österreichischer Geschichtspolitik. Wir begegnen an dieser Stelle also einem gealterten Nationalsozialisten im verarbeitenden Rückblick auf sein Leben:

68 Ärztliches Zeugnis, verfasst und unterschrieben von Friedrich von Schürer-Waldheim, Wien, 28.10.1938, ÖStA, AdR, Gauakt Ramsauer, Zl. 267498.
69 Vgl. ÖStA, AdR, Gauakt Ramsauer, Zl. 267498.

„Ja, alle Leut' können ja net auf die Straßen gehen, aber wenn die Straßen eh schon voll sind, was wolln's denn noch? Da Heldenplatz in Wien, des war ein ... ein Mensch neben dem anderen gepickt. Der ganze Ring, wie da der Geleitzug vom Führer durchgefahren ist über den Ring ... Ja, alles voll Menschen und alle haben geschrien ‚Heil, Heil, Heil'. Hätten's ja net müssen, hätte genügt, wenn sie dort gestanden wären, hätt' ihnen keiner was getan. Da war eine Begeisterung, weil sie alle frustriert waren, egal welcher Partei sie grad angehört haben, es ist allen irgendwie schlecht gegangen. Und man hat keinen Grund gehabt stolz zu sein als Österreicher, wohl hat man einen Grund gehabt stolz zu sein auf Deutschland.“[70]

Ramsauer, im Film deutlich mit verärgertem Ton, bezieht sich hier auf eine geschichtspolitische Auslegung der unmittelbaren Nachkriegszeit, die er keineswegs goutierte: Dass die fotografischen Jubelbilder, die während der Märztage aufgenommen worden waren, angeblich nicht die „wahre“ Perspektive und Haltung der Österreicher*innen zum Nationalsozialismus gezeigt hätten.

Tatsächlich wirft dieser scheinbare Nebenaspekt ein durchaus bezeichnendes Licht auf die Persönlichkeit Sigbert Ramsauers, denn der partielle Zweifel der österreichischen Nachkriegsgesellschaft an der „Echtheit“ des „Anschluss“-Jubels berührt in wesentlichen Punkten Ramsauers eigene Identität und Gefühlslage als nach wie vor überzeugter Nationalsozialist. Hier fühlt sich Ramsauer angegriffen, denn eine Geschichtsauffassung, die die Begeisterung und Freude anlässlich des „Anschlusses“ als Folgeprodukt der Goebbels-Propaganda abtut, wird der Gefühlslage eines weltanschaulich gefestigten Nationalsozialisten wie Raumsauer in der Tat kaum gerecht. Ramsauer, der sich trotz Verletzung in das Getümmel stürzt, um dabei zu sein, wenn der Tag der Tage endlich da ist, will die Situation 1938 natürlich in „richtigem“ Licht interpretiert wissen und nicht als erzwungene, organisierte Propagandamaßnahme der Nationalsozialisten, zu deren Elitetruppen er sich selbst zählt. Bedeutsam ist dabei vor allem die im Satz eingebaute Distanz: *Sie*, also die Masse, die anderen, sind dort johlend gestanden, nicht er selbst. In Ramsauers Selbstverständnis ist er dieser entfesselten, hysterischen Masse auch nicht zugehörig – vielmehr begreift er sich als Teil einer Elite, die das Ziel, den „Anschluss“, nicht nur schon lange herbeigesehnt, sondern als Avantgarde an der Vorbereitung für diesen Tag aktiv mitgewirkt hatte. Ramsauer selbst gehörte in dieser Phase also nicht zu den Jublern, sondern zu den Bejubelten: *„[D]urch das offene Fenster tönt der Jubelschrei herauf, der seit zwei Tagen Wien erfüllt. Großdeutschlands bewaffnete Macht zieht durch die Straßen in einem Triumphzug ohnegleichen. Wiener SA. und SS, HJ und Jungvolk, BDM in immer neuen Zügen marschieren auf, zum großen Teil schon wieder in Uniform, fahnengeschmückte Autos, Fahrräder, Lieferwagen, endloses Auf und Ab, Polizei, Bundesheer mit Hakenkreuz-Armbinden, Sprech-*

70 Zit. nach Egon Humer: Schuld und Gedächtnis, 1992.

chören in nimmermüder Folge"[71], schwärmte die SS-Wochenzeitschrift *Das Schwarze Korps.*

Der Jubel der Massen für den Führer erscheint in Ramsauers Sicht auch als sein eigener Erfolg, verdankte sich implizit seiner Mitwirkung und ließ ihn aus dem Schatten der Illegalität – endlich in der ihm so wichtigen, „schneidigen" Uniform – als Herrenmensch hervortreten. Dass sich Ramsauer 1938 selbst als überlegener Sieger fühlen durfte, dafür sorgte auch *Das Schwarze Korps*:

> *„[S]ie haben Disziplin gehalten, die Zähne zusammengebissen und – gesiegt! Dieser Opfermut, der dazu gehörte, trotz aller Verfolgung dem Führer in den ganzen letzten schweren Jahren in Österreich die Treue zu halten, den wollen wir Deutschen nicht hoch genug schätzen. Allein der unbeugsame Wille Adolf Hitlers und die unbedingte Gefolgschaft des nationalsozialistischen Österreichs ließen das Ziel erreichen. Wenn je die Treue einen tiefen Sinn besessen, hier wurde ihr ein Denkmal gesetzt, ein Markstein in der deutschen Geschichte, der leuchten wird noch in fernerer Zukunft.*"[72]

Die Freudenkundgebungen der Massen legitimieren also auch Ramsauers eigenes Handeln und Tun. Deshalb waren ihm die Faktizität und Spontaneität des Jubels so wichtig, als er von Egon Humer dazu befragt wurde. Um die Legitimität des NS-Systems, um die Legitimierung des eigenen Handelns, geht es Ramsauer ebenso wie den anderen drei interviewten Herren in *Schuld und Gedächtnis*.

Unklar bleibt allerdings – darüber schweigen die Quellen ebenso wie Ramsauer – wie man sich einen besonders „leichten Dienst" dieser Tage vorzustellen hat. In Wien kam es neben dem ekstatischen und durchaus spontanen Jubelszenen breiter Massen, genauer gesagt in direkter Verbindung mit diesen, zu den ersten massiven Gewaltexzessen gegenüber der jüdischen Bevölkerung. Das Anschlusspogrom als Ausdruck teils spontaner, teils organisierter Gewaltexzesse setzte unmittelbar mit der nationalsozialistischen Machtübernahme ein. An besagtem 15. März begannen bereits die sogenannten Reibpartien: Wiener Jüdinnen und Juden wurden von SS, SA und HJ – zum Gaudium einer stets großen Zahl an Zuschauer*innen – gezwungen, vaterländische Parolen von Straßen, Hausmauern und Zäunen zu entfernen.[73]

Ob Ramsauer im Zuge dieser Ausschreitungen Zuschauer, Beobachter oder Mittäter war, erscheint eher sekundär. Zentral ist vielmehr, dass der weltanschaulich gefestigte Ramsauer den Ereignissen uneingeschränkt bejahend gegenüberstand und dass bereits zu diesem frühen Zeitpunkt der gewalttätige Antisemitismus einen so hohen Normali-

71 Das Schwarze Korps, 17.3.1938, S. 2.

72 Ebd., S. 1.

73 Vgl. Dieter J. Hecht/Eleonore Lappin/Michaela Raggam-Blesch/Lisa Rettl/Heidemarie Uhl (Hg.): 1938. Auftakt zur Shoah in Österreich. Orte – Bilder – Erinnerungen. Wien 2008, S. 10; ferner Dieter J. Hecht/Eleonore Lappin/Michaela Raggam-Blesch: Topographie der Shoah. Gedächtnisorte des zerstörten jüdischen Wien. Wien 2015, S. 24.

tätsgrad und eine scheinbare Rechtmäßigkeit erreicht hatte, die nur bei wenigen Menschen einen Zweifel am System evozierten.

Als Student der Medizin erlebte Ramsauer in den folgenden Tagen jedenfalls auch die Veränderungen an seiner Fakultät, denn die Gewalt auf den Straßen fand im universitären Bereich ihre unmittelbare Fortsetzung. Im Zeitraum vom 16. bis 25. März fanden erste Hausdurchsuchungen und Verhaftungen unter Professoren statt. Tatsächlich war die medizinische Fakultät von den nun folgenden „Säuberungen" am stärksten betroffen: Insgesamt 78 Prozent aller Lehrenden wurden entlassen.[74]

Eheschließung mit Liselotte Schmid

> *„... bitte ich Sie dringendst mir jetzt die Heiratsgenehmigung umgehend zu erteilen ..."*

In den Jahren 1937/38 dürfte Ramsauer – seit Juni 1938 nicht mehr der motorisierten SS, sondern dem SS-Reitersturm 1/R18 zugeteilt – seine zukünftige Frau Liselotte (geb. am 10. September 1919) kennengelernt haben, mit der er sich im Oktober 1939 verlobte.[75]

Die Beziehung bedeutete für Ramsauer einen sozialen Aufstieg und war wohl das, was man landläufig als „gute Partie" bezeichnete. Liselottes Vater, Heinrich Schmid, ehemaliger Otto-Wagner-Schüler, gehörte über die vorangegangenen Jahrzehnte zu den erfolgreichsten Architekten Wiens: Gemeinsam mit seinem Kompagnon Hermann Aichinger realisierte er in den Jahren 1914/15 Prestigebauten wie das Hanusch-Krankenhaus (damals Erzherzog-Rainer-Militärhospital) oder das Österreichische Verkehrsbüro (1922/23), ferner zahlreiche Gemeindebauten, darunter etwa Rabenhof, Reismann-Hof, Somogyi-Hof und Matteotti-Hof. Mit einem gut organisierten und anpassungsfähigen Baubüro avancierten Schmid und Aichinger nach dem Ersten Weltkrieg zunächst zu den meistbeschäftigten Architekten des Roten Wien.[76] Auch in der veränderten politischen Situation zwischen 1933 und 1938 gelang es ihnen, kontinuierlich im Wohnbau tätig zu sein. Der Prestigebau des RAVAG-Gebäudes (1935–1937), des späteren ORF-Funkhauses in der Argentinierstraße, zeugte von ihren ausgezeichneten Kontakten zu den neuen Machthabern.[77] Auch unter den Nationalsozialisten konnte das Team seine gute Auftragslage beibehalten – am 30. April 1938 erzielten Schmid und Aichinger den 1. Preis im Wettbewerb zur Errichtung des prestigeträchti-

74 Vgl. Brigitte Lichtenberger-Fenz: Österreichs Universitäten 1930 bis 1945. In: Friedrich Stadler (Hg.): Kontinuität und Bruch. 1938–1945–1955. Beiträge zur österreichischen Kultur- und Wissenschaftsgeschichte. Wien/München 1988, S. 69–82, hier S. 75f.

75 Vgl. Erbgesundheitsbogen, BArchB, RS/ E 5257.

76 Vgl. Architekturlexikon. Wien 1880–1945, online unter: www.architekturlexikon.at (abgerufen am 15.1.2024).

77 Vgl. Ursula Prokop: Ein reichsdeutsches Provinzstadtl. Die Wagner-Schüler zwischen Ständestaat und Nationalsozialismus. In: Jan Tabor (Hg.): Kunst und Diktatur. Architektur, Bildhauerei und Malerei in Österreich, Deutschland, Italien und der Sowjetunion 1922–1956, Band 1. Baden 1994, S. 336f. Siehe hierzu auch Andreas Suttner: Das schwarze Wien. Bautätigkeit im Ständestaat 1934–1938. Wien 2017.

gen neuen Post- und Sparkassengebäudes[78] und in den Folgejahren realisierten sie einige Industriebauten. Nach dem Krieg trat das Architektenduo nur noch mit kleineren Wohnbauprojekten hervor, bevor Heinrich Schmid 1949 überraschend verstarb.

Trotz des hohen politischen Anpassungsgrades ihres Vaters Heinrich Schmid ist nicht davon auszugehen, dass der familiäre Hintergrund Liselottes in engerem Sinn nationalsozialistisch geprägt war. Liselotte genoss eine fundierte Ausbildung, besuchte zunächst die Mittelschule und anschließend eine Sprachschule mit dem Schwerpunkt Englisch und Italienisch, gefolgt von einem eineinhalbjährigen Auslandsaufenthalt in England im Alter von 16 Jahren.

Im Juni 1938 trat sie ihre erste Stellung als Stenotypistin und englische Korrespondentin im Wiener Giro- und Cassen-Verein an, eine Stelle, die sie nach einem Jahr wieder aufgab. Es folgten Aushilfsarbeiten im Architekturbüro des Vaters sowie bei einem Arzt. 1940, zum Zeitpunkt der Eheschließung, arbeitete Liselotte als Stenotypistin in der Auslandsbriefprüfstelle (Zensurstelle) der Wehrmacht. In politischer Hinsicht gab Liselotte im Zuge der Korrespondenz mit dem Rasse- und Siedlungshauptamt SS an, von Februar 1938 bis September 1939 als Schaftführerin beim BDM aktiv gewesen zu sein, ferner führte sie Mitgliedschaften im DAF, NSV und DRK an und bemerkte 1940, Mitglied in der Gymnastikgruppe „Glaube und Schönheit" zu sein.[79] Diese Organisation war 1938 vom Reichsjugendführer Baldur v. Schirach mit dem Ziel der Erziehung der deutschen Mädchen im Alter von 17 bis 21 Jahren geschaffen worden:

> *„Am Ende einer vierjährigen Arbeit im BDM-Werk ‚Glaube und Schönheit' soll das Mädel 1. körperlich so durchgebildet sein, daß es die Verpflichtung erkennt, auch weiterhin Leibesübungen zu treiben, 2. um die Notwendigkeit eines gesunden Menschen für ein starkes Volk wissen und bereit sein, diese Erkenntnis in seinem Leben durch Körperpflege und gesunde Lebensweise zu verwirklichen, 3. aus der Beschäftigung mit den kulturellen Aufgaben zu einer stilvollen, persönlichen Lebensgestaltung kommen [...], 4. gemäß seiner Eignung und Begabung und seines besonderen Interesses in den einzelnen Arbeitsgemeinschaften persönlich bereichert und geformt werden."* [80]

Obwohl Mitgliedschaften in diesen Organisationen nicht zwangsläufig bedeuteten, dass die „Mädel" tatsächlich durchwegs glühende Nationalsozialistinnen waren, so lässt sich dies bei Liselotte Schmid doch annehmen. Eine andere Haltung wäre in einer Beziehung mit Ramsauer wohl kaum möglich gewesen.

Die Verlobung mit Liselotte im Herbst 1939 ebenso wie der bevorstehende Einrückungstermin bei der Waffen-SS dürften Ramsauer zunehmend unter Druck gesetzt ha-

78 Vgl. Ursula Prokop: Die Anbiederung an die Ewigkeit. Der Wettbewerb für das neue Hauptpostgebäude in Wien 1938. In: Jan Tabor (Hg.): Kunst und Diktatur, Band 1. Baden 1994, S. 426 f.

79 Vgl. Handschriftlicher Lebenslauf von Liselotte Schmid, 1940, BArchB, RS/E 5257, Nr. 1152.

80 Organisationsbuch der NSDAP, 1943, S. 443a, zit. nach Cornelia Schmitz-Berning: Vokabular des Nationalsozialismus. Berlin/New York 1998, S. 89.

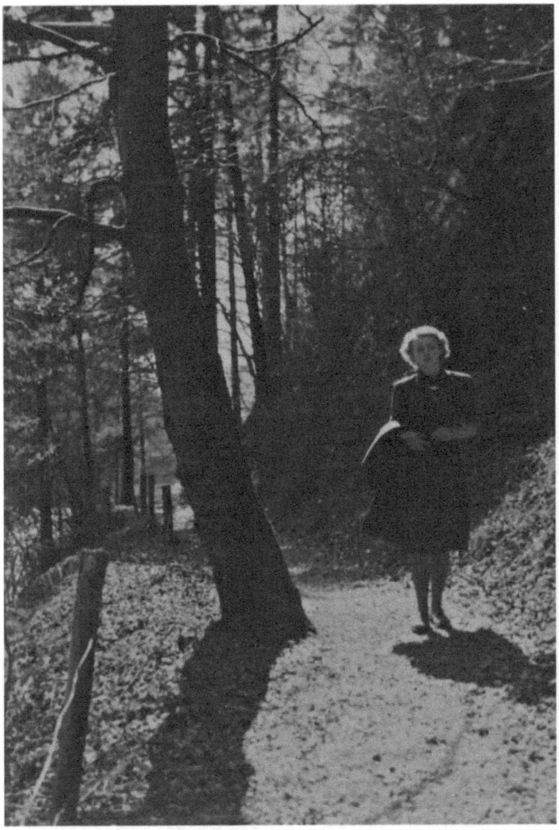
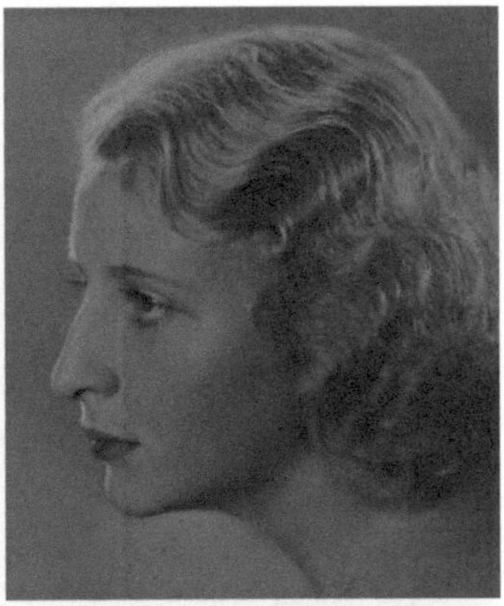
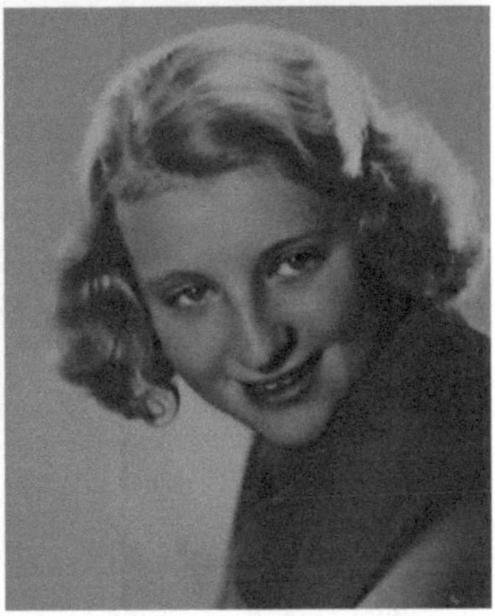

Abbildung 4, 5, 6: Liselotte Ramsauer, geborene Schmid, Wien 1940.
Für SS-Angehörige und ihre künftigen Ehepartnerinnen waren neben einer Erbgesundheitsuntersuchung die Einreichung von Fotos und Lebensläufen beim Rasse- und Siedlungshauptamt SS verpflichtend. Im Zusammenhang mit der bevorstehenden Eheschließung entstanden diese Aufnahmen (Bundesarchiv Berlin-Lichterfelde).

ben, sein Studium voranzutreiben, denn bis zum Sommer 1939 hatte er kaum Prüfungen vorzuweisen. Insbesondere im Frühjahr 1940 hatte sich seine Situation zugespitzt, da zum einen der Einrückungstermin zur Waffen-SS als Arzt mit 1. April 1940 festgesetzt worden war, zum anderen war Liselotte seit Dezember 1939 schwanger, was eine in dieser Form wohl nicht geplante und hastige Eheschließung erforderte.

Bereits im Februar bat Ramsauer beim Rasse- und Siedlungshauptamt um Übersendung der Heiratspapiere und *„schnellstmögliche Erledigung, da Kind schon unterwegs und ich außerdem mit spätestens 1. April zu den Totenkopf-Standarten einzurücken habe!“*[81] Mit der bevorstehenden Eheschließung folgte Ramsauer nicht zuletzt auch den Wünschen

81 Eilboten-Schreiben bez. Heiratspapiere von Sigbert Ramsauer an das Rasse- und Siedlungshauptamt SS, 23.2.1940, BArchB, RS/E 5257, Nr. 1112.

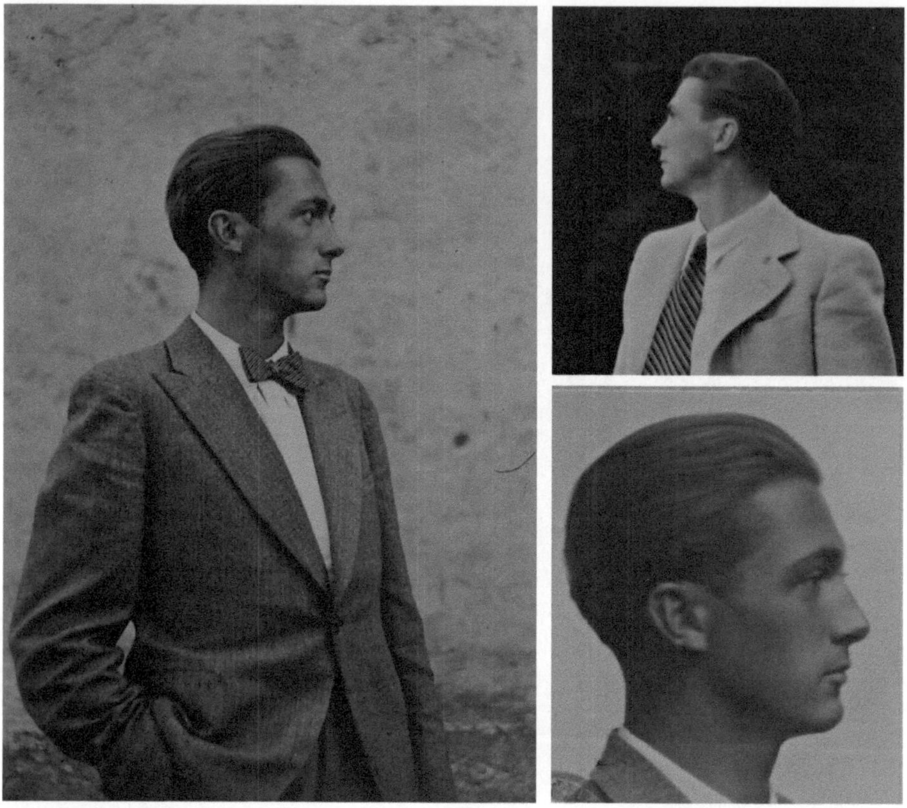

Abbildung 7, 8, 9: Sigbert Ramsauer, Wien 1940. Fotoserie für das Rasse- und Siedlungshauptamt SS anlässlich der bevorstehenden Eheschließung (Bundesarchiv Berlin-Lichterfelde).

und Vorgaben des Reichsführers SS. 1936 hatte Himmler seine Erwartungshaltung für seine Mannen skizziert: Es werde *„vom SS-Mann erwartet, daß er möglichst im Alter von 25 bis 30 Jahren heiratet und eine Familie gründet“*[82]. Vorausgegangen war dem auch Himmlers Heiratsbefehl von 1931, zu dessen Einhaltung sich jeder SS-Mann durch einen Eid verpflichtete. Damit war verbunden, dass jedes SS-Mitglied einen Fragebogen des Rasse- und Siedlungshauptamtes auszufüllen, eine erbgesundheitliche Untersuchung durch einen SS-Arzt vorzulegen, und einen arischen Stammbaum nachzuweisen hatte. Die Behörde entschied folglich, ob die Heiratskandidaten würdig seien, in das „Sippenbuch der SS“ eingetragen zu werden. Die christlichen Zeremonien der Eheschließung wurden zur Abgrenzung durch ein eigenes SS-Ritual ersetzt: Kirchliche Trauungen waren verpönt, an ihre Stelle rückten „Eheweihen“, die nach standesamtlicher Zeremonie im kleinen Kreis des Brautpaares vom örtlichen Einheitsführer abgehalten wurden. Dabei tauschten die Braut-

82 Zit. nach Heinz Höhne: Der Orden unter dem Totenkopf. Die Geschichte der SS. Augsburg 1992, S. 146.

leute Ringe aus und empfingen von der SS Brot und Salz.[83] Auch in Ramsauers Fall traten als Trauzeugen zwei SS-Männer auf: SS-Obersturmbannführer Fritz Book sowie der SS-Standartenführer Walter Turza. Geheiratet wurde im Standesamt Wien-Alsergrund (heute das Standesamt Wien-Innere Stadt).[84] Die in den Reihen der SS geforderte Abkehr von christlichen Religionsgemeinschaften wurde selbstverständlich auch von Ramsauer und seiner ursprünglich protestantischen Gattin demonstriert. Beide gaben in den behördlichen Dokumenten bei der Frage der Religionszugehörigkeit stets *„gottgläubig“* an – das sprachliche Kürzel der Nazis für die Ablehnung der Kirchen.

In inhaltlicher Sache gab es von Seiten der verschiedenen involvierten SS-Behörden keine Einwände gegen die Vermählung. Der Einheitsführer von Ramsauers SS-Reitersturm befürwortete eine *„vorzeitige Eheschließung“*, zumal diese als wirtschaftlich gesichert erschien: *„Da erstens beide Eltern für Nachwuchs wirtschaftlich aufzukommen erklären, zweitens Uschf. Sigbert Ramsauer als Arzt in der Waffen-SS vorgesehen ist.“*[85]

Die bürokratischen Erfordernisse seitens des Rasse- und Siedlungshauptamtes bereiteten dem Paar dennoch Schwierigkeiten. Hauptproblem war der langsame Behördenweg bei äußerster Dringlichkeit der Eheschließung. Ramsauer befand sich diesbezüglich offensichtlich schon in gereizter Stimmung. Am 9. März 1940, eine Woche vor seinem Heiratstermin, urgierte er in der Causa:

> *„An das Rasse- und Siedlungsamt SS, Berlin*
> *Anbei die angeforderten Urkunden zu den Ahnentafeln, die ich das letzte Mal nicht mitgeschickt hatte, da die hiesige Pflegestelle im Abschnitt XXXI erklärt hat, dies und eine Beglaubigung sei nicht notwendig!*
> *Gleichzeitig teile ich Ihnen mit, daß sich meine Braut verpflichtet, die Bräuteschule nach der Heirat zu besuchen und auch das Reichssportabzeichen zu machen.*
> *Leider ist durch die mir von der Pflegestelle erteilte falsche Auskunft wieder eine Woche verloren gegangen und bitte ich Sie dringendst mir jetzt die Heiratsgenehmigung umgehend zu erteilen, die Gründe, warum die Heirat so eilig ist, habe ich Ihnen ja schon das letztemal genannt (Einrücken bis zum 1. April, Gravidität im dritten Monat). Bitte also nochmals um umgehende Erledigung meines Heiratsgesuches, damit ich wenigstens in dieser Woche (16.3.) heiraten kann. Heil Hitler! Sigbert Ramsauer“*[86]

Die Heiratsgenehmigung wurde schlussendlich noch rechtzeitig gewährt, allerdings dauerte es noch einige Zeit, bis alle damit verbundenen Urkunden an die Ramsauers zugestellt wurden.

83 Vgl. ebd.
84 Vgl. Abschrift aus dem Ehebuch, EB 244/1940, Magistrat der Stadt Wien, MA 35.
85 Stellungnahme des Einheitsführers des SS-Reitersturms 1/R18 (Unterschrift unleserlich), 2.3.1940, BArchB, RS/E 5257, Nr. 1102.
86 Einschreiben bez. Heiratsgenehmigung von Sigbert Ramsauer an das Rasse- und Siedlungshauptamt SS, 9.3.1940, BArchB, RS/E 5257, Nr. 1118.

Für ein Zusammenleben nach den Ausbildungsrichtlinien der SS, die diverse „Sippenabende“ und Feierstunden der Brautleute im geselligen Miteinander mit den Kameraden vorsah, um auch die Bräute *„mit unserem weltanschaulichen Gedankengut bekannt zu machen“*[87], dürfte dem Paar in dieser turbulenten Phase kaum Zeit geblieben sein. Die Rahmenbedingungen für die Ehe schienen denkbar ungünstig: Liselotte zunächst schwanger, knapp bevorstehender Einrückungstermin und Ramsauer immer noch Student, knappe Geldmittel, die man mit einem Ehestandsdarlehen aufzubessern suchte, aufwendige Behördenkorrespondenz wegen der Heirat und eine Untermietsunterkunft in der „Pension Astra“ in der Alserstraße, wo Ramsauer seit 18. Jänner 1940 gemeldet war.[88] Liselottes Schwangerschaft dürfte allerdings im Lauf des Frühjahrs 1940 einen unglücklichen Ausgang genommen haben, wenngleich sich in den vorliegenden Akten keine näheren Angaben dazu finden. Sie selbst verwies in einem Schreiben an das Rasse- und Siedlungshauptamt auf einen Krankenstand, der möglicherweise bereits mit der erlittenen Fehlgeburt zusammenhing.[89] Das erste Kind der Ramsauers, Tochter Sigrid, wurde jedenfalls erst gut ein Jahr später, am 23. März 1941, geboren.

Ramsauers Behördenkrieg um seine Mitgliedschaft in der NSDAP

> *„Ich habe mich bis März 1938 in keiner Weise für die NSDAP betätigt und war weder Mitglied derselben noch einer Gliederung.“*[90]

Im Zuge der behördlichen Ermittlungen gegen Ramsauer im Jahr 1947 wurde er – zu diesem Zeitpunkt im Lager Wolfsberg interniert – mehrmals einvernommen. Die österreichische Staatsanwaltschaft interessierte sich zu diesem Zeitpunkt insbesondere für die Frage, inwieweit Ramsauer nach dem am 8. Mai 1945 erlassenen „Verbotsgesetz“ anzuklagen sei bzw. ob Ramsauer als „Illegaler“ zu gelten habe. Ramsauer bestritt damals mit Vehemenz jegliche illegale nationalsozialistische Betätigung und gab im Zusammenhang mit seinem Beitritt zur NSDAP Folgendes zu Protokoll:

„Ich bin nach der Eingliederung Österreichs in das Deutsche Reich im März 1938 der NSDAP beigetreten. Ich erhielt zunächst eine vorläufige Mitgliedskarte mit der Mit-

87 Erlass des Chefs des SS-Hauptamtes Heißmeyer betr. „Richtlinien für die Ausbildung der Allgemeinen SS im Winterhalbjahr 1937/38“, zit. nach Jürgen Matthäus: Die „Judenfrage“ als Schulungsthema von SS und Polizei. „Inneres Erlebnis“ und Handlungslegitimation. In: Jürgen Matthäus/Konrad Kwiet/Jürgen Förster/Richard Breitmann (Hg.): Ausbildungsziel Judenmord? „Weltanschauliche Erziehung“ von SS, Polizei und Waffen-SS im Rahmen der „Endlösung“. Frankfurt am Main 2003, S. 35–87, hier S. 46.

88 Vgl. WStLA, BPD Wien, Historische Meldeunterlagen, D-Antiquariat.

89 Vgl. Liselotte Ramsauer an das Rasse- und Siedlungshauptamt SS, 19.4.1940, BArchB, RS/E 5257, Nr. 1090.

90 Vernehmungsprotokoll mit Sigbert Ramsauer, Wolfsberg, 9.4.1947, LG Wien, Vg 8e Vr 725/55, in: LG Wien, 17e Vr 8382/68.

glieds-Nr. über 6,000 000, die genaue Nummer vermag ich nicht mehr anzugeben. Die Mitgliedskarte war grün oder rosafärbig. Vor dem Umbruch 1938 habe ich mich in keiner Weise für die NSDAP betätigt. Wenn mir Illegalität zur Last gelegt wird, so weise ich diese Anschuldigung mit Entschiedenheit zurück. Ich hatte während meiner Mitgliedschaft bei der NSDAP keinerlei Funktion inne, war also nur gewöhnliches Parteimitglied.“[91]

So heftig Ramsauer nach 1945 auf Grund des 1933 erfolgten Verbots der NSDAP eine illegale NS-Betätigung für die Jahre zwischen 1933 und 1938 bestritt, so vehement kämpfte er im Jahr 1939 mit den Parteidienststellen der NSDAP um eine Anerkennung derselben. Die Frage nach seiner illegalen Parteimitgliedschaft wurde aller Wahrscheinlichkeit nach mit seinem geplanten Eintritt in die Waffen-SS virulent und führte in weiterer Folge – sogar unter Zuziehung der Schiedsabteilung – zu einer bemerkenswerten Auseinandersetzung mit den Parteistellen der NSDAP. Eine Anerkennung als „Illegaler“ schien offenbar für Ramsauers weitere Karriere in der Waffen-SS höchst bedeutsam. Wie Martin Cüppers Untersuchungen zum sozialen Status von Mitgliedern der Waffen-SS belegen, waren 94 Prozent des untersuchten Führungspersonals Mitglieder der NSDAP bzw. rekrutierte sich das Personal zu 64 Prozent aus „Alten Kämpfern“.[92] Eine aus der „Verbotszeit“ datierende Mitgliedschaft war also nicht explizit Vorbedingung für die Aufnahme in die Waffen-SS, wohl aber ein Element, das sich für einen ins Auge gefassten Aufstieg in der Karriereleiter stark empfohlen haben dürfte.

Aus den Akten zu diesem Konflikt ergibt sich folgendes Bild: Ramsauers SS-Vorgesetzte drängten offensichtlich auf einen Nachweis seiner illegalen Parteimitgliedschaft. In diesem Kontext sah sich Ramsauer plötzlich mit einem Problem konfrontiert. Er konnte diese nicht nachweisen. Im Mai 1939 griff Ramsauer in Eisentratten, dem Ramsauer'schen Kärntner Landsitz, zur Feder und verfasste ein erstes Schreiben an die Abwicklungsstelle des NSDAP-Flüchtlingshilfswerkes in Berlin: *„Ich habe Anfang August 1937 in München, Giselastr., eine Aufnahmebestätigung in die NSDAP vom 30.5.1933 hinterlegt. Ich bitte mir diese baldmöglichst zu senden. SS-Standartenführer Lohmann wies mich an Ihre Stelle.*“[93] Von München aus kam allerdings die für Ramsauer enttäuschende Antwort, dass *„nach Durchsicht des Flüchtlingswerk-Vorganges eine derartige Bestätigung nicht vorgefunden wurde. Bei der von der vorerwähnten Dienststelle anlässlich der Flüchtlingsüberprüfung durchgeführten Einvernahme hat der Parteigenosse Ramsauer lediglich den österreichischen Reisepass sowie einen zwischenstaatlichen Führerschein vorgewie-*

91 Vernehmungsprotokoll mit Ramsauer vom 8.1.1947, LG Wien, Vg 8e Vr 725/55, in: LG Wien, 17e Vr 8382/68.

92 Martin Cüppers: Wegbereiter der Shoah. Die Waffen-SS, der Kommandostab Reichsführer-SS und die Judenvernichtung 1939–1945 (Veröffentlichungen der Forschungsstelle Ludwigsburg der Universität Stuttgart, Band 4). Darmstadt 2005, S. 96.

93 Sigbert Ramsauer an die Abwicklungsstelle des NSDAP-Flüchtlingshilfswerkes Berlin, Eisentratten, 30.5.1939, BArchB, PK/0011.

sen.“[94] Im Folgenden sah sich Ramsauer veranlasst, die Kärntner Parteidienststellen in diese Causa zu involvieren. Im Juli intervenierte der Kärntner Gauschatzmeister Gustav Strutz und bestätigte den Münchner Behörden, dass *„Volksgenosse Sigbert Ramsauer [...] laut Aussage seines Vaters Christian Ramsauer am 30.5.1933 in Innsbruck der NSDAP beigetreten*“[95] ist. Allerdings brachte auch diese Intervention nicht den gewünschten Erfolg. Die Münchner replizierten erneut, dass *„der Genannte laut Eintragungen in der Reichskartei als aufgenommen am 1.5.1938 unter der Mitgliedsnummer 6103648 bei der Ortsgruppe Wien mit der Anschrift Obkircherstr. 40 geführt wird. [...] Bemerkt wird, dass vor dem 1.5.1938 eine Anmeldung des Genannten bei der Reichsleitung nicht erfolgt*“[96] ist. Doch Ramsauer ließ in dieser Frage nicht locker und setzte seine Urgenzen von Wien aus fort. Aus einem Schreiben der Gauleitung Wien im Herbst 1939 geht hervor, dass sich Ramsauer *„nunmehr persönlich an die hiesige Dienststelle [wandte] mit der Bitte, ihm bei der Erlangung seiner im August 1937 bei der Dienststelle des damaligen NSDAP-Flüchtlingshilfswerkes München abgegebenen Aufnahmebestätigung behilflich zu sein*“[97]. In Folge bat kein Geringerer als Gauschatzmeister Johann Anderl um *„Nachschau in den Akten*“[98]. Es blieb allerdings dabei: Eine illegale NSDAP-Mitgliedschaft wurde Ramsauer nicht bescheinigt.

Universitäre Beziehungsgeflechte

„... mir geht das Schicksal dieses unglücklichen Menschen sehr nahe ...“

Es lohnt sich, abschließend zu Ramsauers Studienjahren in Wien einen näheren Blick auf seine universitären Beziehungsgeflechte bzw. auf seine Studienkarriere zu werfen. Vorwegnehmend lässt sich festhalten, dass er zu mehreren Mitgliedern des Lehrkörpers während seiner Ausbildungszeit private oder politische Beziehungen pflegte bzw. dass es zu einzelnen Ausbildnern auch im außeruniversitären Kontext verschiedene Verbindungslinien gab: ein Hinweis darauf, dass sich Ramsauers Studienkarriere auch als ein System „gelebter Kameradschaft“ interpretieren lässt, ein System, in dem mitunter SS- und NSDAP-Mitgliedschaften zum bestimmenden Kriterium avancierten. Wer waren also seine Lehrer und Prüfer und in welcher Beziehung standen sie zu Ramsauer?

94 Mitgliedschaftsamt München an den Gauschatzmeister der NSDAP in Wien, München, 14.6.1940, BArchB, PK/0011.

95 Schreiben des Kärntner Gauschatzmeisters Gustav Strutz an den Reichsschatzmeister der NSDAP in München, Klagenfurt, 18.7.1939, BArchB, PK/0011.

96 Mitgliedschaftsamt München an den Gauschatzmeister des Gaues Wien (Johann Anderl), München, 30.9.1939, BArchB, PK/0011.

97 Schreiben des Gauschatzamtes Wien an die Reichsleitung der NSDAP, Hauptamt V, Mitgliedschaftswesen in München, Wien, 27.10.1939, BArchB, PK/0011.

98 Ebd.

Der strukturelle, bestimmende Handlungsrahmen, in dem sich Ramsauer während seines Studiums in Wien bewegte, war ohne Zweifel seine Mitgliedschaft in den Kampfformationen der SS. Bald nach seiner Ankunft in der Bundeshauptstadt wurde er Mitglied in der Einheit 9/III/11, einer motorisierten SS-Einheit. Hier verblieb er bis zum 8. Mai 1938. Im Mai desselben Jahres – in der Zeit des „Umbruchs", wie Ramsauer es bezeichnete – wechselte er in eine andere Einheit, in den SS-Reitersturm in Wien 1/R18. Seinen Eigenangaben nach machte er dabei Dienst unter der Führung des SS-Sturmbannführers Karl Urban in Baden bei Wien.[99]

Ab Frühjahr 1938 befindet sich Ramsauer also nur noch bedingt in Wien, zumal er zu diesem Zeitpunkt seine Verletzung bzw. Erkrankung auskurierte. Dieser örtlich-agitatorischen Schwerpunktverlagerung entsprach auch sein Studienverlauf. Ramsauer war in den Jahren 1935 bis 1938 an der Medizinischen Fakultät inskribiert, ab dem Sommersemester 1938 endete seine Inskription. Bis dahin besuchte er verschiedene Vorlesungen und Übungen, den stundenmäßigen Hauptteil nahmen dabei die Fächer Chirurgie bei Univ.-Prof. Wolfgang Denk und Interne Medizin ein. Letzteres studierte er bei Univ.-Prof. Hans Eppinger, Chef der I. Medizinischen Klinik in Wien. Eppinger wiederum, selbst illegales Mitglied der NSDAP seit 1937, war unter den Studierenden nicht nur als Antisemit bekannt,[100] sondern trat 1944 auch als leitender Arzt einer kleinen Forschergruppe hervor, gegen die 1947 wegen medizinischer Verbrechen im Rahmen des Nürnberger Ärzteprozesses ermittelt wurde. Eppinger hatte mit seinem damaligen Assistenten Dr. Wilhelm Beiglböck im September und Oktober 1944 an Häftlingen des Konzentrationslagers Dachau vergleichende Versuche über die Wirkung zweier Mittel zur Entsalzung von Meerwasser durchgeführt.[101] So weit war es zu Ramsauers Studienzeit freilich noch nicht. In den 1930er-Jahren gehörte Eppinger, der sich 1946 durch Suizid einer gerichtlichen Einvernahme entzog, zu jener Professorenriege, die aufgrund der Tatsache, dass sie selbst Söhne in Kampfformationen hatten, ihre Privatwohnungen für studentische SS- und SA-Einheiten zur Verfügung stellten.[102] Ob Ramsauer ebenfalls studentischer Gast in Eppingers Wohnung war, lässt sich nicht nachweisen, aber doch vermuten. Ein enger Mitarbeiter Eppingers, Erwin Risak, findet sich direkt in Ramsauers persönlichem Umfeld. Risak, u. a. Mitglied der Burschenschaft Olympia, arbeitete seit 1933 bei Eppinger, *„dessen Klinik er laut Beurteilung im NSDAP-Gauakt ‚entjudete'.“*[103] Bereits am 23. März 1938 wurde Risak zum außerordentlichen Professor vorgeschlagen und avancierte zum Schriftleiter der *Wiener Medizinischen Wochenschrift*. Zwei Jahre später, 1940, übernahm er die Medizinische Abteilung der Poliklinik sowie die Leitung des Spitals,[104] ferner fand

99 Vgl. handschriftlich verfasster Lebenslauf von Sigbert Ramsauer, Beilage zum R.u.S-Fragebogen, 2.3.1940, BArchB, RS/E 5257.

100 Vgl. Michaela Raggam: Jüdische Studentinnen, S. 153.

101 Vgl. Michael Hess: Die Wiener Medizin. Unveröffentl. Diplomarbeit, Universität Wien 1998, S. 52.

102 Bekannt ist dies auch über die Professoren Wilhelm Falta und Hans Spitzy.

103 Ingrid Arias: Der „Anschluß" der Wiener Medizinischen Fakultät. In: Collections of the Medical University of Vienna/Virtuelles Museum: Zur Geschichte der Medizinischen Universität. Wien 2008.

104 Vgl. ebd.

er noch Zeit für eine kleine Privatordination in der Grillparzerstraße 11. Im Jahr 1940 trat er als Ramsauers Vertrauensarzt in Erscheinung. Wie Ramsauer war der um zehn Jahre ältere Risak (1899–1986) bei der SS, zu diesem Zeitpunkt im Dienstgrad eines Scharführers. Er erledigte für Ramsauer und seine zukünftige Frau Liselotte die vom Rasse- und Siedlungshauptamt SS geforderte „Erbgesundheitsuntersuchung" zur Eheschließung und bescheinigte dem künftigen Paar eine Unbedenklichkeitserklärung inklusive einer Empfehlung zur wünschenswerten *„Fortpflanzung in völkischem Sinne"*[105]. Ein anderer Lehrbeauftragter, Doz. Dr. Friedrich Schürer-Waldheim, war ihm im Oktober 1938 wiederum mit einem ärztlichen Gutachten behilflich, mit dem er sich um den Erhalt des Blutordens bemühte.

Zwei Bekanntschaften oder Freundschaften mit Universitätsangehörigen, nämlich mit den Professoren Dr. Franz Hamburger (1874–1954) und Dr. Isidor Alfred Amreich (1885–1972), überdauerten den Krieg. 1951 sollte sich Hamburger, bei dem Ramsauer im Wintersemester 1937/38 Kinderheilkunde studiert hatte, für Ramsauers Begnadigung einsetzen und schreiben: *„Ich habe gestern mit den Eltern Dr. Ramsauers gesprochen und mir geht das Schicksal dieses unglücklichen Menschen sehr nahe."*[106] Über welche Wege der private Kontakt Hamburgers zu Ramsauer entstand, lässt sich heute nicht mehr eruieren, es liegt allerdings nahe, dass auch hier die SS den großen gemeinsamen Nenner darstellte. Es ließe sich auch mutmaßen, dass Ramsauer mit Hamburgers Sohn, Franz Anton Hamburger, freundschaftlich verbunden war.

Hamburger sen., Sohn des Papierfabrikanten Wilhelm Hamburger, war seit 1930 ordentlicher Professor der Kinderheilkunde an der Universität Wien. Mit der NS-Herrschaft vollzog sich auch sein Aufstieg in den Senat der Hochschulverwaltung. Der Dekan begründete damals die Wahl damit, dass *„Prof. Dr. Hamburger eines der ältesten Mitglieder des Professorenkollegiums und auch illegales Parteimitglied ist und sich des größten Ansehens erfreut."*[107] Als illegales Mitglied seit 1934 (NSDAP Nr. 6.334.240) gehörte Hamburger 1945 zu den belasteten Personen. Er wurde am 15. Mai 1945 als Vorstand der Universitäts-Kinderklinik suspendiert und am 2. Juni 1945 jedweder Tätigkeit an der medizinischen Fakultät enthoben. Hamburgers Rolle und sein wissenschaftliches Engagement als Befürworter der Euthanasie wurden in der Literatur erst spät thematisiert und dokumentiert. Wissenschaftlich belegt ist mittlerweile der enge Konnex der von Hamburger geleiteten Universitäts-Kinderklinik als zuweisende Institution zur euphemistisch als „Kindereuthanasie" bezeichneten Vernichtungsaktion am Wiener Spiegelgrund ebenso wie die an Kindern durchgeführten Impfexperimente, die unter der wissenschaftlichen Leitung von Franz Hamburger standen.[108]

105 Erbgesundheitsbogen für Sigbert und Liselotte Ramsauer, 2.3.1940, BArchB, RS/E 5257, Nr. 1168.

106 Dr. Franz Hamburger an Voluntary Euthanasia Legislation Society (VES), Vöcklabruck, 7.6.1951, Wellcome Collection, SA/VES/C/2, Box 7/Correspondence relating to the Case of Dr. Ramsauer.

107 Schreiben des Dekans an Rektor Fritz Knoll, 2.6.1939, Universitätsarchiv Wien, PA med. Fak. 713, Schachtel 87 (Franz Hamburger sen.).

108 Vgl. Herwig Czech: Der Spiegelgrund-Komplex. Kinderheilkunde, Heilpädagogik, Psychiatrie und Jugendfürsorge im Nationalsozialismus. In: OeZG, Jahrgang 25 (2014), Heft 1–2, S. 194–219.

Kurzfristig ins Rampenlicht geriet 2008 nicht zuletzt Franz Hamburgers Bruder Fritz. Das Nachrichtenmagazin *profil* dokumentierte, dass er ab 1931 der SA angehörte, sich 1934 am Juli-Putsch der Nationalsozialisten beteiligte und im Juli 1939 gemeinsam mit Julius Meinl die Aktienmajorität der Austria Papierindustrie A.G. „arisiert“ hatte. Das Familienunternehmen W. Hamburger wurde später an die Schwiegersöhne Ernst Prinzhorn und Walter Reinthaller weitergegeben, 2009 befand sich die Hamburger Holding fast gänzlich im Eigentum der Thomas Prinzhorn Privatstiftung.[109]

Mit der privaten Verbindung zu Franz Hamburger war es Ramsauer also zweifelsohne gelungen, sich einen äußerst einflussreichen Kontakt zu sichern.

Besonders interessant erscheint auch Ramsauers Bekanntschaft mit dem Frauenheilkundler Dr. Isidor Alfred Amreich, der auf wissenschaftlicher Ebene vor allem mit seinem vierbändigen Werk *Biologie und Pathologie des Weibes* hervorgetreten war (es erschien 1941 in 2. Auflage). Auch Amreich gehörte als *„Illegaler“*[110] hinsichtlich seiner Karriere zu den großen Profiteuren des Nationalsozialismus. Im März 1936 wurde er zum außerordentlichen Professor für Geburtshilfe und Gynäkologie an der Universität Innsbruck ernannt. Zwei Jahre später, am 1. Mai 1939, konnte er die direkte Nachfolge des aus politischen Gründen entlassenen Dr. Heinrich Kahr antreten. Mit seiner Berufung nach Wien zum ordentlichen Professor für Geburtshilfe und Gynäkologie ging gleichzeitig auch die Leitung der 1. Universitäts-Frauenklinik in Wien einher[111] – in dieser Klinik wird von einem Assistenten Amreichs, ebenfalls bei der SS, auch Liselottes Schwangerschaft bestätigt. Amreich gehörte ferner gemeinsam mit seinen Wiener Kollegen Eduard Pernkopf, Hans Eppinger, Lothar Loeffler und Tassilo Antoine dem „Beirat für medizinische Wissenschaft und Forschung“ an. Dieser Beirat fungierte als beratendes Gremium für Karl Brandt, dem Chef des Sanitäts- und Gesundheitswesens.[112] Noch weitreichender ist freilich Amreichs Gutachtenerstellung für das Wiener Erbgesundheitsobergericht sowie seine Verantwortung für die an seiner Klinik durchgeführten Zwangseingriffe: Zwischen Jänner 1941 und März 1942 wurden an seiner Klinik 62 Zwangssterilisationen durchgeführt, wie viele von ihm selbst, ist nicht gänzlich klar.[113] Am 2. Juni 1945 wurde Amreich ohne Anspruch auf Versorgungsgenuss seines Amtes enthoben – und anders als viele andere Kollegen – im uni-

109 Nähere Angaben zu dem FPÖ-Politiker Thomas Prinzhorn und der Thomas-Prinzhorn Privatstiftung vgl. profil, 4.8.2008, S. 17.

110 Amtsvermerk der Polizeidirektion Wien über Alfred Isidor Amreich, Wien, 5.2.1947, Universitätsarchiv Wien, PA Amreich.

111 Vgl. dazu Universitätsarchiv Wien, Med. Dek. 1517 aus 1937/38 sowie PA der med. Fak. 10, Schachtel 2 (Isidor Amreich).

112 Diese Tätigkeit der Wiener Professoren geht aus einer undatierten Übersicht über besagten wissenschaftlichen Beirat für medizinische Wissenschaft und Forschung hervor (vgl. BArchB, R 185/2, fol.1, Reichskommissar für das Sanitäts- und Gesundheitswesen).

113 Vgl. dazu die biografische Überblicksdarstellung zu Ehrensenator Isidor Amreich (1885–1972) auf der Website der Universität Innsbruck, online unter: https://www.uibk.ac.at/universitaet/profil/geschichte/ehrungen-biografien/amreich.html (abgerufen am 15.1.2024). Ausführlicher Claudia Andrea Spring: Zwischen Krieg und Euthanasie. Zwangssterilisationen in Wien. 1940–1945. Wien/Köln/Weimar 2009, insbesondere Kapitel 4.

versitären Feld auch nicht wieder eingestellt.[114] Dies stellte allerdings weder ein Hindernis für sein Weiterwirken als Gynäkologe noch für seine gesellschaftliche Rehabilitierung dar.[115]

Gemeinsam ist Hamburger und Amreich neben ihren aktiven Beteiligungen an den verbrecherischen, rassenhygienischen Zielsetzungen des NS-Staates, dass sie sich nach 1947 beide aktiv für Ramsauers Begnadigung einsetzten.

An diesem Beziehungsgeflecht, in dem die SS, illegale Parteimitgliedschaften und ein radikaler Antisemitismus den kleinsten gemeinsamen Nenner bilden, offenbart sich nicht nur die frühzeitige Unterwanderung der medizinischen Fakultät durch illegale NS-Parteigänger. Vielmehr lässt sich auch ablesen, dass sich Ramsauers studentisches Engagement und sein Eifer in der SS durchaus bezahlt machten: Innerhalb der stark hierarchisierten Welt der Universität eröffnete ihm die SS nun Zugang zu Kreisen, die über Macht, Einfluss und Beziehungen verfügten. Die studentischen Leistungen waren dabei Nebensache, das entscheidende Kriterium schien vor allem der Dienst an der gemeinsamen Sache zu sein. Man kannte, half und stützte einander und es entstanden neben beruflichen Vorteilen soziale Bindungen von großem Nutzen. Das Leumundszeugnis, das Amreich 1950 für Ramsauer verfasste, ist in dieser Hinsicht vielsagend. Amreich hielt fest, dass *„ich Dr. Ramsauer durch viele Jahre schon seit seinem Medizinstudium als äußerst intelligenten, fleißigen, medizinisch außergewöhnlich begabten und besonders gutherzigen Menschen kenne.*“[116] Das professorale Statement ist pikant: Zum einen hatte Ramsauer nie bei Amreich studiert, zum anderen sind Fleiß und Begabung – zumindest in universitären Belangen – bei Ramsauer weit und breit nicht zu finden. Tatsächlich hatte er bis Juni 1939 kaum Vorlesungsprüfungen abgelegt und eine Beendigung seines Studiums erschien noch in weiter Ferne. Ramsauer selbst äußerte sich 1990 rückblickend gegenüber Egon Humer dahingehend, mit den infrage kommenden Parteidienststellen vereinbart zu haben, dass er sein Studium so rasch als möglich beenden würde, um anschließend für den Kriegsdienst zur Verfügung zu stehen.[117] Dem entspricht im Wesentlichen ein Vermerk des Einheitsführers des SS-Reitersturms 1/R 18, der in diesem Zusammenhang im März 1940 festhielt, dass Ramsauer ab April als Arzt zum Dienst in der Waffen-SS vorgesehen sei.[118] Zu diesem Zeitpunkt hatte Ramsauer allerdings noch nicht einmal sein zweites Rigorosum in der Tasche – dieses konnte er erst am 3. Mai 1940 mit einem „Genügend“ abschließen. Der Abschluss des dritten Rigorosums gelang Ramsauer wundersamerweise innerhalb nur eines Monats. Praktisch im Wochenrhythmus absol-

114 Vgl. Universitätsarchiv Wien, PA Amreich.

115 Vgl. Claudia Andrea Spring: Zwischen Krieg und Euthanasie, S. 263.

116 Prof. Dr. I. A. Amreich, Leumundszeugnis für Ramsauer, Wien, 23.9.1950, Wellcome Collection, SA/VES/C/ 2, Box 7/Correspondence relating to the Case of Dr. Ramsauer.

117 Vgl. Abschrift aus dem unveröffentlichten Filmtranskript des Interviews mit Sigbert Ramsauer, Interviewer: Egon Humer, Klagenfurt, 17.1.1990, Privatarchiv Janko Tišler, Tržič.

118 Vgl. Stellungnahme des Einheitsführers, 2.3.1940, Beilage im Rahmen der Korrespondenz zu Ramsauers Heiratsgenehmigung, BArchB, RS/E 5257, Nr. 1118.

vierte er die noch fehlenden Prüfungen in den Fächern Dermatologie, Hygiene, Chirurgie und Augenheilkunde.[119]

Am 22. Juni 1940 erfolgte mit der letzten Prüfung der Abschluss seines langen Studiums. Damit war Sigbert Ramsauer bereit für neue Aufgaben.

119 Vgl. Rigorosenzeugnisse (I., II., III. Rigorosum) Sigbert Ramsauer, Nr. 19083, 22.6.1940, Rektorat der Medizinischen Universität Wien.

Anmerkungen zu Sozialisation, Ausbildung und Tötungsmoral

„Es hat einen allgemeinen Antisemitismus in Deutschland gegeben. Schon immer. Und in Österreich eher mehr, schon immer."

Der Sommer 1940 markiert, zumindest rückblickend und von außen betrachtet, eine entscheidende Zäsur im Leben Sigbert Ramsauers. Im Anschluss an die Sommermonate trat Ramsauer aktiv in das Kriegsgeschehen – und damit als gut funktionierendes Rädchen des Nazi-Getriebes in den Prozess der Vernichtung der europäischen Jüdinnen und Juden – ein. Im nächsten Schritt folgte seine KZ-Karriere als Lagerarzt. Es wäre allerdings verfehlt, Ramsauers Involvierung in Kriegs- und KZ-Geschehen auf ein rein persönliches, individuelles Täterprofil zu reduzieren oder davon auszugehen, dass es sich bei ihm oder anderen NS-Tätern um „pervertierte" oder sonst auffällige Persönlichkeiten handeln würde. Tatsächlich verstellt diese auch in Politik und Medien jahrzehntelang gepflegte Interpretation von NS-Tätern – in selteneren Fällen auch Täterinnen – als „Monsterpersönlichkeiten" den Blick auf Wesentliches: nämlich auf den dynamischen und prozesshaften Charakter von Genoziden und Massenmorden im Allgemeinen. Bei kollektiv begangenen Gewalttaten handelt es nicht um unerklärliche Eruptionen, sondern um wiederkehrende soziale Vorgänge mit einem Anfang, Mittelteil und Schluss. Vergegenwärtigt man sich das Tempo, mit dem sich Gesellschaften auf massenmörderische Prozesse zubewegen, etwa wie schnell sich die deutsche und österreichische Gesellschaft in den frühen 1930er-Jahren nazifiziert hatte oder wie rasch die jugoslawische Gesellschaft in den 1990er-Jahren einen zum Teil genozidalen Ethnisierungsprozess vollzog, so zeigt sich vor allem eines: die psychosoziale Instabilität moderner Gesellschaften.[120] In Jonathan Littells überzeugendem Roman *Die Wohlgesinnten* wurde dies treffend durch den Protagonisten, den SS-Mann Max Aue, ausgedrückt: *„Ich halte mich allerdings nicht für einen Dämon. Für das, was ich getan habe, gab es immer Gründe, ob gute oder schlechte, weiß ich nicht, auf jeden Fall aber menschliche Gründe. Die, die töten, sind Menschen, wie die, die getötet werden. Das ist die schreckliche Wahrheit. Ihr könnt niemals sagen: Ich werde nicht töten, das ist unmöglich, höchstens könnt ihr sagen: Ich hoffe, nicht zu töten."*[121]

Es erscheint daher an dieser Stelle sinnvoll, gleichsam als Aus- und Rückblick auf vorangegangene und folgende Kapitel, einige Überlegungen allgemeiner Natur anzustellen, da Ramsauers Handeln vor, während und nach der Shoah in einen größeren mentalitäts- und sozialgeschichtlichen Rahmen eingebettet ist. Einige Aspekte dieses systemischen Rahmens sollen im Folgenden kurz besprochen werden.

---

120 Harald Welzer: Täter. Wie aus ganz normalen Menschen Massenmörder werden. Frankfurt am Main 2008, S. 14f.

121 Jonathan Littell: Die Wohlgesinnten. Berlin 2008, S. 39.

Raul Hilberg leitete in seiner richtungsweisenden Untersuchung über die *Vernichtung der europäischen Juden* seine Betrachtungen über die Täter folgendermaßen ein: *„Die Deutschen töteten mehr als fünf Millionen Juden. Dieser Gewaltausbruch kam nicht aus heiterem Himmel; er fand statt, weil ihm die Täter einen Sinn beimaßen.“*[122]

Was hier unter Sinn zu verstehen ist, verweist, wie Harald Welzer bemerkt, auf die in der deutschen und österreichischen *„Gesellschaft geteilte Gewissheit, dass eine ‚Judenfrage' existierte, die der dringlichen Lösung bedurfte […]. Eine solche Gewissheit setzt sich niemals durch, wenn sie bloß als reine Ideologie existiert, sondern dann, wenn sie Teil einer gesellschaftlichen Praxis wird, in der soziale, juristische, materielle Ausgrenzung zur tagtäglich geübten Form des Umgangs mit einer Personengruppe wird“*[123].

Betrachten wir in diesem Kontext zunächst einige Aussagen aus dem Film *Schuld und Gedächtnis.* Dr. Franz Klinger etwa, der über die in seiner Mittelschule gepflegte Tradition des Judenverprügelns spricht: *„[E]inmal in der Woche haben wir Pogrom gemacht […]. Pogrom ist, wenn man die Juden niedermacht.“* Und – ganz der distinguierte Bildungsbürger – erklärt er weiter, dass Pogrome *„eine alte Tradition“* seien, *„jetzt auch wieder in Russland“* – *„man hat sie dort immer von Zeit zu Zeit, wenn sie zu übermütig wurden, frech oder zuviel an sich gerissen hatten, umgebracht, nicht? Und das hieß Pogrom. Und da haben wir in der Schule Pogrom gemacht und haben's halt durchgehaut.“* Oder Ramsauers Feststellung über *„den Juden als Fremdkörper“* und zwar *„in jeder Nation“*. Für Ramsauer ist dabei eines sonnenklar: *„Es hat einen allgemeinen Antisemitismus in Deutschland gegeben. Schon immer. Und in Österreich eher mehr, schon immer.“*[124]

Die im Plauderton hervorgebrachten Äußerungen und Redeweisen der beiden alten Männer treten als Verkörperungen subjektiver Erinnerungen hervor, in denen der begangene Massenmord zur absoluten Selbstverständlichkeit, zur biederen Normalität[125] gerinnt. Ebenso deutlich wird, und dies lässt sich generell in der Täterforschung beobachten, dass die Männer – anders als ihre Opfer – keineswegs an den von ihnen jeweils begangenen Taten zerbrachen, sondern dass sie – ganz im Gegenteil – selbstbewusst und von sich eingenommen nach wie vor von der Richtigkeit ihrer Handlungen überzeugt waren. Dass dies – unabhängig von der jeweiligen Form der individuellen Tatbeteiligung – möglich und moralisch integrierbar ist, verweist darauf, dass *„die Täter keine mitgebrachten moralischen Hemmungen haben überwinden oder sich korrumpieren lassen mussten. Es zeigt, dass es die Selbstvergewisserung über ihr trotz allem noch intaktes moralisches Vermögen war, die es ihnen erst ermöglichte, Morde zu begehen und sich dabei nicht als Mörder zu fühlen. Sie mordeten gewissermaßen nicht als Person, sondern als Träger einer historischen Aufgabe, hinter der ihre persönlichen Bedürfnisse, Gefühle, Wi-*

122 Raul Hilberg: Die Vernichtung der europäischen Juden, Band 3. Frankfurt am Main [9]1999, S. 1061.
123 Harald Welzer: Täter, S. 49.
124 Alle Zitate nach Egon Humer: Schuld und Gedächtnis, 1992.
125 Vgl. Rolf Pohl: Ganz normale Massenmörder? Zum Normalitätsbegriff in der neueren NS-Täterforschung. In: Markus Brunner/Jahn Lohl/Rolf Pohl/Sebastian Winter (Hg.): Volksgemeinschaft, Täterschaft und Antisemitismus (Beiträge zur psychoanalytischen Sozialpsychologie des Nationalsozialismus und seiner Nachwirkungen). Gießen 2011, S. 19–56.

derstände notwendig zurückstehen mussten. Das heißt, sie mordeten mit Hilfe einer subjektiven Distanz von der Rolle, die sie ausfüllten.“[126]

Dies soll keineswegs eine Entlastung der Täter suggerieren, vielmehr geht es um eine weiter reichende Konsequenz: nämlich dass das Verhältnis von Massenmord und Moral nicht kontradiktorisch, sondern das einer wechselseitigen Bedingung ist: Ohne Moral und breite Integration in das bürgerliche Selbstverständnis hätte sich der nationalsozialistische Massenmord gar nicht erst bewerkstelligen lassen.[127] Die erste Stufe aller bekannten Genozide liegt darin, das Universum der jeweils kultur- und epochenabhängigen Verbindlichkeiten und moralischen Codes neu zu definieren, Kriterien von Zugehörigkeit und Nicht-Zugehörigkeit zu entwickeln, diese Definition normativ zu begründen und die Zugehörigen auf die zugrunde liegende Moral zu verpflichten.[128] Welzer sieht in seiner sozialpsychologischen Studie als entscheidenden Punkt für die Frage, warum die überwiegende Zahl der Täter an ihren Aufgaben nicht zerbrachen, obwohl viele gegen ihr „*‚eigentliches‘ Empfinden*“ getötet hatten, darin, dass „*die Tötungsmoral des Nationalsozialismus sowohl persönliche Skrupel als auch das Leiden an der schweren Aufgabe des Tötens normativ integriert hatte*“[129]. Himmlers stetige Verweise, dass seine Mannen im Vorgang des Tötens immer „anständig“ geblieben seien, setzte voraus, dass sich die Definition dessen, was Recht und Unrecht ist, allumfassend, also auf breitester gesellschaftlicher Ebene, verschoben hatte, sodass das Töten nur deshalb als „gut“ gelten konnte, weil es dem übergeordneten Wohl der „Volksgemeinschaft“ diente: „*Mit der Verschiebung des normativen Rahmens wird zum abweichenden Verhalten, was zuvor als integriert gegolten hätte, und umgekehrt. Das macht Töten zu einem gesellschaftlich integrierten Handeln.*“[130]

Die Verschiebung dieses normativen Rahmens und den damit verbundenen Definitionskriterien von Zugehörigkeit und Nicht-Zugehörigkeit vollzog sich in Österreich nicht über Nacht oder gar erst mit dem „Anschluss“, sondern durchlief einen länger andauernden Prozess mit entsprechenden sprachlichen und diskursiven Einschleifritualen. Es geht also um das, was Welzer als Anfang, als Auftakt des kommenden Genozids interpretiert. Blicken wir kurz zurück in die Kärntner Publizistik von Ramsauers Jugendjahren, so stellen wir zunächst fest: Wenn die Kärntner*innen überhaupt je etwas Gutes an Wien zu erkennen vermochten, dann waren es wohl die antisemitischen Thesen Schönerers und Luegers. Dementsprechend dicht gestaltete sich auch das antisemitische Programm in den Zeitungen. Dies ist insofern bemerkenswert, weil der Antisemitismus gegenüber dem in Kärnten gepflegten Antislawismus im mengenmäßigen Verhältnis der Berichterstattung immer noch einen kleinen Anteil darstellte. Dennoch sind die Zeitungen der 1920er-Jahre voll mit Berichten und Spottschriften über die am

126 Harald Welzer: Täter, S. 38.
127 Vgl. ebd., S. 40.
128 Vgl. ebd., S. 37.
129 Ebd.
130 Ebd.

Wörthersee urlaubenden „Krummnasen", Flugschriften des Kärntner Heimatschutzes wandten sich schon 1921 gegen den *„Verwesungshauch undeutschen jüdischen Geistes im öffentlichen und gesellschaftlichen Leben"*[131] und die *Freien Stimmen* schworen ihre Leserschaft 1924 auf das Programm ein: *„Für Heimatverräter und Judensöldlinge hat aber jeder Heimatschützer eine eiserne Faust, denn beide Arten dieser Menschen gehen auf die Vernichtung des deutschen Volkes aus."*[132]

Wenn Franz Klinger über die „Pogromtradition" seiner Schule in Graz räsoniert, so kann festgestellt werden, dass diese *„eiserne Faust"* auch den Kärntner Kindern nicht fremd gewesen sein dürfte: Leo Fischbach, dem 1938 die Flucht in die USA gelang, erinnerte sich voller Verbitterung an seinen ersten Volksschultag in Villach, wo er von seinen Mitschülern mit den Worten *„Jüdchen, Jüdchen, hed, hed, hed, Schweinefleisch macht Jüdchen fett"* begrüßt wurde:

> *„Es war schrecklich. Ich kann es nicht vergessen. 85 Jahre erinnere ich mich nun daran. Seit 85 Jahren. Und das war damals nur der Anfang. Denn als ich ans Gymnasium kam [...], hatte ich einige Professoren, die wirklich antisemitisch eingestellt waren. Ausgesprochen antisemitisch."*[133]

Festzuhalten ist also, dass das atmosphärische Umfeld, in dem Ramsauer bzw. die Österreicher*innen dieser Generation groß wurden, bereits massiv antisemitisch geprägt war und eine breite Spielwiese an Einübungsmechanismen mit entsprechenden Gewalt- und auch Tötungsfantasien bot. Der entscheidende Punkt ist: Bevor die real ausufernde Gewalt- und Tötungspraxis der Nazis gegenüber der jüdischen Bevölkerung manifest werden konnte, war die Gewalt bereits sprach- und denkimmanent. Die Kriterien der Zugehörigkeit und Nicht-Zugehörigkeit wurden schon lange vor 1938 definiert und auf breiter gesellschaftlicher Ebene mit Selbstverständlichkeit eingeübt, sodass die lachenden Gesichter der Österreicher*innen im März 1938 beim Anblick straßenwaschender Juden und Jüdinnen kaum noch erstaunen. Die jüdische Bevölkerung wiederum hatte 1938 ihrerseits schon so viel an täglicher Gewalterfahrung gesammelt, dass sie mit der nationalsozialistischen Machtübernahme ihre Zukunft vielfach bereits erahnten. George Eric Rowe Gedye, über zwei Jahrzehnte führender Korrespondent amerikanischer und englischer Zeitungen für Mitteleuropa, notierte anlässlich des „Anschlusses" in diesem Zusammenhang:

---

131 Villacher Zeitung, 31.5.1933, S. 4, zit. nach Werner Koroschitz/Lisa Rettl: Tu smo bili doma. O judovski družini Scharfberg v Železni Kapli/Wir gehörten hierher. Über die jüdische Familie Scharfberg in Eisenkappel. Klagenfurt/Celovec 2008, S. 82f.

132 Freie Stimmen, 10.7.1924, S. 5.

133 Interview mit Leo Fischbach, Interviewer: Werner Koroschitz, Boca Raton, 2003, zit. nach Werner Koroschitz/Lisa Rettl: Wir gehörten hierher, S. 83.

„Viel entsetzlicher jedoch war die Selbstverständlichkeit, mit der jede jüdische Familie nunmehr den Selbstmord von Familienmitgliedern als ein normales und natürliches Ereignis hinnahm. Es war einfach unmöglich, irgend jemanden außerhalb Österreichs verständlich zu machen, mit welcher resignierten Sachlichkeit die österreichischen Juden damals von Selbstmord als einem alltäglichen Ausweg aus ihrer entsetzlichen Lage sprachen. Jüdische Freunde teilten einem den Entschluß, Selbstmord zu verüben, in dem gleichen Ton mit, in dem sie einem früher erzählt haben, daß sie eine kurze Eisenbahnreise unternehmen würden."[134]

Das gesellschaftliche Gesamtklima ist freilich keine Einbahnstraße. Jedes System bietet individuelle Handlungsspielräume, die, wie Alf Lüdtke festhält, grundsätzlich in alle Richtungen offen sind: Sie können *„eigensinniges Sichentziehen, vielleicht sogar Widerständigkeit beinhalten, aber auch besonders hemmungsloses Morden"*[135]. Im Zusammenhang mit der biografischen Täterforschung beschäftigt natürlich vor allem die Frage nach Letzterem. Welche Motive und Mechanismen ließen die Täter zu dem werden, was sie waren, was sie sind?

Lange Zeit war die Forschungs- wie auch Medienwelt in Bezug auf den Nationalsozialismus von der Vorstellung einer reinen „Führerdiktatur" geprägt: Hitler sagte dies, Himmler tat jenes, während die nicht dem engeren Führungspersonal Zugehörigen scheinbar lediglich ausführende Akteur*innen der Befehle „von oben" gewesen seien. Diese lange währende Konzentration auf die Führungselite und ihre traditionellen Machtblöcke unterschätzte allerdings *„die Formen der* Selbst-Organisierung *wie der* Selbst-Motivierung *ihrer Angehörigen oder Mitglieder"*[136]. Sie negierte die gelebte, soziale Praxis, *„in der Herrschaft im täglichen Handeln von Herrschenden und Beherrschten produziert und reproduziert wird."*[137] Die neuere Täterforschung legt ihr Augenmerk daher vor allem auf die Handlungs- und Verhaltensweisen jener „mittleren Gruppen" – Alf Lüdtke spricht auch von „Funktionseliten"–, die unterhalb der Führungsebene durch ihre berufliche Tätigkeit dazu beitrugen, dass die NS-Herrschaft eine relative Stabilität erreichte, sodass sie schlussendlich nur mehr durch eine militärische Niederlage zu brechen war. Erst das Mitmachen der Funktionseliten und die Partizipation der „kleinen Leute" ermöglichte Produktion und Reproduktion gesellschaftlicher Ordnung im Alltag, erst ihre aktive Teilnahme gewährleistete das Funktionieren faschistischer Gewalt sowohl nach innen als auch nach außen. Der Nationalsozialismus und der damit verbundene Massenmord brachten vor allem Verhaltensweisen hervor, die eine *„eigenständige Anwendung spezialisierter Erfahrung und spezialisierten*

134 George Eric Rowe Gedye: Die Bastionen fielen. Wie der Faschismus Wien und Prag überrannte. Wien 1947, S. 292.

135 Alf Lüdtke: „Fehlgreifen in der Wahl der Mittel." Optionen im Alltag militärischen Handelns. In: Mittelweg, Jahrgang 36 (2003) Heft 1, S. 61–75, hier S. 74.

136 Alf Lüdtke: Funktionseliten. Täter, Mit-Täter, Opfer. Zu den Bedingungen des deutschen Faschismus. In: ders. (Hg.): Herrschaft als soziale Praxis. Göttingen 1991, S. 559–590, hier S. 575.

137 Ebd., S. 574.

Wissens“[138] generierten. Aktivität, Kreativität und Einsatzbereitschaft des Individuums, der mittleren und „kleinen“ Gruppen, waren zentrale Faktoren sowohl beim Aufbau als auch bei der Aufrechterhaltung des Systems. Weltanschauliche Erziehung und antisemitische Indoktrination markierten dabei ein Kernstück und Bindeglied zwischen Gewaltpraxis und Individuum. In diesem Zusammenhang erscheint bedeutsam, dass in Bezug auf Ramsauer sämtliche Beschreibungen, die heute über ihn vorliegen, in der einen oder anderen Form seine tiefgehende weltanschauliche Festigung hervorheben: *„Als illegaler Nationalsozialist in der Ostmark ist er von der nationalsozialistischen Weltanschauung durchdrungen*“[139], schrieb etwa der Mauthausener Lagerkommandant Franz Ziereis 1943 über seinen Mitarbeiter, der zu diesem Zeitpunkt schon im KZ-Loiblpass werkte. Von gänzlich anderer Seite – den Briten, die Ramsauer im Entnazifizierungslager Wolfsberg verhörten – wird Ähnliches vermerkt: *„Er glaubte und glaubt immer noch fest an die Dogmen der Nazis und wäre ein ideales Mitglied für jegliche Nazi-Untergrundbewegung.*“[140]

Was hat man sich im Wesentlichen unter „weltanschaulicher Erziehung“ vorzustellen? Es besteht grundsätzlich Einigkeit darüber, dass Indoktrination, Manipulation und antisemitische Verhetzung zentrale Aspekte der Vermittlung nationalsozialistischer Wertekategorien darstellten, allerdings wurde lange Zeit die Frage vernachlässigt, wie sich die praktische Vermittlung, die konkrete Schulung von SS und Polizei gestaltete. Der Begriff der Indoktrination suggerierte vielfach, der Nationalsozialismus habe seinen Funktionsträger*innen zielgerichtet fixe Lehrsätze vermittelt bzw. dominierte die Annahme, es bestünde eine einseitig hierarchische Beziehung zwischen Befehlsgebenden und Befehlsempfangenden, Schulenden und Beschulten. Tatsächlich konnte von einer, mit brachialen Methoden betriebenen Gehirnwäsche keine Rede sein, denn um das sture Eintrichtern von nationalsozialistischen Glaubensätzen ging es keineswegs.[141] Insbesondere im Zusammenhang mit der Erziehung innerhalb der SS spielte der Gehorsamsdrill eine eher untergeordnete Rolle. Im Gegenteil, auch ehemalige SS-Angehörige bestehen darauf, dass sich die Ausbildung *„bei entschiedener Ablehnung jeden Hauchs von Demutshaltung oder Unterwürfigkeit gegenüber Vorgesetzten*“[142] vollzogen habe.

138 Ebd., S. 567.

139 Abschrift der Beurteilung von Dr. Sigbert Ramsauer durch Mauthausener Lagerkommandant Franz Ziereis anlässlich Ramsauers bevorstehender Beförderung zum SS-Hauptsturmführer, 23.11.1943. Das Dokument wurde in Abschrift 1963 von der Staatsanwaltschaft Berlin nach Wien übermittelt (LG Wien, Vg 8e Vr 725/55, S. 75).

140 „Tactical interrogation“, Wolfsberg, 22.08.1945, TNA, WO 310/142, 4 Seiten, hier S. 4.

141 Vgl. Jürgen Matthäus/Konrad Kwiet/Jürgen Förster/Richard Breitman: Einleitung. In: dies. (Hg.): Ausbildungsziel Judenmord? „Weltanschauliche Erziehung“ von SS, Polizei und Waffen-SS im Rahmen der Endlösung. Frankfurt am Main 2003, S. 14.

142 Richard Schulze-Kossens: Militärischer Führernachwuchs der Waffen-SS. Die Junkerschulen. Osnabrück ^{2}1987, S. 45, 57. Schulze-Kossens selbst war SS-Offizier und avancierte nach seinen Dienstzeiten als SS-Adjutant von Joachim von Ribbentrop und Adolf Hitler zum Leiter der SS-Junkerschule Bad Tölz.

Vielmehr war „weltanschauliche Erziehung“ ein didaktisch ganzheitliches System, das auf Denken, Handeln und Fühlen der Zielgruppe ausgerichtet war und sich in *„wechselndem Umfang persönlicher Bindung, scheinwissenschaftlicher Argumente, bodenständiger Vorurteile sowie der Folgen praktischer Erfahrung und jahrelanger Sozialisation“*[143] bediente.

Als führenden Leitgedanken für die SS-Schulung hatte das SS-Rasse- und Siedlungsamt (ab 1935 Rasse- und Siedlungshauptamt) im Oktober 1934 formuliert, dass es statt um die *„Vermittlung reinen Wissens über weltanschauliche und rassische Dinge“* darum gehe, *„die Erziehung der SS-Männer zu einer gefestigten weltanschaulichen Haltung auf nordisch-rassischer Grundlage“* zu fördern. Die SS-Wochenzeitung *Das Schwarze Korps* brachte es im Februar 1938 in einem Artikel *„Schulung hat nichts mit Schule zu tun“* auf den Punkt:

> *„Hier eine grundsätzliche Feststellung: Man kann und soll mündige Menschen nicht zwingen, sich weltanschaulich schulen und erziehen zu lassen. Wer nicht freiwillig kommt und guten Willens ist, der möge zu Hause bleiben. [...] Jede weltanschauliche Schulung hat auf Freiwilligkeit zu beruhen. Sie setzt voraus, daß die Menschen, an die sie sich wendet, sich schon freiwillig mit ihrem Eintritt in eine nationalsozialistische Organisation zur Idee bekannt haben.“*[144]

Die verantwortlichen Schulungsleiter sollten zur Vertiefung der nationalsozialistischen Gedankenwelt die Männer *„am Herzen packen“*, was nur möglich sei, wenn sie deren *„tägliches Leben“* im Blick behielten und *„unser Wollen aus tiefstem, innerem Erlebnis“* predigten. Damit waren die Schlüsselelemente „weltanschaulicher Erziehung“ benannt, wie sie in SS und Polizei auch im Umgang mit der „Judenfrage“ bis Kriegsende betrieben wurde: Praxisorientierung, Erlebnischarakter und rassenideologische Kompromisslosigkeit.[145] Von anderen Arten nationalsozialistischer Manipulation unterschied sich die weltanschauliche Schulung für SS und Polizei vor allem darin, dass sie sich in bestimmten institutionellen Bahnen vollzog. „Weltanschauliche Erziehung“ markierte grundsätzlich eine feste Kategorie in nahezu allen Ausbildungslehrgängen und Beurteilungen, von denen die Karriere der SS-Männer abhing.

Die Allgemeine SS und deren örtliche bzw. regionale Gliederungen hielten bis Kriegsbeginn regelmäßig zwei Abende pro Woche und zwei Sonntage pro Monat sogenannten Sturmdienst ab, bei dem – Nachkriegsaussagen von Beteiligten zufolge – neben Sport- und Marschübungen *„charakterliche, allgemeinbildende und weltanschauli-*

143 Matthäus/Kwiet/Förster/Breitman: Einleitung, S. 14.

144 Das Schwarze Korps, 17.2.1938, S. 11.

145 Vgl. Jürgen Matthäus: Die „Judenfrage“ als Schulungsthema von SS und Polizei, S. 35. Vgl. auch die beiden Bücher von Hans-Christian Harten: Himmlers Lehrer. Die Weltanschauliche Schulung in der SS 1933–1945. Paderborn 2014; sowie ders.: Die weltanschauliche Schulung der Polizei im Nationalsozialismus. Paderborn 2018.

che Schulung"[146] betrieben wurde. Was hier für Deutschland konstatiert wird, gilt in ähnlicher Weise auch für die illegale SS in Österreich bis 1938. Inwieweit die österreichischen Nationalsozialist*innen zwischen 1933 und 1938 Zugang zu den verschiedenen neu entwickelten Schulungsunterlagen für „weltanschauliche Erziehung" hatten, ließ sich im Rahmen dieser Arbeit nicht eindeutig klären, die SS-Zeitung *Das Schwarze Korps*, die auch später von vielen Einheiten an der Front zu Schulungszwecken herangezogen wurde, kursierte jedenfalls auch unter den österreichischen Illegalen. Die „Judenfrage" bildete darin einen zentralen Themenbereich, der sich durch sämtliche Berichte, Kommentare, Karikaturen und Kollagen hindurch zog. Tagespolitische Nachrichten, naturwissenschaftlich verbrämte Artikel zu Rassekunde und Erbgesundheit, Geschichte und Kultur, Totenehrung und Berichte über die SS-Sippengemeinschaft mit Schwerpunkt auf der Bedeutung der „Auslese" in der Partnerwahl ebenso wie eine ausführliche Sportberichterstattung gehörten zum Inhalt der Wochenzeitung unter der Schriftleitung von Gunter d'Alquen, der auch am Drehbuch des Hetzfilms *Der ewige Jude* mitarbeitete und schließlich zum Kommandeur der Kriegsberichterstatter-Abteilung „Kurt Eggers" avancierte.[147] Zentral in der Vorbereitungsphase für den nationalsozialistischen Vernichtungsfeldzug war eine scheinbar emotionsfreie Distanz, wobei die postulierte „Sachlichkeit" vor allem dazu beitragen sollte, *„Himmlers Orden von pathologischen Judenhassern und verblödeten Schlägern abzugrenzen*"[148]: *„Ohne Haß, aber mit kühlem Verstand*" gelte es, gegen das Judentum und die Kriegsgegner vorzugehen: *„Der deutsche Soldat und das deutsche Volk wissen sich frei von jeglichem Haß*"[149], berichtete ganz in diesem Sinn *Das Schwarzen Korps* im April 1940 im Zuge der „Kriegsmaßnahmen" in Polen.

Im April 1940 waren Ramsauers Eintritt in die Waffen-SS und sein bevorstehender Kriegseinsatz bereits beschlossene Sache. Diese spezielle Entwicklung ist vor allem im gesamtpolitischen Kontext des notwendig gewordenen Umbaus des SS-Sanitätsdienstes zum SS-Kriegssanitätsdienst zu interpretieren.

Mit Kriegsbeginn 1939 war einerseits der Ärztemangel innerhalb der SS besonders evident geworden, andererseits musste der SS-Sanitätsdienst aufgrund der ständig zunehmenden Stärke der SS-Truppen angepasst und mit Rücksicht auf die Strukturen des Heeressanitätsdienstes in einen Kriegssanitätsdienst umgewandelt werden. Hintergrund all dieser Bemühungen war, dass die SS-Führung das Ziel verfolgte, eine eigene SS-Armee aufzustellen bzw. die auf die verschiedenen Armeen verstreuten SS-Truppen zusammenzufassen – ein Ansinnen, das in den stetig ausgetragenen Kämpfen um Macht-, Einfluss- und Kompetenzbereiche bei der Wehrmacht auf wenig Gegenliebe stieß und bis zu Kriegsende ein Zankapfel blieb. Dass die (Waffen-)SS quasi als anerkannter „vierter Wehrmachtsteil" fungierte, wie SS-Kameraden in ihren Nachbetrach-

146 Ebd., S. 39.
147 Vgl. ebd., S. 65f.
148 Ebd. S. 52.
149 Das Schwarze Korps, 11.4.1940, S. 2.

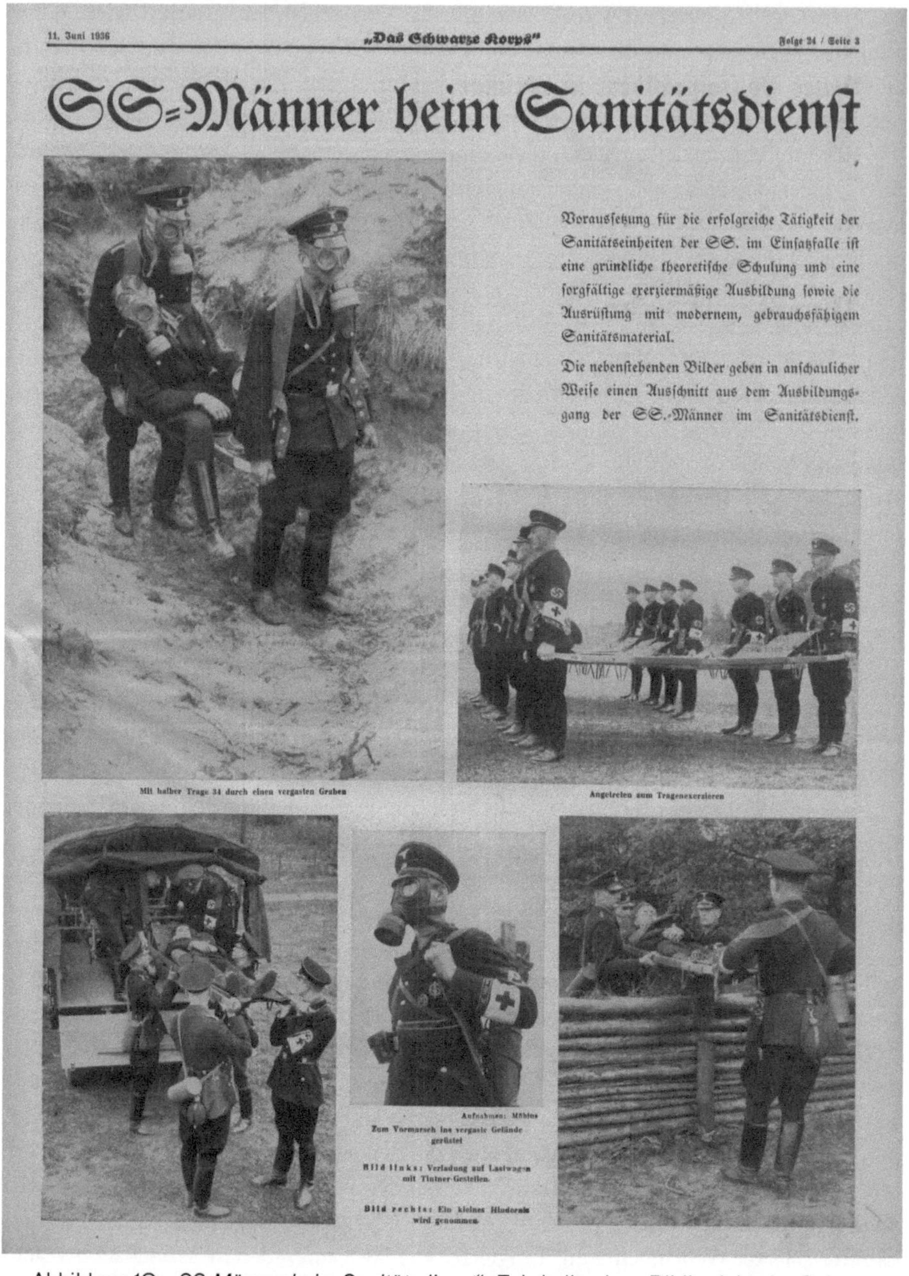

11. Juni 1936 „Das Schwarze Korps" Folge 24 / Seite 3

SS-Männer beim Sanitätsdienst

Voraussetzung für die erfolgreiche Tätigkeit der Sanitätseinheiten der SS. im Einsatzfalle ist eine gründliche theoretische Schulung und eine sorgfältige exerziermäßige Ausbildung sowie die Ausrüstung mit modernem, gebrauchsfähigem Sanitätsmaterial.

Die nebenstehenden Bilder geben in anschaulicher Weise einen Ausschnitt aus dem Ausbildungsgang der SS.-Männer im Sanitätsdienst.

Mit halber Trage 34 durch einen vergasten Graben

Angetreten zum Tragenexerzieren

Aufnahmen: Möbius

Zum Vormarsch ins vergaste Gelände gerüstet

Bild links: Verladung auf Lastwagen mit Tintner-Gestellen.

Bild rechts: Ein kleines Hindernis wird genommen.

Abbildung 10: *„SS-Männer beim Sanitätsdienst"*. Faksimile eines Bildberichts im *Schwarzen Korps* vom 11. Juni 1936 (Österreichische Nationalbibliothek).

tungen auf ihre „Kriegsleistungen und Heldentaten" es gerne darstellen, ist und bleibt ein euphemistischer Mythos.[150]

Ab Herbst 1938 hatten im SS-Sanitätsamt die konkreten Vorbereitungen auf einen Kriegseinsatz begonnen und in allen Ämtern und Truppenstandorten der SS setzten Aktivitäten zur Mobilmachung ein. Zur verstärkten Rekrutierung des Sanitätspersonals waren ab 1938 auch an den österreichischen Universitäten – in Deutschland ein Jahr früher – „SS-Studiengemeinschaften" gebildet worden – bestehend aus Medizinstudenten, die bereits der SS angehörten. Ihnen oblag die Durchführung von Werbeveranstaltungen über Ideologie und Ziele der SS. Die Werbung und Rekrutierung für die SS an den Universitäten erschien zu diesem Zeitpunkt besonders wichtig, da auf die SS-Junker und SS-Unterführer, die an den neu gegründeten SS-Ärztlichen Akademien ausgebildet wurden, zu diesem Zeitpunkt noch nicht zurückgegriffen werden konnte, zumal ihre Zahl ohnehin noch so gering war, dass der große Bedarf an medizinisch ausgebildetem Personal für die SS nicht zu decken war.[151] Dass Ramsauer als Medizinstudent aktiv einer solchen „Studiengruppe" angehörte, ist zwar nicht belegbar, aufgrund seiner SS-Mitgliedschaft aber durchaus wahrscheinlich.

Auf gesamtpolitischer Ebene wurde seitens der SS-Führung vor allem eine engere Verknüpfung der SS-Totenkopfverbände (SS-TV) und der SS-Verfügungstruppen (SS-VT) vorangetrieben. Ziel und Ergebnis waren die schrittweise Militarisierung der SS-Totenkopfverbände. Da eine Vergrößerung der SS-Verfügungstruppen zu diesem Zeitpunkt gegenüber der Wehrmacht noch nicht durchsetzbar erschien, bestand die Strategie der SS-Führung darin, zunächst polizeidienstliche Kräfte als Teile der SS-Totenkopfverbände militärisch aufzubauen. Diese Maßnahme führte schlussendlich auch zur Verschmelzung von Polizei, Totenkopfverbänden und Verfügungstruppen und entsprach gleichzeitig dem ideologischen Anspruch der SS, mit ihren Truppenverbänden den „Vernichtungskampf" gegen „innere" wie auch „äußere" Feinde als perfekt ausgebildete Spezialtruppe aufzunehmen. Auf der Grundlage einer geheimen „Notdienstverordnung" vom 15. Oktober 1938 ließ die SS-Führung ab Jänner 1939 zunehmend Reservisten der Allgemeinen SS als „Verstärkung der SS-Totenkopfverbände" bzw. „Polizeiverstärkung" heranziehen,[152] eine Maßnahme, die wahrscheinlich auch für Ramsauers Eintritt in die Waffen-SS ausschlaggebend war.

Die Strategien der SS-Führung gingen jedenfalls auf: Wenige Wochen nach Kriegsbeginn im September 1939 verfügte die SS über drei Divisionen, die die Basis für eine eigene SS-Armee bildeten. Dazu gehörte auch die SS-Standarte „Deutschland", die älteste SS-Formation, die auch schon am Einmarsch in Österreich beteiligt war,[153] und der schließlich auch Ramsauer zugeteilt werden sollte. *„Für diese SS-Armee, die in ihrer*

150 Vgl. dazu exemplarisch Heinz Höhne: Der Orden unter dem Totenkopf, S. 415.
151 Vgl. dazu Judith Hahn: Grawitz, Genzken, Gebhard. Drei Karrieren im Sanitätsdienst der SS. Münster 2008, S. 211.
152 Vgl. ebd., S. 207f.
153 Vgl. dazu Bericht im Schwarzen Korps, 20.8.1940, S. 9.

Zusammensetzung ein äußerst heterogenes Gebilde darstellte, wurde ab November 1939 die Bezeichnung ‚Waffen-SS' eingeführt.“[154]

Die Waffen-SS, deren Keimzellen die Verfügungstruppen gebildet hatten, fungierte dabei als „Parteiarmee“, die nicht der Wehrmacht, sondern dem direkten Kommando des Reichsführers SS unterstand und politisch, weltanschaulich sowie militärisch eigene Ausbildungsstandards verfolgte und vor allem auf verstärkte Mobilität und Flexibilität in Kleingruppen setzte.[155] In der bisweilen sagenhaft anmutenden unkritischen Kriegs- und Militärliteratur wird daher stets das „militärische Können“ und die körperliche Ausdauer ihrer Angehörigen lobend hervorgehoben: Die Soldaten der Waffen-SS wären demnach nicht nur *„fitter als ihre Kollegen von der Armee“*[156] gewesen, sondern verfügten demnach auch über besondere Qualitäten. Dazu zählten: *„hohe Moral, Kampfbereitschaft und die Überzeugung, eine politische und militärische Elite zu bilden“*[157].

Ramsauers geplanter Einrücktermin in diese „Elitetruppe“, vorgesehen für den 1. April 1940, verzögerte sich zunächst aufgrund seines noch nicht abgeschlossenen Studiums bis zum Sommer, dennoch brachte Unterscharführer Ramsauer alle gefragten Qualitäten mit: Er blickte zu diesem Zeitpunkt bereits auf eine siebenjährige militärische und sportliche Ausbildungszeit in der SS zurück und konnte in seinem Lebenslauf zu seinem sportlichen Können angeben: Skilauf, Alpinistik, Schwimmen, Fechten, Reiten, Motorsport.[158] An anderer Stelle schreibt er etwas ausführlicher:

> *„Ich habe sehr viel hochalpinen Sport betrieben, zwei Ersttouren gemacht und bin ein sehr guter Skifahrer. Als Angehöriger der SS-Reiterei habe ich auch ein Reitturnier mitgemacht und in Dressur den 2. Platz belegt. Ich besitze die Führerscheine 1, 2, 3 und bin mit Motorrad und Wagen sehr viel gefahren. Ich besitze das Reichssportabzeichen in Bronze.*“[159]

Neben seiner lückenlos „arischen Abstammung“ und seinem „nordischen Rassetypus“ entsprach Ramsauer in körperlicher Hinsicht dem Eliten- und Männerideal der SS nachgerade ideal: Alle von ihm genannten Sportarten waren seitens der SS in den vorangegangenen Jahren massiv propagiert und gefördert worden und fanden immer wieder Eingang in die bild- und pathosreiche Sportberichterstattung des *Schwarzen Korps*. Für Ramsauers eigene Identitätsbildungsprozesse war dies sicherlich von fun-

154 Judith Hahn: Grawitz, Genzken, Gebhard, S. 208.
155 Zu Geschichte und Aufgaben der Verfügungstruppen bzw. der Waffen-SS vgl. Heinz Höhne: Der Orden unter dem Totenkopf, S. 404–448.
156 Christopher Ailsby: Die Geschichte der Waffen-SS. In Wort und Bild 1923–1945. Wien 1999, S. 49.
157 Ebd.
158 Vgl. Handschriftlicher Lebenslauf Sigbert Ramsauer, Beilage zum R.u.S.-Fragebogen, 2.3.1940, BArchB, RS/E 5257.
159 Handschriftlicher Lebenslauf Sigbert Ramsauer, BArchB, SS-Führerpersonalakten 6-B/PK 0011, Nr. 938.

damentaler Bedeutung: Sie bestätigten ihm regelmäßig seine eigenen Überlegenheitsgefühle.

Vom Bergsteiger, der *„dem Göttlichen nahe scheint"*[160], wird dort berichtet, vom Fechten, *„wozu sich nur Männer eignen, die aus ihrer Erziehung in der Schutzstaffel heraus die Eignung für diesen kämpferischen Sport mitbringen"*[161] und von Skifahrern, *„SS-Männer, braungebrannt, strahlende frische Gesichter, [...] in strahlender Sonne erfolgt der Anstieg. Bald sausen sie wie rasende Teufel wieder zu Tal."*[162]

Mit all diesen Attributen der Superlative ausgestattet, dürfte Ramsauer, der sich von seiner tuberkulösen Pleuritis wieder glänzend erholt hatte, im Frühjahr 1940 dem Fronterlebnis bereits in freudiger Erwartung entgegengesehen haben. Er wusste im Wesentlichen, was ihn erwartete – es galt, dem *„armen und lendenlahmen Geschwätz eines verschlafenen Versöhnungsspießers"* endgültig entgegenzutreten:

> *„Das deutsche Volk ‚in seiner Gesamtheit' denkt ‚edel und ritterlich' an seine eigene Zukunft und wird hart und gerecht dafür sorgen, ‚daß die nachbarlichen Beziehungen der Polen zu dem mächtigen Weltreich der deutschen Nation sich organisch entwickeln.' Organisch. Das heißt: so wie es uns die bisherige Erfahrung, der Verlauf der Geschichte und die polnische Selbstenthüllung vom September 1939 vorschreiben."*[163]

Dass Ramsauer dabei der SS-Kavallerie unter dem Kommando von Hermann Fegelein, dem wagemutigen Reiterstar, der über Jahre hinweg für „stolze Bilanzen" in der SS-Reiterei gesorgt hatte und die Titelseiten in der Sportberichterstattung zierte, zugeteilt würde, wusste er zu diesem Zeitpunkt allerdings noch nicht.

Am 15. Juli 1940 trat Ramsauer zunächst seinen Dienst in der SS-Standarte „Deutschland" im SS-Übungslager Dachau an. Dort befand sich nicht nur das Konzentrationslager, sondern angelagert auch das SS-Lazarett mit einer Sanitätsschule der SS-VT und SS-TV samt Übungsgelände, Wohn- und Freizeitanlagen. Hier dürfte Ramsauer auch erstmals seinen späteren Chef kennengelernt haben: Dr. Enno Lolling, der 1937 vom Chef des SS-Sanitätsamtes, Karl Dermietzel, als Truppenarzt von der SS-Junkerschule Bad Tölz zur San.-Staffel SS-VT München-Dachau abkommandiert wurde und hier für die Gesundheitsversorgung der VT zuständig war.[164] Später, ab Juni 1941, fungierte er als leitender Arzt bei der Inspektion der Konzentrationslager und ab März 1943 als Chef des Amtes D III des SS-Wirtschafts- und Verwaltungshauptamtes für Sanitätswesen und Lagerhygiene mit Sitz in Oranienburg, womit er zum Chef aller Lagerärzte des Deutschen Reiches avancierte. Für Ramsauer sollte er sich 1943 noch mit einer positi-

160 Das Schwarze Korps: „Menschen und Berge", 27.10.1938, S. 20.
161 Das Schwarze Korps: „Hieb und Stich", 26.11.1936, S. 3.
162 Das Schwarze Korps: „Urlaub auf Brettern", 27.2.1936, S. 3.
163 Das Schwarze Korps: 11.4.1940, S. 2.
164 Vgl. Schreiben von Karl Dermietzel an den Führer der Sanitätsabteilung SS-VT, 19.2.1937, BArchB, SS-Hauptamt, NS 34-14.

ven Beurteilung für dessen Beförderung zum SS-Hauptsturmführer einsetzen. Hier in Dachau erhielt Ramsauer jedenfalls den „letzten Schliff" der Waffen-SS für den bevorstehenden Einsatz in Polen. In unterschiedlichen Aktenbeständen benannte Ramsauer die hier absolvierte Ausbildung einmal mit *„Ärztelehrgang"*[165] und einmal mit *„Waffenausbildung"*[166].

Im Wesentlichen dürfte der Lehrgang beide Facetten – sowohl medizinische als auch militärische – umfasst haben. In einem Schreiben der Personalkanzlei Himmlers an das Rasse- und Siedlungshauptamt des Jahres 1937 war ein Lehrplan festgelegt worden, der mit geringfügigen Änderungen im Großen und Ganzen auch beibehalten wurde. Demnach umfasste die Ausbildung in praktischer Hinsicht *„formales Exercieren"*, Schießdienst, Gefechtsausbildung, Sicherung, Aufklärung, Felddienst, in theoretischer Hinsicht *„Weltanschauliche Schulung nach näherer unmittelbarer Anweisung"*, *„Unterricht über Gefecht des Schützen-M.G. Trupps"*, *„Unterricht über Sicherung, Aufklärung, Felddienst"*, *„Unterricht über Form und Abfassung von Meldungen"* sowie *„Unterricht über Schied- und Ehrengerichtsordnung der SS"*[167]. Die medizinische Ausbildung dürfte sich auf einige Trainings im Umgang mit dem an der Front verwendeten Sanitätsmaterial beschränkt haben. Die Ausbildung stand also, wie auch in den Lehrplänen vermerkt, *„in engster Verbindung mit den Bedürfnissen der Truppe"* und es galt, die zu Schulenden mit mobiler Kriegsführung vertraut zu machen. Zum Thema *„weltanschauliche Erziehung"* wurde einmal mehr festgestellt, dass es nicht darum gehe, *„weltanschauliche Wissenschaft"* zu vermitteln, vielmehr solle zu den *„Tagesfragen, Kirchenaustritt, Eheweihen, Namensgebung, Brauchtum eingehend und eindeutig Stellung genommen"*[168] werden.

Am 8. September 1940 schloss Ramsauer seine Ausbildung in Dachau mit einer Prüfung und der Beförderung zum Reserveführer der Waffen-SS im Rang eines SS-Untersturmführers ab.[169] Der Abschied von Dachau war allerdings noch kein endgültiger. Kurz vor seinem Dienstantritt im KZ Loiblpass sollte er hier noch einmal im SS-Lazarett und im KZ tätig werden. Dem hier ausgegebenen Leitmotiv der Waffen-SS „Unsere Ehre heißt Treue" sollte Ramsauer sein ganzes Leben lang folgen.

---

165 Dokument zu Ramsauers Beförderung in der Waffen-SS, 25.2.1942, BArchB, SS-Führerpersonalakten 6-B/PK 0011, Nr. 934.

166 Dokument zu Ramsauers Beförderung in der Waffen-SS, 13.12.1943, BArchB, SS-Führerpersonalakten 6-B/PK 0011, Nr. 928.

167 Schreiben der Personalkanzlei Reichsführer SS (Schmitt) an R.u.S-Hauptamt Obersturmbannführer Krüger, P1 C/ Ti.Tgb.Nr.11/37, 11.1.1937, BArchB, SS-Hauptamt, NS 31-292.

168 Krüger, Erfahrungsbericht über den Zugführerlehrgang der Standartenoberjunker in Dachau, 14.3.1937, BArchB, SS-Hauptamt, NS 31-292, S. 3.

169 Vgl. Schreiben vom 14.9.1940, BArchB, SS-Führerpersonalakten 6-B/ PK 0011, Nr. 936.

Der politische Krieger im Vernichtungskrieg

„Ich war vom Sommer 1940 bis Kriegsende bei der Waffen SS. Mein letzter Rang war Hauptsturmführer. Zuerst war ich bei der Kavalleriebrigade, deren Kommandeur Standartenführer Fegelein war. Diese Einheit war im Einsatz in Polen und Russland."

Mitte November 1940 betrat Sigbert Ramsauer als SS-Untersturmführer den Boden des deutschen Vernichtungskrieges in Osteuropa. Er wurde zunächst der 1. SS-Totenkopf-Reiterstandarte im Generalgouvernement zugeteilt, einer Art Kolonialgebiet, das mit den Distrikten Krakau, Lublin, Radom und Warschau jene Gebiete Polens umfasste, die zwar von Deutschland besetzt, aber nicht dem Reichsgebiet angegliedert wurden.[170] Nach dem Krieg vermied es Ramsauer tunlich, über seinen Kriegseinsatz in Polen und der Sowjetunion zu sprechen. Alle seine Aussagen dazu blieben dürr und wortkarg. Britischen Ermittlern erklärte er bei einer Befragung am 22. August 1945 im Internierungslager Wolfsberg, die SS-Kavallerie sei in Polen nur mit taktischen Schulungen und Einsatzübungen beschäftigt gewesen. Jede Verstrickung der Einheit in Gräueltaten und Kriegsverbrechen bestritt Ramsauer ausdrücklich. Seinen späteren Einsatz mit der SS-Kavallerie in der Sowjetunion verschwieg er in diesem Zusammenhang gänzlich.[171] Ramsauer nahm damit ähnliche Weißwaschungen der SS-Kavallerie durch andere höherrangige SS-Offiziere vorweg. Rolf Becher etwa, Ordonanzoffizier von Hermann Fegelein, behauptete später einfach, die SS-Reiterei habe sich in Polen *„im wesentlichen gesammelt und strukturiert"*[172]. Schon die Aussagen Ramsauers und Bechers über Polen stehen in krassem Gegensatz zu dem, was tatsächlich geschah. Es stimmt zwar, dass die SS-Kavallerie in Polen auch aufgebaut und ausgebildet wurde, aber die Übungen überkreuzten sich bereits mit „echten" Einsätzen, und zwar solchen gegen Zivilist*innen. Die militärische Ausbildung litt sogar unter dieser Tätigkeit: *„Durch wöchentliche Exekutionen, Durchsuchungen, Razzien konnte der Dienstplan meist nicht voll eingehalten werden"*[173], hieß es beispielsweise in einer Meldung der 1. Schwadron der SS-Kavallerieregiments 1 im März 1941.

Auftakt der Vernichtungspolitik: Polen 1940–1941

Die SS-Totenkopf-Reiterstandarte wurde Mitte September 1939, etwa zwei Wochen nach dem Angriff Deutschlands auf Polen, mit einem Stamm von 250 freiwilligen SS-Männern zur Verstärkung der bereits existierenden SS-Totenkopf-Verbände gebildet.

---

170 Vgl. Kl-Inspektion der Waffen-SS an die 1. SS-T. Reiterstandarte, Berlin, 15.11.1940, Versetzung, BArchB, SS-Führerpersonalakten 6-B, Parteikorrespondenz/0011.

171 Vgl. Tactical interrogation of Dr. Ramsauer, CIC 20 Field Security Section, 22.8.1945, TNA, WO 319/142.

172 Karla Müller-Tupah: Reichsführer gehorsamster Becher. Eine deutsche Karriere. Berlin 1999, S. 16.

173 Ausbildungsbericht 1. Schwadron 1. SS-KR, 12.3.1941, BArch-MA, RS4/504, zit. nach Martin Cüppers: Wegbereiter der Shoah, S. 30.

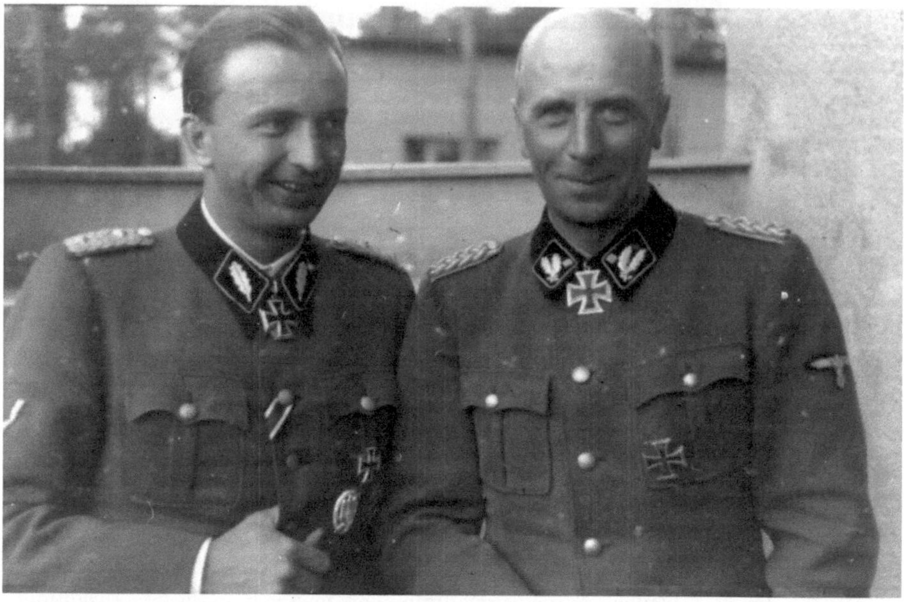

Abbildung 11: SS-Standartenführer Hermann Fegelein (links) auf einem Propagandabild der Wehrmacht, aufgenommen im Sommer 1942 in der Sowjetunion. Neben ihm der SS-Brigadeführer und Generalmajor der Waffen-SS Wilhelm Bittrich (Bundesarchiv Berlin-Lichterfelde).

Sie stand unter der Führung des oben erwähnten Hermann Fegelein, der 1935 die SS-Hauptreitschule in München gegründet hatte.

Fegelein war nicht nur ein passionierter und ehrgeiziger, sondern auch ein überaus prominenter Springreiter, der bis zu Kriegsbeginn zahlreiche Reitturniere im In- und Ausland gewonnen hatte.[174] Von Beginn seiner SS-Karriere an hatte er die Nähe zu Himmler und Hitler gesucht. Zu beiden konnte er ein Naheverhältnis aufbauen. Himmler kam er vor allem mit bedingungsloser Treue und ebenso skrupelloser wie erfindungsreicher Ausführung von Befehlen entgegen. Fegelein galt als gewaltbereit, eitel, opportunistisch und geltungssüchtig – eine Mischung, die ihm später unter jüngeren Offizieren im „Führerhauptquartier“ den Spitznamen „Flegelein“ einbrachte. Anfang Juni 1944 heiratete Fegelein Margarete Braun, die jüngere Schwester von Eva Braun, der Geliebten Hitlers. Spätestens ab diesem Zeitpunkt gehörte er zum engsten Kreis um Hitler.[175]

Wenige Tage nach der Aufstellung der SS-Totenkopf-Reiterstandarte befanden sich die SS-Reiter bereits im besetzten Polen. An Kämpfen nahmen sie nicht mehr teil. Sie wurden bei ständigem Zustrom von neuen Männern aus der Allgemeinen SS zunächst als Sicherungstruppe für polizeiliche Aufgaben eingesetzt.

174 Vgl. Volker Riess: Hermann Fegelein. Parvenu ohne Skrupel. In: Ronald Smelser/Enrico Syring (Hg.): Die SS. Elite unter dem Totenkopf. 30 Lebensläufe. Paderborn 2003, S. 160–172, hier S. 162f.; Martin Cüppers: Wegbereiter der Shoah, S. 28.

175 Vgl. Volker Riess: Fegelein, S. 169f.

Im November 1939 wurden sie der Verantwortung der Ordnungspolizei entzogen, personell stark aufgerüstet, in 13 Schwadrone geteilt und der gerade entstehenden Waffen-SS im SS-Hauptamt unterstellt. Aus dieser Zeit stammt auch das Motto der SS-Kavallerie: *„Richte Dein Pferd geradeaus und reite es vorwärts.“*[176] Territorial unterstand die SS-Kavallerie bis Anfang April 1941 dem Befehl des Höheren SS- und Polizeiführers im Generalgouvernement Friedrich-Wilhelm Krüger. Die SS- und Polizeiführer der einzelnen Distrikte Lublin, Krakau, Radom und Warschau konnten die Truppe für „besondere“ Aufgaben auch direkt anfordern. In Lublin fiel diese Verfügungsmacht einem Landsmann Ramsauers zu – dem Kärntner SS- und Polizeiführer Odilo Globočnik.

Wofür die SS-Reiter eingesetzt wurden, ist mittlerweile gut belegt. Der Historiker Martin Cüppers hat die vielen hundert Aktenbände mit Befehlen und Einsatzberichten der SS-Kavallerieeinheiten im Bundesarchiv-Militärarchiv in Freiburg gesichtet. Dass sie bloß für Sicherungsaufgaben oder zu Ausbildungszwecken in Polen stationiert waren, wie später vielfach behauptet wurde, geht, wie die Akten zeigen, an der historischen Wirklichkeit völlig vorbei. Schon mit Einsatzbeginn fanden *„Maßnahmen gegen die polnischen Juden [...] breiten Niederschlag in der Berichterstattung der Reiterschwadronen“*[177], stellt Cüppers klar. Die SS-Reiter erreichten manche Orte als erste deutsche Einheiten und überzogen sie unmittelbar mit antisemitischem Terror. Am 13. Oktober 1939, also etwas mehr als einen Monat nach Beginn der Unterwerfung Polens, berichtete SS-Hauptsturmführer Walter Dunsch, später ein direkter Vorgesetzter Ramsauers, beispielsweise:

> *„Die Juden grüßten bei unserem Einzug in Leczyca ganz schlecht. Das wurde ihnen schnell beigebracht. Wenn sich einer von uns sehen lässt, verschwinden sie allerschnellstens in ihre Schlupfwinkel, da wir immer welche zum Arbeiten wegfangen. Die Polen freuen sich, daß wir die Juden ordentlich hochnehmen.“*[178]

Dunsch’ Antisemitismus wurde in der Truppe durchaus auf breiter Ebene geteilt. Aus diesem und anderen Berichten ist herauszulesen, dass die SS-Reiter die jüdische Bevölkerung mit Gewalt schikanierten und erniedrigten: Juden auf der Straße ins Gesicht zu schlagen, gehörte beispielsweise zum Alltag der Truppe, auch willkürliche Erschießungen kamen vor. Die Stimmung in der Truppe sei *„gut“*, *„sehr gut“*, *„hervorragend“*[179], hielt Dunsch in seinen diesbezüglichen Lageberichten fest. Bei Demütigungen und Einschüchterungen der jüdischen Bevölkerung blieb es allerdings nicht. Mit der Einführung der Zivilverwaltung im Generalgouvernement erließen die deutschen (Kolonial-)Verwaltungsbehörden – begleitet von massiver antisemitischer Propaganda, die die jüdische Bevölkerung als Parasiten, Wucherer, Schieber, Schleichhändler, Seu-

---

176 Martin Cüppers: Wegbereiter der Shoah, S. 29, 36.
177 Ebd., S. 36.
178 Zit. nach Martin Cüppers: Wegbereiter der Shoah, S. 36.
179 Tätigkeits- und Lageberichte, 2/1. SS-Totenkopf-Reiterregiment, BArch-MA, RS4/178.

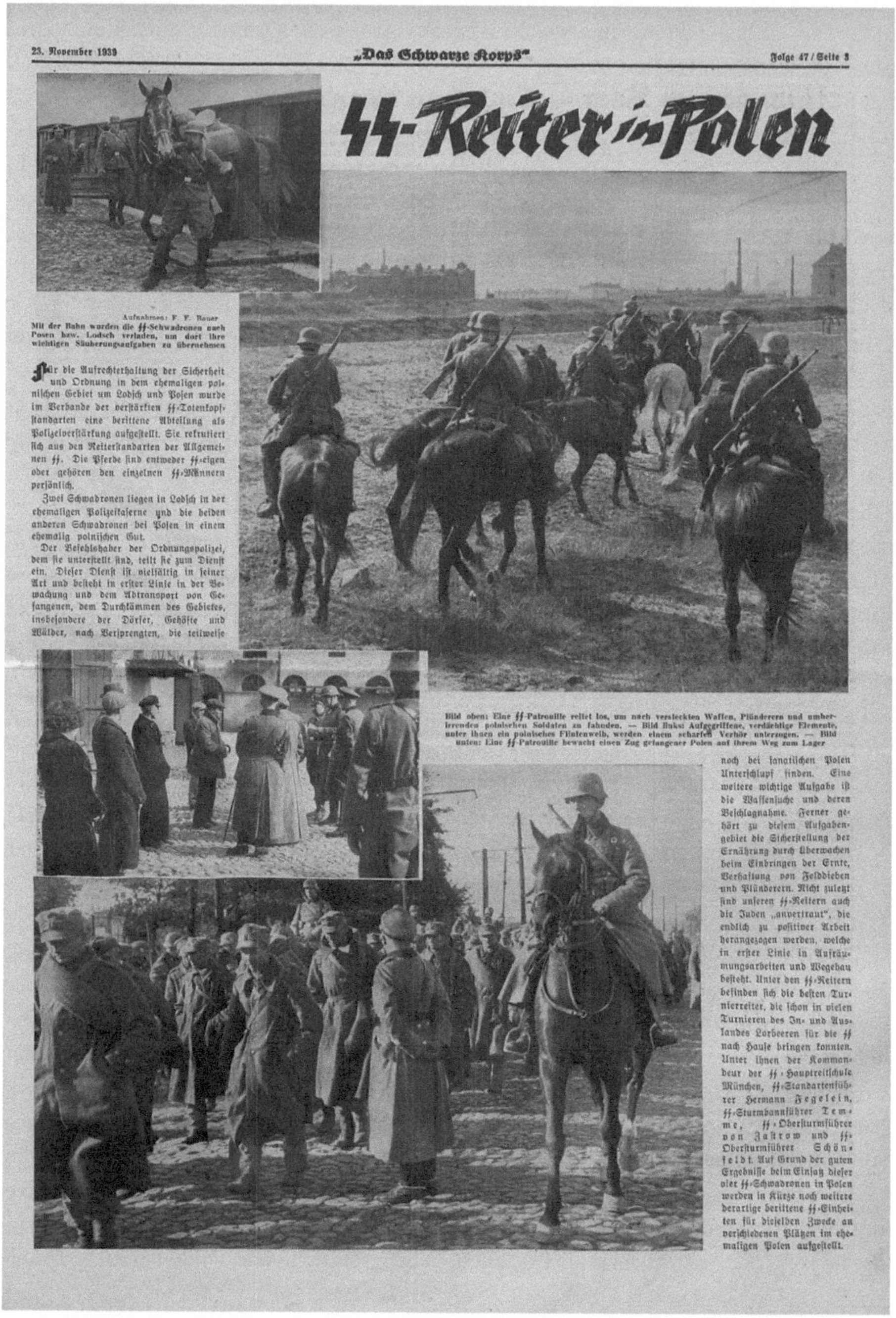

23. November 1939 „Das Schwarze Korps" Folge 47 / Seite 3

SS-Reiter in Polen

Aufnahmen: F. F. Bauer

Mit der Bahn wurden die SS-Schwadronen nach Posen bzw. Lodsch verladen, um dort ihre wichtigen Säuberungsaufgaben zu übernehmen

Für die Aufrechterhaltung der Sicherheit und Ordnung in dem ehemaligen polnischen Gebiet um Lodsch und Posen wurde im Verbande der verstärkten SS-Totenkopfstandarten eine berittene Abteilung als Polizeiverstärkung aufgestellt. Sie rekrutiert sich aus den Reiterstandarten der Allgemeinen SS. Die Pferde sind entweder SS-eigen oder gehören den einzelnen SS-Männern persönlich.

Zwei Schwadronen liegen in Lodsch in der ehemaligen Polizeikaserne und die beiden anderen Schwadronen bei Posen in einem ehemalig polnischen Gut.

Der Befehlshaber der Ordnungspolizei, dem sie unterstellt sind, teilt sie zum Dienst ein. Dieser Dienst ist vielfältig in seiner Art und besteht in erster Linie in der Bewachung und dem Abtransport von Gefangenen, dem Durchkämmen des Gebietes, insbesondere der Dörfer, Gehöfte und Wälder, nach Versprengten, die teilweise noch bei fanatischen Polen Unterschlupf finden. Eine weitere wichtige Aufgabe ist die Waffensuche und deren Beschlagnahme. Ferner gehört zu diesem Aufgabengebiet die Sicherstellung der Ernährung durch Überwachen beim Einbringen der Ernte, Verhaftung von Felddieben und Plünderern. Nicht zuletzt sind unseren SS-Reitern auch die Juden „anvertraut", die endlich zu positiver Arbeit herangezogen werden, welche in erster Linie in Aufräumungsarbeiten und Wegebau besteht. Unter den SS-Reitern befinden sich die besten Turnierreiter, die schon in vielen Turnieren des In- und Auslandes Lorbeeren für die SS nach Hause bringen konnten. Unter ihnen der Kommandeur der SS-Hauptreitschule München, SS-Standartenführer Hermann Fegelein, SS-Sturmbannführer Temme, SS-Obersturmführer von Zastrow und SS-Obersturmführer Schönfeldt. Auf Grund der guten Ergebnisse beim Einsatz dieser vier SS-Schwadronen in Polen werden in Kürze noch weitere derartige berittene SS-Einheiten für dieselben Zwecke an verschiedenen Plätzen im ehemaligen Polen aufgestellt.

Bild oben: Eine SS-Patrouille reitet los, um nach versteckten Waffen, Plünderern und umherirrenden polnischen Soldaten zu fahnden. — Bild links: Aufgegriffene, verdächtige Elemente, unter ihnen ein polnisches Flintenweib, werden einem scharfen Verhör unterzogen. — Bild unten: Eine SS-Patrouille bewacht einen Zug gefangener Polen auf ihrem Weg zum Lager

Abbildung 12: Das *Schwarze Korps* (Faksimile), 23. November 1939: *„Nicht zuletzt sind unseren SS-Reitern auch die Juden ‚anvertraut'."* (Österreichische Nationalbibliothek).

chenträger und Bettler darstellte – eine ganze Reihe von Sonderbestimmungen gegen sie: Juden und Jüdinnen hatten eine weiße Armbinde mit blauem Davidstern zu tragen, jüdische Geschäftsleute mussten ihre Betriebe kennzeichnen. Ferner konnte die jüdische Bevölkerung auf ihre Konten nicht mehr zugreifen, bares Geld von mehr als 2.000 Złoty musste bei den Besatzungsbehörden abgegeben werden. Das jüdische Wirtschaftsleben wurde drastisch eingeschränkt, Geschäfte geschlossen und enteignet. Für Juden zwischen 14 und 60 Jahren galt nun ein genereller Arbeitszwang ohne Entlohnung – viele wurden in Arbeitslager gezwungen, die der Höhere SS- und Polizeiführer errichten ließ. Nächtens galt für die jüdische Bevölkerung eine Ausgangssperre. Ende November 1939 erzwangen die Deutschen die Bildung von Judenräten in allen Gemeinden des Generalgouvernements, die zur Einhaltung der Maßnahmen und Versorgung der Juden und Jüdinnen verpflichtet wurden. An der Durchsetzung dieser Bestimmungen zur Entrechtung, Ausbeutung, Erniedrigung, Schwächung und Separierung der jüdischen Bevölkerung waren die SS-Reitereinheiten aktiv beteiligt, nicht selten zum eigenen materiellen Nutzen.[180]

Das erste Mal auf einer Führerstellenbesetzungsliste der SS-Kavallerie taucht Sigbert Ramsauer am 28. November 1940 auf. Sein erster Einsatzort war Kielce. Er fungierte dort als Arzt der 2. Schwadron des 1. SS-Kavallerie-Regiments, das in der etwa 150 km nordöstlich von Krakau gelegenen Stadt stationiert war.[181] In Kielce lebten zu Beginn der deutschen Besatzung etwa 70.000 Menschen. Die deutsche Besatzung veränderte die Lebensverhältnisse binnen kurzer Zeit radikal. Schon nach wenigen Wochen hatten die Deutschen etwa 10.000 Polen und Polinnen zwangsweise aus Gdynia, das in das Deutsche Reich eingegliedert wurde, nach Osten in die Umgebung von Kielce verfrachtet.[182] Das war Teil jenes im Herbst 1939 von Heinrich Himmler angeordneten gigantischen Umsiedlungsplanes, bei dem alle Juden sowie die als „rassisch minderwertig" bezeichneten Polen aus Deutschland und den annektierten Gebieten in das Generalgouvernement deportiert werden sollten. Zugleich sollten hunderttausende Volksdeutsche in den angegliederten westpolnischen Gebieten angesiedelt werden. Dieser Plan umfasste ursprünglich die Abschiebung von acht Millionen Menschen in das Generalgouvernement. Schon die ersten Umsiedlungsaktionen lösten derart chaotische Zustände in den Zielstädten des Generalgouvernements aus, dass sich die deutsche Zivilverwaltung gegen das Unternehmen zu wehren begann. Es musste eingegrenzt und schließlich mehr oder weniger eingestellt werden. Die jüdische Bevölkerung in den annektierten Gebieten wurde stattdessen ghettoisiert und war anschließend für die Deportation nach Madagaskar vorgesehen. Freilich schloss diese Art der

180 Vgl. Martin Cüppers: Wegbereiter der Shoah, S. 41.

181 Vgl. Führer-Stellenbesetzung des 1. SS-Totenkopf-Reiterregiments in Warschau, 28.11.1940, BArchL, Verschiedenes, Ordner 154; BMI, Vernehmungsniederschrift Sigbert Ramsauer, Klagenfurt, 10.5.1979, BArchL, B162/8579.

182 Vgl. Götz Aly: „Endlösung". Völkerverschiebung und der Mord an den europäischen Juden. Frankfurt am Main 1998, S. 61f.

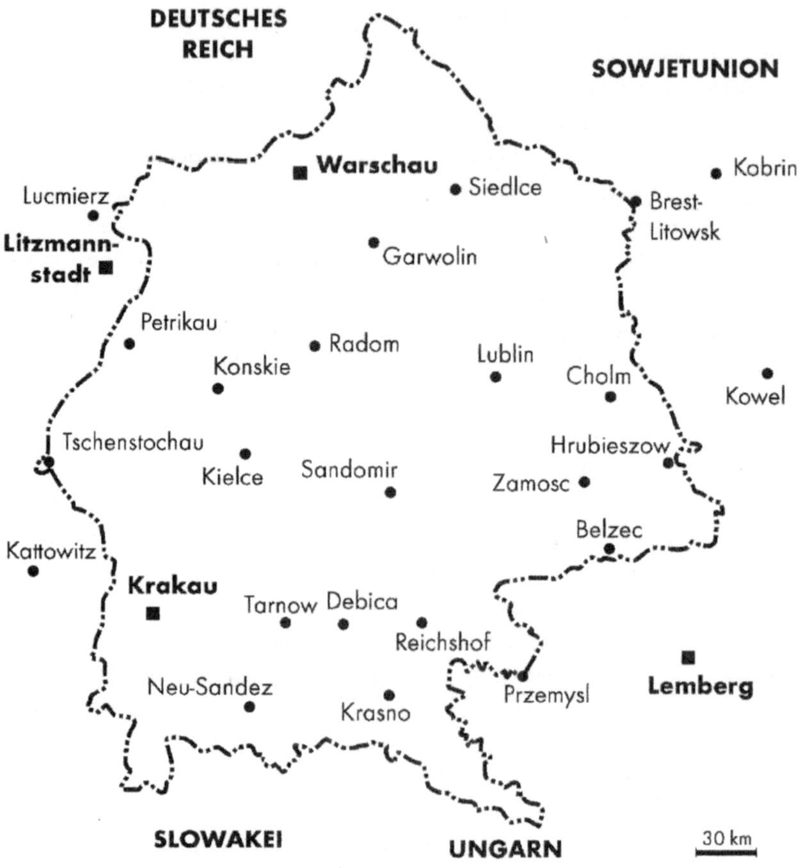

Abbildung 13: Das Generalgouvernement 1939/40. Sigbert Ramsauer war in Kielce, Lućmierz und zuletzt in Lublin stationiert.

„Endlösung“ bereits den Tod einer großen Zahl von Juden und Jüdinnen mit ein, sei es durch massenhafte Erschießungen bei den Umsiedlungen im Zuge der Ghettoisierung, sei es durch Lebensmittelmangel und katastrophale hygienische Bedingungen in den Ghettos.[183] Die westpolnische Bevölkerung wiederum wurde einerseits massenhaft zur Zwangsarbeit nach Deutschland verbracht, andererseits wurden bis in das Frühjahr 1940 an die 50.000 Menschen exekutiert, vorwiegend Menschen, die der deutschen Führung als „polnische Intelligenz“ galten, von der sie Widerstand gegen ihre rassistische Eroberungs- und Unterdrückungspolitik erwartete.

183 Vgl. Peter Longerich: Politik der Vernichtung. Eine Gesamtdarstellung der nationalsozialistischen Judenverfolgung. München 1998, S. 579.

Das Generalgouvernement sollte zunächst nicht „eingedeutscht" werden. Es wurde vielmehr zu einer Art Laboratorium, in dem zwischen 1939 und 1941 die ständig an den Realitäten scheiternden Menschenverschiebungspläne der Deutschen neu justiert wurden, bis im Oktober 1941 die Entscheidung zur lokalen Vernichtung getroffen und 1942/43 in den industriellen Ermordungsanlagen von Treblinka, Sobibor und Belzec vollzogen wurde.[184] An Ramsauers erstem Stationierungsort Kielce war das nicht anders. Ein Drittel der Einwohner*innen von Kielce war jüdisch. Auch hier standen von Beginn der deutschen Besetzung an Beraubungen, Enteignungen, Zwangsarbeit und Mord auf der Tagesordnung der deutschen Besatzungstruppen.[185] Nach der Etablierung der Zivilverwaltung Ende Oktober 1939 wurden Repression und Entrechtung systematisiert. Nur einige Beispiele neben der Kennzeichnungspflicht und den Ausgehverboten: Im März 1940 war es der jüdischen Bevölkerung im Distrikt Kielce verboten worden, mit dem Wagen zu fahren, nachdem ihnen zuvor schon die Benutzung der Eisenbahn untersagt worden war.[186] Am 7. August 1940 führte die SS-Kavallerie mit weiteren deutschen Einheiten in Kielce eine groß angelegte Zwangsrekrutierung für Arbeitseinsätze durch. Nachdem der Judenrat nicht genügend Arbeitskräfte zur Verfügung gestellt hatte, wurden an diesem Tag *„sämtliche arbeitsfähige[n] Juden und junge Jüdinnen in den ausgesprochenen Judenvierteln der Stadt Kielce festgenommen und dem Arbeitsamt zur Verfügung gestellt."*[187] Ähnliche Jagden spielten sich in den umliegenden Gemeinden ab. Die Festgenommenen wurden in ein Zwangsarbeitslager bei Bełżec verschleppt, von wo sie für Befestigungsarbeiten an der deutsch-sowjetischen Demarkationslinie herangezogen wurden. Die verbliebene jüdische Bevölkerung in und um Kielce verelendete. Am 1. September 1940, genau ein Jahr nach dem Beginn der deutschen Besatzung, notierte der zwölfjährige Dawid Rubinowicz, Sohn einer jüdischen Bauernfamilie im Distrikt Kielce, in sein Tagebuch:

> *„Wir zum Beispiel: früher hatten wir eine Molkerei und jetzt sind wir arbeitslos. Nur etwas Vorräte aus der Vorkriegszeit sind noch da und man kann aus ihnen schöpfen, aber sie gehen doch schon zu Ende und man weiß nicht, was wir dann tun werden."*[188]

---

184 Vordenker für den Paradigmenwechsel von Lublin als Judenreservat zur Germanisierung des Distrikts war der Kärntner SS- und Polizeiführer von Lublin, Odilo Globočnik (vgl. Dieter Pohl: Die Stellung des Distrikts Lublin in der „Endlösung der Judenfrage". In: Bogdan Musial (Hg.): „Die Aktion Reinhardt". Der Völkermord an den Juden im Generalgouvernement 1941–1944. Osnabrück 2004, S. 87–110, hier S. 90).

185 Vgl. Jochen Böhler: Auftakt zum Vernichtungskrieg. Die Wehrmacht in Polen 1939. Frankfurt am Main 2006, S. 198; Kielce Ghetto, online unter: http://www.deathcamps.org/occupation/kielce%20ghetto.html (abgerufen am 15.1.2024); Jacek Andrzej Mlynarczyk: Organisation und Durchführung der „Aktion Reinhardt" im Distrikt Radom. In: Musial (Hg.): „Die Aktion Reinhardt", S. 165–197. Zum Ghetto Kielce siehe Walter Manoschek: Vernichtet. Österreichische Juden und Jüdinnen in den Ghettos des Generalgouvernements 1941/1942. Wien 2023, S. 153–187.

186 Vgl. Saul Friedländer: Das Dritte Reich und die Juden. München 2007, S. 487.

187 Einsatzbefehl für die Judenaktion, Schutzpolizei Kielce, 7.8.1940, BArch-MA, RS4/334, zit. nach Martin Cüppers: Wegbereiter der Shoah, S. 43.

188 David Rubinowicz: Das Tagebuch des Dawid Rubinowicz. Weinheim 2001, S. 7.

Sigbert Ramsauer erinnerte sich in dem Interview mit Egon Humer 1990 auf die ihm eigene Weise an das Verhältnis zur jüdischen Bevölkerung in Polen:

„Aber ich kann mich sehr gut erinnern, wie ich in Polen war, dass man mit den Juden in durchaus normalen, sagen wir einmal, geschäftlichen Beziehungen waren. Der Jud' hat gesagt: ‚Herr Offizier bitteschön, Herr Offizier, machen wir.'“[189]

Am 17. November 1940 schrieb ein in Polen stationierter Wehrmachtssoldat nach Hause. Seine Eindrücke erinnern frappant an die oben zitierten lapidaren Aussagen von Ramsauer über das Verhältnis der deutschen Besatzungsmacht zur jüdischen Bevölkerung:

„Es ist ganz komisch, die Juden grüßen uns alle, obwohl wir nicht danken und auch nicht dürfen. Die schwingen die Mütze bis zum Erdboden. Sie haben zwar keine Grußpflicht, aber das ist noch von der S.S. her, die haben die Juden so abgerichtet. Wenn man diese Menschen so betrachtet, bekommt man so den Eindruck, dass sie wirklich keine Berechtigung haben, überhaupt auf Gottes Erdboden zu leben.“[190]

Freilich unterschlug der ehemalige SS-Unterführer Ramsauer später den Grund für das unterwürfige Verhalten der jüdischen Einwohner*innen, den der einfache Wehrmachtssoldat in dieser Zeit natürlich kannte: nämlich die gewaltsame „Abrichtung“ durch die SS. Ramsauer verschwieg auch jeden Hinweis darauf, welcher Art die „Geschäfte“ der SS mit den Juden bis zu diesem Zeitpunkt gewesen waren: Zwangsrekrutierung und Beraubung, willkürliche Gewalt und Verschleppung.

Auch bei der Ghettoisierung der jüdischen Bevölkerung, die Anfang 1940 im Warthegau, jenen westpolnischen Gebieten, die das Deutsche Reich annektierte, begonnen wurde, zeigte die SS-Kavallerie Einsatz. In Łódź bewachten Reitereinheiten die zwangsweise Umsiedlung der jüdischen Stadtbevölkerung und fahndeten in der gesamten Region nach Juden, um sie in Ghettos zusammenzupferchen.[191] Das Gleiche kann schon über die ersten Deportationen im Distrikt Lublin gesagt werden, wo die NS-Führung im Herbst 1939 Pläne für die Einrichtung eines „Judenreservats“ verfolgte, dessen Bewohner*innen schließlich systematisch dezimiert werden sollten. Von welcher Brutalität die ersten Transporte nach Lublin gekennzeichnet waren, offenbart der Umgang der SS-Reiter mit entflohenen Juden. Am 17. Jänner 1940 übergossen SS-Reiter der 3. Schwadron der 2. SS-Reiterstandarte auf dem Kasernengelände in Zamość die etwa 20 Festgenommenen *„immer wieder mit kaltem Wasser, bis die Männer zu Eissäulen erstarrt waren. Die Tortur zog sich insgesamt über drei Tage hin.“*[192] In den ersten

189 Zit. nach Egon Humer: Schuld und Gedächtnis, 1992.
190 Zit. nach Saul Friedländer: Das Dritte Reich und die Juden, S. 489.
191 Vgl. Martin Cüppers: Wegbereiter der Shoah, S. 45f.
192 Ebd., S. 49.

Monaten der Besatzung verübten Teileinheiten der SS-Kavallerie nicht bloß brutale Morde an einzelnen Juden, sondern auch bereits kaltblütige Massenerschießungen. Am 1. Dezember 1939 erschossen Angehörige der 5. Schwadron im Zuge einer Umsiedlung von mehr als 1.000 Juden und Jüdinnen aus dem Kreis Chełm in den Kreis Sokal 440 Personen wegen eines angeblichen Fluchtversuches. Am 12. Jänner 1940 folgte die Erschießung von 600 Juden, die nach Chełm deportiert wurden – angeblich wegen *„Seuchengefahr"*[193]. Auch die in Kielce stationierte Schwadron soll im Laufe des Jahres 1940 hunderte jüdische Personen erschossen haben, deutsche Ermittlungen in den 1960er-Jahren führten jedoch zu keinen Ergebnissen hinsichtlich der Täter.[194] Als Ramsauer in das Generalgouvernement kam, war die rassistisch motivierte Vernichtung der polnischen Gesellschaft und die antisemitisch motivierte systematische Zerstörung jüdischen Lebens bereits voll im Gange. Nach eigenen Angaben war Ramsauer vier Monate als Arzt im Militärspital in Kielce tätig.[195] Dies widerspricht jedoch deutlich den erhalten gebliebenen Listen über Führerstellenbesetzungen.

Ramsauer war nach einem Befehl des SS-Totenkopf-Kavallerie-Regiments, Abteilung IVb, vom 9. Dezember 1940 mit Jahresbeginn 1941 für eine Verlegung zur Ersatz-Schwadron/Unterführerschule am Hofgut Lućmierz, 15 km nördlich von Łódź, vorgesehen.[196] Ramsauer findet sich auch auf einer Namensliste sämtlicher Schwadronsangehöriger der E-Schwadron am Hofgut Lućmierz, datiert mit 20. Februar 1941, auch wenn er sich zu diesem Zeitpunkt vorübergehend (*„z.Zt."*) gerade beim Stab des 1. Kavallerie-Regiments in Warschau befand.[197] Es ist davon auszugehen, dass er zu Jahresbeginn 1941 zumindest einige Wochen in Lućmierz und auch nach dem Aufenthalt in Warschau erneut eine Zeitlang dort Dienst versah bzw. in Ausbildung (Waffen- und Geländeausbildung) stand. Auf einer Besetzungsliste vom 6. März 1941 scheint er handschriftlich hinzugefügt auf.[198] Als die Staatsanwaltschaft Stuttgart in den 1970er-Jahren gegen den ehemaligen SS-Hauptsturmführer Rolf Becher wegen Beihilfe zum Mord an etwa 2.000 nichtjüdischen und jüdischen Polen in einem Wald bei Lućmierz im Zeitraum von Ende 1939 bis 1941, ausgeführt durch Angehörige des 1. SS-Kavallerie-Regiments, ermittelte,[199] wurde im Mai 1979 auch Sigbert Ramsauer in Klagenfurt als potenzieller Zeuge über seine Zeit in Lućmierz einvernommen. Nachdem er mit dem Gegenstand der Vernehmung vertraut gemacht wurde, erklärte Ramsauer: *„Der Orts-*

193 Vgl. Karla Müller-Tupath: Reichsführers gehorsamster Becher, S. 25.

194 Vgl. Martin Cüppers: Wegbereiter der Shoah, S. 364; LG Braunschweig, 2 Ks 1/63, Urteil gegen Franz Magill, Walter Dunsch, Kurt Wegener, Hans-Walter Nentwich, abgedruckt in: Justiz und Verbrechen. Sammlung Deutscher Strafurteile wegen Nationalsozialistischer Tötungsverbrechen 1945–1966. Amsterdam 1979, S. 23–100, hier S. 39.

195 Vgl. Aussage Sigbert Ramsauer, 23.9.1947, TNA, WO 235/579, S. 340–342.

196 Vgl. SS-Totenkopf-Kavallerie-Regiment 1, Warschau, 9.12.1940, Neugliederung des Sanitätsdienstes im SS-T.K.R.1, BArch-MA, RS4/215.

197 Vgl. E-Schwadron/SS-Kav.Regt., Lućmierz, 20.2.1941, BArchL, Verschiedenes, Ordner 154.

198 Vgl. Ist-Stärke der 1.K.K./SS-Kav.Rgt.1, Lućmierz, 6.3.1941, BArchL, Verschiedenes, Ordner 154.

199 Vgl. Ermittlungsverfahren der StA Stuttgart, 84 Js 51/71, LKA BW, 330 Tgb.Nr. 27/72, 26.7.1972, BArchL, B162/8579.

name Lućmierz ist mir überhaupt kein Begriff. Mit Sicherheit kann ich sagen, dass ich dort nie gewesen bin.“[200] Des Weiteren konnte er sich auch an keine Namen von Führern und Mitgliedern der SS-Kavallerie erinnern – abgesehen natürlich vom obersten Kommandanten Fegelein und dem Stabsoffizier Albert Faßbender, der später während der Vernichtungsaktion in den Pripjet-Sümpfen Ramsauers Brigadeführer war. Selbst der Name seines unmittelbaren Schwadronsvorgesetzten in Kielce, Walter Dunsch, war Ramsauer nicht mehr geläufig. Keiner der Namen auf den ihm vorgelegten Besetzungslisten war Ramsauer erinnerlich. Auch als ihm 91 Fotografien von Angehörigen der SS-Kavallerie gezeigt wurden, unter ihnen wiederum Walter Dunsch, erklärte Ramsauer: „*Bei Durchsicht der Lichtbildmappe erkenne ich keine der abgebildeten Personen mit Ausnahme meiner Aufnahme*“[201].

Folglich konnte Ramsauer den Ermittlern auch zum Untersuchungsgegenstand, nämlich Massenexekutionen durch Angehörige der 4. bzw. 9. E-Schwadron, nichts berichten. Er habe auch „*erzählungsweise*“ nichts davon gehört: „*Mehr kann ich dazu nicht sagen.*“ Die Befragung war offenbar wenig nachdrücklich, aber das war nicht ungewöhnlich. Die Ermittler stellten möglichen Zeugen (Ramsauer war kein Beschuldigter) selten konkrete Fragen, sondern erkundigten sich eher routinemäßig nach Namen von Beschuldigten (meist Schwadronsführer), Orten und Begebenheiten.[202] Andere in diesem Zusammenhang einvernommene Angehörige der 9. E-Schwadron, die ebenfalls auf den Stellenbesetzungslisten angeführt waren, erinnerten sich zumindest an einige ihrer damaligen Kameraden oder erkannten sie auf den Fotografien. Manche erklärten auch, dass sie zumindest gerüchteweise von Massenerschießungen in Lućmierz gehört hatten. Der ehemalige SS-Unterscharführer Martin Haunschild aus München versicherte darüber hinaus, dass seit Mitte Dezember 1940 keine Erschießungen oder militärischen Einsätze außerhalb der Ausbildung mehr stattgefunden hatten.[203]

Tatsächlich war der Wald bei Lućmierz insbesondere in der Zeit zwischen Herbst 1939 und Sommer 1940 Schauplatz von Massenerschießungen durch Angehörige der 4. SS-Reiterschwadron (später 9. SS-E-Schwadron) gewesen – dies ergaben zumindest die Ermittlungen der Staatsanwaltschaft Stuttgart zwischen 1971 und 1979, die sich auf Aussagen polnischer Zeug*innen, des Beschuldigten Becher und Informationen ehemaliger Angehöriger der 9. Schwadron in Lućmierz stützten.[204] Bei den Opfern handelte es sich um Häftlinge aus dem Gefängnis von Łódź. Die Morde waren keineswegs geheim. Das Wissen darum war auch unter nicht beteiligten SS-Reitern vorhanden,

---

200 BMI, Abt. II/7, Niederschrift aufgenommen mit Dr. Sigbert Ramsauer, Klagenfurt, 10.5.1979, BArchL, B162/8579.

201 Ebd.

202 Vgl. Stephan Lehnstaedt: Täterforschung als Kulturgeschichte. Ein neuer Blick auf die Ludwigsburger Akten. In: Mitteilungen aus dem Bundesarchiv, Themenheft: Die Außenstelle Ludwigsburg, Jahrgang 16 (2008), Heft 3, S. 71–78.

203 Vgl. LKA BW, Tgb.Nr. 27/72, Vernehmungsniederschrift Martin Haunschild, München, 14.3.1973, BArchL B162/8578.

204 Vgl. StA Stuttgart, 19 (85) Js51/71, Stuttgart, 19.11.1979, BArchL, 162/8579.

denn nicht nur unter den in Lućmierz stationierten Männern wurde darüber gesprochen, sondern auch im weit entfernten Warschau waren diese Erschießungen Gesprächsthema.[205] Ein weiteres Indiz für die Stationierung Ramsauers in Lućmierz ist, dass Otto Hampel, der Mitte Februar 1941 mit der Auflösung der Unterführerschule und der E-Schwadron in Lućmierz beauftragt war, einen Monat jene Schwadron führte, in dem Ramsauer als Unterführer fungierte.[206] Die Beteiligung der SS-Reiter an der mörderischen Okkupationspolitik lag im Übrigen auch nicht so weit zurück, als dass Ramsauer davon nichts mehr gehört haben könnte: Noch im November 1940 beteiligten sich Angehörige der Schwadron in der Umgebung von Lućmierz an den *„systematisch[en] Evakuierungen der polnischen Bevölkerung"*[207], wie Hampel Ende November 1940 in einem Bericht festhielt. Unter dem Punkt *„Stand der Befriedung"* ergänzte Hampel: *„[D]urch die Evakuierung der polnischen Bevölkerung und Festlegung der Juden auf bestimmte Wohngebiete wird automatisch eine Befriedung durchgeführt."*[208]

Auch wenn Ramsauer in seiner Funktion als Arzt vermutlich kaum an Außeneinsätzen seiner Schwadronen teilgenommen hat (er selbst sprach später davon, stationär als Arzt gearbeitet zu haben), so ist es jedoch nur schwer vorstellbar, dass Ramsauer, der im Rang eines Untersturmführers von Mitte November 1940 bis Mitte März 1941 in Kielce, Lućmierz (nahe Łódź) und in Warschau stationiert war, nichts von den vielen Aspekten des hier nur andeutungsweise beschriebenen Vorgehens der SS-Kavallerie gegen die jüdische und christliche polnische Bevölkerung gesehen und gehört hatte.

Somit ist festzuhalten: Auch wenn eine persönliche Beteiligung Ramsauers an den Erschießungen in Lućmierz nicht nachweisbar und aufgrund des Zeitraums seiner Stationierung sowie seiner Position als Arzt wohl auch unwahrscheinlich erscheint, zeigte Ramsauer keinerlei Interesse daran, mit den Ermittlern zu kooperieren, über seine Zeit in Lućmierz zu sprechen oder auch nur ansatzweise irgendetwas Preis zu geben, das den Ermittlern helfen könnte. Äußerungen, die eine nachträgliche Distanz oder ablehnende Haltung gegenüber den Ereignissen in Polen oder der Sowjetunion bekunden würden, sind von Ramsauer nicht bekannt.

Wie Lućmierz war auch Kielce nicht nur eine Stätte antisemitischer Gewalt, sondern ebenfalls ein Ort, an dem Massenmorde an der sogenannten polnischen Intelligenz verübt wurden – also an all jenen Polinnen und Polen, von denen sich die deutschen Besatzer Widerstand erwarteten. Ramsauer kam Mitte November 1940 nach Kielce. Die 2. Schwadron, in der er Unterführer war, stellte am 20. November 1940 auf Veranlassung des SD ein Erschießungskommando zusammen und richtete eine *„Polin wegen Waffenbesitz"*[209] hin. Dies war kein Einzelfall. Die SS-Reiter erfüllten laufend Ex-

205 Vgl. Martin Cüppers: Wegbereiter der Shoah, S. 50.

206 Vgl. SS-Kav.-Rgt. 1, Regimentsbefehl Nr. 8/41, BArchL, Verschiedenes, Ordner 154, Blatt 339f.; SS-Kavallerieregiment 1, Warschau, 18.3.1941, BArchL, Verschiedenes, Ordner 93, Blatt 341. Es handelte sich um die 7. Schwadron (Radf.Aufkl.) des SS-Kav. Rgt. 2.

207 E./1.SS-T.Reit.Regt. Tätigkeits- und Lagebericht, Lućmierz, 30.11.1940, BArch-MA RS4/66.

208 Ebd.

209 2/1.SS-Totenkopf-Reiterregiment, Tätigkeits- und Lagebericht, Kielce, 21.11.1940, BArch-MA RS4/178.

ekutionsaufträge des SD und der Sicherheitspolizei. Allein im Monat Oktober dieses Jahres exekutierten Angehörige der SS-Kavallerie 200 Personen.[210] Die SS-Reiter fungierten in Kielce nicht nur als Handlanger bei Exekutionen von polnischen Zivilist*innen, sondern waren seit Herbst 1939 maßgebliche Akteure radikaler und rücksichtsloser Repression, die weit über im engeren Sinn noch als militärisch zu verstehende Einsätze hinausgingen. Die Repressionsmaßnahmen erstreckten sich von der Abpressung von Lebensmitteln und Holz bis hin zu Massenexekutionen und Niederbrennen ganzer Dörfer.[211]

Fegelein war mit der Einsatzbereitschaft seiner Truppe jedenfalls hoch zufrieden:

> *„Die gestellten Aufgaben im Niederbrennen von schuldigen Dörfern als Sühneaktion und das Erledigen von üblen Elementen geschahen auf eine so saubere und anständige SS-mässige Art, daß jeder Zweifel an der Charakterfestigkeit der Truppe beseitigt werden mußte.“*[212]

Über die Brutalität der SS-Reiter erschrak sogar der Wehrmachtsgeneral Johannes Blaskowitz. Er urteilte in einem Bericht: *„Aufklärung, Sicherung und Benehmen auf dem Gefechtsfeld [habe] in keiner Weise den primitivsten Anforderungen“*[213] entsprochen. Doch der „Anstand“ der SS-Kavallerie hatte einen anderen Richtwert als korrektes militärisches Benehmen, wie es manchen Offizieren der Wehrmacht zu diesem Zeitpunkt vielleicht noch vorgeschwebt haben mag: Er bestand ganz einfach darin, auch den brutalsten und rücksichtslosesten Vorgaben zu folgen und entgegenzukommen. Die SS-Kavallerie war ein Vorreiter und damit auch Wegbereiter dieser Art von *„Befriedung“* und kollektiven Bestrafung, wie sie mit dem Angriff auf die Sowjetunion bald auf der Tagesordnung stehen sollte. Wichtig ist festzuhalten, dass sie nicht mechanisch Befehle von oben ausführte, sondern bereitwillig den Geist des Führers auf radikalste Art und Weise zu treffen versuchte.[214]

Nach Kielce und Lućmierz findet sich der Name Ramsauer auf einer Dienststellenbesetzung des SS-Kavallerieregiments 2 vom 18. März 1941, dessen Schwadrone im

---

210 Vgl. Martin Cüppers: Wegbereiter der Shoah, S. 54.

211 Vgl. 8/1. SS-Totenkopf-Reiterstandarte, Tätigkeits- und Lagebericht, Kielce, 29.4.1940, BArch-MA RS4/178; Martin Cüppers: Wegbereiter der Shoah, S. 57; Wolfgang Jacobmeyer/Henryk Dobrzański („Hubal“): Ein biographischer Beitrag zu den Anfängen der polnischen Résistance im Zweiten Weltkrieg. In: Vierteljahrshefte für Zeitgeschichte, Jahrgang 20 (1972), Heft 1, S. 63–74, hier S. 72. Die Bilanz der ersten größeren *„Befriedungsaktion“* zwischen 31.3. und 11.4.1940 in 31 kleineren Dörfern im Raum Kielce: 600 abgebrannte Bauernhöfe, 712 hingerichtete Polen (vgl. Piotr Majewski: Nationalsozialistische Unterdrückungsmaßnahmen im Generalgouvernement während der Besatzung. In: Jacek Andrzej Mlynarczyk (Hg.): Polen unter deutscher und sowjetischer Herrschaft 1939–1945. Osnabrück 2009, S. 173–196, hier S. 185).

212 Zit. nach Martin Cüppers: Wegbereiter der Shoah, S. 58.

213 Ebd.

214 Vgl. Aus dem Bericht Hans Franks auf der Polizeisitzung des Generalgouvernements am 30.5.1940 über die Massenmorde der „Außerordentlichen Befriedungsaktion“. In: Die faschistische Okkupationspolitik in Polen (1939–1945). Dokumentenauswahl und Einleitung von Werner Röhr. Berlin 1989, S. 173.

Distrikt Lublin stationiert waren. Den Besetzungslisten zufolge war Ramsauer spätestens ab Mitte März Sanitätsoffizier der 7. Schwadron (Radfahr-Aufklärung).[215] Ramsauer erklärte bei der Vernehmung im Jahr 1979, er sei in einem Ort bei Lublin stationiert gewesen, an dessen Namen er sich nicht erinnern könne.[216] Tatsächlich war die 7. Schwadron direkt in Lublin stationiert.[217] SS-Angehörige, die in Lublin stationiert gewesen waren, vermieden es bereits unmittelbar nach dem Krieg tunlich, den Eindruck zu erwecken, jemals in dieser Stadt gewesen zu sein.[218] Mit gutem Grund.

Zwischen 1939 und 1941 wurden Juden und Jüdinnen aus dem Deutschen Reich (u. a. aus Wien), den annektierten Gebieten und anderen Teilen des Generalgouvernements in den Distrikt Lublin deportiert, um sie am Rande des deutschen Herrschaftsgebietes zu konzentrieren und einem tödlichen Regime aus harter Zwangsarbeit, Unterernährung und desolaten Wohnbedingungen zu unterwerfen. Der letzte Plan vor dem Angriff auf die Sowjetunion war, sie in Sumpfgebiete Nordrusslands abzuschieben. Die Konzentration im Distrikt Lublin geschah zum Teil in mehr als 70 Zwangsarbeitslagern, zum Teil in Ghettos. Allein im Jahr 1940 waren mehr als 32.000 Juden und Jüdinnen in den Distrikt deportiert worden.[219] Im Frühjahr 1941, also zum Zeitpunkt von Ramsauers Einsatz in Lublin, spitzten sich die dadurch ausgelöste chaotische Bevölkerungssituation und das Fehlen von Wohnraum durch den Aufmarsch der Deutschen Wehrmacht noch zu. Die deutsche Verwaltung sah sich durch den geplanten Angriff auf die Sowjetunion gezwungen, kurzfristig auch Maßnahmen zu ergreifen, die die Konzentrierung konterkarierten. Denn neben der Unterbringung von etwa 100.000 Polen und Polinnen, die seit 1939 aus den annektierten Gebieten nach Lublin geschafft worden waren, musste in Lublin nun auch Unterkunft für hunderttausende Wehrmachtssoldaten bereitgestellt werden. In dieser Situation beschloss die örtliche Zivilverwaltung unter Gouverneur Ernst Zörner neue Aus- und Umsiedlungsaktionen. Schon am 25. März 1941 berichtete Zörner, dass innerhalb von drei Tagen 10.000 Juden aus der Stadt Lublin ausgesiedelt worden seien.[220] Die in Lublin verbliebenen etwa 40.000 Juden sollten nun auf engsten Raum in ein Ghetto gezwungen werden, aus dem die bisherigen Bewohner*innen zu verschwinden hatten. Den Juden ordnete Zörner an, das Ghetto bis 15. April 1941 zu beziehen. Die bereits grassierende Typhusepidemie unter der jüdischen Bevölkerung verschärfte sich dadurch. Ähnliche Zwangsumsie-

215 Vgl. SS-Kavallerieregiment 1, Warschau, 18.3.1941, BArchL, Verschiedenes, Ordner 93, Blatt 341.

216 Vgl. BMI, Abt. II/7, Niederschrift aufgenommen mit Dr. Sigbert Ramsauer, Klagenfurt, 10.5.1979, BArchL, B162/8579.

217 Vgl. SS-Kavallerie-Regiment 1, 2. Halbregiment, Weltanschauliche Schulung im Monat Februar 1941 und Truppenbetreuung, Lublin, 1.3.1941, BArch-MA RS 4/215.

218 So etwa die beiden engen Mitarbeiter von Globočnik Ernst Lerch und Georg Michalsen (vgl. Joseph Prprzecny: Odilo Globočnik, Hitler's man in the East. Jefferson 2004, S. 130).

219 Vgl. Janina Kielbon: Judendeportationen in den Distrikt Lublin (1939–1943). In: Musial (Hg.): „Aktion Reinhardt", S. 111–140, hier S. 111; Dieter Pohl: Die Stellung des Distrikts Lublin, S. 92; zu den Deportationen aus Wien siehe Walter Manoschek: Vernichtet.

220 Vgl. Bogdan Musial: Deutsche Zivilverwaltung und Judenverfolgung im Generalgouvernement. Eine Fallstudie zum Distrikt Lublin 1939–1944. Wiesbaden 1999, S. 135.

delungen geschahen im gesamten Distrikt.[221] Das 2. SS-Kavallerieregiment mit Sitz in Lublin, dem Ramsauer zu diesem Zeitpunkt angehörte, war in die Umsetzung von Zörners Plänen eingebunden. Der Historiker Dieter Pohl wies darauf hin, dass sich im Distrikt Lublin Organisationsformen entwickelt hatten, wie sie für die späteren Massenmorde typisch waren: so etwa die Zusammenarbeit zwischen Sicherheitspolizei, Ordnungspolizei und Waffen-SS, zu der die SS-Kavallerie gehörte.[222] Von den Einheiten des 2. SS-Kavallerieregiments standen neben Ramsauers Schwadron drei weitere direkt in Lublin. Sie dienten sowohl der Zivilverwaltung unter Zörner als auch dem für seine Radikalität berüchtigten Lubliner SS- und Polizeiführer Globočnik als willige Instrumente bei der Durchführung von Deportationen und Ghettoisierung. Bei mehreren nächtlichen Einsätzen im Mai riegelten die Reiter das jüdische Ghetto ab, zwangen die Menschen aus ihren Wohnungen und trieben sie für die Deportation zusammen. Allein zwischen 10. Mai und Ende Mai 1941 sorgten die SS-Reiter mit anderen SS- und Polizeieinheiten dafür, dass etwa 10.000 Juden und Jüdinnen deportiert werden konnten: nach Rejowiec, Siedliszcze oder in die Industriestadt Sosnowiec, wo Arbeitslager bestanden.[223] Noch wurde die jüdische Bevölkerung zur Zwangsarbeit verschickt oder auf andere Ghettos aufgeteilt. Etwa ein Jahr später, am 16. März 1942, ließ Odilo Globočnik das Ghetto Lublin räumen. Globočnik schickte binnen weniger Tage 18.000 Juden und Jüdinnen nun nicht mehr zur Zwangsarbeit, sondern in das von seinem Stab – unter ihnen eine erkleckliche Anzahl Österreicher (insbesondere Wiener und Kärntner) – errichtete Vernichtungslager Belzec.[224] Dies war der Auftakt für die „Aktion Reinhardt", Synonym für die Massenvernichtung der europäischen Juden und Jüdinnen in den Vernichtungslagern im Distrikt Lublin.

Die Einsätze der Lubliner Schwadrone des 2. SS-Kavallerie-Regiments in Lublin galten als ein weiterer Qualifikationsbeweis für „spezielle" Aufgaben – Qualifikationen, die im Zuge der Operation „Barbarossa", dem Überfall auf die Sowjetunion, zur Anwendung gebracht werden sollten.

221 Vgl. ebd. S. 136f.

222 Vgl. Dieter Pohl: Die Stellung des Distrikts Lublin, S. 90.

223 Vgl. Martin Cüppers: Wegbereiter der Shoah, S. 47; Enzyklopädie des Holocaust. Die Verfolgung und Ermordung der europäischen Juden. München 1998, S. 906.

224 Vgl. Bogdan Musial: Einleitung. In: ders. (Hg.): Die „Aktion Reinhard", S. 7–14, hier S. 8; Bertrand Perz: „The Austrian Connection". Das Personal der Dienststelle des SS- und Polizeiführers Odilo Globocnik im Distrikt Lublin. In: Philipp Rohrbach/Florian Schwanninger (Hg.): Beyond Hartheim. Täterinnen und Täter im Kontext von „Aktion T4" und „Aktion Reinhardt". Innsbruck/Wien/Bozen 2019, S. 31–59.

Die Erziehung zum politischen Soldaten

> *„Die Juden mögen wir halt net. Und er ist ja auch ein Fremdkörper. In jeder Nation."*[225]

Wie bereits erwähnt, war das herausragende Charakteristikum in der SS-Ausbildung die Einheit von militärischer und „weltanschaulicher Erziehung". Ab September 1940 galt dies auch für die Waffen-SS. In einer Dienstanweisung des SS-Führungshauptamtes wurden die Kompanieführer nachdrücklich belehrt:

> *„Die weltanschauliche Erziehung der Truppe steht nicht neben der militärischen Ausbildung, sondern beide Aufgaben, die militärische und die weltanschauliche, haben zu einer geschlossenen Erziehung zu verschmelzen. Ziel der Erziehung ist: der politische Soldat der Waffen-SS."*[226]

Dabei war keineswegs nur an wöchentliche Schulungsabende mit Vorträgen über die NS-Ideologie gedacht. Vielmehr verlangte die SS-Führung von den Führern „stärksten persönlichen Einsatz" bei der weltanschaulichen Erziehung. Es sollte nicht um bloße Wissensvermittlung, sondern um das „Erleben", d. h. um weitestmögliche Integration in den soldatischen Alltag gehen. Die Schulung des Geistes wurde synonym zur Schulung an der Waffe gedacht: *„Wie ein Gewehrgriff, die Handhabung einer Waffe, unablässig, intensiv und unnachsichtig exerziert werden, müssen Denken und Haltung unablässig auf die Grundsätze unserer Weltanschauung ausgerichtet werden."*[227] Auch in dieser Hinsicht bewies Hermann Fegelein höchsten Eifer. Er reichte den Befehl mit der Anordnung an seine Schwadronsführer weiter, die weltanschauliche Erziehung müsse *„immer und überall"*[228] erfolgen. In der „Kampfpause" des Winterhalbjahres 1940/41 sollten die Soldaten der Waffen-SS im Generalgouvernement noch einmal *„in großer Linie"*[229] weltanschaulich intensiv betreut werden. Als Themen waren vorgegeben:

> *„a) die Geschichte der SS*
> *b) die Aufgaben der SS (‚Auslese')*
> *c) der Rassegedanke, Verlobungsbefehl*
> *d) der SS-Mann als politischer Soldat der Truppe*

---

225 Zit. nach Egon Humer: Schuld und Gedächtnis, 1992.

226 Dienstanweisung des Kommandoamtes der Waffen-SS im SS-Führungshauptamt, 14.9.1940, Dokument 10, in: Jürgen Matthäus et.al. (Hg.): Ausbildungsziel Judenmord. „Weltanschauliche Erziehung" von SS, Polizei und Waffen-SS im Rahmen der „Endlösung". Frankfurt am Main 2003, S. 185–187.

227 Ebd.

228 Zit. nach Jürgen Förster: Die weltanschauliche Erziehung in der Waffen-SS. In: Jürgen Matthäus et. al. (Hg.): Ausbildungsziel Judenmord, S. 87–113, hier S. 97.

229 Der Befehlshaber Ost der Waffen-SS im Generalgouvernement, Ia, Tgb.Nr. 7/40 geh., Richtlinien für die Winterausbildung in der Kampfpause 1940/41, 28.11.1940, BArch-MA RS4/595.

e) der SS-Führer und SS-Unterführer als Erzieher und seine besondere Aufgabe
f) die Feinde des deutschen Volkes
g) der Sieg des Nationalsozialismus über seine inneren und äußeren Feinde
h) die Bedeutung Deutschlands für die Neuordnung Europas im Ost- und Westraum (Kolonialfrage)"[230].

Für jegliches Handeln der SS-Männer sollte ausschließlich die nationalsozialistische Weltanschauung maßgeblich sein: eine innere Einstellung, die als „*unlösbar*" und „*kompromisslos*" charakterisiert und als persönliche Bindung an den Führer vorgestellt wurde. Großer Beliebtheit bei den SS-Reitern erfreute sich der Besuch von „staatspolitisch wertvollen" Filmen wie *Der ewige Jude*, *Jud Süß*, *Bismarck* und *Der Sieg im Westen,* die den Lubliner Schwadronen im Rahmen der weltanschaulichen Schulung in den städtischen Kinos vorgeführt wurden.[231] Sie boten moderne Unterhaltung und bestätigten die in der Praxis bereits vollzogenen Feindkonstruktionen als „staatspolitisch wertvoll" und sinnhaft. Eine perfide Gefährlichkeit der Juden für Deutschland, wie sie *Jud Süß* entwarf, wurde den SS-Männern nicht bloß auf der Leinwand vorgeführt. Sie erhielten Propagandaschriften wie *Das Schwarze Korps,* wo stereotype Bilderreihen, die osteuropäischen Juden als degenerierte Untermenschen und Karikaturen über die weltbeherrschende Macht des Judentums zeigten.

Der politische Unterricht, der ein- bis zweimal wöchentlich stattfand, war für lang gediente SS-Männer wie Ramsauer im Sinne von Indoktrinierung wohl nicht vonnöten. Dennoch hatte er als Unterführer an den Schulungen der Mannschaft teilzunehmen. Die SS-Mannschaften bestanden überwiegend aus Rekruten aus einem ländlichen, bildungsfernen Milieu sowie aus vielen neu hinzugekommenen volksdeutschen SS-Männern, die Deutsch nur leidlich beherrschten.[232] Die weltanschauliche Schulung sollte eine integrative und kohäsive Funktion für die Truppe haben und den normativen Rahmen – radikaler Antisemitismus, Führergehorsam, rücksichtsloser Kampfgeist, Vernichtung der Feinde Deutschlands – für die kommenden Einsätze festigen. In der letzten Phase vor dem Angriff auf die Sowjetunion wurde den SS-Reitern die Notwendigkeit eines weiteren Krieges im Osten gegen den „Bolschewismus" vermittelt. Die Titel der Lichtbildvorträge sprechen für sich: „*Deutschland kämpft um sein Leben*" und „*Deutschland kämpft für Europa, es muß seine Einheit finden*"[233]. Bei der weltanschaulichen Schulung ging es nicht um die bloße Durchsetzung blinden Gehorsams und ideologischer Indoktrination. Es ging um mehr: um das fortwährende Einverständnis der „politischen Soldaten" im Feld, um einen tiefen Konsens, der sich nur über die Vermittlung von

230 Ebd.
231 Vgl. SS-Kavallerieregiment I, 2. Halbregiment, Schulungs- und Betreuungsbericht, BArch-MA RS4/215.
232 Vgl. Martin Cüppers: Wegbereiter der Shoah, S. 82, 89.
233 SS-Kavallerie-Regiment 1, Monatsbericht über die weltanschauliche Schulung und Truppenbetreuung im Monat Mai 1941, BArch-MA, RS4-215.

„Sinn" erreichen ließ. Neben der weltanschaulichen Schulung wurden die Schwadronsführer dazu angehalten, ihre Männer intensiv zu betreuen, sich ihrer Bedürfnisse und Sorgen anzunehmen und gute Bekleidung sowie Ausrüstung zu gewährleisten. Fegelein erklärte seinen Schwadronsführern im Mai 1941 unmittelbar vor dem Einsatz: *„Der Einzelne soll ruhig wissen, daß man sich um sie besonders kümmert."*[234]

Nichts getan?

> *„Wir haben den Juden nix getan damals in Polen. Das war allerdings zu Beginn des Krieges ..."*

Die Einheiten der SS-Kavallerie waren von den ersten Wochen der deutschen Besatzung bis zum Angriff auf die Sowjetunion an allen Facetten der deutschen Besatzungspolitik in Polen beteiligt.[235] Es ist evident, dass alle Schwadronen, zu denen Ramsauer zwischen November 1940 und Juni 1941 abkommandiert wurde, vor seiner Ankunft und/oder während seiner Anwesenheit an Exekutionen, härtester Unterdrückung der Zivilbevölkerung, rücksichtsloser antisemitischer Gewalt, an Deportationen von Juden und Polen und an der Ghettoisierung der jüdischen Bevölkerung beteiligt waren. Ramsauer trat in eine Situation entgrenzter Gewalt ein, in der die polnische und jüdische Bevölkerung längst zu rechtlosen Objekten des militanten Rassismus und Antisemitismus erniedrigt waren. Ramsauer war in dieser Zeit zumindest zwei Schwadrons- bzw. Regimentsführern unterstellt, die späteren Ermittlungen zufolge den ihnen gestellten Aufgaben mit großer Initiative nachkamen und Gruppen von SS-Reitern befehligten, die diese Aufgaben ohne ersichtliche Resistenz, ja in *„guter"*, *„sehr guter"*, *„hervorragender"* Stimmung exekutierten. Ramsauer war als Arzt und Unterführer Teil dieser Schwadronen und fügte sich bruchlos ein – dies legen zumindest sein späteres Verhalten und seine späteren Aussagen nahe. Im Verlauf dieser Zeitspanne zwischen September 1939 und Mitte Juni 1941 wuchs die SS-Kavallerie von einer kleinen Einheit auf zwei starke Regimenter an, deren Schwadronen in allen Distrikten des Generalgouvernements stationiert waren. Der überhebliche Stolz und das eitle Selbstbewusstsein der SS-Kavallerie ebenso wie die rücksichtslose und skrupellose Radikalität beim Vollzug ihrer Aufgaben, ihre hohe ideologische Motivation, gepaart mit der Nutzung materieller Vorteile – all das war an der Spitze im Regimentskommandanten Hermann Fegelein personifiziert. Am 14. Dezember 1940 wandte sich Fegelein mit einem Appell an seine Führer, Unterführer und Männer:

„Das bevorstehende Julfest ist das zweite, das wir fern der Heimat als SS-Männer und Soldaten des Führers im Feindesland begehen. Während wir im vorigen Jahr das Julfest

---

234 SS-Kavallerie-Regiment 1, Kommandeur, Sonderbefehl, 8.5.1941, BArch-MA, RS4/618.
235 Vgl. Martin Cüppers: Wegbereiter der Shoah, S. 51.

noch in verhältnismäßig kleinem Kreise als kurz zuvor aufgestelltes Totenkopf-Reiterregiment feierten, können wir in diesem Jahr das Julfest als ein stolz dastehendes Kavallerieregiment begehen. Dass dies möglich ist, habt Ihr, Führer, Unterführer und Männer, durch Eure Einsatzbereitschaft, Disziplin und Kameradschaft fertiggebracht. [...] Ich spreche Ihnen meinen Dank und meine Anerkennung aus. [...] Für den Führer und Obersten Befehlshaber reiten wir weiter ins Neue Jahr mit unserm Wahlspruch: ‚Richte Dein Pferd gerade und reite es vorwärts'."[236]

Angesichts der Gewaltakte gegen die Zivilbevölkerung eines bereits militärisch besiegten Feindes klingt der schwulstige Appell wie böser Sarkasmus. Doch gerade die Betonung von soldatischen Werten, vorbildlichem und engagiertem Einsatz und Anstand, der als unbedingte Treue und Pflichterfüllung gegenüber der Führung definiert wurde, schmiedete die Truppe zusammen. Fegelein vermittelte seinen Führern und seiner Truppe weihevolle Anerkennung, Stolz auf den Aufstieg der SS-Kavallerie, und dass man ihr angehörte, galt als Privileg; er schwor die Reiter mit elitärem Gestus auf neue Taten ein. Wie diese soldatisch-elitäre Vergemeinschaftung im Bewusstsein, Besonderes und Richtiges geleistet zu haben, noch Jahrzehnte später wirkte, lässt sich an den dürren, von angeblichen Erinnerungslücken geprägten Aussagen Ramsauers gegenüber den deutschen Ermittlungsbehörden in den späten 1970er-Jahren ebenso erkennen wie an seinen eifrigen Beteuerungen über die Anständigkeit der SS-Kavallerie unmittelbar nach Kriegsende gegenüber britischen Ermittlern. Kameradschaft und Loyalität zwischen Unterführern und Führern hielten, den Namen Fegelein erwähnte Ramsauer geradezu wie einen Ehrencodex.

Trat hier eine tiefe Distanz gegenüber rechtsstaatlichen Untersuchungen und der damit verbundenen Neudeutung ehemals „anständiger Taten" in Kategorien des Verbrechens auf? Oder ist es gerade das Bewusstsein, eben nicht an großartigen Taten, sondern an tiefem Unrecht beteiligt gewesen zu sein, das zu jenen möglichst unverfänglichen, ausweichenden und knappen Antworten bei der Konfrontation mit den Mordaktionen führte? Sind die wiederkehrenden Aussagen, nichts Verbrecherisches erlebt oder gehört zu haben, kühl kalkulierter Selbst- und Kameradenschutz vor strafrechtlicher Verfolgung? In Ermittlungsakten zu Kriegsverbrechen im Osten sind zahlreiche Aussagen von SS-Männern oder Angehörigen der Sicherheitspolizei enthalten, die Ramsauers Aussagen geradezu stereotyp ähneln.[237] Die Einvernahmen gaben nur selten inhaltlich Verwertbares her. Die übergroße Mehrheit wollte sich weder an Einsatzorte, Führer, Kameraden und Schwadronszugehörigkeit erinnern.[238] Zeigt dieses Verhalten vielleicht aber auch, dass diese Taten den SS-Reitern nicht derart absonderlich vorkamen, wie sie uns heute erscheinen, und erachteten sie deshalb ihre Verfol-

236 SS-Totenkopf Kavallerieregiment 1, An alle Führer, Unterführer und Männer des SS-Totenkopf Kavallerieregiments 1, Warschau, 14.12.1940, BArch-MA RS4/190.

237 Vgl. Stephan Lehnstaedt: Täterforschung als Kulturgeschichte, S. 74.

238 Vgl. Martin Cüppers: Wegbereiter der Shoah, S. 327.

gung als nicht legitim? Wahrscheinlich trifft im Falle Ramsauers beides zu: Selbstschutz und Korpsgeist ebenso wie ungebrochene Identifikation mit dem, was getan wurde.

Auffallend bei den Aussagen Ramsauers ist jegliches Fehlen von Unrechtsbewusstsein und Scham. Besonders deutlich wird dies in den späten Filmdokumenten. Als er sich von Egon Humer interviewen ließ, waren alle Untersuchungen wegen NS-Verbrechen, in denen Ramsauer als Beschuldigter oder Zeuge einvernommen worden war, bereits eingestellt. Er hatte in diesem Zusammenhang nichts mehr zu befürchten und erzählte offensichtlich unbefangener. Deshalb eignen sich einige Passagen aus diesen Filmdokumenten besser als Vernehmungsprotokolle, um sich den oben aufgeworfenen Fragen angemessen zu nähern. Im Film *Der Tunnel* erklärte Ramsauer im Zusammenhang mit Häftlingen im KZ am Loibl, er habe

> *„wirklich kein Interesse, mit denen zu reden. Auch kein Interesse und keine Ursache zu sagen, sind wir wieder gut, vertragen wir uns. Kommt überhaupt nicht in Frage. Ich hab' ihnen nix getan. Was denn, Orden verleihen? Oder sagen, wie schrecklich leid mir das tut, dass sie eingesperrt waren? Tut mir nicht leid, ich hab' sie ja net eing'sperrt. Sie werden schon irgendwas gemacht haben, was sie nicht tun hätten sollen. Wir haben ja net die ganze Welt eing'sperrt."*[239]

Es tritt uns ein Bewusstsein entgegen, das von der Anständigkeit und Angemessenheit der Taten überzeugt war und ist, wo sich keinerlei Empathie mit den Opfern einstellt. Zu erkennen sind hier einige Mechanismen, die insgesamt erhellend für das Selbstverständnis Ramsauers sind: Zunächst verortet sich Ramsauer ganz klar auf der Seite der Täter und befestigt die Distanz zu den Opfern (*„kein Interesse mit denen zu reden"*). In der nächsten Passage weist er persönliche Schuld und Verantwortung von sich (*„ich hab' sie ja net eing'sperrt"*). Zuletzt schlägt er wieder die Brücke zu den NS-Verantwortlichen, indem er ihre Entscheidungen für richtig und moralisch vertretbar befindet. Der integrierende Mechanismus ist die Schuldzuweisung an die Opfer, die zu Recht verfolgt worden seien (*„Sie werden schon irgendwas gemacht haben, was sie nicht tun hätten sollen"*). Ramsauer beteiligte sich in seiner Selbstwahrnehmung also an einem sinnhaften Unternehmen. Das wird im Abschlusssatz deutlich, in dem er sich mit den Verantwortlichen noch einmal explizit identifiziert und ihre angebliche (heute behauptete) Bösartigkeit bestreitet (*„Wir haben ja net die ganze Welt eing'sperrt"*). Ramsauer bemüht sich, sein Handeln situativ verständlich und nachvollziehbar zu machen und seine moralische Integrität herauszustreichen. Die sozialpsychologische Forschung zu Tätern des Nationalsozialismus hat auf dieses Phänomen hingewiesen. Es erklärt, dass die Handelnden keineswegs „barbarisch", also jeglicher Wert- und Moralvorstellungen entronnen waren, sondern de facto in einem spezifischen Moralzusam-

239 Zit. nach Egon Humer: Der Tunnel, 1992.

menhang handelten: im Kontext einer „nationalsozialistischen Moral", die für Ramsauer nach wie vor Geltung hatte.[240]

Ramsauer gab im Interview mit Egon Humer auch einen Hinweis darauf, dass Hass auf die Opfer für sein Funktionieren im NS-System nicht ausschlaggebend war. *„Ich hab' keinen Grund gehabt, irgendjemanden zu hassen. Ich hab' höchstens jemanden, ja sagen wir einmal, verachtet oder als minderwertig empfunden."*[241] Hass als Motiv stellte Ramsauer hier in einen persönlichen Gewaltzusammenhang. Aufgrund der fehlenden, längeren persönlichen Beziehungen zwischen Tätern und Opfern war Hass in diesem Verständnis für ihn nicht ausschlaggebend. Das dürfte auch auf seine Zeit in Polen zugetroffen haben, als Ramsauer – nach eigenen Angaben – als Truppenarzt in Militärspitälern tätig und an Außeneinsätzen der Schwadrone vermutlich nicht beteiligt war. Im Besatzungsalltag hatte Ramsauer selbstverständlich Kontakte zu den Opfern der Besatzungspolitik. Seine oben zitierte Wahrnehmung der Juden zeigt zumindest, dass er sie als zugerichtete und unterworfene Objekte der deutschen Herrschaft und seine eigene Herrschaftsstellung als Selbstverständlichkeit betrachtete. Ramsauer selbst gab den entscheidenden Hinweis, dass nicht persönlicher Hass für das Funktionieren im politischen Gewaltzusammenhang entscheidend war, sondern das Internalisieren der „nationalsozialistischen Moral", die einen deutschen Herrschaftsanspruch implizierte und die er in den Begriffen von „Verachtung" und „Minderwertigkeit" kenntlich macht. In den Filmdokumenten aus den 1990er-Jahren versuchte er den Zuseher*innen den Antisemitismus und Rassismus der „nationalsozialistischen Moral" noch mit Aussagen über die Juden, „Zigeuner" und Jugoslawen als nach wie vor aktuell nachvollziehbar und die historischen Taten des Nationalsozialismus darüber als „sinnhaft" begreiflich zu machen. Die Schuld der Opfer lag eben darin, Juden und Slawen (Polen) gewesen zu sein.

Zugleich schufen Rassismus und Antisemitismus den Modus, mit dem die SS-Männer sehr persönlich an der strukturellen Herrschaft „im Feindesland" partizipierten. Auch dies tritt uns in der Aussage Ramsauers *„Der Jud' hat gesagt: ‚Herr Offizier bitteschön, Herr Offizier, machen wir'"* deutlich entgegen. Tatsächlich reagierte das polnische Judentum, wie der Historiker David Silberklang schreibt, mit Hilflosigkeit auf die antisemitische Politik der Nationalsozialisten. Viele versuchten, in den antisemitischen Maßnahmen der deutschen Besatzungsmacht einen Sinn zu erkennen (etwa eine Unterscheidung zwischen „nützlichen" und „unnützen" Juden) und versuchten demgemäß, den Deutschen ihre Nützlichkeit und Brauchbarkeit unter Beweis zu stellen. Doch dies erwies sich als illusorisches Unterfangen, da es an die Motive der Nazis nicht heranreichte: *„Eine der schwierigsten Lektionen, die die Juden unter den Deutschen zu lernen hatten, war, dass der einzige Sinn, der hinter der Art und Weise steckte, wie die Nationalsozialisten sie behandelten, deren rassistischer Antisemitismus war. ‚Rationale' Überlegungen spielten lediglich eine nachgeordnete und vorüberregende Rolle in der NS-*

240 Vgl. Harald Welzer: Täter, S. 46.
241 Zit. nach Egon Humer: Der Tunnel, 1992.

Politik gegenüber den Juden."[242] Das konkrete Handeln der Juden und Jüdinnen war für ihre Behandlung durch die Nationalsozialisten völlig unwesentlich. Die Nazis behandelten sie als absolute und wesenhafte Feinde, deren Schicksal im Grunde besiegelt war. Auch diese Dynamik erkennt man an Ramsauers Aussage: *„Ich kann mich sehr gut erinnern, wie ich in Polen war, dass man mit den Juden, in durchaus normalen, sagen wir mal, geschäftlichen Beziehungen war.* [...] *Wir haben den Juden nix getan, damals in Polen. Das war allerdings zu Beginn des Krieges.*"[243]

Wenn man sich die Interviews mit Ramsauer heute ansieht, erscheint es als purer Zynismus, was in der „nationalsozialistischen Moral" der SS gerade als *die* herausragende Leistung galt: nämlich selbst bei den grausamsten Taten „anständig" geblieben zu sein, wie es Hermann Fegelein und auch Heinrich Himmler formuliert hatten und wie es noch lange nach 1945 von vielen SS-Kameradentreffen dröhnte. „Anstand" bekundete der SS-Mann gerade dann, wenn er trotz der Unmenschlichkeit der Aufgabe – nämlich dem massenhaften Exekutieren und Erschießen von Männern, Kindern und Frauen und dem Niederbrennen von Dörfern – diese mit Disziplin und Pflichtbewusstsein erledigte. „Anstand" war ein Modus, mit dem noch vor der Routinisierung des Tötens Hemmschwellen überwunden werden konnten, indem das planvolle (nicht das sadistische) Töten als sinnvoll und richtig, als „anständig" vorgestellt wurde.

Polen kann als ein Experimentierfeld für die systematische Verfolgung und Ghettoisierung der jüdischen Bevölkerung sowie für die kommenden Massaker gesehen werden, als ein von divergierenden rassistischen und antisemitischen Plänen durchkreuzter Ort der Enthemmung und Entgrenzung von Gewalt – nicht nur auf der Ebene der Befehlsträger, sondern auch auf der Ebene der handelnden SS-Führer, Unterführer und Männer.

242 David Silberklang: Am seidenen Faden. Überlegungen zum Schicksal der Juden im besetzten Polen. In: Musial (Hg.): „Aktion Reinhardt", S. 233–253, hier S. 243.

243 Zit. nach Egon Humer: Schuld und Gedächtnis, 1992.

Vom Massenmord zur Ausrottung. Ramsauer bei der SS-Kavallerie in Weißrussland

> *„Und selbst da sind wir mit Begeisterung dabei gewesen. Ich kann mich nicht erinnern, dass ich während der Kriegszeit irgendwie ... Ja, weder Angst gehabt noch das Gefühl, das ist ein nicht zumutbares Leben oder so. Ich mein', ich war mit Freuden dabei."*[244]

In der zu Beginn dieses Kapitels zitierten Passage aus dem Interview mit Egon Humer 1990 verriet Sigbert Ramsauer, dass er sich an die Zeit in Polen „sehr gut erinnern" konnte, freilich nur, wenn es darum ging, sich zu entlasten. Er beschrieb das Verhältnis zu den Juden zwar als herrschaftlich, aber nicht von offener Gewalt und Unterdrückung geprägt. Er schränkte dieses Verhältnis auf die Phase zu Beginn des Krieges ein, womit er offensichtlich die Zeit bis zum Angriff auf die Sowjetunion meinte. Danach, so könnte man Ramsauers Aussage weiter interpretieren, sei es anders gewesen. Ramsauer deutete damit implizit an, dass er mit dabei war, als den Juden schlussendlich doch „etwas getan" wurde. Tatsächlich war die SS-Kavallerie eine jener SS-Brigaden, die bei ihren Einsätzen ab Ende Juli 1941 in Weißrussland den Übergang vom Massenmord zur vollständigen Vernichtung der jüdischen Bevölkerung vollzogen.

Vorbereitung und Einstimmung

Hitler plante ab Sommer 1940 mit dem Angriff auf die Sowjetunion nicht bloß einen weiteren militärischen „Blitzkrieg". Hitler konzipierte den Krieg im Osten als „Weltanschauungskampf" und „Kreuzzug" gegen den „jüdischen Bolschewismus", mit anderen Worten als restlose Vernichtung einer feindlichen Gesellschaftsordnung und ihrer Träger*innen.[245] Die Kriegsführung sollte keine Grenzen kennen, wie sie durch das geltende Kriegsrecht gesetzt waren. Die Vorstellung, den „Bolschewismus" auszulöschen, hatte militärische, politische, ökonomische und rassistisch-antisemitische Komponenten. Hitler glaubte, die Rote Armee durch Überraschungsangriffe und Kesselschlachten binnen weniger Monate vernichten zu können, wovon er sich auch den Zusammenbruch des politischen Systems erwartete. Die Versorgung der deutschen Truppen sollte aus der sowjetischen Landwirtschaft auf Kosten der einheimischen Bevölkerung erfolgen. Als Begleiterscheinung des raschen Kollapses der Sowjetunion und der Hungerpolitik rechnete die NS-Führung aber mit der Entstehung von Partisanengruppen in den weitläufigen Waldgebieten Russlands, die, organisiert von politischen Kommissaren, die deutsche Besatzung angreifen würde, außerdem mit Hungerunruhen.[246] Die

244 ZIt. nach Egon Humer: Schuld und Gedächtnis, 1992.
245 Vgl. Ruth Bettina Birn: Zweierlei Wirklichkeit? Fallbeispiele zur Partisanenbekämpfung im Osten. In: Bernd Wegner (Hg.): Vom Hitler-Stalin-Pakt bis zum Unternehmen „Barbarossa". München 1991, S. 275–290, hier S. 281.
246 Vgl. Dieter Pohl: Nationalsozialistische Verbrechen 1939–1945. Stuttgart 2022, S. 139–141.

Bekämpfung der Partisan*innen und von Aufständen im Hinterland der Fronten („rückwärtige Heeresgebiete") war daher der zweite wesentliche Aspekt der Angriffsplanung: Die Zivilbevölkerung war damit von Beginn an im Visier der deutschen Kriegsführung. Die dritte Feindgruppe war gemäß dem rassistischen Antisemitismus die jüdische Bevölkerung, die in der Weltanschauung des Nationalsozialismus seit Jahrzehnten als wesentlicher Träger des Bolschewismus halluziniert wurde. Nach dem rassistischen Schema zur Ermordung vorgesehen waren außerdem Angehörige der Volksgruppen von Roma und Sinti sowie Patient*innen in psychiatrischen Anstalten.[247] Die Wehrmachtsgeneräle erhoben gegen diese Kriegsführung keinen erkennbaren Widerspruch.[248] Die praktische Vernichtung der politischen und „rassischen" Feinde und die *„Befriedung"* des Hinterlandes sollte im Wesentlichen die SS exekutieren, die im Rahmen der Partisanenbekämpfung auch von der Wehrmacht unterstützt wurde. Die SS erhielt in der Kriegsplanung umfangreiche Kompetenzen und wurde von der Wehrmachtsführung nun als integraler Bestandteil der Kriegsführung akzeptiert.

Diese Konzeption des Krieges gossen Hitler und die Wehrmachtsführung in eine Reihe von Befehlen und Richtlinien, die das geltende Kriegsrecht missachteten. Der *Kriegsgerichtsbarkeitserlaß* vom 13. Mai 1941 setzte völlig neue Maßstäbe in der Behandlung der Zivilbevölkerung. Er forderte ausdrücklich kollektive Vergeltungsmaßnahmen gegen Ortschaften, aus denen heraus die Wehrmacht angegriffen wurde. Wehrmachtssoldaten, die nach dem Kriegsrecht Straftaten gegen Zivilist*innen begingen, wurden dem Verfolgungszwang entzogen. Zivilist*innen hingegen, die „Straftaten" begingen, mussten nicht mehr vor ein Kriegsgericht gestellt werden. Ihre Behandlung oblag der Willkür lokal verantwortlicher Offiziere. Diese konnten nun entscheiden, ob sie erschossen würden oder nicht. *„Freischärler"* seien *„durch die Truppe im Kampf oder auf der Flucht schonungslos zu erledigen"*[249]. Wenige Tage später, am 19. Mai 1941, folgten die *Richtlinien über das Verhalten der Truppe in Rußland*. Darin hieß es:

> *„1. Der Bolschewismus ist der Todfeind des nationalsozialistischen deutschen Volkes. Dieser zersetzenden Weltanschauung und ihren Trägern gilt Deutschlands Kampf.*
> *2. Dieser Kampf verlangt rücksichtsloses und energisches Durchgreifen gegen bolschewistische Hetzer, Freischärler, Saboteure, Juden und restlose Beseitigung jedes aktiven oder passiven Widerstandes."*[250]

247 Vgl. Hannes Heer: Die Logik des Vernichtungskrieges. Wehrmacht und Partisanenkampf. In: ders./Klaus Naumann (Hg.): Vernichtungskrieg. Verbrechen der Wehrmacht. Hamburg 1995, S. 104–138; Dieter Pohl: Nationalsozialistische Verbrechen, 168–171.

248 Vgl. Hamburger Institut für Sozialforschung (Hg.): Verbrechen der Wehrmacht. Dimensionen des Vernichtungskrieges. Hamburg 2002, S. 38.

249 Peter Longerich: Politik der Vernichtung, S. 300.

250 Zit. nach Urteil 2 Ks 1/63, 20.04.1964, LG Braunschweig, abgedruckt in: Justiz und Verbrechen. Die Richtlinien wurden über 800.000-mal gedruckt und allen Soldaten zur Kenntnis gebracht (vgl. Walter Manoschek: „Wo der Partisan ist, ist der Jude, und wo der Jude ist, ist der Partisan." Die Wehrmacht und die Shoah. In: Gerhard Paul (Hg.): Die Täter der Shoah. Fanatische Nationalsozialisten oder ganz normale Deutsche? Göttingen 2003, S. 167–185, hier S. 170.

Der zweite maßgebliche Befehl des Oberkommandos der Wehrmacht (OKW) baute das Feindbild des sogenannten „politischen Kommissars“ auf und wurde von OKW-Chef Wilhelm Keitel unterzeichnet. Die „politischen Kommissare“ galten nun als ideologische Träger des „Bolschewismus“ innerhalb der Roten Armee. Wurde eine Person aufgegriffen, die als Kommissar identifiziert wurde, konnte sie sofort erschossen werden. Es ging um nichts anderes als um ihre pauschale Liquidierung.[251] Von Beginn an stand für die eroberten Gebiete im Rücken der Front also nicht die Etablierung einer herkömmlichen militärischen Besatzungsherrschaft über die Bevölkerung Russlands im Vordergrund, sondern die Vernichtung der jüdischen Bevölkerung, der Roma und Sinti, der Partisan*innen und aller „deutschfeindlichen“ Elemente. Hinsichtlich der Beurteilung, ob jemand Partisan*in war oder den „Bolschewismus“ unterstützte, waren nicht erwiesene Handlungen ausschlaggebend, sondern es reichte der Verdacht. Für den mittleren Bereich Russlands erhielt der Höhere SS- und Polizeiführer Erich von dem Bach-Zelewski die Befehlsgewalt über Spezialkommandos des Reichssicherheitshauptamtes, über die zur Vernichtung der Juden gebildeten „Einsatzgruppen“ sowie über die Truppen der Ordnungspolizei und Waffen-SS. Damit waren die Aufgaben in den Operationsgebieten zweigeteilt: Entlang der Rollbahnen und Eisenbahnstrecken sollten Wehrmachtsverbände den Nachschub sichern, während der SS die „politische Befriedung“ oblag, d. h. die restlose Ausschaltung aller bereits im Vorhinein als Feinde NS-Deutschlands festgelegter und der deutschen Besatzungsherrschaft hinderlichen oder als unnütz geltenden Bevölkerungsteile. Diese Aufteilung verschwamm allerdings schon im Laufe des Sommers 1941. Die Wehrmacht übernahm bald selbst „Säuberungen“ bzw. kollektive „Bestrafungsaktionen“ und beteiligte sich unter dem Titel der „Partisanenbekämpfung“ am Massenmord an den sowjetischen Juden und Jüdinnen. Was die Bildung von Kampfverbänden betraf, konnte die Wehrmacht aber unterstützende SS-Einheiten für „Säuberungen“ anfordern. Dies geschah auch im Falle von Ramsauers Schwadron.

Am 7. April 1941 ließ Himmler eine zentrale und faktisch ihm persönlich unterstehende Befehlsstelle für den vorgesehenen Einsatz der Waffen-SS im Osten bilden, der als „Kommandostab Reichsführer-SS“ bezeichnet wurde. Wenige Tage später wurden die beiden SS-Kavallerieregimenter dem Kommando des SS-Führungshauptamtes unterstellt. Umgruppierungen erfolgten ebenfalls im Bereich der SS-Infanterieregimenter, aus denen unter anderen eine motorisierte SS-Brigade entstand. Dem „Kommandostab Reichsführer-SS“ standen schließlich mit den SS-Reiterregimentern und den SS-Infanteriebrigaden *„modern bewaffnete und hochmobile Großverbände der Waffen-SS in einer nominellen Stärke von etwa 18.500 Mann zur Verfügung“*[252]. Die beiden Regimenter der SS-Kavallerie waren jeweils etwa 2.000 Reiter stark. Mit 21. Juni 1941 erhielt der Kommandostab die formelle Befehlsgewalt über diese und einige an-

251 Vgl. Hamburger Institut für Sozialforschung: Verbrechen der Wehrmacht, S. 43–55.
252 Martin Cüppers: Wegbereiter der Shoah, S. 72.

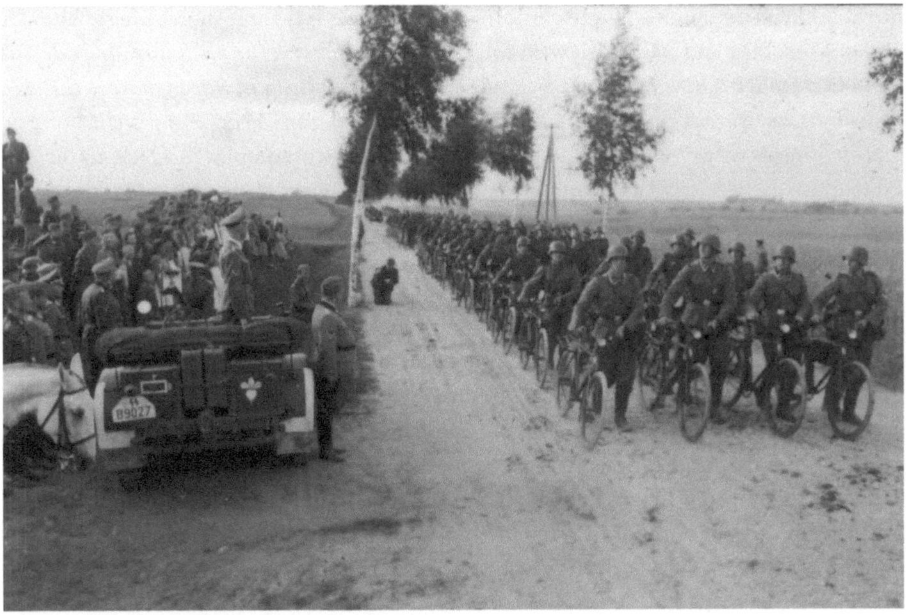

Abbildung 14: Heinrich Himmler bei der Besichtigung der SS-Kavallerie-Division mit dem Vorbeimarsch der Radfahrabteilung, 1941 (Bundesarchiv Berlin-Lichterfelde).

dere SS-Einheiten.[253] Einen Tag später griff Deutschland ohne Kriegserklärung mit der historisch bislang größten Armee die Sowjetunion an. Teile von Fegeleins 1. SS-Kavallerie-Regiment nahmen im Rahmen der 87. Wehrmachtsdivision bis 28. Juni 1941 an den Kämpfen im Kessel von Białystok teil, wurden aber wieder nach Ostpreußen zurückgezogen, da sich ihr militärischer Nutzen an der Front als äußerst bescheiden herausstellte.[254]

Ramsauer traf mit dem SS-Kavallerie-Regiment 2 aus Lublin spätestens am 1. Juli 1941 im Raum Sonnau ein, wo sich die SS-Kavallerie sammelte und auf den Einsatz in der Sowjetunion vorbereitet wurde.[255] In dieser Zeit besuchte Heinrich Himmler die Einheiten seines Kommandostabes im Feld, unter anderem die Kavallerie-Regimenter. Himmler erhielt am 17. Juli 1941 von Hitler auch formell die Vollmacht für die *„polizeiliche Sicherung der neu besetzten Ostgebiete“*[256]. Einen Tag nach der letzten „Alarmübung“, am 19. Juli, war es dann so weit: Himmler erteilte den beiden SS-Kavallerie-Regimentern den Befehl, in die Stadt Baranowiscze vorzurücken, die

253 Vgl. Fritz Baade (Hg.): Unsere Ehre heißt Treue (UEhT). Kriegstagebuch des Kommandostabes Reichsführer SS. Tätigkeitsberichte der 1. und 2. SS-Inf.-Brigade und von Sonderkommandos der SS. Wien/München/Zürich 1965, S. 17.

254 Vgl. Volker Riess: Fegelein, S. 165.

255 Vgl. SS-Kavallerieregiment 2, Ia, Sch., Tätigkeitsbericht für die Zeit vom 14.-16.7.1941, BArch-MA, RS4/932.

256 Peter Longerich: Politik der Vernichtung, S. 363.

noch diesseits der alten sowjetisch-polnischen Grenze lag. Ihre Aufgabe legte er nach einem Vorschlag von Bach-Zelewski folgendermaßen fest: *„Die SS-Reiter-Brigade mit 2 Standarten wird dem höheren SS- und Pol.Führer v.d. Bach in Baranowiscze für eine systematische Durchkämmung in den Pripjet-Sümpfen zur Verfügung gestellt.“*[257] Für diesen Einsatz wurden die beiden Regimenter de facto zu einer Brigade unter der Führung von Fegelein zusammengefasst.[258] Die Pripjet-Sümpfe (heute Polessje, dt. Polesien – „Waldland“) waren ein schwer zugängliches Gebiet, das sich auf beiden Seiten der alten polnisch-sowjetischen Grenze im Norden zwischen Baranowicze und Bobruisk über eine Breite von 200 km und im Süden von Brest bis zum Fluss Dnjepr auf einer Länge von 400 km erstreckte.[259] Historisch gesehen, war es ein zwischen Polen und Russland stets umstrittenes Gebiet, das nach der Besetzung Ostpolens durch die Sowjetunion im Zuge des Hitler-Stalin-Paktes im September 1939 vollständig im Machtbereich der Sowjetunion lag. Bis heute ist es mit dem Hauptfluss Pripjet das größte Feuchtgebiet Europas, durchzogen von mäandrierenden Flüssen, Sümpfen, Mooren, Seen, Sanddünen und dicht bewaldeten Landgürteln. Die deutschen Armeen waren an diesem vom Ersten Weltkrieg her noch als äußerst schwieriges Gelände berüchtigten Gebiet nördlich und südlich vorbei vorgestoßen und hatten weite Teile nicht berührt.

Die erste Mordkampagne in den Pripjet-Sümpfen. Eine neue Dimension des Tötens

Am 27. Juli 1941 erfolgte in Baranowicze, das am Nordrand des Pripjet-Gebietes liegt, die letzte Einsatzbesprechung zwischen Bach-Zelewski, Knoblauch und Fegelein für den Einsatz zur *„Durchkämmung“*[260] der Pripjet-Sümpfe. Einen Tag später gab der Kommandostab Reichsführer-SS einen von Heinrich Himmler gezeichneten *Kommandosonderbefehl* heraus, der Richtlinien für die *„Durchkämmung und Durchstreifung von Sumpfgebieten durch Reitereinheiten“* festlegte. Bei der Gegnerbekämpfung war nach einem kollektiven Freund-Feind-Schema und rassistischen Kriterien vorzugehen:

> *„1. Wir müssen uns darüber im klar sein, dass die Dörfer in den Sumpfgebieten entweder Stützpunkte für uns oder Stützpunkte für den Gegner sind. Stützpunkte für uns können sie nur sein, wenn ihre Bevölkerung nicht aus Verbrechern besteht, sondern, völkisch gesehen, aus ukrainischer – oder sonst einer Minderheits-Bevölkerung – sich zusammensetzt, die uns gut und den Russen, bzw. den Polen, feindlich gesonnen ist. [...]*
> *2. Ist die Bevölkerung, national gesehen, feindlich rassisch und menschlich minderwer-*

257 UEhT, S. 30, 219.
258 Vgl. Martin Cüppers: Wegbereiter der Shoah, S. 135.
259 Vgl. David Blackbourn: Die Eroberung der Natur. Eine Geschichte der deutschen Landschaft. München 2008, S. 307.
260 UEhT, S. 31.

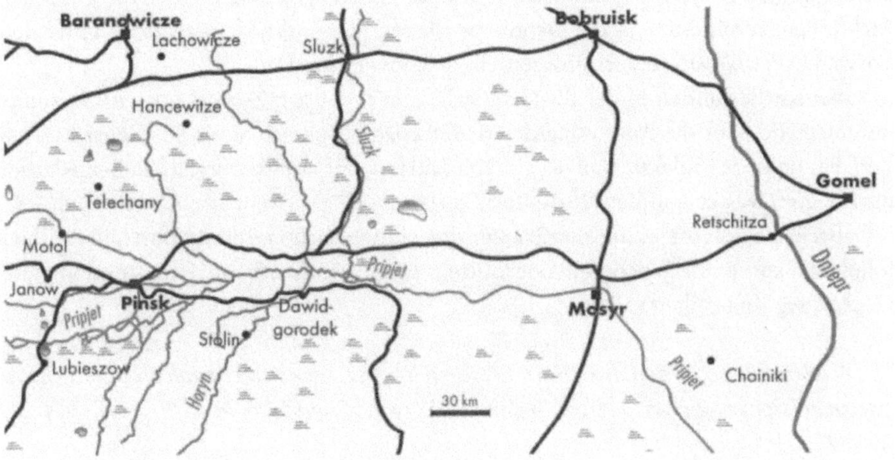

Abbildung 15: Das Einsatzgebiet der SS-Kavalleriebrigade im Sommer 1941 in den Pripjet-Sümpfen.

tig oder gar, wie es in Sumpfgebieten sehr oft der Fall sein wird, aus angesiedelten Verbrechern zusammengesetzt, so sind alle, die der Unterstützung der Partisanen verdächtig sind, zu erschiessen; Weiber und Kinder sind abzutransportieren, Vieh und Lebensmittel zu beschlagnahmen und in Sicherheit zu bringen. Die Dörfer sind bis zum Boden niederzubrennen.
3. Entweder sind die Dörfer und Siedlungen ein Netz von Stützpunkten, deren Bewohner von sich aus jeden Partisanen und Marodeur totschlagen und uns über alles unterrichten, oder sie hören auf zu bestehen. Kein Gegner darf in dieser Gegend Unterstützung und Lebensunterhalt finden.“[261]

In diesen allgemein gehaltenen Richtlinien war noch nicht die Ermordung der *gesamten* jüdischen und „menschlich minderwertigen“ Bevölkerung ausdrücklich angeordnet, sondern schien zumindest noch auf Personen eingegrenzt zu sein, die der Unterstützung von Partisanen verdächtig waren. Fegelein erließ am selben Tag einen Regimentsbefehl, der die „sicherheitspolitischen“ Aufgaben der SS-Kavallerie für den an diesem Tag begonnenen Einsatz in den westlichen Pripjet-Sümpfen näher bestimmte. Konkret ordnete er die Erschießung von Kommunisten, Partisanen, Marodeuren und Verdächtigen an.[262] Der Befehl definierte ferner, wie mit der jüdischen Bevölkerung umzugehen sei: „*Juden sind zum großen Teil als Plünderer zu behandeln. Ausnahmen bilden nur ausgesprochene Facharbeiter, wie Bäcker usw., und vor allem Ärzte. Weiber und Kinder sind mit dem Vieh*

261 Kommandostab RF-SS, 28.7.1941, Kommandosonderbefehl, abgedruckt in: UEhT, S. 221–223.
262 Vgl. Urteil 2 Ks 1/63, 20.4.1964, LG Braunschweig, abgedruckt in: Justiz und Verbrechen, S. 43.

aus verfallenen Dörfern wegzutreiben."[263] Damit hatte Fegelein den Geist von Himmlers Richtlinien, zumindest was die männlichen Juden betraf, erfasst. Sie sollten unter dem Vorwand „*Plünderer*" zu sein, größtenteils erschossen werden.

Offenbar bestanden in der SS-Kavallerie zunächst noch Zweifel oder Auffassungsunterschiede über die Auslegung des Befehls. Denn spätestens am 1. August 1941 sah sich Himmler veranlasst, den Regimentsführern mit unmissverständlicher Klarheit darzulegen, was er von den SS-Reitern erwartete.[264] Die Reitende Abteilung des SS-Kavallerie-Regiments 2, die seit 27. Juli den südwestlichen Teil durchstreifte, erhielt folgenden kurzen Brigadebefehl übermittelt, der jeden Zweifel an den Intentionen der „*Befriedung*" beseitigen sollte:

> *„Ausdrücklicher Befehl des RF-SS [Reichsführer SS Heinrich Himmler]. Sämtliche Juden müssen erschossen werden. Judenweiber in die Sümpfe treiben."*[265]

Die Reitende Abteilung stand unter der Führung von Franz Magill. Ihn erreichte der Befehl Himmlers spätestens am 3. August 1941 in einem Dorf etwa 40 km südlich der Stadt Pinsk. Bis dahin will die Reitende Abteilung späteren Aussagen zufolge kaum „sicherheitspolitische" Aktivitäten ergriffen haben, da sie in den ersten größeren Ortschaften auf deutsche Ortskommandaturen und örtliche Milizverbände von einheimischen Kollaborateuren traf.[266] Magills am 11. August verfasster Einsatzbericht zeigt, dass die militärische Komponente der Bekämpfung von Partisanen oder die Aushebung von Kommunisten überhaupt keine Rolle spielte.[267] Seine SS-Reiter waren in keinerlei Kämpfe verwickelt worden. Es gab keinen einzigen Verlust.[268]

Die Meldungen der SS-Reiter zeigen, dass sie Anfang August zwar schon mit der Ermordung von Juden und Jüdinnen in Dörfern begonnen hatten, allerdings waren die Todeszahlen noch vergleichsweise niedrig geblieben, da in den Dörfern nur wenige Juden lebten. Bis 3. August hatten sie 173 „Plünderer, Kommunisten und Juden" getötet, die Frauen und Kinder zweier jüdischer Familien in einem Dorfteich ertränkt. Wo immer die SS-Reiter in den folgenden Tagen auftauchten, trachteten sie nun danach, Himmlers Mordbefehl rigide auszuführen, wobei Frauen und Kindern offenbar von manchen Einheiten noch verschont blieben.[269]

---

263 Zit. nach Martin Cüppers: Wegbereiter der Shoah, S. 139.

264 Siehe dazu im Detail Urteil 2 Ks 1/63, LG Braunschweig, in: Justiz und Verbrechen, S. 43.

265 Reitende Abteilung SS-Kav.Rgt. 2, 1.8.1941, BArchL, Verschiedenes, Ordner 93, Blatt 71. Es gab in diesem Zeitraum eine Reihe weiterer Befehle und Anordnungen, auf die hier nicht eingegangen werden kann. Siehe dazu Urteil 2 Ks 1/63, 20.4.1964, LG Braunschweig, abgedruckt in: Justiz und Verbrechen, S. 47.

266 Vgl. Urteil 2 Ks 1/63, 20.4.1964, LG Braunschweig, abgedruckt in: Justiz und Verbrechen, S. 45.

267 Im westlichen Teil der Pripjet-Sümpfe waren keine Partisanen aktiv (vgl. Christian Gerlach: Kalkulierte Morde, S. 558).

268 Vgl. SS-Kavallerie-Regiment 2, Reitende Abteilung. Bericht über den Verlauf der Pripjet-Aktion vom 27.7.–11.8.1941, abgedruckt in: UEhT, S. 227–230, hier S. 229f.

269 Vgl. Martin Cüppers: Wegbereiter der Shoah, S. 153.

Das umfangreichste Massaker in dieser Phase verübten die 1. und 4. Schwadron des 2. SS-Kavallerie-Regiments. Die 1. Schwadron kam am 5. August in die Umgebung der Stadt Pinsk, ein altes Handelszentrum, das die Wehrmacht am 4. Juli erreicht hatte. Die jüdische Bevölkerung belief sich auf 30.000 Personen und machte etwa 75 Prozent der Einwohner*innen aus.[270] In der Stadt residierten bereits eine Ortskommandantur der Wehrmacht und ein Trupp der Dienststelle des Kommandeurs der Sicherheitspolizei (Sipo) und des SD Lublin. Die Deutschen hatten in den vorangegangenen Wochen bereits einen Judenrat gebildet und die Kennzeichnungspflicht für Juden eingeführt; außerdem war es schon zu Schikanen und Morden gekommen. Gemeinsam mit der Sipo plante die 1. Schwadron nun die Ermordung tausender jüdischer Einwohner*innen, wobei der Befehl, die Frauen in die Sümpfe zu treiben, offenbar aus Erfahrung als nicht handhabbar erschien.[271] Alle männlichen Juden zwischen 16 und 60 Jahren wurden per Anschlag aufgefordert, sich am Morgen des 6. August am Güterbahnhof einzufinden. Mehrere tausend Männer fanden sich auf diesen Befehl hin am Güterbahnhof ein, in der Stadt tobte unterdessen eine Jagd der SS-Reiter und einheimischer Kollaborateure nach Juden, die dem Befehl nicht gefolgt waren. Schließlich wurden aus den 8.000 zusammengetriebenen jüdischen Männern Handwerker und Ärzte aussortiert und entlassen. Der Rest musste antreten und wurde von den SS-Reitern aus der Stadt geführt. Wer flüchtete, den holten die Reiter ein und erschossen ihn. Einige Kilometer vor der Stadt waren bereits Gruben ausgehoben worden. „*In Gruppen von etwa 20 Personen mussten die Männer herantreten, ihre Oberbekleidung ablegen und sich am Rand der Gruben aufstellen. Hinter ihrem Rücken standen in etwa vier Meter Entfernung ebensoviel SS-Reiter, die den Juden auf Kommando mit ihren Karabinern ins Genick schossen. Die Ermordeten fielen in den Graben; dann mußten die nächsten herantreten.*“[272] So ging das Morden über Stunden dahin. Ähnlich gingen die SS-Reiter in den folgenden Tagen auch in anderen Orten vor.[273]

Franz Magill resümierte den Einsatz seiner Reitenden Abteilung am 11. August 1941: Während das Erschießen der männlichen Juden offenbar keinerlei Schwierigkeiten bereitete, sei die Umsetzung des zweiten Teils von Himmlers Befehl an natürlichen Gegebenheiten gescheitert. In seinem Bericht über den „*Verlauf der Pripjet-Aktion vom 27.7. - 11.8.1941*“ hielt er fest:

> „*Jüdische Plünderer wurden erschossen. Nur wenige Handwerker, welche in Reparaturwerkstätten der Wehrmacht beschäftigt waren, wurden zurückgelassen. Weiber und Kinder in die Sümpfe zu treiben, hatte nicht den Erfolg, den er haben sollte, denn die*

270 Vgl. Yehoshua Büchler: Kommandostab Reichsführer-SS. Himmler's Personal Murder Brigades in 1941. In: Holocaust and Genocide Studies, Jahrgang 1 (1986), Heft 1, S. 11–25, hier S. 16.

271 Vgl. Yehoshua Büchler: Kommandostab, S. 16.

272 Martin Cüppers: Wegbereiter der Shoah, S. 156.

273 Vgl. SS-Kavallerieregiment 2, Ia W./St. Tätigkeitsbericht für die Zeit vom 11.–13.8.1941, BArch-MA, RS4/932; Martin Cüppers: Wegbereiter der Shoah, S. 162f.

Sümpfe waren nicht so tief, dass ein Einsinken erfolgen konnte. Nach einer Tiefe von 1 Meter kam man in den meisten Fällen auf festen Boden (wahrscheinlich Sand), sodass ein Versinken nicht möglich war."[274]

Folgt man Magills Bericht, so versuchte die Einheit auch die Ertränkung von jüdischen Kindern in den Sümpfen, obwohl Himmler Kinder in seinem Befehl vom 1. August nicht erwähnt hatte. Die in die Sümpfe getriebenen Frauen hatten aber ihre Kinder hochgehalten, um sie vor dem Ertrinken zu bewahren. Magill zog nach der 14-tägigen „*Befriedung*" Bilanz: „*Die Gesamtzahl der von der Reit.Abt. erschossenen Plünderer u.s.w. beträgt: 6526.*"[275]

Die Schwadrone des 2. SS-Kavallerie-Regiments machten nur einen Teil der Einheiten aus, die in den westlichen Pripjet-Sümpfen wüteten. In einem nördlicheren Teil agierten Schwadrone des 1. SS-Kavallerie-Regiments unter dem Kommando von Gustav Lombard, dessen hemmungslose Gewaltbereitschaft bereits in Polen zutage getreten war. Anders als Magill schaffte er es, Himmlers Befehl vollständig umzusetzen. Er hielt die ihm unterstellten Schwadrone unverblümt zur „Entjudung" der angetroffenen Ortschaften an. Dieser von den Nazis ursprünglich auf den vollständigen Ausschluss der Juden aus dem deutschen Wirtschaftsleben gemünzte Begriff meinte nun die physische Ausrottung aller jüdischer Menschen, derer man habhaft werden konnte. Lombards Einheiten trieben in den Orten und Städten, die sie während der 14 Tage dauernden „*Befriedungsaktion*" heimsuchten, von Beginn an Männer und Frauen jeden Alters aus ihren Häusern und erschossen sie in Abständen von ein bis zwei Tagen in vorbereiteten Gruben. Obwohl auf Lombards Route keine größeren Städte wie Pinsk lagen, konnte er am Ende der Mordkampagne stolz auf 6.504 Ermordete verweisen.[276] Schon am 7. August 1941 hatte Bach-Zelewski gegenüber Himmler die Ausführung der Befehle durch seine Einheiten bilanziert. Offenbar fand so etwas wie ein Wettbewerb zwischen den Oberen SS- und Polizeiführern in den verschiedenen Abschnitten Russlands hinsichtlich der Zahl der ermordeten Juden und Jüdinnen statt. In seinem Bereich sei „*die Zahl von 30.000 [ermordeten Juden und Jüdinnen] bereits überschritten*"[277], so Bach-Zelewski.

Die SS-Reiter hatten, wie der Historiker Peter Longerich festhielt, eine neue Dimension des Mordens eingeführt, die zur völligen Ausrottung überging und neben jüdischen Männern auch schon Frauen und Kinder in größerem Ausmaß betraf.[278]

---

274 SS-Kavallerie-Regiment 2, Reitende Abteilung. Bericht über den Verlauf der Pripjet-Aktion vom 27.7.–11.8.1941, abgedruckt in: UEhT, S. 227–230, hier S. 229f.

275 Ruth Bettina Birn: Zweierlei Wirklichkeit?, S. 278.

276 Die tatsächlichen Opferzahlen waren vermutlich noch höher (vgl. Martin Cüppers: Wegbereiter der Shoah, S. 142–151; Christian Gerlach: Kalkulierte Morde, S. 560).

277 Zit. nach Klaus Mallmann (Hg.): Deutscher Osten. Der Weltanschauungskrieg in Photos und Texten. Darmstadt 2003, S. 144.

278 Vgl. Peter Longerich: Politik der Vernichtung, S. 352, 368; Christian Gerlach: Kalkulierte Morde, S. 563f.

Sigbert Ramsauers Einheit, die 7. Schwadron des 2. SS-Kavallerie-Regiments (Radfahr-Aufklärung), war an diesen ersten, ausschließlich als Mordeinsätzen konzipierten Aktionen im Pripjet-Gebiet nicht direkt beteiligt, obwohl auch sie zunächst dafür vorgesehen war.[279] Als Teile der sowjetischen 21. Armee Mitte Juli zu einem Gegenangriff ansetzten und drei sowjetische Kavallerie-Divisionen in der Nacht von 25. auf 26. Juli durch die deutsche Linie zwischen Sluck und Bobruisk brachen, war die Sicherung der Rollbahn zwischen Sluck-Bobruisk und der Eisenbahnlinie Minsk-Bobruisk im Rücken der Heeresgruppe Mitte bedroht. Die 162. Infanterie-Division erhielt den Befehl, die sowjetischen Reiterverbände zu stellen. Ramsauers Aufklärungsschwadron und einige andere SS-Schwadrone wurden zu einer Vorausabteilung zusammengefügt, der 162. Infanterie-Division unterstellt und zur „Aufklärung“, „Säuberung“ und „Durchkämmung“ an der Rollbahn ostwärts von Sluck eingesetzt.[280] Die Vorausabteilung hatte dabei auch Feindberührung und es kam zu kleineren Gefechten mit versprengten Rotarmisten und Reiterverbänden. Am 9. August 1941 war die Offensive gegen sowjetische Kavallerie-Verbände abgeschlossen – sie waren eingekreist und „kampfunfähig“ gemacht worden.[281] Auffallend ist, dass die SS-Schwadrone – im Unterschied zu den Wehrmachtseinheiten mit ähnlichen Aufgaben – kaum Verluste zu erleiden hatten.

Zur Beurteilung der Methoden von Ramsauers Einheit muss zunächst auf die Befehlslage verwiesen werden. Der Befehl für die 162. Division vom 3. Juli 1941 verlangte *„bei der Fahndung nach Versprengten, in denen man eine ‚außerordentliche Gefahr' erblickte, alle einwandfrei festgestellten ‚russischen Soldaten in Zivil als Spione zu erschiessen', unerheblich ob sie bewaffnet waren oder nicht.“*[282] Unmittelbar vor dem Einsatz, am 25. Juli 1941, erklärte ein völkerrechtswidriger Befehl an die Truppe, *„alle sowjetischen Versprengten, in Uniform oder Zivil, bewaffnet oder unbewaffnet, zu Freischärlern, wenn sie sich nicht bis zu einem ‚gebietsweise festzusetzenden Zeitpunkt' freiwillig gestellt hatten“*[283]. Über die Notwendigkeit des rücksichtslosen Vorgehens gegen die zum absoluten Feind stilisierten Sowjets und insbesondere gegen die Kommissare herrschte in der Truppe weitgehend Konsens, wie Felix Römer in einer umfassenden Studie zum „Kommissarbefehl“ gezeigt hat. Und so verfuhr Ramsauers Einheit auch: Den Tätigkeitsbe-

279 Vgl. Führerstellenbesetzung des SS-Kavallerie Regiments 2, BArchL, Verschiedenes, Ordner 93.

280 Vgl. SS-Kavallerie-Regiment 2, Ia, Tätigkeitsbericht für die Zeit vom 28.7.–30.7.1941, BArch-MA, RS4/932; Kriegstagebuch 162. Inf.Div., BArch-MA RH26/162, 7; Der Befehlshaber des rückw. Heeres-Gebietes Mitte Ia, Korpsbefehl Nr. 35, K.H.Qu, 28.7.1941, BArch-MA RH/26/162, 10; 162. Inf.Div. Abt. Ia, Divisionsbefehl für den Angriff am 1.8.1941, Div.Gef.St., 31.7.1941, BArch-MA, RH/26/162/7; SS-Kav.-Brigade, Zusammenfassende Meldung über die Kampfhandlungen der Vorausabteilung der SS-Kav.Brigade, O.U., 11.8.1941, abgedruckt in: UEhT, S. 237–238.

281 Vgl. 162. Inf. Division, Abt. Ia Nr. 500/41, Div. St. Qu., 08.08.1941, Bericht über die Kämpfe der verst. 162. I.D. gegen die 43. und 47. sowie Teile der 32. russ. Kav.-Division, BArch-MA, RH/26/162, 10; 162. Inf. Division, Kommandeur, Div.St.Qu., 9.8.1941, BArch-MA RH/26/162, 10; Reinhardt, SS-Hauptsturmführer, Bericht über die Tätigkeit der V.A. vom 27.7.–3.8.1941, O.U., 12.08.1941, abgedruckt in UEhT, S. 231–233.

282 Felix Römer: Der Kommissarbefehl. Wehrmacht und NS-Verbrechen an der Ostfront 1941/42. Paderborn 2008, S. 94.

283 Ebd.

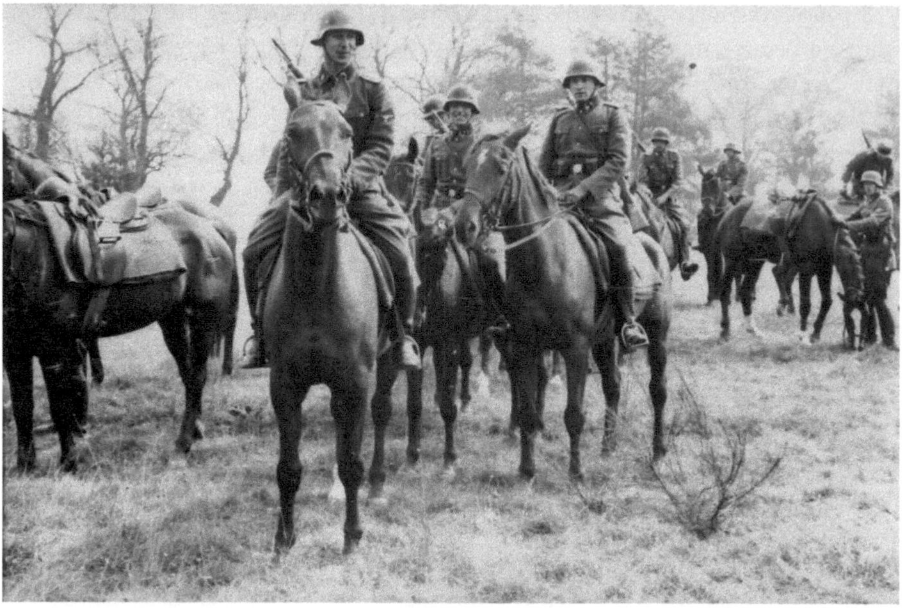

Abbildung 16: Angehörige der SS-Kavallerie-Brigade in Weißrussland, Sommer 1941 (Bundesarchiv Berlin-Lichterfelde).

richten zufolge machte die Vorausabteilung der SS-Kavalleriebrigade zunächst keine Gefangenen. Partisan*innen, *„russische Soldaten in Zivil“* und *„den Russen Hilfe leistende Juden“*[284] wurden erschossen. Angetroffene sowjetische Einheiten wurden ohne eigene Verluste *„vernichtet“* und/oder *„versprengt“*[285].

Während Ramsauers Einheit bei den Durchkämmungen aufgegriffene angebliche „Kommissare“ zunächst *„gleich an Ort und Stelle“*[286] erschoss, machte sie bei einer Durchkämmungsaktion am 11. August 41 Gefangene. Was mit ihnen geschah, ist aus diesen Berichten nicht ersichtlich. Die Einheit scheint den „Kommissarbefehl“ ohne Zögern befolgt zu haben, vereinzelt wurden auch Juden erschossen. Was die Gefangennahme und Behandlung von versprengten Rotarmisten betraf, ist das Bild uneindeutig. Ramsauers SS-Einheit holte bei der Durchkämmung von Sumpfstrecken immer wieder einzelne Rotarmisten *„aus Löchern, im Wasser stehend“*[287] heraus oder stieß bei der Durchkämmung von Waldstücken auf sie. Festgehalten wurde, dass die Furcht der Rotarmisten, erschossen zu werden, ihre Neigung verhindere, sich zu ergeben. Es ist davon

284 Reinhardt, SS-Hauptsturmführer, Bericht über die Tätigkeit der V.A. vom 27.7.–3.8.1941, O.U., 12.8.1941, abgedruckt in: UEhT, S. 231–233.

285 Ebd.

286 SS-Sturmbannführer Fassbender, Bericht über die Tätigkeit der V.A. v. 3.–12.8.1941, abgedruckt in: UEhT, S. 234–236.

287 Christian Gerlach: Kalkulierte Morde, S. 876.

auszugehen, dass diese Rotarmisten früher oder später erschossen wurden.[288] Die Truppe war sich aber offensichtlich unsicher, ob dieses Vorgehen sinnvoll war, denn ein übergelaufener russischer Stabsoffizier (ein „Antibolschewist", wie es hieß) erklärte, ganze russische Truppenteile würden überlaufen, wenn sie wüssten, dass ihnen anständige Behandlung und vor allem Ernährung zuteilwerde.[289] Offensichtlich war das Gegenteil der Fall. Ramsauers Vorausabteilung verzeichnete etwa bei der *„Befriedung"* der Ortschaft Ljaskowicze, bei der es zu einem Schusswechsel kam, 57 tote *„Feinde"*[290], während die Einheit selbst nur einen Schwerverletzten angab. In einem Rückblick zur bisherigen Behandlung der angeblichen Partisanenbewegung schwor der Kommandeur der 162. Infanterie-Division am 17. August dann auch seine überwiegend aus Wehrmachtssoldaten bestehenden Truppen unverblümt auf ein uneingeschränkt radikales Vorgehen ein: *„[D]ie von uns bisher beobachtete Milde und Indolenz [ist] nicht am Platze."* Er drängte die Kommandeure der Einheiten *„Partisanen, Waffenträger und Verdächtige"* gleich nach Aufgreifen zu erschießen: *„Die Auffassung, daß nur die Polizei, nicht aber das Heer dazu da ist, Partisanen, Waffenträger und Verdächtige zu erschießen, ist durchaus falsch."* Befürchtungen, Unschuldige zu treffen, zerstreute er präventiv: *„Sollte einmal ein Unschuldiger mitbüßen müssen, so ist dies nicht so schlimm, als wenn deutsche Soldaten feige von Partisanen ermordet werden."*[291] Auch wenn Gefangene gemeldet wurden, handelte es sich dabei wohl um Erschossene. 1942 wurde diese Praxis, Erschossene als Gefangene auszugeben, zur expliziten Vorschrift im rückwärtigen Heeresgebiet Mitte.[292]

Auch in diesem Bereich – der Partisanenbekämpfung innerhalb von Wehrmachtsverbänden – ist im August 1941 eine Radikalisierung erkennbar. Diese bestand vor allem darin, dass von höherer Ebene auf die Umsetzung der ursprünglich gegebenen Befehle bezüglich der umstandslosen Erschießung von „Partisanen", „Sowjets", „Waffenträgern" und „Verdächtigen" gedrängt wurde, obwohl es zu dieser Zeit keine nachvollziehbaren Hinweise auf das Entstehen einer Partisanenbewegung gab. Die Rotarmisten ergaben sich aus reinem Selbsterhaltungstrieb nicht, da sie zu Recht annahmen, eine Gefangennahme durch die Deutschen nicht zu überleben.[293] Ramsauers erste Begegnungen mit „Partisanen" waren wohl vor allem Begegnungen mit „Verdächtigen" und versprengten Soldaten, die wie die Juden von vornherein dem Tod geweiht

---

288 Ebd.

289 Vgl. 162. Inf.Div., Abt. Ia Nr. 500/41, Div.St.Qu., 8.8.1941, BArch-MA, RH/26/162, 10.

290 Vgl. Faßbender SS-Sturmbannführer an SS-Kavallerie-Regiment. 1, O.U., 12.8.1941, Bericht über die Tätigkeit der V.A. v. 3.–12.8.1941, abgedruckt in: UEhT, S. 224.

291 162. Inf.Division, Kommandeur, Ia Nr. 519/41 geheim, Div. St.Qu., 17.8.1941, BArch-MA RH/26/162/, 10.

292 *„Aufgegriffene Rotarmisten, die als Partisanen erschossen werden, sind als Gefangene zu melden."* (Berück Mitte, Ia, Betr.: Tagesmeldungen, 22.11.1942, BArch-MA SF-01/31701 Bl. 547f.; zudem vgl. Christian Gerlach: Kalkulierte Morde, S. 879).

293 Vgl. Hannes Heer: Die Logik des Vernichtungskrieges, S. 108; Felix Römer: „Seid hart und unerbittlich". Gefangenenerschießungen und Gewalteskalation im deutsch-sowjetischen Krieg 1941/42. In: Sönke Neitzel/Daniel Hohrath (Hg.): Kriegsgreuel. Die Entgrenzung der Gewalt in kriegerischen Konflikten vom Mittelalter bis ins 20. Jahrhundert. Paderborn 2008, S. 317–336.

waren und präventiv erschossen wurden – *„Feind an jeder Front“*, wie Ramsauers Brigadekommandeur Fegelein in seiner Abschlussmeldung über die ersten drei Einsatzwochen der SS-Kavallerie-Brigade in heroischem Ton schrieb. Angesichts der *„schwersten Aufgaben“*[294] und der Gesamtzahl von 13.788 erschossenen „Plünderern“ sowie 714 Gefangenen bei zwei eigenen Verlusten verlangte Fegelein von Bach-Zelewski, bei Himmler umgehend Auszeichnungen für seine Männer einzufordern.

General von Schenckendorff verlieh daraufhin 31 SS-Reitern das Eiserne Kreuz 2. Klasse – unter ihnen der Kommandeur des SS-Kavallerie-Regiments 2 Franz Magill und einige seiner Schwadronsführer. Der besonders gewissenhafte Judenmörder Gustav Lombard aber wurde mit dem Eisernen Kreuz 1. Klasse ausgezeichnet. Die Wehrmacht erkannte das Morden der SS-Kavallerie also ausdrücklich an.[295] Die besondere Auszeichnung Lombards und seine Beförderung zum Kommandeur des 1. SS-Kavallerie-Regiments muss von den SS-Reitern als höchstes Lob für unerbittliches Morden verstanden worden sein. Lombard war bei seinen Untergebenen hoch angesehen. Sie nannten ihn *„Papa Lombard“*[296].

Die zweite Mordkampagne im Pripjet-Gebiet. Eine Gewohnheitssache

Nach dem ersten Vernichtungszug durch den westlichen Teil des Pripjet-Gebietes rasteten die SS-Reiter vier Tage, um die Pferde zu beschlagen, die Waffen zu pflegen und die Ausrüstung auszubessern.[297] In dieser Pause traf Himmler in Baranowicze erneut Bach-Zelewski und Fegelein. Auch der mustergültige Lombard wurde zur Besprechung hinzugezogen, ebenso General von Schenckendorff. Es ist davon auszugehen, dass Himmler den SS-Brigaden bei diesem Treffen einen neuen Mordbefehl für die östlichen Pripjet-Gebiete überbrachte. Am nächsten Tag hielt Himmler auf der Durchfahrt nach Minsk in Lachowicze, wo ein Teil der SS-Kavallerie-Brigade und das SS-Kavallerieregiment 1 lag. Er sprach mit einigen Führern und Unterführern. Einen Tag später begann die nächste Phase des Mordens: Die SS-Reiter trieben in der Stadt neben jüdischen Männern auch bislang nützliche jüdische Zwangsarbeiter sowie Frauen und Kinder zusammen, insgesamt etwa 300 Personen, und erschossen sie vor der Stadt.[298] Anschließend rückten die Verbände der SS-Kavallerie-Brigade weiter nach Osten vor und überschritten die ehemalige polnisch-sowjetische Grenze. Dieses Mal war Rams-

294 SS-Kavallerie-Brigade 1 an den Höheren SS und Polizeiführer beim Befehlshaber des rückwärtigen Gebietes Mitte, Baranowicze, 13.8.1941, Abschlussmeldung, abgedruckt in: UehT, S. 224–226.

295 Vgl. Kommandostab RF-SS, Abt. Ia, Bericht des Kdo.Stabes RF-SS über die Tätigkeit für die Zeit vom 1.9. bis 7.9.1941 einschließlich., H.Qu., 10.9.1941, BArchL, CSSR, Ordner 397d; Ruth Bettina Birn: Zweierlei Wirklichkeit?, S. 276.

296 Zit. nach Martin Cüppers: Wegbereiter der Shoah, S. 180.

297 Vgl. SS-Kavallerie-Brigade, Ia/Mae/Sw., Abschlussmeldung der SS-Kav.Brigade über Befriedung der Prypec-Sümpfe, O.U., 18.9.1941, BArchL, CSSR, Ordner 397d.

298 Vgl. Martin Cüppers: Wegbereiter der Shoah, S. 182f.

auers Schwadron direkt mit dabei. Am 18. August wurde Ramsauers Radfahr-Aufklärung aus der Heeres-Division herausgezogen und der SS-Kavallerie-Brigade zur Verfügung gestellt.[299] Der Stützpunkt der Schwadron befand sich noch bis 31. August in einem Waldlager bei Stare Dorchi (Staryje Doroghi), von wo aus täglich Spähtrupps die Gegend südlich der Rollbahn zwischen Sluck und Bobruisk durchstreiften. Die Ergebnisse stellten *„eindeutig ein Nachlassen des Partisanen Widerstandes fest, so dass der Raum südlich der Rollbahn I in einer Tiefe von 25 km als befriedet angesehen werden kann.“*[300] Am 31. August wurde Ramsauers 7. Schwadron aus dem 2. SS-Kavallerie-Regiment ausgeschieden und mit der gesamten Vorausabteilung zur Radfahr-Aufklärungsabteilung (RAA) der SS-Kavallerie-Brigade versetzt, höchstwahrscheinlich, weil es sich in deren Operationsfeld befand. Mitte September bestand Ramsauers Schwadron aus 221 Mann.[301] Die Führung der gesamten Abteilung erhielt SS-Sturmbannführer Faßbender, der einzige SS-Führer, an den sich Ramsauer später erinnern wollte. Die SS-Kavallerie-Brigade erhielt den Auftrag, ein Dreieck, gebildet von der Linie Mosyr – Gomel sowie den beiden Flüssen Pripjet und Djnepr südostwärts bis zu deren Zusammenfluss, *„zu durchkämmen und vom Feinde zu säubern“*[302]. Das Kavallerieregiment 1 und die Aufklärungsabteilung wurden im linken Abschnitt eingesetzt. Am 1. September marschierte die Abteilung Richtung Bobruisk und rückte am 3. September Richtung Mosyr vor. Zwei Tage später, am 5. September, erreichte die SS-Kavallerie die Linie Mosyr – Bobruisk. Brigadeführer Fegelein betrachtete das *„Unternehmen ‚Prypec-Sümpfe‘“*[303] damit als abgeschlossen, tatsächlich dauerte die Mordkampagne aber noch bis etwa Anfang Oktober. Himmler lehnte einen Einsatz der Brigaden des Kommandostabes RF-SS an der Front mit der Begründung ab, die Brigaden seien die *„einzigsten und letzten Kräfte der SS“*, die er zur *„Säuberung“*[304] der rückwärtigen Gebiete zur Verfügung habe. Die weiteren jeweils aktuellen Einsatzgebiete erhielt die Brigade vom Befehlshaber des rückwärtigen Heeresgebietes Mitte zugewiesen. Die konkreten Weisungen und Befehle sprachen in manchen Fällen davon, alle Juden umzubringen, in manchen Fällen sollten Handwerker verschont bleiben.[305] Am 9. September 1941 befand sich die SS-Kavallerie-Brigade in Choiniki, das 1. SS-Kavallerie-Re-

299 Vgl. SS-Kavallerie-Regiment 2, Tätigkeitsbericht für die Zeit vom 14.–17.8.1941, St.Qu., 18.8.1941, BArch-MA RS4/932.

300 Kommandostab RF-SS, Abt. Ia, Bericht des Kdo.Stabes RF-SS über die Tätigkeit für die Zeit vom 1.9. bis 7.9.1941 einschließlich., H.Qu., 10.9.1941, BArchL, CSSR, Ordner 397d.

301 Vgl. SS-Kavallerie-Regiment 2, II a – Je., Wehrkarteimittel versetzter Führer, O.U., 25.9.1941, BArchL, Verschiedenes, Ordner 93; SS-Kavallerie-Regiment 2, Ia. W/Hs., Tätigkeitsbericht für die Zeit vom 29.8.–4.9.1941, O.U. 4.9.1941, BArch-MA, RS4/932; SS-Kavallerie-Regiment. 2, IIb-Je.; Namentliche Liste der 7./SS-Kav.-Rgt. 2 versetzt zur Aufklärungsabteilung/SS-Kav.-Brigade, O.U., 14.9.1941, BArchL, Verschiedenes, Ordner 93.

302 Kommandostab RF-SS, Abt.Ia, Bericht des Kdo.Stabes RF-SS über die Tätigkeit für die Zeit vom 1.9.–7.9.1941 einschließlich H.Qu., 10.9.1941, BArchL, CSSR, Ordner 397d.

303 SS-Kav.Brigade, Ia/Mae/Sw., Abschlussmeldung der SS-Kav.Brigade über Befriedung der Prypec-Sümpfe, O.U., 18.9.1941, BArchL, CSSR, Ordner 397d.

304 Kriegstagebuch Kommandostab RF-SS, abgedruckt in: UEhT, S. 43.

305 Vgl. Christian Gerlach: Kalkulierte Morde, S. 607.

giment und die Aufklärungsabteilung erreichten an diesem Tag Retschitza. Die Radfahr-Aufklärungsabteilung schloss wenige Tage später Richtung Südwesten nach Choiniki auf, wo sie ihr Abteilungshauptquartier aufschlug.[306] Die Abteilung wurde in kleinere Einheiten aufgeteilt und zur *„Befriedung“* der Dörfer in der Umgebung losgeschickt. Für besondere Fälle unterstanden einige Einsatzgruppen direkt der Brigade. In der zweiten Septemberhälfte erhielt Ramsauers Einheit mit demselben Auftrag der *„Befriedung“* das weiter östlich gelegene Gebiet zwischen den Flüssen Dnjepr und Szohs zugewiesen.[307]

Anders als in den ersten beiden Wochen, als fast ausschließlich Juden ermordet wurden und die Auslöschung ganzer jüdischer Gemeinden in kleineren Ortschaften das einzige Ziel war, stieß die SS-Kavallerie nun bisweilen auf kleinere versprengte Sowjet-Truppen und Partisanen – dies geht zumindest aus dem von Fegelein hinsichtlich des militärischen Aspekts vermutlich aufgeblasenen Abschlussbericht der Brigade hervor.[308] Die kurzfristigen Tätigkeitsberichte etwa des 2. SS-Kavallerie-Regiments sind bezüglich des Auftretens von Partisanen oder Rotarmisten realistischer einzuschätzen als Fegeleins Oden an Bach-Zelewski und Himmler über die heroischen Kämpfe seiner Truppe. Evident ist, dass die SS-Kavallerie-Brigade auch hier noch auf keine ernstzunehmenden, organisierten Partisanenverbände stieß. Ersichtlich wird dies auch daran, dass kaum eigene Verluste, hingegen laufend Erschießungen von Partisanen, „Plünderern“ und Kommunisten gemeldet wurden.[309] Womit die Schwadrone am ehesten zu kämpfen hatten, waren die schlechten Wege durch die Sumpfstrecken, wo die Pferde bisweilen bis zum Bauch versanken.[310] Die Vernichtung der jüdischen Bevölkerung stand im Vordergrund auch der zweiten „Durchkämmung“ des Pripjet-Gebietes. Insbesondere jenseits der alten polnisch-sowjetischen Grenze schufen die Kommandostellen mit der Gleichung Jude = Partisan = Jude eine neue zentrale Legitimationsformel, die das bisherige „Plünderer“-Synonym für Juden ersetzte. Fegelein stilisierte die Juden zu Trägern der Nachrichtenverbindung zwischen versprengten Partisanengruppen – ein altes antisemitisches Stereotyp, das er kreativ an die Verhältnisse in den Prypjet-Sümpfen anpasste.[311] Bei einem gemeinsamen Lehrgang von Wehrmacht, SS-Einheiten und Einsatzgruppe B zur Partisanenbekämpfung Ende September 1941 durften Fegelein und Lombard ihre bisherigen Methoden verbreiten. Die Leitlosung, die der Kursus erbrachte, war: *„Wo der Partisan ist, ist der Jude, und wo der Jude ist, ist der Partisan.“*[312] Damit waren Kriegsführung und Vernichtungspolitik, wie es Fegelein,

306 Vgl. Kriegstagebuch Kommandostab RF-SS, abgedruckt in: UEhT, S. 42.

307 Vgl. SS-Kav.-Brigade, Ia, Nr. 4/Ge./We., Brigadebefehl für die Übernahme des Raumes zwischen Prypjet und Dnjepr, Brig.St.Qu., 16.9.1941, BArchL, Verschiedenes, Ordner 93.

308 Vgl. SS-Kav.-Brigade, Kommandeur, Brigadetagesbefehl Nr. 1, Brigadegefechtsstand, 12.9.1941, BArchL, Verschiedenes, Ordner 93.

309 Vgl. SS-Kav.Rgt 2, Tätigkeitsberichte 18.8.–28.8.; 29.8.–4.9.1941; 12.–18.9.1941, BArch-MA, RS4/932; Kommandostab RF-SS, Abt. Ia, Tätigkeitsbericht 1.9.–7.9.1941, BArchL, CSSR, Ordner 397d.

310 Vgl. SS-Kav.Rgt 2, Tätigkeitsbericht 5.9–11.9.1941, BArch-MA, RS4/932.

311 Vgl. Martin Cüppers: Wegbereiter der Shoah, S. 195.

312 Zit. nach Christian Gerlach: Kalkulierte Morde, S. 566; Walter Manoschek: „Wo der Partisan ist“, S. 172.

Bach-Zelewski und von Schenckendorff vorgekommen sein muss, in einer Kampfparole miteinander verknüpft, ja untrennbar verbunden.

Dass die Ideologie mit der Realität wenig übereinstimmte, zeigen einige Aussagen von ehemaligen Angehörigen von Ramsauers Radfahr-Aufklärungsabteilung, die sich auf die Einsätze ab 1. September beziehen und die im Zuge von deutschen Ermittlungen zur Vernichtung der jüdischen Bevölkerung in Weißrussland in den 1960er-Jahren gemacht wurden. Ramsauers ehemaliger Schwadronskamerad Kurt Z. erklärte bei seiner Einvernahme:

> *„Nach meinen Beobachtungen gab es damals noch nicht viele Partisanen, und die wenigen, welche sich in dem Gebiet versteckt hielten, konnten von uns wegen der großen Ausdehnung kaum gestellt werden. Es kam öfter vor, dass wir bei solchen Einsätzen auf gar keinen Partisan gestoßen sind. [...] Ganz anders verhielt es sich dagegen mit der jüdischen Bevölkerung. Fast in allen Siedlungen, seien es nun Städte, Dörfer oder nur einzelne Gehöfte, waren auch Juden wohnhaft. Diese befanden sich zahlenmäßig wohl in der Minderheit, doch waren sie fast überall vorhanden. Rein äußerlich konnte man sie von der übrigen Bevölkerung kaum unterscheiden, doch sprachen fast alle Juden deutsch oder konnten sich zumindest verständigen. Die Juden wurden überall, wo sie angetroffen wurden, von den Angehörigen unserer Einheiten zusammengetrieben und wurden entweder gleich oder in den folgenden Tagen erschossen. [...] Juden wurden erschossen, weil sie Juden waren. Ein anderer Grund kann meines Erachtens nicht vorgelegen haben. Ich halte es für ausgeschlossen, daß Juden mit den Partisanen zusammenarbeiteten oder selbst partisanenverdächtig waren. Es ist mir nichts darüber bekannt, daß die Juden auch nur die geringste Handlung gegen die deutschen Truppen unternommen hätten. Sie verhielten sich nach meinen Beobachtungen immer friedlich und loyal.“*[313]

Weitere spätere Zeugenaussagen und einzelne zeitgenössische Tätigkeitsberichte und Funkmeldungen von SS-Schwadronen bestätigen die Aussagen von Kurt Z. im Jahr 1964. Auch sie vermitteln, dass die Partisanenbekämpfung mangels Partisanen sekundär war. Überall wurden jedoch systematisch Juden ermordet, auch Frauen und Kinder blieben fast durchwegs nicht mehr verschont.[314]

Ein weiterer ehemaliger SS-Kamerad von Ramsauer in der Radfahr-Aufklärungsabteilung schilderte das Vorgehen seiner und anderer SS-Reiter-Schwadrone. Das Morden war im September 1941 bereits zur „Gewohnheitssache“ geworden:

---

313 Vernehmung Kurt Z., 7.7.1964, BArchL, 202 AR-Z 42/62, Bd. 2, Bl. 76–85, zit. nach Martin Cüppers: Wegbereiter der Shoah, S. 195f. Der SS-Mann hatte in Ramsauers Schwadron gedient (vgl. SS-Kav.-Rgt. 2, IIb-Je, Namentliche Liste der 7./SS-Kav.-Rgt. 2 versetzt zur Aufklärungsabteilung/SS-Kav.-Brigade, BArchL, Verschiedenes, Ordner 93).

314 Im Folgenden wird auf die Zitierung einzelner Schwadronsberichte verzichtet, siehe dazu im Einzelnen die akribische Auswertung bei Martin Cüppers: Wegbereiter der Shoah, S. 194–203.

SS-Kav.- Rgt. 2 O.U. den 14. 9.1941
II b - Je.

Namentliche Liste der 7./SS-Kav.- Rgt. 2

versetzt zur Aufklärungsabteilung/SS-Kav.- Brigade

1.	SS-Ostuf.	Koppenwallner,	Anton	- 11. 6.1912
2.	SS-Ustuf.	Braun,	Wilhelm	- 22. 7.1912
3.	SS-Ustuf.	Loy,	Hermann	- 5. 3.1907
4.	SS-Ustuf.	v. Scholz,	Walter	- 14. 8.1919
5.	SS-Ustuf.	Dr. Ramsauer,	Siegbert	- 19.10.1909
6.	SS-Uscha.	Arthuber,	Hans	- 27.10.1919
7.	SS-Uscha.	Blume,	Bodo	- 16. 3.1906
~~8.~~	~~SS-Oscha.~~	~~Braun,~~	~~Wilhelm~~	~~- 22. 7.1912~~
9.	SS-Uscha.	Grössle,	Heinrich	- 30. 8.1904
10.	SS-Uscha.	Hampl,	Karl	- 4.11.1910
11.	SS-Uscha.	Hübner, ~~Karl~~	Karl	- 5. 8.1903
~~12.~~	~~SS-Uscha.~~	~~Kletzke,~~	~~Gerhard~~	~~- 12. 7.1911~~
13.	SS-Uscha.	Pinkpank,	Karl	- 14. 6.1911
14.	SS-Scharf.	Pohl,	Fritz	- 17. 4.1913
15.	SS-Uscha.	Reckziegel,	Rudolf	- 20. 1.1906
16.	SS-Oscha.	Simon,	Hermann	- 21. 6.1909
17.	SS-Uscha.	Suletzki,	Bruno	- 31.12.1905
18.	SS-Uscha.	Susitti,	Albert	- 15. 4.1910
19.	SS-Uscha.	Stachelhaus,	Karl	- 16. 3.1910
20.	SS-Uscha.	Steuer,	Heinrich	- 6. 8.1910
21.	SS-Uscha.	Vogt,	Hermann	- 10.12.1911
22.	SS-Mann	Adler,	Hans	- 30. 7.1923
23.	SS-Mann	Albrecht,	Hubert	- 12.12.1921
24.	SS-Mann	Aschenbrenner,	Oskar	- 4. 9.1922
25.	SS-Mann	Baier,	Eugen	- 10. 9.1921
26.	SS-Mann	Baier,	Herbert	- 8.12.1922
27.	SS-Mann	Bamberger,	Herbert	- 22. 2.1919
28.	SS-Mann	Beck,	Marcell	- 13.11.1922
29.	SS-Mann	Berndt,	Horst	- 9. 8.1923
30.	SS-Mann	Birett,	Richard	- 26. 2.1916
31.	SS-Mann	Blaschat,	Hermann	- 10. 4.1916
32.	SS-Mann	Blaseio,	Emil	- 7.11.1907
33.	SS-Mann	Bode,	Helmut	- 19.10.1921
34.	SS-Mann	Böhm,	Viktor	- 10. 9.1918
35.	SS-Mann	Bolz,	Aloisius	- 1. 7.1922
36.	SS-Mann	Bolz,	Kurt	- 27. 9.1922
37.	SS-Mann	Borgiel,	Richard	- 29. 1.1923
38.	SS-Mann	Braun,	Ernst	- 26. 4.1921
39.	SS-Mann	Bretterklieber,	Wilhelm	- 6. 7.1920
40.	SS-Mann	Brucker,	Johann	- 12. 7.1921
41.	SS-Mann	Burgemeister,	Eduard	- 5. 3.1919
42.	SS-Strm.	Christensen,	Kurt	- 11.10.1920
43.	SS-Strm.	Cusig,	Hermann	- 14. 7.1910
44.	SS-Mann	Cycling,	Edmund,	- 20.11.1920
45.	SS-Mann	Dannenberg,	Friedrich	- 29. 3.1912
46.	SS-Mann	Dannenmann,	Otto	- 11. 7.1923
47.	SS-Mann	Daschewitz,	Emil	- 14.10.1923
48.	SS-Rttf.	Denkel,	Rudi	- 5.10.1911
49.	SS-Mann	Dering,	Gustav	- 15. 4.1914

Abbildung 17: Faksimile einer Besetzungsliste von Ramsauers 7. Schwadron des 2. SS-Kavallerie-Regiments, die zur Aufklärungsabteilung der SS-Kavallerie-Brigade versetzt wurde. Ramsauer ist als Unterführer an fünfter Stelle genannt (Bundesarchiv Ludwigsburg).

„Bezüglich des Vorgehens gegen die jüdische Bevölkerung war es so, daß schon bei den ersten Aktionen in den Pripjet-Sümpfen auf das Vorhandensein von Juden geachtet und diese bei Antreffen zu sammeln und am bekanntgegebenen Sammelplatz der Schwadron abzuliefern waren. Nachdem ich zweimal selbst gesehen beziehungsweise gehört habe, daß die Juden erschossen wurden, muß ich annehmen, daß auch in den übrigen Fällen die zusammengetriebenen Juden einschließlich Frauen und Kinder erschossen wurden. Die Handhabung der Durchkämmung und des Zusammentreibens der Juden hatte sich bald so reibungslos eingespielt, daß hierzu besondere Befehle nicht mehr gegeben werden mußten. Es war also schon von Anfang an eine fast selbstverständliche Gewohnheitssache, die von sich aus anlief, wenn eine Durchkämmung befohlen war.“[315]

Es ist unklar, ob diese Aussage des SS-Reiters auch auf die Einsätze der SS-Vorausabteilung bis Ende August gemünzt war. Jedenfalls bezog sie sich aber auf die von der SS-Radfahrschwadron Anfang September begonnenen weiteren „*Befriedung*“ des südöstlichen Pripjet-Gebietes. Sie zeigt, dass auch Ramsauers Schwadron an der Vernichtung der Juden in den Dörfern und Städten beteiligt war. Auch eine dritte Aussage vermittelt einen Eindruck davon, wie die Radfahrzüge in einzelnen Dörfern vorgegangen sind:

„Die Juden sollten wir ebenfalls zum Gefechtsstand bringen. So wurde es auch von uns gehandhabt. Meistens war innerhalb des Dorfes ein Sammelplatz oder ein Haus bestimmt worden, wo sich auch der Schwadronschef befand. Dortselbst befanden sich auch in der Regel ein Gefechtsschreiber und ein Dolmetscher. [...] Weil wir schon erheblich älter waren als die zu den Radfahrzügen gehörenden Kameraden, wurden wir (die SMG-Staffel) zum Durchkämmen der Gehöfte und zum Zusammentreiben der Juden nicht herangezogen. Wir machten in dieser Zeit technischen Dienst. Dabei habe ich aber wiederholt gesehen, daß von den Zügen wiederholt Juden einschließlich Frauen und Kinder zusammengetrieben wurden. Soweit mir bekannt war, wurden die Juden anschließend verhört. [...] Nach dem Verhör wurden die Juden, wie ich vermute, am gleichen Tag oder am Tag danach erschossen. Ich hörte selbst an verschiedenen Tagen bei Befriedungsaktionen Schüsse fallen, welche von den Judenerschießungen herrühren mußten. In einem Falle sah ich auch einmal, wie die Juden von Angehörigen der Radfahrzüge weggeführt wurden, und anschließend knallte es ebenfalls längere Zeit. In diesem Falle konnte ich die Erschießung aus größerer Entfernung selbst beobachten. Die Juden wurden mit der Maschinenpistole von hinten erschossen, und zwar im Stehen. Es mögen 30 bis 40 Personen gewesen sein, Frauen und Kinder befanden sich darunter. Ich habe diese Erschießungen als Unrecht angesehen und war innerlich tief bewegt. Nach meiner Ansicht handelte es sich um reine Willkürakte, denn die Leute

315 Zit. nach Karla Müller-Tupath: Reichsführer gehorsamster Becher, S. 59.

konnten nichts verbrochen haben, auf keinen Fall die Frauen und Kinder. Aber auch gegenüber den jüdischen Männern handelte es sich um eine unrechtmäßige Erschießung."[316]

Eine weitere Aussage eines ehemaligen Angehörigen der Radfahr-Aufklärungsabteilung der SS-Kavallerie-Brigade beleuchtet ihre direkte Beteiligung am Judenmord in der Gegend um Mosyr:

„*Die Exekutionsstätte war von Angehörigen der Radfahraufklärungs-Abteilung abgesperrt. Auch das Exekutionskommando wurde von Angehörigen der 1. Schwadron RAA gestellt. Damals sprach man davon, daß es sich bei den erschossenen Männern, Frauen und Kindern um Juden gehandelt habe. [...] Das Exekutionskommando der RAA war etwa 30 Mann stark; man konnte eigentlich nicht von Exekutionen sprechen, es war schon mehr ein Gemetzel.*"[317]

Der SS-Mann berichtete von einer weiteren Massenhinrichtung in einem Dorf an der Rollbahn Lachowicze-Bobruisk, die er als eine Vergeltungsaktion bezeichnete, die die Kavallerie-Brigade auf Nachfrage für „*in Ordnung*" befunden hatte. Seinen Ausführungen zufolge wurde das Dorf vollständig niedergebrannt. Die Urheber der eineinhalbstündigen Erschießungen waren seinen Aussagen zufolge Angehörige der Sanitätseinheit der SS-Kavallerie-Brigade. Er sah in den Rauchtrümmern des Dorfes etwa 50 bis 60 verbrannte Leichen, überwiegend Frauen und Kinder. Auch Ärzte und Sanitäter wie Ramsauer schreckten also offenbar nicht vor derartigen Massakern zurück und waren zumindest dieser Aussage nach aktiv und direkt an Vernichtungsaktionen beteiligt.[318] Auffallend an den Angaben ist, dass die hier zitierten ehemaligen SS-Männer nur Augenzeugen gewesen sein wollten, nur in den seltensten Fällen wurde eine direkte Beteiligung geschildert.[319]

In zusammenfassenden Berichten der Brigaden scheinen diese Vernichtungsaktionen nicht mehr in Zahlen von getöteten „Plünderern" auf. Protokolliert wurde meist nur die Zahl von erschossenen Partisanen.[320] Insgesamt verschob sich im Berichtswesen der Schwerpunkt auf die Partisanenbekämpfung sowie die Unterwerfung und Disziplinierung der lokalen russischen Bevölkerung. Auch in Befehlen wurde der Vernichtung der Juden kein breiter Raum mehr gewidmet. Im Brigadebefehl Nr. 6 vom

316 Vernehmung v. Karl G., 8.7.1964, BAarchL, 202 AR-Z 42/62, Bd. 1, Bl b246, zit. nach Karla Müller-Tupath: Reichsführer gehorsamster Becher, S. 63f; auch Martin Cüppers: Wegbereiter der Shoah, S. 329.

317 Zit. nach Karla Müller-Tupath: Reichsführer gehorsamster Becher, S. 66f.

318 Vgl. Karla Müller-Tupath: Reichsführer gehorsamster Becher, S. 68. Weitere ähnliche Aussagen von Angehörigen der Radfahr-Schwadron, wonach Angehörige der Schwadron „Säuberungstrupps" stellten, die Juden nach Geschlecht separierten und zusammentrieben, finden sich ebd., S. 70f.

319 Vgl. ebd., S. 77f.

320 Vgl. Kriegstagebuch Kommandostab RF-SS, etwa S. 45; Kommandostab RF-SS, Abt. Ia, Tätigkeitsbericht 1.–7.9.1941, BArchL, CSSR, Ordner 397d.

23. September formulierte Fegelein knapp: *„Sämtliche Bolschewisten und Freischärler sowie Juden sind in Retschiza und in den Ortschaften im Umkreis von 20 Kilometern am 24. und 25. September 1941 öffentlich aufzuhängen und zu erschießen.“*[321] Die Judenvernichtung tauchte nur mehr en passant auf, wie der Brigadebefehl Nr. 8 vom 28. September 1941 deutlich macht. Zunächst trichterte Fegelein seinen Truppen lang und breit eine härtere Vorgangsweise gegen die russische Bevölkerung ein:

> *„Es zeigt sich immer wieder, daß gegenüber der Bevölkerung nicht energisch und rücksichtslos genug durchgegriffen wird. [...] Es muß jedem Russen klar gemacht werden, daß der betreffende Führer [einer SS-Einheit] der Herr über Leben und Tod ist. [...] Es ist ein ausgezeichnetes Mittel, überführte Partisanen und die schlimmsten Elemente der kommunistischen Partei öffentlich aufzuhängen.“*[322]

Zur Behandlung der jüdischen Bevölkerung in den Dörfern hieß es dann kurz und bündig:

> *„Falls eine Einheit längere Zeit in einem Ort liegt, sind unmittelbar Judenviertel bezw. Ghettos anzulegen, falls sie nicht sofort ausgerottet werden können. Selbstverständlich ist dabei zu beachten, daß die Handwerker erhalten bleiben.“*[323]

Vom Stolz zur Verschleierung

An allen oben genannten Orten und Städten wüteten die SS-Reiter. In Retschitza, wo Ramsauers Einheit zu dieser Zeit stationiert war, massakrierten die SS-Reiter mehrere hundert Juden.[324] In Choiniki, wo die SS-Kavallerie-Brigade als Erstes eintraf und wenig später auch Ramsauers Radfahr-Aufklärungsabteilung ihr Stabsquartier aufschlug, man also davon ausgehen kann, dass der Arzt der Abteilung dort zugegen war, wurden 300 Juden ermordet – die gesamte jüdische Bevölkerung der Kleinstadt.[325] Auch in Bragin überlebte der größte Teil der 600 Menschen umfassenden jüdischen Gemeinde die *„Befriedungsaktion“*, mit der die Radfahr-Aufklärungsabteilung am 16. September für diesen Ort beauftragt wurde, nicht.[326] Hinzuzufügen ist freilich, dass die

321 Zit. nach Martin Cüppers: Wegbereiter der Shoah, S. 200.

322 SS-Kav. Brigade, Kommandeur Ia, Brigadebefehl Nr. 8, Brig.St.Qu., 28.9.1941, BArchL, Verschiedenes, Ordner 93.

323 Ebd.

324 Vgl. Martin Cüppers: Wegbereiter der Shoah, S. 200. Gerlach nennt die Zahl 3.000–3.500 (vgl. Gerlach: Kalkulierte Morde, S. 607).

325 Vgl. Kriegstagebuch Kommandostab RF-SS, abgedruckt in: UEhT, S. 42. Der ehemalige Angehörige der Radfahr-Aufklärungsabteilung Kurt K. bestätigte die Mordaktion, auch wenn seine Opferzahl (20) sicher untertrieben ist (vgl. Vernehmung Kurt K., 28.8.1964, StAM, Staw 21894, Bd. 15, Bl. 612; siehe zu weiteren Quellen: Martin Cüppers: Wegbereiter der Shoah, S. 396 (Fußnote 54)).

326 Vgl. Martin Cüppers: Wegbereiter der Shoah, S. 198. Er zitiert Aussagen von weißrussischen Zeugen im Rahmen eines Ermittlungsverfahrens der Zentralen Stelle der Landesjustizverwaltungen zur Auf-

genaue Zuordnung einzelner Mordeinsätze zu bestimmten Einheiten speziell bei größeren Ortschaften nicht immer eindeutig möglich ist, da neben der SS-Kavallerie auch andere deutsche Einheiten der SS wie die Einsatzgruppe B zur gleichen Zeit in dieser Gegend mit der Ermordung der Juden beauftragt waren.[327] Festgehalten werden aber kann zweifellos, dass die SS-Kavallerie, der Ramsauer angehörte, im Juli und August 1941 unter der Führung von Hermann Fegelein als eine der ersten SS-Einheiten den Übergang *„von selektiven Morden zu Massenmord"*[328] vollzog. Wie Cüppers in seiner Studie zu den SS-Brigaden zeigt, hatte das Fehlen von Tötungszahlen in den Berichten den einfachen Grund der Verschleierung. Nutzten die Höheren SS- und Polizeiführer sowie die Brigadeführer im August 1941 die Berichte an Himmler noch, um ihren besonderen Eifer unter Beweis zu stellen, so galt ab Mitte September die Devise der Geheimhaltung. Auch die Exekutionskommandos wurden nun angehalten, über die Taten Stillschweigen zu bewahren. Die SS-Kavallerie begann nach einem geradezu triumphalen Mordmonat die Spuren ihrer Verbrechen zu verwischen.

Ende September erhielt die SS-Kavallerie-Brigade ein neues Operationsgebiet zugeteilt. Sie sollte nun weiter nördlich in der Gegend von Toropez, etwa 400 km vor Moskau, die „Partisanenbekämpfung" übernehmen. Am 10. Oktober 1941 errichtete die SS-Kavallerie-Brigade in Toropez ihr Stabsquartier. Ramsauers Aufklärungsabteilung traf dort wenige Tage später ein. Am 18. Oktober 1941 begannen die SS-Reiter eine neue *„Befriedungsaktion"* zwischen Toropez und der Bahnlinie von Velikiye Luki nach Rshew, einer Stadt 200 km vor Moskau.[329] Allerdings sind mögliche Verbrechen nicht mehr zu rekonstruieren, da die Berichte keine Angaben zu getöteten Juden enthalten: Weder sind Aussagen von sowjetischen Zeitzeugen greifbar, noch ermittelte die westdeutsche Nachkriegsjustiz dazu. Die Untersuchungen von Martin Cüppers verweisen allerdings nicht auf ein Ende des Mordens, wie es die Berichterstattung der SS-Kavallerie auf den ersten Blick nahelegt, sondern auf eine ungebrochene Fortsetzung, die erst im Dezember 1941 durch die Rote Armee beendet wurde.[330]

Die folgenden verstärkten Attacken sowjetischer Widerstandskämpfer*innen auf die deutschen Angreifer in Raum Toropez und die massive Gegenoffensive der Roten Armee vor Moskau erlebte Sigbert Ramsauer nicht mehr mit. Obwohl er später behauptete, an der Front bei Rshew gekämpft zu haben und dies in seinem Personalakt auch so angeführt ist, widersprechen diese Angaben den vorliegenden Stellenbesetzungen.[331] Ramsauers Einheit wurde erst am 14. Dezember 1941 zur 9. Armee vorgezo-

klärung von NS-Verbrechen in Ludwigsburg; Christian Gerlach: Kalkulierte Morde, S. 607.

327 Vgl. Christian Gerlach: Kalkulierte Morde, S. 608. Er geht im Unterschied zu Büchler davon aus, dass der größte Teil der insgesamt 18.000 ermordeten Juden dieser Region von Einheiten der Sicherheitspolizei und des SD erschossen wurde.

328 Saul Friedländer: Das Dritte Reich und die Juden, S. 590.

329 Vgl. Kriegstagebuch Kommandostab RF-SS, abgedruckt in: UEhT, S. 42f.

330 Vgl. Martin Cüppers: Wegbereiter der Shoah, S. 200–203.

331 Vgl. Personalangaben Dr. Ramsauer Sigbert, BArchB, SS-Führerpersonalakten 6-B. Hier ist der *„Fronteinsatz"* als *„Teilnahme am Russlandfeldzug"* verzeichnet.

gen. Die ersten schweren Kämpfe an der Front führte die SS-Kavalleriebrigade erst Anfang Jänner 1942.[332] Ramsauer verließ die SS-Kavallerie aber schon Ende Oktober 1941. Am 16. Oktober 1941 berief ihn ein Befehl des SS-Sanitätsamtes in Berlin mit Wirkung vom 23. Oktober aus dem Osten ab.[333] In Berlin wurde er mit Wirkung vom 11. November 1941 der Abteilung „Inspektion Konzentrationslager" zugeteilt.[334] Damit begann Ramsauers Wirken an der „Heimatfront".

Der Grund für die Versetzung Ramsauers geht aus seinem SS-Personalakt nicht hervor. Im Allgemeinen war der Personalaustausch zwischen Fronteinsatz und KZ-System innerhalb der SS durchaus üblich, ab 1942 von Himmler sogar explizit erwünscht, damit möglichst viele SS-Männer „Kampferfahrung" bekamen. Bis dahin wurde eine Rückversetzung auf Dienststellen in Konzentrationslagern allerdings als Bestrafung für Fehlverhalten angewandt.[335] Letzteres traf im Falle Ramsauers zu. Er wurde aus disziplinären Gründen *„strafversetzt"*[336]. Wodurch war Ramsauer seinen Vorgesetzten negativ aufgefallen? Ramsauer war beschuldigt worden, beim Kartenspiel betrogen zu haben. Er reagierte auf den Vorwurf nach eigener Darstellung damit, dass er seinen Kontrahenten zu einem Duell aufforderte. Hier schlugen wohl burschenschaftliche Tradition und Faszination für militärisch-patriarchale Rituale durch. In diesem Fall brachte ihn sein tendeziell unduldsames, jähzorniges Temperament allerdings in Konflikt mit den geltenden NS-Gesetzen, wonach das Duellieren strikt untersagt war.[337]

Abschließend stellt sich die Frage, worin die medizinische Tätigkeit Ramsauers als Hilfsarzt bei seinen jeweiligen Einheiten eigentlich genau bestand. Schriftliche Zeugnisse dazu gibt es leider keine, in den im Fernsehen ausgestrahlten Interviewpassagen erfährt man darüber nichts. Vor dem britischen Militärgericht im September 1947 sagte Ramsauer aus, er habe in Kielce seine ersten kleineren Operationen durchgeführt. In der Sowjetunion habe er ebenfalls bloß leichtere Schussverletzungen an SS-Männern operiert.[338] Doch neben der medizinischen Betreuung der SS-Männer als Hilfsarzt dürfte Ramsauer in der Sowjetunion auch Tötungsexperimente durchgeführt haben – und zwar an gefangen genommenen Partisanen. Eine entsprechende Bemerkung soll Ramsauer während der Tötung eines Häftlings im KZ Loibl fallen gelassen haben.

332 Vgl. Kriegstagebuch Kommandostab RF-SS, abgedruckt in: UEhT, S. 94f.

333 Vgl. SS-Führungshauptamt, SS-Sanitätsamt an die Dienststelle IVb der SS-Kav.Brigade, Versetzung, 16.10.1941, BArchB, SS-Führerpersonalakten 6-B, Parteikorrespondenz/001.

334 Vgl. Funkspruch Nr. 720141, 11.11.1941, SS F.H.A. (San. Amt) Nr. 508 an Dienststelle III SS Kav.Brig. über Kdo. Stab RF SS, BArchB, SS-Führerpersonalakten 6-B, Parteikorrespondenz/001.

335 Vgl. Fegelein drohte für disziplinäre Vergehen die Rückversetzung zu Ersatzeinheiten an, *„sodass [der SS-Mann] dadurch bestraft ist, dass er beim Einsatz nicht mit dabei ist."* (SS-Kav.Rgt. 1, Kommandeur, Sonderbefehl, 8.5.1941, BArch-MA, RS4/618).

336 Bundespolizeidirektion Wien, Abteilung I, Kriminalbeamtenabteilung, RAMSAUER, Sigbert, Erhebung, 2.6.1947, TNA, WO 310/142; Aussage Sigbert Ramsauers vor dem britischen Militärgericht in Klagenfurt, 24.9.1947, TNA, WO 235/579.

337 Vgl. Abschrift aus dem unveröffentlichten Transkript des Interviews mit Sigbert Ramsauer, Interviewer: Egon Humer, Klagenfurt, 17.1.1990, Privatarchiv Janko Tišler, Tržič.

338 Vgl. Sigbert Ramsauer, Aussage vor dem britischen Militärgericht, Klagenfurt, 24.9.1947, TNA, WO 235/579.

Nachdem er ihm eine Injektion mit 30-prozentigem Wasserstoffsuperoxid verabreicht hatte, war der Kehle des Toten ein lautes Geräusch entwichen. Ramsauer erklärte dem anwesenden Häftlingsarzt František Janouch zufolge, dieses Geräusch entstehe durch das Austreten der Peroxide aus der Lunge. Ramsauer verwies dabei auf entsprechende Erfahrungen: Er habe an der Ostfront bereits etliche solcher Experimente an *„russischen Banditen“*[339] durchgeführt, ließ er Janouch wissen. Neben Janouch war der französische Häftling Michel Gasior anwesend. Ihm zufolge erklärte Ramsauer, er habe russischen Partisanen Luft in die Venen injiziert, um herauszufinden, welche Quantität reichen würde, um ihren Tod herbeizuführen bzw. umgekehrt ausgedrückt, wie viel injizierte Luft ein Mensch aushalten würde.[340]

Ramsauers Ängste

„Wenn der Wiesenthal nur einmal sterben tät'...“[341]

Waldemar Fegelein, der Bruder Hermann Fegeleins und ehemaliger Schwadronsführer der SS-Kavallerie-Brigade, soll 1946 in einem amerikanischen Internierungslager gegenüber einem Kameraden die Befürchtung geäußert haben: *„[W]enn die Sachen in den Pripjetsümpfen einmal herauskämen, würde es noch etwas geben.“*[342] Fegeleins Befürchtung, dass die Massaker in den Pripjet-Sümpfen eines Tages bekannt werden würden, blieb bis Anfang der 1960er-Jahre unbegründet. Er konnte unter geändertem Vornamen ein unbehelligtes Nachkriegsleben als Reitlehrer führen. Erst als Franz Magill, einer der Führer des 2. SS-Kavallerie-Regiments, im Zuge von Erhebungen der Ludwigsburger „Zentralen Stelle der Landesjustizverwaltungen zur Aufklärung nationalsozialistischer Verbrechen“ gegen den Höheren SS- und Polizeiführer Bach-Zelewski einem Ermittler unvermutet von der Vernichtung der Juden in Pinsk berichtete, wurden die Verbrechen der SS-Kavallerie-Brigade in den Pripjet-Sümpfen in Deutschland ansatzweise bekannt. Nach langen Untersuchungen kam es 1964 vor dem Braunschweiger Landesgericht zu einem Prozess gegen Franz Magill, den Schwadronsführer Kurt Wegener, den ehemaligen Schwadronschef Ramsauers in Polen Walter Dunsch und zwei weiteren Truppenführern der 2. SS-Kavallerie-Brigade. Obwohl der Staatsanwalt die Untersuchungen engagiert geführt hatte, verurteilte das Gericht den Hauptangeklagten Magill wegen *„fortgesetzter Beihilfe zum Mord in mindestens 5.245 Fällen und zum versuchten Mord in mindestens 100 Fällen“*[343] zu lediglich fünf Jahren Haft. Dieser

339 Zeugenaussage Dr. František Janouch unter Eid, 11.9.1947, TNA, WO 235/578; zit. auch in: Volkswille, 13.9.1947; Volkszeitung, 13.9.1947; Neue Zeit, 17.9.1947.

340 Vgl. Zeugenaussage unter Eid, Michel Gasior, 16.9.1947, TNA, WO 235/578.

341 Sigbert Ramsauer gegenüber seinem Forstarbeiter Josef St. (Interview mit Josef St., Interviewerin: Lisa Rettl, Eisentratten, 5.3.2009).

342 Zit. nach Martin Cüppers: Wegbereiter der Shoah, S. 313.

343 Urteil LG Braunschweig, 2 Ks 1/63, abgedruckt in: Justiz und Verbrechen. Sammlung deutscher Strafurteile wegen nationalsozialistischer Tötungsverbrechen, 1945–1969, Band 20, Nr. 570, S. 23–100, hier S. 27.

Prozess konzentrierte sich auf die Ermordung der Juden von Pinsk. Die Staatsanwaltschaft München I begann im Jahr 1962 mit Ermittlungen gegen weitere Führer der SS-Kavallerie-Brigade. Unter den Beschuldigten waren Gustav Lombard und Waldemar Fegelein. Gegen Anton Koppenwallner, Ramsauers Schwadronsführer im September 1941 während der 2. „Pripjet-Aktion", konnte nicht ermittelt werden, da Koppenwallner im Jänner 1942 gefallen war.[344] Wie bei einem Großteil der Unterführer und Mannschaften sahen die Staatsanwälte auch im Falle Ramsauers *„vorerst"* davon ab, ihn in die Liste von Angehörigen der SS-Kavallerie-Brigade aufzunehmen, gegen die wegen Mordes oder Beihilfe zum Mord ermittelt wurde. Aus den vorliegenden Unterlagen war keine Belastung des Hilfsarztes ersichtlich. Dabei blieb es auch.[345]

Anders als einige ehemalige Angehörige seiner Schwadron, deren Aussagen oben ausführlich zitiert wurden, wurde Ramsauer in Österreich nicht einvernommen. Die Untersuchung zog sich über insgesamt neun Jahre hin und die Staatsanwälte trugen schwerwiegende Originaldokumente, Aussagen Überlebender und ehemaliger SS-Reiter zusammen, die den Massenmord an der jüdischen Bevölkerung belegten. Dennoch kam es zu keiner Anklage. Am 22. Dezember 1970 wurde das Verfahren eingestellt. Warum? Die Einstellung hatte mit einer Strafrechtsnovelle aus 1968 zu tun, *„nach der bei NS-Tätern künftig der persönliche Tatbeitrag in Form einer besonders grausamen Tatausführung oder mittels niedriger Beweggründe nachgewiesen werden"*[346] musste. Die Novelle war de facto eine kalte Amnestie für NS-Mörder und stellte die strafrechtliche Relevanz der Ermittlungen in Frage. Die Münchner Staatsanwaltschaft glaubte, selbst im Fall Lombard dem Gericht keine entsprechenden Beweise für einen „persönlichen Tatbeitrag" vorlegen zu können, obwohl die „Entjudungs"-Befehle Lombards bekannt waren.[347] Die ungeheuerlichen Verbrechen der SS-Kavallerie-Brigade im Sommer und Herbst 1941 blieben deshalb in den Nachfolgegesellschaften NS-Deutschlands weitgehend ungesühnt.

Die unmittelbare persönliche Beteiligung aus „niedrigen Beweggründen", wozu Antisemitismus offenbar nicht gezählt wurde, nachzuweisen, war äußerst schwierig. Ermittler stießen bei den Befragungen von ehemaligen SS-Reitern in den 1960er-Jahren auf eine Mauer gänzlichen oder aber höchst beredten Schweigens – auf ein gigantisches *„Sammelsurium von Leugnung, Täuschung und ungebrochener Nähe zum Nationalsozialismus"*[348]. Der Korpsgeist der SS-Reiter und die Loyalität zu ihren Vorgesetzten hielten noch mehr als 20 Jahre nach den begangenen Verbrechen. Die Aufklärung der NS-Verbrechen durch die Justiz der BRD wurde von einem Großteil der ehemaligen

---

344 Lebens- und Sterbedaten zu Anton Koppenwallner, Sohn einer renommierten Salzburger Goldschmied- und Juweliersfamilie, online unter: https://www.stadt-salzburg.at/fileadmin/landingpages/stadtgeschichte/ns_projekt/dokumente/zeitungsdokumentation_1942.pdf (abgerufen am 17.1.2024); ferner: https://www.sn.at/wiki/Anton_Koppenwallner (abgerufen am 17.1.2024).

345 Vgl. Verfahren gegen Lombard Gustav u. a. Tatort Pripjet Sümpfe, 202 AR-Z 42/64, 117 Js 1/64, BArchL B162/5529.

346 Martin Cüppers: Wegbereiter der Shoah, S. 324.

347 Ausführlicher dazu ebd.

348 Ebd., S. 331.

SS-Männer schlicht abgelehnt, obwohl sie als nicht kommandierende Angehörige außerhalb des Visiers der Ermittler standen. An die Stelle der Verfolgungsgemeinschaft im Nationalsozialismus war die Schweigegemeinschaft in der postnationalsozialistischen Gesellschaft getreten. Erfolgte die Treuebekundung vormals durch williges Vollstrecken der Befehle, so fand sie nun im Schweigen und Verschleiern ihren Ausdruck. Sigbert Ramsauer hat es Zeit seines Lebens zumindest nach außen hin tunlichst vermieden, mehr als drei Worte über seinen Dienst an der „Front" in Russland zu verlieren. Wir haben bereits gesehen, dass er in einem Verfahren zu Verbrechen der SS-Kavallerie in Polen die Ermittler in die angebliche Leere seiner Erinnerung laufen ließ – ein Verhalten, das er auch in zahlreichen anderen Ermittlungen wegen NS-Verbrechen, insbesondere in den Konzentrationslagern, „erfolgreich" an den Tag legte. Bei vielen Aussagen der SS-Reiter, auch bei Ramsauer, zeigte sich jedes Fehlen von Unrechtsbewusstsein. Von Ramsauer wissen wir, dass er Anfang der 1990er-Jahre, befragt zu seinem Kriegseinsatz, noch stolz in die Kamera sagte: *„Ich war mit Freuden dabei."* Stellt man den exorbitanten Opferzahlen der SS-Kavallerie-Brigade die verschwindend geringe Zahl eigener Verluste gegenüber, so wird der zweite Aspekt von Ramsauers launiger Aussage zu seinem Kriegseinsatz, nämlich während des Krieges keinerlei Angst verspürt zu haben, nachvollziehbar. So etwas wie Angst kam wohl erst in den 1970er-Jahren auf.

Der Braunschweiger Prozess gegen die SS-Reiter wurde 1964 in Österreich nur am Rande wahrgenommen. Wir können aber davon ausgehen, dass Ramsauer, der als praktischer Arzt in Klagenfurt unauffällig ordinierte, den Prozess registrierte, denn die *Kärntner Volkszeitung* berichtete einige Male darüber, auch auf der Titelseite.[349]

Auf breiterer gesellschaftlicher Ebene wurden in Österreich die Verbrechen der SS-Einheiten von Himmlers Kommandostab im Jahr 1941 in der Pripjet-Region und die Beteiligung von Österreichern erst 1975 bekannt, als Simon Wiesenthal die ehemalige Zugehörigkeit von FPÖ-Obmann Friedrich Peter zur 1. SS-Brigade bekannt machte.[350] Die 1. SS-Brigade hatte analog zur SS-Kavallerie am südlichen Rand der Pripjet-Sümpfe in der Ukraine etwa 7.000 jüdische Männer, Frauen und Kinder umgebracht.[351] Eine konkrete und direkte Tatbeteiligung an den Massenerschießungen konnte Peter nicht nachgewiesen werden, wohl aber seiner Einheit. Er selbst bestritt vehement jede Mittäterschaft und behauptete stets, vom Massenmord nichts gehört und gesehen zu haben. Peter war mit 167 weiteren Angehörigen der 1. SS-Infanteriebrigade im November 1969 von der Staatsanwaltschaft Graz einvernommen worden. Ähnlich wie in Deutschland erhielt die Staatsanwaltschaft von den SS-Männern keine Auskünfte, die konkrete

349 Artikel zum Braunschweiger SS-Prozess gab es in der Kärntner Volkszeitung etwa am 18.4., 25.4., 28.4., 5.5., 7.5. und 9.5.1964.

350 Vgl. Leopold Spira: Feindbild „Jud". 100 Jahre politischer Antisemitismus in Österreich. Wien 1981, S. 142. Das Nachrichtenmagazin *profil* titelte: „Peter und die Mordbrigade", profil, 42/1975; vgl. außerdem Alexander Pollak: Die Wehrmachtslegende in Österreich. Das Bild der Wehrmacht im Spiegel der österreichischen Presse nach 1945. Wien 2002, S. 107–109.

351 Vgl. Martin Cüppers: Wegbereiter der Shoah, S. 165–175.

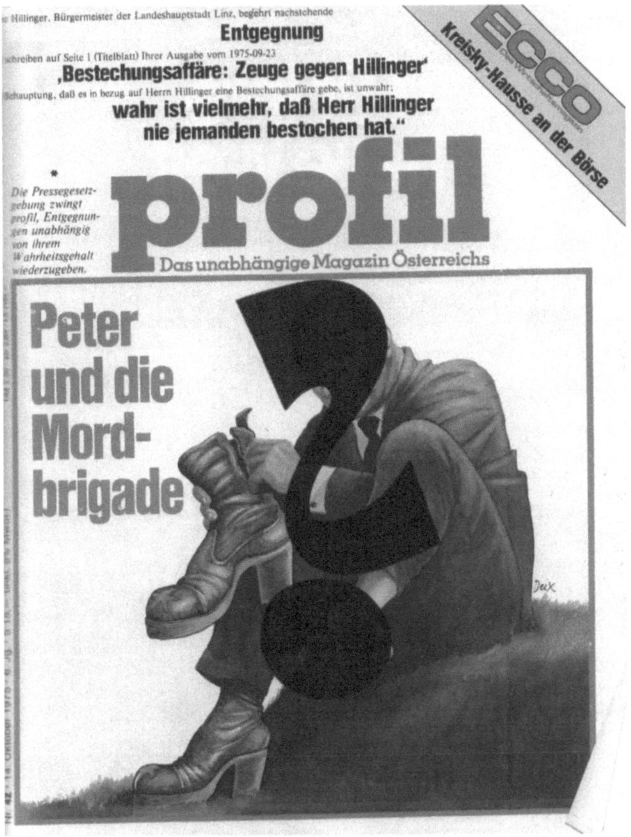

Abbildung 18: Titelblatt des Nachrichtenmagazins *profil*, 14. Oktober 1975 (Österreichische Nationalbibliothek).

Tatbeteiligungen für eine Anklage ausreichend bewiesen.[352] Das hier oft zitierte und 1965 erstmals publizierte Kriegstagebuch von Himmlers Kommandostab samt den Tätigkeitsberichten der SS-Brigaden bezeichnete Peter als sowjetische Fälschung. Der damalige FPÖ-Jungpolitiker Jörg Haider stellte sich öffentlich auf die Seite Peters. Auch er bezweifelte die Echtheit der zeitgenössischen Berichte der SS-Brigaden über ihre Mordaktionen. Gegenargumente wollte Haider nicht gelten lassen.[353] Ähnlich wie Ramsauer erklärte Peter, *„lediglich als Frontkämpfer“*[354] im Einsatz gewesen zu sein. Der damalige Bundeskanzler Bruno Kreisky, der sich die Möglichkeit einer Koalition mit der FPÖ unter dem als liberal geltenden Peter offenhalten wollte, nahm Peter in Schutz und attackierte Simon Wiesenthal, der in der Folge mit offenem Antisemitis-

352 Vgl. profil, 42/1975, S. 14.
353 Vgl. profil, 49/1975, S. 19.
354 Zit. nach ebd.

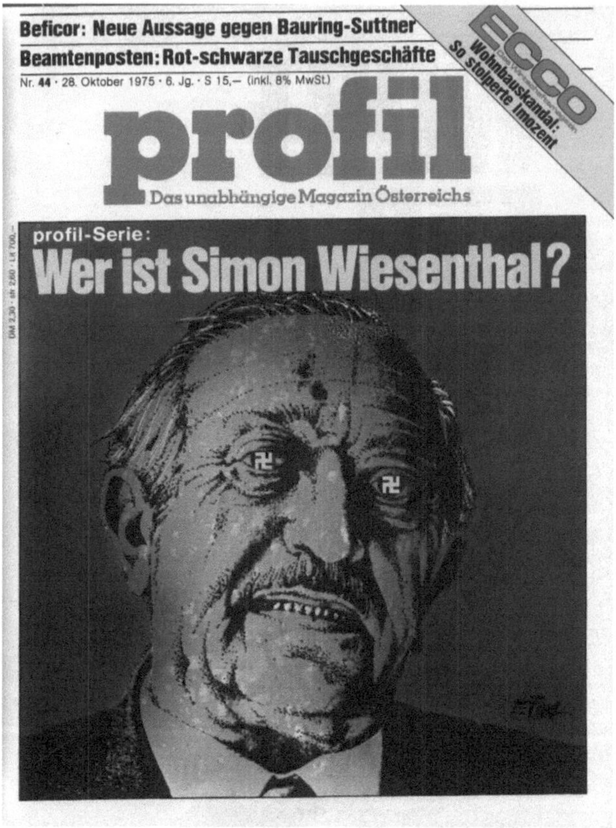

Abbildung 19: Titelblatt des Nachrichtenmagazins *profil*, 28. Oktober 1975 (Österreichische Nationalbibliothek).

mus angefeindet und als „Verfolger“ dargestellt wurde. Die sogenannte Kreisky-Peter-Wiesenthal-Affäre nahm in der medialen Öffentlichkeit breiten Raum ein und war *„nach drei Jahrzehnten“*[355] der erste große Konflikt um das Verhältnis Österreichs zum Nationalsozialismus und die juristische, historische und gesellschaftliche Auseinandersetzung mit der Beteiligung von Österreichern an NS-Verbrechen.

Die Aufmerksamkeit konzentrierte sich bezeichnenderweise aber viel mehr auf Simon Wiesenthal, als dass sie zu einer historischen und juristischen Aufarbeitung des Massenmordes von SS-Einheiten unter Beteiligung von Österreichern an Juden geführt hätte. Obwohl die Verbrechen von Peters Einheit belegt waren, konnte er Nationalrat bleiben. Wir können davon ausgehen, dass Sigbert Ramsauer all diese Debatten genau und gespannt mitverfolgte. Diese Einschätzung lässt sich aus einer der wenigen intimeren Einsichten in Ramsauers Denkwelten ableiten, die uns vorliegen. In den

355 Peter Michael Lingens: Das Ende einer Affäre? In: profil, 50/1975, S. 12.

1970er-Jahren beschäftigte Ramsauer in seiner Kärntner Eigenjagd einen Forstarbeiter. Josef St. berichtete im Interview:

> *„Also, wenn wir zusammengesessen sind, ein bissl einen Wein getrunken haben, da war er ein recht unterhaltender und lustiger Mensch. Was er nie vergessen hat, was er oft gesagt hat: ‚Wenn dieser Wiesenthal nur einmal sterben tät!' Vor dem hat er wahrscheinlich noch ein bissl Angst gehabt, oder wie! Das weiß ich nicht, aber das hat er oft gesagt: ‚Wenn der Wiesenthal einmal sterben tät ...'.“*[356]

Die Bilanz der Strafverfolgung der Massenverbrechen, die von den SS-Brigaden Himmlers im Sommer und Herbst 1941 verübt wurden, spricht für sich. Insgesamt wurden nur acht ehemalige SS-Männer verurteilt. Tausende SS-Männer der Mordbrigaden führten eine unbehelligte Nachkriegsexistenz. Etliche von ihnen hielten wie Ramsauer den alten Geist der Waffen-SS „Unsere Ehre heißt Treue“ hoch oder trugen zur Mythen- und Legendenbildung um die „anständigen“ Männer der Waffen-SS bei, die an keinen Verbrechen beteiligt und „Soldaten wie andere auch“ gewesen sein wollen, so wie es in Kärnten am Ulrichsberg über Jahrzehnte behauptet und von Jörg Haider öffentlich zelebriert wurde.[357] Haider wiederum wurde von Ramsauer als gegenwärtiger Vertreter des alten Geistes der Waffen-SS verehrt: *„Ein Hoffnungsschimmer, ja. Man muss ja net gleich sagen: ‚Ein kleiner Hitler', aber ein Hoffnungsschimmer ist es.“*[358]

356 Interview mit Josef St., Interviewerin: Lisa Rettl, Eisentratten, 5.3.2009.
357 Vgl. Walter Fanta/Valentin Sima: ‚Stehst mitten drin im Land'. Das europäische Kameradentreffen auf dem Kärntner Ulrichsberg von den Anfängen bis heute. Klagenfurt/Celovec 2003, S. 59–63.
358 Zit. nach Egon Humer: Der Tunnel, 1992.

Karriere als KZ-Arzt

„Man gewöhnt sich daran …"

Eine Rekonstruktion und Darstellung von Sigbert Ramsauers KZ-Karriere ist heute aufgrund der eingeschränkten Quellenlage nur mehr in groben Zügen möglich. Die wenigen erhalten gebliebenen behördlichen Aktenbestände aus dem Umfeld der Nationalsozialisten verweisen eher en passant – etwa im Zusammenhang mit diversen Beförderungen – auf Ramsauers Präsenz in unterschiedlichen Konzentrationslagern, allerdings ohne nähere Hinweise auf sein engeres Betätigungsfeld oder genauere Dienstzeiten. Übrig bleibt im Wesentlichen eine Quellengattung, die für die historische Forschung verschiedene Problemlagen in sich birgt: Gerichtsakten bzw. Zeugenaussagen, die in einem späteren zeitlichen Umfeld entstanden sind. Dabei handelt es sich um Dokumente, die ihrer Entstehung nach nicht den Zweck historischer oder biografischer Information für die Mit- und Nachwelt verfolgten, sondern aus einer ganz spezifischen Zwecksetzung entstanden: Die Justiz untersucht subjektive Tatbeiträge einzelner Personen und ist dabei an die strenge Darstellung eines Einzelfalls anhand von Beweisen gebunden, während im Mittelpunkt zeitgeschichtlicher Forschung Strukturprozesse, kollektive Ereignisse oder biografische Erkenntnisse zu Einzelpersonen stehen.[359] Akten aus dem Umfeld der Ermittlungsbehörden decken sich also nicht immer mit den Interessenlagen von Historiker*innen. Da aber gerade im Kontext nationalsozialistischer Gewaltverbrechen Gerichtsakten häufig die einzigen vorhandenen Quelle sind, kommt ihnen trotz unterschiedlicher Auswertungsgesichtspunkte eine tragende Rolle zu. Zwei Teilgruppen von Archivalien erweisen sich dabei – auch für das folgende Kapitel – als besonders relevant: Aussagen über die betrachteten Personen sowie deren eigene Darstellungen des Geschehens. Zu dieser ersten Kategorie gehören Zeugenaussagen von überlebenden Häftlingen bzw. von ehemaligen Kolleg*innen, Kameraden und Untergebenen. Zur zweiten Kategorie gehören die Protokolle der Vernehmungen der Täter*innen selbst.[360] Die damit verbundenen Problemfelder wurden in der Zeitgeschichtsforschung schon ausführlich diskutiert, weshalb auf eine umfassende Darstellung in dieser Arbeit verzichtet wird. Auf einige zentrale Problemfelder ist dennoch hinzuweisen: Grundsätzlich gilt zu bedenken, dass Einvernahmen der beschuldigten Täter*innen vor den verschiedenen Ermittlungsbehörden in der Regel zwangsweise erfolgten, der Aufklärung eines bestimmten Tathergangs dienten und nur in zusammenfassenden Protokollen überliefert sind, die von Vernehmungsbeamten verfasst wurden. Das heißt, dass diese Protokolle selten den realen

359 Ausführlicher dazu vgl. Claudia Kuretsidis-Haider: „Das Volk sitzt zu Gericht." Österreichische Justiz und NS-Verbrechen am Beispiel der Engerau-Prozesse. 1945–1954. Innsbruck/Wien/Bozen 2006, S. 19f.

360 Vgl. Karin Orth: Die Konzentrationslager-SS. Sozialstrukturelle Analysen und biografische Studien. Göttingen ²2001, S. 14.

Sprachgebrauch der Vernommenen wiedergeben, sondern nach formalisierten, für das Ermittlungsgeschehen relevanten Mustern gestaltet sind. Die Aussagen der SS-Männer als Verdächtigte, Beschuldigte oder auch Zeugen sind dabei von einem hohen Maß an Selbstlegitimation und Verteidigungsstrategien geprägt, die von Nicht-Erinnern über abgesprochene Darstellungen bis hin zu glatten Lügen reichen.[361] In Bezug auf Sigbert Ramsauer liegen zudem noch die filmischen Dokumente aus den 1990er-Jahren zur Auswertung vor, die sich von den behördlichen Dokumenten vor allem dadurch unterscheiden, dass sie erstens Ramsauer in Wort und Bild zeigen, also weniger Verzerrungen durch formalisierte Vernehmungsvorgänge beinhalten, und zweitens ein „freieres Sprechen" erlaubten, da Ramsauer im Alter von 81 Jahren diese Aussagen freiwillig und nunmehr ohne Angst vor Strafverfolgung machte. Dies ist für die Bewertung insofern interessant, als damit gezeigt werden kann, wie sich Ramsauers Aussagen zu einzelnen Themenfeldern über einen längeren Zeitraum hin in unterschiedliche Richtungen wandelten.

Die Zeugenaussagen der überlebenden Opfer sind dagegen in hohem Ausmaß von der Motivation der Bestrafung ihrer ehemaligen Peiniger geprägt. Das Bedürfnis vieler Häftlinge, an einer Bestrafung der Täter*innen mitzuwirken, führte in den letzten Kriegstagen vielfach zur Sicherung von Beweismaterial, da KZ-Häftlinge sich in den Tagen der Befreiung Befehlen zur Aktenvernichtung widersetzten und auf diese Weise wichtige Dokumente für die Nachwelt erhalten konnten.[362] Den Zeugenaussagen der Opfer kommt insgesamt also eine immense Bedeutung zu: Aus ihren Aussagen, biografischen Niederschriften und Memoiren erschließen sich vielfach Strukturen, Abläufe und Tathergänge in den Konzentrationslagern. Allerdings sind auch Zeugenaussagen von Opfern nicht immer ein genaues Abbild historischer Realität oder Fakten, sondern ihrerseits Verarbeitungsformen subjektiver Erfahrungen und Wahrnehmungen, die von verschiedensten Interessen beeinflusst sind. Auch hier gibt es vielfach ambivalente Aspekte: Zum einen Aussagen von „Funktionshäftlingen", die selbst Opfer waren, gleichzeitig aber an strafrechtlich relevanten Verbrechen der SS mitgewirkt hatten und manchmal selbst mit Strafverfolgung rechnen mussten. Dies konnte mitunter dazu führen, dass verschiedene Aspekte geschönt oder gar nicht erst zu Protokoll gegeben wurden. Ambivalenzen werden vor allem auch dann sichtbar, wenn in Bezug auf die Täter das Bild von „Anständigkeit" und „korrektem Verhalten" gezeichnet oder den Tätern bescheinigt wird, z.B. die Haftbedingungen verbessert zu haben. Dies konnte natürlich im Einzelfall auch den Tatsachen entsprechen, ist aber vielfach vor allem *„Ausdruck einer bestimmten Perspektive auf die Lagerrealität, nämlich die der privilegierten (meist deutschen) KZ-Häftlinge, die […] überproportional oft Zeugnis über die Vergangenheit ablegten."*[363] Auch Datierungen oder Angaben zu den Personen entsprechen nicht im-

361 Vgl. ebd., S. 15.
362 Vgl. Florian Freund: Der Dachauer Mauthausenprozess. In: Dokumentationsarchiv des österreichischen Widerstandes (Hg.): Jahrbuch 2001. Wien 2001, S. 35–66, hier S. 41.
363 Karin Orth: Die Konzentrationslager-SS, S. 253.

mer den historischen Fakten, soweit diese überhaupt überprüfbar sind. Dafür gibt es viele Gründe: häufig die große zeitliche Distanz der jeweiligen Aussage bzw. der Vernehmung zum tatsächlichen Geschehen. Damit können Fehlleistungen der Erinnerung verbunden sein, was sich etwa in unrichtigen Zeitangaben oder Verwechslungen äußern kann, zumal unter Bedingungen von Terror und Zwang das Zeitgefühl verschwimmt: Jeder Tag mutiert zur Ewigkeit. Nicht zuletzt bleibt zu bedenken, dass auch ehemalige Häftlinge der Logik der Gerichte folgten und wussten, dass sich widersprüchliche Angaben negativ auf die Überführung der Täter*innen auswirkten. Auch hier konnte es im Vorfeld von Verfahren zu Absprachen kommen, die schlussendlich in relativ einheitlichen Aussagen mündeten und daher in Bezug auf ihre Historizität nur bedingt aussagekräftig sind. Die Lagerhierarchie ermöglichte zudem den Insass*innen selten persönliches, konkretes Wissen über die Täter*innen. Vielfach reimte man sich aus verschiedenen Wissensbrocken das eine oder andere zusammen oder interpretierte verschiedene Verhaltensmuster, wobei die Rahmenbedingungen und die jeweilige Wahrnehmungssituation im Konzentrationslager nur eingeschränkte Blickfelder ermöglichten. All diese Problematiken erschweren die Einschätzung und Beurteilung von Geschehnissen bzw. in unserem Fall auch der Handlungen und konkreten Verbrechensinvolvierung von Sigbert Ramsauer.

Ramsauers Werdegang in den Konzentrationslagern ist aus der bisherigen Forschungsliteratur in sehr unterschiedlichen Intensitätsgraden bekannt: Während seine Zeit im Mauthausen-Außenlager Loiblpass im Rahmen der bisher erschienen Literatur zum Loibl-KZ[364] mittlerweile einigermaßen gut dokumentiert ist, markiert die Zeit davor, also die Zeit von November 1941 bis Juni 1943, eine weitgehende Leerstelle.

Das bedeutet, dass jene Zeugenaussagen, die Ramsauers KZ-Einsatz vor dem Loiblpass (1942/43) betreffen, ein wichtiges Ergebnis der systematischen, wenn auch nicht vollständigen Recherche zu den gerichtlichen Quellenbeständen darstellen, die in dieser Form bisher noch nicht bekannt oder publiziert wurden. Durchgesehen wurden von uns verschiedene gerichtliche Quellen aus verschiedenen Verfahren, die in österreichischen, deutschen, britischen und zum Teil amerikanischen Untersuchungen entstanden sind. Da diese Quellen in zweifacher Hinsicht ausgewertet werden müssen – einmal im Kontext von Ramsauers Werdegang in den Konzentrationslagern und einmal im Kontext seiner strafrechtlichen Verfolgung, haben wir uns aus Gründen der inhaltlichen Kohärenz dafür entschieden, die Aussagen von verschiedenen Belastungszeugen im nun folgenden KZ-Kapitel darzustellen, und nicht im chronologisch späteren Kapitel zur Strafverfolgung, sie also auch im Sinne einer Quellensammlung zu editieren. Die Zusammenstellung erfolgt dabei nach Themenkomplexen und nicht nach ihrer Provenienz der unterschiedlichen Ermittlungsverfahren. Das heißt, Aussa-

364 Als erste Grundlagenarbeiten sind hier vor allem zwei Werke zu nennen: Janko Tišler/Christian Tessier: Das Loibl-KZ. Die Geschichte des Mauthausen-Außenlagers am Loiblpass/Ljublj. Wien 2007; Josef Zausnig: Der Loibl-Tunnel. Das vergessene KZ an der Südgrenze Österreichs. Mit einem Vorwort von Peter Gstettner. Klagenfurt/Celovec 1995.

gen, die Mauthausen oder Gusen betreffen, werden diesem Kapitel zugeordnet und nicht nach dem Ursprung der jeweiligen Verfahren präsentiert, in dessen Kontext sie entstanden sind. In diesem Kapitel werden sie in erster Linie im historischen Kontext und hinsichtlich ihrer historischen Plausibilität besprochen. Die Ermittlungsproblematiken sowie juristische und gesellschaftliche Aspekte der Strafverfolgung seitens der deutschen und österreichischen Ermittlungsverfahren gegen Ramsauer werden hingegen erst in den später folgenden Kapiteln diskutiert.

Ramsauer in den Konzentrationslagern Mauthausen und Gusen I

„In Gusen I war ich einige Wochen. Ich habe dort keine Tätigkeit gehabt, sondern war dort zur ‚Akklimatisierung'."

Nach Ramsauers disziplinär bedingten Abgang aus der SS-Kavallerie im November 1941 – ein Ende, das ihn einigermaßen verbittert haben dürfte – führte sein Weg zunächst nach Oranienburg. Durch die Nähe zu Berlin hatte sich Oranienburg in den vorangegangenen Jahren zu einem Zentrum der SS entwickelt: Seit 1938 befand sich dort die „Inspektion der Konzentrationslager" (IKL), die Verwaltungszentrale der SS für sämtliche Konzentrationslager des Deutschen Reiches.[365] Räumlich war die Behörde in einem von Häftlingen erbauten Gebäude am südlichen Rand des Konzentrationslagers Sachsenhausen untergebracht. Unter der langjährigen Leitung von Theodor Eicke, Lagerkommandant von Dachau, hatte die IKL dafür gesorgt, dass die Organisationsstruktur aller neuen Konzentrationslager nach dem „Dachauer Modell" erfolgte. Diese Behörde entschied im Wesentlichen über alle lagerinternen Angelegenheiten und koordinierte auch verschiedene Mordaktionen, etwa die Ermordung sowjetischer Kommissare im Rahmen der „Aktion 14f13", in die, wie wir sehen werden, auch Ramsauer involviert war.

Mit dem kriegsbedingten Funktionswandel der Konzentrationslager im Jahr 1942, im Rahmen dessen Häftlinge verstärkt zur Zwangsarbeit in der (Rüstungs-)Industrie herangezogen wurden, wurde die IKL der Amtsgruppe D des SS-Wirtschafts- und Verwaltungshauptamtes (WVHA) eingegliedert. Dies ist insofern von Bedeutung, weil Ramsauer in Zukunft dieser Abteilung unterstand und von dort seine Befehle wie auch Beförderungen entgegennahm. Das Amt D III war für die sogenannte „ärztliche Versorgung" in den Lagern verantwortlich und stellte u. a. auch die Häftlinge für verbrecherische medizinische Experimente zur Verfügung. Als Koordinator und Chef fungierte Dr. Enno Lolling.[366] Aktenmäßig sind die Tätigkeiten des Personals der IKL

365 Vgl. Johannes Tuchel: Die „Inspektion der Konzentrationslager". In: Dietrich Eichholtz (Hg.): Verfolgung, Alltag, Widerstand. Brandenburg in der NS-Zeit. Studien und Dokumente. Berlin 1993, S. 273–302, hier S. 283.

366 Vgl. ebd., S. 298.

kaum belegbar, weil der größte Teil aller Unterlagen gegen Kriegsende vernichtet wurde. Die Personalkartei der SS-Angehörigen befand sich etwa bis Jänner 1945 in Oranienburg, wurde dann nach Halle ausgelagert und schließlich im KZ Flossenbürg Ende April 1945 verbrannt.[367] Dies ist ein wesentlicher Grund dafür, dass sich das konkrete Handlungsfeld Ramsauers in den Konzentrationslagern nur schwer erschließen lässt.

Wie sich Ramsauers Aufenthalt in Oranienburg gestaltete, wissen wir nicht. Sein dortiger Aufenthalt – vermutlich zu Schulungszwecken – war jedenfalls kurz und dauerte etwa zwei bis drei Wochen. Wie es weiterging, erläuterte Ramsauer 1979 während seiner Zeugeneinvernahme im Ermittlungsverfahren gegen den aus Bad Radkersburg stammenden KZ-Arzt Aribert Heim: *„Ich selbst war etwa ab 1. Dezember [1941] von Oranienburg kommend als Arzt im KL Mauthausen zugeteilt. Ich war jedoch zunächst nicht im Hauptlager, sondern im Nebenlager Gusen.“*[368] Dies entspricht im Wesentlichen auch seinen vorangegangenen Darstellungen bei diversen Einvernahmen, seinen Aufenthalt in Oranienburg erwähnte er allerdings nur an dieser Stelle.

Das Lager Gusen, viereinhalb Kilometer westlich der Ortschaft Mauthausen gelegen, war im Mai 1940 als Zweiglager von Mauthausen eröffnet worden, einerseits um eine steigende Anzahl von „Neuzugängen“ unterbringen zu können, andererseits aus wirtschaftlichen Gründen, die eine Schwerpunktverlagerung der SS-eigenen Deutschen Erd- und Steinwerke GmbH (DESt) vom Steinbruch „Wiener Graben“ auf die Steinbrüche Gusen und Kastenhof vorsahen. Faktisch besaß das Lager Gusen eine Sonderstellung unter den Mauthausen-Außenlagern: Obwohl es Mauthausen unterstellt blieb, wurde es wie ein Hauptlager mit eigenen Dienststellen sowie eigener Verwaltung geführt und genoss einen ungewöhnlich hohen Grad an Eigenständigkeit.[369]

War schon 1938/39 in Mauthausen die Sterblichkeitsrate höher als in anderen vergleichbaren Konzentrationslagern, so bewirkte die Einrichtung des Lagers Gusen im Frühjahr 1940 *„die Verlagerung der Sterblichkeit von Mauthausen nach Gusen, da die ersten zur Vernichtung bestimmten Gruppen bevorzugt dort eingeliefert wurden“*[370]. 1941 wurden 18.000 Personen nach Mauthausen deportiert, davon 7.600 nach Gusen überstellt und 2.000 direkt dort eingewiesen. Ende des Jahres 1941 war die Zahl der Häftlinge durch Verlegungen nach Gusen im Lager Mauthausen gegenüber dem Jahr 1940 deutlich gesunken: Von 7.020 Personen auf 4.770. Dass sich damit nun auch das Massensterben der Häftlinge verlagert hatte, zeigt sich anhand der Gusener Todeszahlen, wo die Sterblichkeit im Winter 1941/42 die dreifache Höhe von Mauthausen erreichte:

367 Vgl. ebd., S. 299.

368 Vernehmungsniederschrift Sigbert Ramsauer im Kontext des Ermittlungsverfahrens gegen Aribert Heim, 22.5.1979, DÖW 23672/3 (Originalakt BAarchL, Zl. 22824).

369 Ausführlicher Michel Fabréguet: Entwicklung und Veränderung der Funktionen des Konzentrationslagers Mauthausen 1938–1945. In: Ulrich Herbert/Karin Orth/Christoph Dieckmann (Hg.): Die nationalsozialistischen Konzentrationslager. Entwicklung und Struktur, Band 1. Wien 1998 (Schriftenreihe der Forschungsgemeinschaft zur Geschichte des Nationalsozialismus, Band 1), S. 193–214, hier S. 197.

370 Florian Freund/Bertrand Perz: Mauthausen – Stammlager. In: Wolfgang Benz/Barbara Distel (Hg.): Der Ort des Terrors. Geschichte der nationalsozialistischen Konzentrationslager, Band 4: Flossenbürg, Mauthausen, Ravensbrück. München 2006, S. 293–346, hier S. 308.

In Mauthausen und den noch wenigen kleinen Außenlagern starben im Jänner 1942 insgesamt 381 Häftlinge, in Gusen 1.303.[371] Gusen hatte sich innerhalb des bipolaren Lagersystems de facto zu einem *„Sterbeasyl“*[372] entwickelt und hatte bis 1942 *„vor allem die Funktion eines ‚Mordlagers‘, in dem aus politischen und rassischen Gründen Verfolgte umgebracht wurden“*[373].

In formal-bürokratischer Hinsicht spiegelte sich dieser Umstand in der Einstufung von Mauthausen-Gusen als einzigem Lager der „Lagerstufe III“ wider, womit die schlechtesten Lebensbedingungen mit den geringsten Überlebenschancen offiziell bestätigt wurden.[374]

Bis Herbst 1941 waren die Methoden zur Ermordung bestimmter Häftlingsgruppen in Mauthausen und Gusen in den Augen der SS offenbar noch ausreichend gewesen: Die Häftlinge wurden bei der Arbeit in den Steinbrüchen zu Tode schikaniert, erschlagen, erschossen, in der Krankenstation „abgespritzt“ – also mittels einer Injektion ermordet –, oder sie starben an den Folgen von Unterernährung und Erschöpfung. Ab dem Sommer 1941 *„erfuhren die Mordaktionen in den Konzentrationslagern quantitativ wie qualitativ eine Verschärfung, parallel zur Radikalisierung des Vernichtungskrieges gegen die Sowjetunion und des Vorgehens gegen die jüdische Bevölkerung“*[375].

Einer der Anlässe für diese Verschärfung war die Einlieferung von sowjetischen Kriegsgefangenen in die Konzentrationslager.[376] In Mauthausen trafen Ende Oktober 1941 rund 4.000 sowjetische Kriegsgefangene ein, wovon 2.000 direkt nach Gusen eingeliefert wurden. Diese waren teilweise zum Zwangsarbeitseinsatz oder – entsprechend dem „Kommissarbefehl“, der vorsah, kommunistische Funktionäre der Roten Armee zu ermorden – zur Exekution bestimmt. Eine Folge dieser massenhaften Deportation und Überbelegung der Lager war der Ausbruch einer Fleckfieberepidemie, auf die die Lager-SS mit einem Reaktionsmuster reagierte, das sich bereits im Sommer 1941 eingespielt hatte: *„Absperrung der Lager, partielle Verbesserung der Hygiene, Entlausung der Baracken und vor allem Ermordung der kranken Häftlinge.“*[377]

Ein Teil dieser systematisch geplanten Morde vollzog sich im Rahmen der Aktion „14f13“. Aus Geheimhaltungsgründen bestanden für die Todestransporte Tarnbezeichnungen, bestehend aus den Aktenzeichen der Dienststellen der IKL: Mit *„14f1“*

371 Vgl. ebd., S. 308f.
372 Michel Fabréguet: Entwicklung und Veränderung der Funktionen des Konzentrationslagers Mauthausen, S. 197.
373 Bundesministerium für Inneres Abt. IV/7 (Hg.): Konzentrationslager Gusen 1939–1945. Spuren – Fragmente – Rekonstruktionen. Eine Ausstellung des Bundesministeriums für Inneres unter Leitung von Bertrand Perz (Ausstellungskatalog des Besucherzentrums Gusen). Wien 2006, S. 18.
374 Vgl. Florian Freund: Tötungen durch Giftgas in Mauthausen und Gusen. In: Brigitte Bailer-Galanda/Wolfgang Benz/Wolfgang Neugebauer (Hg.): Wahrheit und „Auschwitzlüge“. Wien 1995, S. 119–136, hier S. 120.
375 Ebd., S. 121.
376 Vgl. ebd. Siehe hierzu auch Reinhard Otto/Rolf Keller: Sowjetische Kriegsgefangene im System der Konzentrationslager (Mauthausen-Studien, Band 14). Wien 2019.
377 Ausführlicher vgl. Florian Freund: Tötungen durch Giftgas in Mauthausen und Gusen, S. 121.

wurden etwa „*natürliche Todesfälle*“, mit „*14f2*“ „*Freitod oder Tod durch Unglücksfall*“ gekennzeichnet und die Bezeichnung „*14f13*“ stand für „*Sonderbehandlung der kranken und gebrechlichen Häftlinge*“[378]. Im Fall von Mauthausen und Gusen wurde die Tötung der hierfür vorgesehenen Häftlinge durch Giftgas von der „Euthanasieanstalt“ Hartheim übernommen. Ab Juli 1941 begann die Selektion von Häftlingen für den „Gnadentod“ unter dem Vorwand, dass kranke und arbeitsunfähige Häftlinge in ein „Erholungslager“ bzw. das „Sanatorium Dachau“ kämen – ab 14. August gingen die ersten Transporte nach Hartheim, weitere Transporte folgten im Dezember 1941 und im Februar 1942.[379]

Im Herbst 1941 begann auch die Ermordung von arbeitsunfähigen und kranken Insassen im Rahmen sogenannter „Totbadeaktionen“, bei denen Häftlinge mit eiskaltem Wasser übergossen wurden. In diesem Kontext offenbart sich auch die enge Verzahnung zwischen der SS an den Schauplätzen der „äußeren“ und „inneren“ Front – war diese Methode, wie wir gesehen haben, doch schon im Jänner 1940 von den SS-Reitern in Zamość in Polen angewandt worden: eine qualvolle Tortour, die die Opfer langsam zu Eissäulen erstarren ließ. Wer die eisigen Herbst- und Winternächte unter dem Wasserstrahl überstand, verstarb meist wenig später an Lungenentzündung.

In dieser Phase des Massenmordes erreichte der mittlerweile Vater einer Tochter gewordene SS-Untersturmführer Ramsauer Ende November oder Anfang Dezember 1941 das Lager Gusen. Ob ihm seine Frau Liselotte mit dem Baby dorthin folgte, ist nicht bekannt. 1963 gab Ramsauer im Zuge einer Einvernahme durch das Bezirksgericht Klagenfurt zu seinen Tätigkeiten in Gusen Folgendes zu Protokoll:

> *„In Gusen I war ich einige Wochen. Ich habe dort keine Tätigkeit gehabt, sondern war dort zur ‚Akklimatisierung‘. Ich habe jedenfalls dort nur zugeschaut, glaublich war ich dem Truppenarzt zugeteilt, ohne jedoch ein eigenes Tätigkeitsgebiet zu haben. […] Ich bin dann ins Hauptlager Mauthausen, wo ich Truppenarzt war, und später ins Konzentrationslager Dachau versetzt worden.“*[380]

Dass in diesem Vernehmungsprotokoll „*Akklimatisierung*“ vom Klagenfurter Untersuchungsrichter unter Anführungszeichen gesetzt wurde, verweist darauf, dass selbst dem Kärntner Beamten diese Wortwahl so ungeheuerlich anmutete, dass ihm

378 Hans Maršálek: Die Geschichte des Konzentrationslagers Mauthausen. Dokumentation, hg. von Österreichische Lagergemeinschaft Mauthausen. Wien 1995, S. 207.

379 Siehe hierzu Pierre Serge Choumoff: Nationalsozialistische Massentötungen durch Giftgas auf österreichischem Gebiet 1940–1945. Wien 2000, S. 59; siehe ferner Florian Schwanninger: Hartheim 1940–1944. In: Günter Morsch/Bertrand Perz: Neue Studien zu nationalsozialistischen Massentötungen durch Giftgas. Historische Bedeutung, technische Entwicklung, revisionistische Leugnung (Schriftenreihe der Stiftung Brandenburgische Gedenkstätte, Band 29). Berlin 2011, S. 118–130; Pierre Serge Choumoff: Nationalsozialistische Massentötungen durch Giftgas auf österreichischem Gebiet 1940–1945. S. 59.

380 Vernehmungsniederschrift des Beschuldigten Sigbert Ramsauer, Bezirksgericht Klagenfurt, 1.7.1963. LG Wien, 17e Vr 8382/68 (unter: 17 Vr 1169/63).

eine besondere Kennzeichnung des Ramsauer'schen O-Tons offenbar wichtig erschien.

Ramsauers Angabe, in Mauthausen formal in der Funktion des Truppenarztes eingesetzt gewesen zu sein, entspricht aller Wahrscheinlichkeit nach den Tatsachen, wenngleich dies nur schlecht belegbar ist. Der SS-Personalakt selbst verweist im Zusammenhang mit seiner Dienststellung nur allgemein auf „KL Mauthausen“ und im Wesentlichen gibt es nur ein Dokument, das auf die Richtigkeit von Ramsauers Angaben verweist: Auf einer undatierten Namensliste unter dem Titel „Friedensplanstellen – Übersicht des Kl. Mauthausen“ wird Ramsauer als Truppenarzt angeführt.[381] Blicken wir kurz auf die Struktur der medizinischen Abteilung I. Im Wesentlichen gab der leitende Arzt in der IKL die fachlichen Anweisungen an den Standortarzt bzw. den I. Lagerarzt in den jeweiligen Konzentrationslagern. Diesem wiederum unterstand eine je nach Größe des Konzentrationslagers differierende Anzahl von Personen, zu denen die für die Häftlinge zuständigen Lagerärzte sowie die Truppenärzte gehörten. Zu den Aufgabenbereichen der Truppenärzte gehörte vor allem die medizinische Versorgung der SS-Mitglieder des Standortes, also die bei den KZ stationierten Totenkopfsturmbanne und deren Familien. Allerdings war diese formale Unterteilung nicht ganz so undurchlässig wie Ramsauers Darstellung suggerierte. Tatsächlich erfüllten auch Truppenärzte gelegentlich Funktionen des Lagerarztes.[382] Auch im Operationsbuch des KZ Mauthausen[383], das von Häftlingen vor der Vernichtung bewahrt wurde, finden sich Unterschriften vieler SS-Truppenärzte bei Operationen, die an Häftlingen durchgeführt wurden. Aus diesem Grunbd wurde das Operationsbuch später auch als Beweisstück in den Dachauer Mauthausen-Hauptprozess aufgenommen.

Im Kontext der später einsetzenden Strafverfolgung erwies sich diese Unterscheidung für SS-Ärzte dennoch als äußerst günstig, weil diese gelegentlichen Einsätze kaum Niederschlag in den offiziellen Dokumenten fanden. Ramsauer selbst erklärte bei einer Einvernahme im Internierungslager Wolfsberg, dass er in Mauthausen *„fast nur als Truppenarzt Dienst“*[384] gemacht hätte. Aber eben nur *fast*. Aus der Durchlässigkeit dieses Systems erklären sich auch die später gemachten Zeugenaussagen von ehemaligen KZ-Häftlingen, die Ramsauer in unterschiedlichen Kontexten schwer belasteten und von ihm durchwegs als Lagerarzt sprachen. Dass sein Hauptbetätigungsfeld tatsächlich eher die medizinische Betreuung der „Truppe“ war, lässt sich indizienmäßig jedoch daran erkennen, dass die Aussagen zu Ramsauer insgesamt fragmentarisch und

381 Vgl. Dokument „Friedensplanstellen – Übersicht des Kl. Mauthausen“, DÖW, 16535. Der Entstehungszeitraum dieser Liste kann frühestens mit dem Jahr 1944 angenommen werden, nachdem Ramsauer im Rang eines Hauptsturmführers angeführt wird. Eine Kopie des Dokuments befindet sich auch in den Beständen des MM – wahrscheinliche Datierung Herbst 1944. Der Vorschlag zur Beförderung vom Obersturmführer zum Hauptsturmführer datierte vom 13.12.1943.

382 Vgl. Karin Orth: Die Konzentrationslager-SS, S. 45.

383 MM, H/12/2.

384 Vernehmungsniederschrift Sigbert Ramsauer, Wolfsberg, 8.1.1947, ÖStA, AdR, BMI Gusen I und II, Zl. 10283.

vereinzelt bleiben, wohingegen er in den Aufzeichnungen des Mauthausener Lagerschreibers Hans Maršálek oder in den erhalten gebliebenen Operationsbüchern überhaupt nicht aufscheint. Dies deutet also tatsächlich eher auf kurzfristige, temporäre Einsätze in den Krankenrevieren der Häftlinge in Mauthausen und Gusen hin, was allerdings eine Involvierung in die dort verübten Verbrechen keineswegs ausschließt. Hatte Ramsauer im April 1947 bei einem Verhör noch erklärt, er habe *„von den Greueltaten in Mauthausen nie etwas gehört oder gesehen und erst durch die Zeitungsberichte Kenntnis erlangt“*[385], so lassen sich im Laufe der Jahrzehnte mehrere Relativierungen in Ramsauers eigenen Aussagen erkennen.

Wenden wir uns zunächst dem Komplex der „Aktion 14f13“ und den Transporten in die Vernichtungsanstalt Hartheim zu. Im Jahr 1966 wurde Ramsauer als Verdächtigter im Rahmen eines Ermittlungsverfahrens gegen Angehörige der Konzentrationslager Mauthausen und Gusen einvernommen. Zu den Transporten nach Hartheim befragt, gab Ramsauer folgendes zu Protokoll:

> *„Mir ist erinnerlich, daß innerhalb der Zeit, zu der ich anfangs 1942 zur Einschulung im Nebenlager Gusen I tätig war, ein Häftlingstransport für die Euthanasieanstalt Hartheim bei Linz abgefertigt wurde. Ich glaube mich zu erinnern, daß der betr. Transport mit einem Lastkraftwagen abgewickelt wurde. Die Begleitmannschaften der SS sind in Personenkraftwagen mit nach Hartheim gefahren. Ich habe zwar den Transport selbst gesehen, doch bin ich nicht in der Lage anzugeben, um wieviele Häftlinge es sich gehandelt hatte. Um welche Art von Häftlingen es sich hiebei gehandelt hatte, kann ich nicht sagen. Ich weiß auch nicht, ob es sich um Kranke oder Invaliden gehandelt hat. Wer die Häftlinge für die Euthanasieanstalt ausgewählt hat, kann ich nicht mit Sicherheit sagen, doch nehme ich an, daß für diesen Transport der Lagerführer SS Hauptsturmführer Chmielewski verantwortlich war. Von der Mitwirkung des Lagerarztes ist mir nichts bekannt.“*[386]

Ramsauers hier getätigte Aussage ist vergleichbar mit vielen anderen Aussagen von NS-Tätern: Wo Leugnung praktisch gar nicht mehr möglich war, wird möglichst unspezifisch angegeben, *etwas* beobachtet zu haben, ohne aber selbst dabei gewesen zu sein. Der Transport, auf den sich Ramsauer bezieht, ist anzunehmenderweise der Transport im Februar 1942. Im Jahr 1990 – 81-jährig, krank und vor Strafverfolgung ziemlich sicher – ging Ramsauer in seinem Interview mit Egon Humer einen Schritt weiter. Im situativen Kontext von Leugnung und Relativierung von Gaskammern allgemein, die Ramsauer prinzipiell als *„nicht glaubhaft“* und als *„propagandistisch aufgewertet“* befand, bemerkte er:

---

385 Vernehmungsniederschrift Sigbert Ramsauer, Wolfsberg, 9.4.1947, ÖStA, AdR, BMI Gusen I und II, Zl. 10283.

386 Vernehmungsniederschrift Sigbert Ramsauer, Klagenfurt, 20.4.1966, ÖStA, AdR, Gusen III und IV, Zl. 10283, Bd. III, Zl. 54.125-18/66, S. 2.

„Das Einzige, was mir an Vergasungen bekannt ist, das war einmal, wie ein Transport nach Schloss Hartheim gegangen ist. Wo ich aus irgendwelchen Gründen dabei sein musste. Und die sind dort vergast worden, das stimmt. Also sicher waren dabei russische Kommissare. Aber es waren auch viele andere dabei, ich weiß net warum.“[387]

Hier wagte sich Ramsauer also deutlich weiter vor – er hatte nicht nur aus der Ferne beobachtet, sondern war *„aus irgendwelchen Gründen dabei“* und wusste zudem auch, dass sich unter den Ermordeten auf jeden Fall *„russische Kommissare“* befanden. Wie lassen sich diese Aussagen nun in das Gesamtbild einordnen? Wie man sich den Ablauf nach dem erfolgten Selektionsvorgang, der zum Teil von einer Ärztekommission der IKL, in Mauthausen und Gusen aber vorrangig von den hier stationierten Lagerärzten (teilweise in Verbund mit dem Lagerkommandanten Franz Ziereis sowie den leitenden Ärzten von Hartheim) durchgeführt wurde, beschrieb der ehemalige Lagerschreiber von Mauthausen, Hans Maršálek:

„In Autobussen, deren Fenster verhängt oder mit Farbe angestrichen waren, sind die Opfer nach Hartheim überführt worden. Neben dem Fahrer der Fahrbereitschaft KLM begleitete ein SS-Angehöriger des Kommandaturstabes den Transport. Ihm wurde ein geschlossener Briefumschlag mitgegeben und er hatte den Auftrag, ein Anhalten und jede Durchsuchung des Omnibusses durch Militärstreifen oder Verkehrskontrollen, zu verhindern. […] Die Autobusse hielten in einem von außen nicht einsehbaren Holzverschlag des Schlosses Hartheim an, wo die Häftlinge aussteigen mußten. Durch einen Nebeneingang gelangten sie ins Schloß. In einem dieser Räume hatten sie sich zu entkleiden und wurden in das sogenannte Aufnahmezimmer gebracht. Ein Arzt und mehrere Helfer kennzeichneten alle jene Personen, die Goldzähne hatten. […] Die Gaskammer war wie ein Brausebad ausgestattet. […] Sobald sich eine Gruppe in der Gaskammer befand, wurde die Stahltüre geschlossen, das Giftgas eingeleitet und die Opfer getötet. […] Die Leichen wurden dann in einem angrenzenden Krematorium verbrannt. […] Die an der Tötung beteiligten Kräfte erhielten eine besondere Entlohnung und Alkohol-Zuteilungen.“[388]

Ramsauer selbst ließ freilich auch 1990 die Frage nach seiner konkreten Rolle und Tätigkeit offen. Aufschluss darüber kann jedoch eine Zeugenaussage eines ehemaligen polnischen Häftlings geben – in Verbindung mit dem Tatkomplex „14f13“ ist dies die einzige bis dato bekannte Zeugenaussage. Die Angaben des polnischen Überlebenden Mieczyslaw K., der vom 2. August 1940 bis zur Befreiung des Lagers am 5. Mai 1945 in Gusen inhaftiert war, entstammen einem größeren Aktenkonvolut im Zusammenhang

387 Zit. nach Egon Humer: Schuld und Gedächtnis, 1992.
388 Hans Maršálek: Die Geschichte des Konzentrationslagers Mauthausen. Dokumentation, hg. von Österreichische Lagergemeinschaft Mauthausen. Wien 1974, S. 163f.

mit dem 1963 eingeleiteten Linzer Strafverfahren zu den Gewaltverbrechen in Mauthausen und Gusen, in deren Rahmen im Zuge eines Rechtshilfeersuchens an Polen 1965 zahlreiche ehemalige Lagerhäftlinge vor dortigen Bezirksgerichten einvernommen wurden und deren Protokolle schließlich ins Deutsche übersetzt wurden. Der Zeuge Mieczyslaw K., geb. 1906 und von Beruf Müller, war am 15. April 1940 durch die Gestapo in Inowroclaw verhaftet und im Mai 1940 nach Dachau und von dort am 2. August 1940 nach Gusen deportiert worden. Er gab bezüglich Ramsauer im Zuge seiner Einvernahme vor dem Bezirksgericht Mogilno am 30. April 1965 zu Protokoll:

> *„Mitte 1941 erließ der Lagerkommandant Karl Chmielewski einen Aufruf, daß Häftlinge, die sich krank fühlten oder Kriegsinvaliden waren, sich zu einer ärztlichen Kommission melden könnten und wenn sie als krank anerkannt würden, in ein Sanatorium nach Dachau zur Kur überstellt würden. Dieser Kommission gehörte der Lagerarzt Dr. Ramsauer Siegbert an, der eine Selektion der sich anmeldenden Häftlinge durchgeführt hat. Die einen, die er als krank anerkannte, bestimmte er zur angeblichen Reise nach Dachau, die anderen schickte er als Simulanten zum Strafkommando. In Wirklichkeit war es eine Fiktion (Falle) und beide Gruppen wurden zur Vernichtung bestimmt. Es wurden auf diese Weise 2.500 Invalide ausgewählt und in Sonderbaracken für Invalide untergebracht. Die Lebensmittelrationen wurden ihnen auf die Hälfte reduziert. Nachher wurden diese Kranken zu den schwersten Arbeiten im Steinbruch Kastenhofen zugeteilt und wurden durch einen deutschen Capo […] größtenteils ermordet.“*[389]

Die Problematik der Aussage liegt freilich in der Datierung. Sie legt nahe, dass Ramsauer der Ärztekommission im Sommer 1941 angehört hätte, als er sich nachweislich noch in Russland befand. Dennoch scheint die Aussage inhaltlich, nämlich hinsichtlich der Beteiligung an einer Selektion, zuzutreffen. Darauf deutet nicht zuletzt Ramsauers kategorische Amnesie von 1966 bezüglich der *„Mitwirkung des Lagerarztes“* hin, die ihm angeblich generell unbekannt war. Untermauert wird Ramsauers aktive Teilnahme an Selektionen ferner auch durch die Aussage seines Kollegen Dr. Waldemar Wolter. Wolter, Angeklagter im Dachauer Mauthausenprozess im Frühjahr 1946, hatte bei seiner Einvernahme durch die amerikanischen Ermittlungsbehörden im November 1945 mehrere Personen im Zusammenhang mit unterschiedlichen Tatkomplexen belastet. Bezüglich Ramsauer gab er an, dass dieser neben Dr. Vetter, Dr. Jobst, Dr. Richter und einigen weiteren Ärzten *„Häftlinge ins Gas geschickt“* habe (*„sent prisoners to be gassed“*[390]). Offen bleibt allerdings, ob sich Wolters Aussage ebenfalls auf die „Aktion 14f13“ bezieht oder auf die 1942 in Betrieb genommene Gaskammer in Mauthausen. In einer Zusammenschau aller getätigten Aussagen in diesem Kontext ist wohl davon aus-

389 Mieczyslaw K., Protokoll über Zeugenvernehmung, Bezirksgericht Mogilno, 30.4.1965, LG Wien, 17e Vr 8382/68, S. 72 (Übersetzung aus dem Polnischen).

390 Zusammenfassung des War Crimes Investigation-Teams 6836, APO 541, US-Army, abgedruckt in: Exhibit Compendium, 14.1.1946, NARA, RG 549, Case 000-50-05 (US vs. Hans Altfuldisch et al.), Box 334.

zugehen, dass Ramsauer im Februar 1942 sowohl an der vorangegangenen Selektion der Häftlinge als auch beim Transport nach Hartheim – als Angehöriger des SS-Kommandaturstabes wohl im begleitenden PKW – direkt beteiligt war. Wäre er selbst nicht als Begleitung des Transports im Einsatz gewesen, hätte er sich kaum zur Aussage verleiten lassen, „dabei gewesen zu sein" bzw. hätte er die Vergasung der Opfer in Hartheim kaum bestätigt (*„das stimmt"*).

Kehren wir noch einmal zu Mieczyslaw K. zurück, da es auch noch einen zweiten Teil seiner Aussage gibt. Hier belastet er Ramsauer im Zusammenhang mit den „Totbadeaktionen", die zeitlich zwischen Sommer 1941 und Mai 1942 zu datieren sind. Als Hauptverantwortlichen für diese Form des Mordens identifizierte das Landgericht Ansbach 1961 SS-Hauptsturmführer Karl Chmielewski, wobei nach der gerichtlichen Feststellung mindestens 242 Personen auf diese Weise zu Tode gebracht worden sind.[391] Mieczyslaw K. gab diesbezüglich an:

> *„Ich persönlich befand mich im Invalidenblock vom Juli 1941 bis zum Dezember 1941. In dieser Zeit wurde gegen die Invaliden die ‚Badeaktion' durchgeführt. Das war das Baden im kalten Wasser auf einer Betonplatte unter freiem Himmel – zweimal täglich im späten Herbst. Die Sanitätskommission unter Leitung des Lagerarztes Dr. Ramsauer – ordnete ein solches Baden an, um eine Geschwürbildung festzustellen. […] Das erste Baden fand gewöhnlich nach Arbeitsschluß unter Aufsicht der Blockältesten statt und war noch insoweit erträglich, da man die Häftlinge nicht versenkte. Das zweite Baden war aber dann eigentlich ein reines Ertränken gewesen. […] Die kranken Häftlinge wurden unter die Duschen gestellt und mit eiskaltem Wasser mit sehr starkem Druck direkt auf die Köpfe begossen, sodaß sehr schwache Häftlinge schon dadurch tot liegen blieben."*[392]

Der Überlebende Stanisław Dobosiewicz, Autor eines 2007 von der KZ-Gedenkstätte Mauthausen herausgegeben Buches über Gusen, präzisierte in diesem Kontext: *„Um die Notwendigkeit eines Bades plausibel zu machen, führte Dr. Ramsauer eine Besichtigung der Invaliden und Kranken durch und stellte fest, dass ihre zahlreichen infizierten Geschwüre einer sorgfältigen längeren Reinigung bedurften."*[393] Eine Einschätzung dieses Vorwurfs ist schwierig, weil in diesem Zusammenhang keine weiteren Aussagen vorliegen. Unwahrscheinlich ist, dass die angesprochene und vom Zeugen als solche wahrgenommene *„Sanitätskommission"* tatsächlich unter der *Leitung* von Ramsauer

391 Vgl. Gisela Rabitsch: Das KL Mauthausen. In: Vierteljahreshefte für Zeitgeschichte, Jahrgang 21 (1970), S. 50–92, hier nach Downloadversion des Textes online unter: www.erinnern.at/e_bibliothek/gedenkstatten/690_Rabitsch1.pdf (abgerufen am 20.1.2024), S. 18. Siehe auch das Urteil gegen Karl Chmielewski: Urteil des Landgerichts Ansbach, 11.4.1961, BArchL, Ks 1ab/61; Gregor Holzinger: Karl Chmielewski. In: Ders. (Hg.): Die zweite Reihe. Täterbiografien aus dem Konzentrationslager Mauthausen (Mauthausen-Studien, Band 10). Wien 2016, S. 70–76.

392 Mieczyslaw K., Protokoll über Zeugenvernehmung, Bezirksgericht Mogilno, 30.4.1965, S. 75 (Übersetzung aus dem Polnischen), LG Wien, 17e Vr 8382/68.

393 Stanisław Dobosiewicz: Vernichtungslager Gusen (Mauthausen-Studien, Band 5). Wien 2007 (polnische Erstauflage 1977), S. 276.

agierte. Eine aktive Teilnahme Ramsauers an einer oder mehreren Aktionen bleibt dennoch nicht ausgeschlossen, wenn man davon ausgeht, dass Ramsauer sich in Gusen zur *„Akklimatisierung“* und *„Einschulung“* aufhielt, was wohl auch zu bedeuten hatte, dass er den „Betrieb“ einmal umfassend kennenlernen sollte und von seinem Vorgesetzten Dr. Eduard Krebsbach[394] dementsprechend breit eingesetzt wurde. Hinzu kommt, dass Konzentrationslager nicht nur stark hierarchisierte und reglementierte Orte des Terrors darstellten, sondern für die SS vielfach auch Raum für Improvisation und Eigenmächtigkeiten boten. Ramsauer selbst äußerte sich, zum Verbrechenskomplex der „Totbadeaktionen“ befragt, wie folgt:

> *„Von sogenannten ‚Todesbädern' habe ich niemals etwas gehört. Bekannt ist mir hingegen, daß es im Nebenlager Gusen als Disziplinarstrafe ein sogenanntes ‚Duschen' mit kaltem Wasser gegeben hat. Es handelte sich hiebei um eine vom Lagerführer Chmielewski eigenmächtig verhängte Strafmaßnahme. Dieses Duschen wurde, soweit mir noch erinnerlich, vom Lagerkommandanten Ziereis abgestellt. Ob dieses Duschen bei Häftlingen den Tod zur Folge hatte, kann ich nicht sagen, doch ist nicht völlig auszuschließen, daß Häftlinge an den Folgen dieser Strafmaßnahme gestorben sind. Ich selbst habe eine diesbezügliche Wahrnehmung nie gemacht.“*[395]

Auch wenn sich eine direkte Tatverantwortung in juristischem Sinn im Zusammenhang mit den „Totbadeaktionen“ nicht nachweisen lässt und Aussage gegen Aussage steht, so erlaubt die historische Betrachtungsweise durchaus Rückschlüsse. Zunächst erscheint es durchaus möglich, dass Ramsauer beteiligt war, auch wenn er *„diesbezügliche Wahrnehmung[en]“* selbst nie gemacht haben will. Letzteres ist nachgerade ausgeschlossen, da diese Aktionen bis Mai 1942 in vollem Gange waren[396] und sich Ramsauer zur „Einschulung“ in Gusen befand. Zu Ramsauers eigener Aussage lässt sich zum einen feststellen: Die Reihen blieben, wie im Horst-Wessel-Lied besungen, fest geschlossen. Wie schon zuvor im Kontext der Selektionen für Hartheim fällt einzig der Name Chmielewski, an andere Namen konnte und wollte sich Ramsauer – dazu noch gesondert befragt – partout nicht erinnern. Ramsauer wusste 1966 natürlich, dass Chmielewski 1961 durch ein Schwurgericht in Ansbach zu lebenslänglicher Haft verurteilt worden war (1979 begnadigt), insofern erschien es durchaus sinnvoll, ihn als einzigen Verantwortlichen zu benennen. Zum anderen: Auf den Sprachgebrauch der Opfer, die die Quälereien mit dem Wasser in mehreren sprachlichen Abwandlungen als „Totbaden“ und „Totbadeaktionen“ bezeichnet hatten, ließ sich Ramsauer erst gar nicht ein.

394 Zu Krebsbach siehe Gregor Holzinger: Die zweite Reihe. Täterbiografien aus dem Konzentrationslager Mauthausen (Mauthausen-Studien, Band 10). Wien 2016, S. 109–114.

395 Vernehmungsniederschrift Sigbert Ramsauer, Klagenfurt, 20.4.1966, ÖStA, AdR, BMI, Gusen III und IV, Zl. 10283, Band III, Zl. 54.125-18/66, S. 3.

396 Vgl. Michel Fabréguet: Entwicklung und Veränderung der Funktionen des Konzentrationslagers Mauthausen, S. 202.

Er legte Wert darauf, dass es sich beim Duschen um *„Disziplinarstrafe[n]"* gehandelt hätte, um eigenmächtige zwar, aber eben doch um Strafen, die er nicht in Frage stellte.

Die Zeugen gegen Ramsauer

Die Vorwürfe der Zeugen gegen Sigbert Ramsauer im Kontext Mauthausen und Gusen umfassen, neben dem oben zitierten Zeugen im Kontext der „Aktion 14f13", im Wesentlichen drei inhaltliche Bereiche: Vernachlässigung der medizinischen Versorgung mit Todesfolge, Tötungen durch Injektionen sowie fallweise chirurgische Experimente und in besonderer Dichte den Vorwurf, tätowierte Häftlinge zur Tötung ausgewählt zu haben und mit diesen Menschenhäuten Handel betrieben zu haben. Da Letzteres ein nicht nur heikles, sondern in der Forschung ein ebenso umstrittenes wie wenig beforschtes Feld darstellt, werden diese Aussagen von den übrigen Vorwürfen getrennt betrachtet, um einerseits eine bessere Übersicht zu bieten, andererseits um diesen Tatvorwurf besser kontextualisieren zu können.

Wer sind die Zeugen, die Ramsauer belasten? Insgesamt liegen mit dem Zeugnis des bereits zitierten Mieczyslaw K. sieben zentrale Zeugenaussagen vor, die direkt auf Ramsauer Bezug nehmen. Alle genannten Personen hatten in der einen oder anderen Form „persönlichen" Kontakt mit Ramsauer. Fünf Aussagen (inklusive Mieczyslaw K.) stammen von polnischen Staatsbürgern, zwei von Österreichern. Eine polnische Zeugenaussage datiert aus dem Jahr 1970 und wurde im Zuge eines Ermittlungsverfahrens der Staatsanwaltschaft Köln wegen Verdacht des Mordes in Gusen I erhoben, in dessen Verlauf ebenfalls gegen Ramsauer ermittelt wurde. Die vier anderen polnischen Vernehmungsprotokolle entstanden im Rahmen eines Rechtshilfeersuchens im Zuge des Linzer Mauthausenprozesses im Jahr 1965. Sie wurden dem Aktenbestand des Landesgerichts Wien entnommen, wo es auch noch einige weitere Bezugnahmen auf Ramsauer gibt, wobei diese Angaben allerdings inhaltlich keine wesentlich anderen Angaben beinhalten als die hier angeführten. Aufgrund datenschutzrechtlicher Bestimmungen werden die Nachnamen der Zeugen in Folge nur mit Kürzel angeführt, es sei denn, es handelt sich bei den Zeugen um bekannte oder bereits publizierte Namen. Die umfassendste Aussage aus den polnischen Vernehmungen gegen Ramsauer stammt von Leon K. Von insgesamt 21 Seiten seines übersetzten Vernehmungsprotokolls zu Gusen betreffen immerhin drei Seiten Aktivitäten von Sigbert Ramsauer.

Leon K., geboren 1911 in Stettin und von Beruf Buchhändler, war im Zuge einer Massenrazzia am 20. April 1940 in seiner Wohnung in Posen verhaftet, anschließend nach Dachau und von dort im Juni 1940 nach Gusen deportiert worden. Anfänglich war er bei Erdarbeiten in Kastenhofen eingesetzt, gehörte anschließend den Steinträgerkolonnen an und leistete schließlich Zwangsarbeit im Steinbruch von Gusen. Auf Ramsauer traf er im Krankenrevier.[397]

397 Biografische Angaben entnommen dem Protokoll der Zeugenvernehmung Leon K., Bezirksgericht

Der Zeuge Stanislaw N., geboren 1897 in Posen, verheiratet und zum Zeitpunkt der Vernehmung als Beamter beschäftigt, wurde am 9. März 1940 in Soslowitz verhaftet. Bis 1939 hatte er als Redakteur bei der katholischen Zeitung *Polonia* in Kattowitz gearbeitet. Wie Leon K. wurde er erst nach Dachau und von dort mit einem Massentransport am 25./26. Mai 1940 nach Gusen verlegt. Stanislaw N., der Ramsauer vor allem im Zusammenhang mit der Selektion von tätowierten Häftlingen belastete, übte in Gusen zunächst die Tätigkeit eines Blockschreibers (abwechselnd in Block 12, 16, 3 und 2) aus, arbeitete ferner bei der Paketverteilung der Lagerpost und war ab 1942 in der Kanzlei des Lagerführers beschäftigt, hatte also durch diese Tätigkeit einen größeren Einblick in die Vorgänge im Lager.[398]

Der Zeuge Wladyslaw C. wiederum hatte mit Ramsauer als Sanitäter im Krankenrevier direkt zu tun. Er war im März 1940 von Buchenwald nach Mauthausen überstellt worden und arbeitete zunächst am Bau des Lagers Gusen. Bis Ende 1942 war er in Gusen als Sanitäter im Krankenrevier eingesetzt, danach, bis zur Befreiung, als Blockschreiber.[399]

Der polnische Zeuge Feliks Cichoslaw M., der sich 1970 zu Ramsauer äußerte, war am 26. Juni 1940 nach Gusen deportiert worden. Dort war er bis Dezember 1940 dem Rohrleger- und Entwässerungskommando zugeteilt. Als er an Ruhr erkrankte, kam er in das Krankenrevier, wo er als Pfleger und Sanitäter bis Mai 1945 verblieb.[400]

Als Sanitäter im Block 28, in dem die Zahnstation, die Apotheke, der Operationssaal, die Pathologie und die Revierschreibstube untergebracht war,[401] fungierte auch der österreichische Zeuge Viktor Opressnik. Von ihm stammt eine sehr frühe Darstellung von Ramsauers „medizinischem Wirken" in Gusen – entstanden im September 1947 anlässlich des Loibl-Prozesses. Sein Gedächtnisprotokoll („Promemoria") wurde allerdings nicht als Beweismittel zugelassen, weil im Zuge des Klagenfurter Kriegsverbrecherprozesses nur die Verbrechen am Loibl untersucht wurden.[402] Viktor Opressnik trat nicht nur im US-amerikanischen Dachauer Mauthausen-Verfahren auf, sondern wurde auch in späterer Folge mehrmals als Zeuge befragt, allerdings war – zumindest aus juristischer Sicht hinsichtlich der Beurteilung der Validität und Seriosität von Zeugen – mit seinen Aussagen ein spezifisches Problem verbunden: Opressnik hatte sich nach Kriegsende, wie auch in seinem „Promemoria" ersichtlich wird,

Stettin, 25.5.1965, LG Wien, 17e Vr 8382/68, Zl. III Ko-119/65, S. 41–43 (Übersetzung aus dem Polnischen).

398 Biografische Angaben entnommen dem Protokoll der Zeugenvernehmung Stanislaw N., Bezirksgericht Katowice, 14.5.1965, LG Wien, 17e Vr 8382/68, S. 141 (Übersetzung aus dem Polnischen),.

399 Biografische Angaben entnommen dem Protokoll der Zeugenvernehmung Wladyslaw C., Bezirksgericht Katowice, 11.5.1965, LG Wien, 17e Vr 8382/68, S. 24 (Übersetzung aus dem Polnischen).

400 Vgl. Zeugeneinvernahme Feliks Cichoslaw M., Bezirksgericht Tarnowskie Gory, 11.7.1970 im Zuge des Ermittlungsverfahrens der StA Köln wegen Verdachts des Mordes im KL Gusen I, ÖStA, AdR, BMI, Gusen III und IV, Zl. 10283, Bd. IV, Zl. 24 AR 130/66 (Z).

401 Vgl. dazu Vernehmungsniederschrift (Abschrift) Viktor Opressnik, Passau, 23.8.1961, LG Wien, 17 Vr 8382/68, 3 P (K) Js 131/62, S. 63

402 Vgl. Janko Tišler/Christian Tessier: Das Loibl-KZ, S. 456.

aufgrund seiner im KZ erworbenen medizinischen Kenntnisse unrichtigerweise als Arzt ausgegeben und war aufgrund dessen bzw. aufgrund von illegal durchgeführten Abtreibungen, die man ihm nachgewiesen hatte, mehrmals inhaftiert worden.[403] Ein längeres Vorstrafenregister minderte also die Glaubwürdigkeit dieses Zeugen vor Gericht. In der Gesamtdurchsicht aller gemachten Aussagen zeigt sich ferner, dass er in einigen zentralen Punkten – vor allem wenn es um seine eigene Rolle ging – nur vage Angaben machte, wodurch sich, insbesondere was den Vorwurf der Ermordung tätowierter Häftlinge betraf, kein eindeutiges Bild über die Abläufe ergab. Viktor Opressnik wurde 1915 als österreichischer Staatsbürger in Görz (heute Gorica) geboren und lebte bis zu seiner 1939 *„wegen monarchistischer Umtriebe"*[404] erfolgten Verhaftung durch die Gestapo in Klagenfurt. Nach kurzer Untersuchungshaft wurde er zunächst nach Dachau, von dort nach Buchenwald, anschließend über Mauthausen nach Gusen, schlussendlich nach Sachsenhausen und abschließend wieder nach Buchenwald deportiert. Am 20. November 1944 zog ihn die Wehrmacht schließlich zu einem Bewährungsinfanterie-Regiment an die Ostfront ein, wo er nach einem Monat in russische Kriegsgefangenschaft geriet und von dort im August 1945 wieder nach Österreich zurückkehrte.[405]

Kein Problem hinsichtlich der Seriosität der Aussage gab es bei dem Zeugen Ernst Martin. Seine Aussagen zu Ramsauer veränderten sich jedoch im Lauf der Zeit. Während er Ramsauer 1945 im Kontext mit den Verbrechen im KZ Gusen belastete, sah er sich später außerstande, Ramsauers Tätigkeiten in Gusen zu spezifizieren. Ernst Martin, geboren 1887 in Innsbruck und dort führendes Mitglied der Vaterländischen Front, wurde bereits am 12. März 1938 verhaftet. Bis August 1941 war er in verschiedenen Gefängnissen inhaftiert, seine Überstellung nach Mauthausen erfolgte am 18. August 1941. Anfänglich im Straßenbau eingesetzt, gelang es ihm über Protektion, als Schreiber in der Kanzlei des SS-Standortarztes unterzukommen. In den Jahren 1941 bis 1943 führte er in Mauthausen die Totenbücher und hatte aufgrund seiner Position einen ausgezeichneten Überblick über das Gesamtgeschehen.[406] Unmittelbar nach der Befreiung, Mitte Mai, erstellte er mit seinem Nachfolger Josef Ulbrecht mehrere Dokumente mit detaillierten Angaben zu Todeszahlen und SS-Personal. Diese Dokumente wurden u. a. in den Dachauer Prozessen als Beweismaterialien anerkannt. Über die Richtigkeit dieser Angaben liegen eidesstattliche Erklärungen vor.

---

403 Zu den Vorstrafen von Viktor Opressnik vgl. exemplarisch 2.12.1947, LG Linz, 6 Vr 7151/47, § 146 StG; 24.5.1949, LG Linz, 6 Vr 4645/48; 17.2.1953, LG Linz, 6 Vr 1201/52; 18.5.1954, LG Linz, 6 Vr 745/53 und weitere; Bestände des LG Linz befinden sich im Oberösterreichisches Landesarchiv.

404 Biografische Angaben entnommen der Vernehmungsschrift (Abschrift) Viktor Opressnik, Passau, 23.8.1961, LG Wien, 17 Vr 8382/68, Just. Ang. Heide, 3 P (K) Js 131/62, S. 63.

405 Ebd.

406 Vgl. Lebenslauf von Ernst Martin, 7.5.1945, DÖW, 2721.

Zeugenaussagen im Kontext medizinischer Vernachlässigung, chirurgischer Experimente und Morde durch Benzininjektionen in Gusen

Nicht alle Details der nachstehend zitierten Aussagen – etwa Angaben zu Zeitpunkten bzw. Funktionen, oder wie bei Viktor Opressnik Angaben über sich selbst – können unmittelbar als „wahr" oder „richtig" angenommen werden. Allerdings vermitteln sie einen Eindruck davon, wie Ramsauer von den Häftlingen gesehen wurde.

Viktor Opressnik, Promemoria, Klagenfurt, am 14. September 1947:

„Als Promemoria gebe ich unter Eid folgende Erklärungen zu Protokoll:
Am 11. Februar 1939 wurde ich aus politischen Gründen festgenommen und ins Konzentrationslager Dachau deportiert. Am 26. September 1939 wurde ich in einem Massentransport ins Konzentrationslager Buchenwald überstellt und am 6. Juli 1941 ins Konzentrationslager Mauthausen, wo ich als Häftlingsarzt [sic!] im Krankenrevier des Konzentrationslagers Gusen tätig war. Dort lernte ich im Jahre 1942 den damaligen SS-Untersturmführer und Lagerarzt Dr. Ramsauer kennen.
Ich beschuldige Dr. Ramsauer, den Tod von mehr als 700 Häftlingen verursacht zu haben. Ich erinnere mich noch sehr gut an die Visiten von Dr. Ramsauer, fast jeden Morgen, um neun Uhr, im Krankenrevier, wo die Häftlinge lagen. Bei dieser Gelegenheit ging er durch sämtliche Krankensäle, begleitet von einem Häftling, Dr. Gruber einem Linzer Professor, der zu dieser Zeit sein ständiger Assistent war. Bei seinen täglichen Visiten ließ er die Namen von 60–80 Häftlingen in eine Liste schreiben und fügte hinzu: ‚Ich komme in zwei Stunden wieder und möchte die Häftlinge in der Reihenfolge der Liste vor Baracke 27 sehen.' Die Liste wurde in der Schreibstube des Krankenreviers aufgehängt. Damit war seine Visite zu Ende.
Nach genau zwei Stunden kam Ramsauer wieder und ließ die Häftlinge einzeln in den Operationssaal antreten. Dort befahl er ihnen, sich auf den Operationstisch zu legen. Er betäubte sie – einen nach dem anderen – mit Äther und verabreichte ihnen 20 cm3 Benzininjektionen ins Herz. Um die Häftlinge zu töten, verwendete er Benzin, Zyankali und dreißigprozentiges Wasserstoffperoxid. Durch eine zweite Tür wurden die Häftlinge nun vorübergehend in einen kleinen Hof geworfen. In der frischen Luft kamen manche wieder zu Bewusstsein. In zahlreichen Fällen wurde klar, dass Dr. Ramsauer die tödliche Dosis nicht ins Herz, sondern in die Lungen gespritzt hatte. Die Häftlinge starben dann unter Qualen. Wenn Ramsauer das Lager betrat, brach unter den Häftlingen Panik aus. Alle hofften nur darauf, dass Dr. Ramsauer das Lager wieder verlassen würde. Die Zahl der Häftlinge, die Dr. Ramsauer ums Leben brachte, wurde immer größer. Häftlinge, die unter Ernst Mallen [richtig: Ernst Hallen, Anm. Lisa Rettl] aus Dortmund bereits fünf Jahre Lagerhaft hinter sich hatten, wollten ein Attentat gegen Dr. Ramsauer verüben. Dank meines Einflusses auf die Häftlinge gelang es mir, den Anschlag abzuwenden: Ich gab zu bedenken, dass die SS-Lagerleitung, sollte das Attentat gelingen, sämtliche Häft-

linge im Lager massakrieren würde. Ich möchte insbesondere hinzufügen, dass es zu jener Zeit nur wenige Fälle von Tuberkulose im Lager gab. Verbreitet waren hingegen Flecktyphus und andere Lagerkrankheiten. Ich möchte damit sagen, dass Dr. Ramsauer keine Skrupel hatte, Häftlinge, die eben erst von einer Bronchopneumonie geheilt oder auf dem Weg der Genesung waren, umzubringen. Die Tätigkeit Dr. Ramsauers bestand einzig und allein in der massenweisen Vernichtung von Häftlingen.
Operationen führte er nur sehr selten durch und wenn, dann dauerten sie Stunden, so dass – auch in diesen Fällen – der Patient daran starb. Eines Tages machte Dr. Ramsauer ein Experiment, bei dem er drei Häftlinge tötete: den ersten durch eine Benzinspritze, den zweiten durch Einspritzen von dreißigprozentigem Wasserstoffperoxid, den dritten durch Zyankali. Er wollte durch das Mikroskop beobachten, welche Art von Zerstörung diese drei Substanzen auf dem Gewebe des Herzmuskels anrichteten. Ich möchte hier ein Beispiel von vielen anführen: Dr. Ramsauer kam eines Tages zur Visite und blieb vor dem Bett des Häftlings Johann Maletz [richtig: Johann Malecz, Anm. Lisa Rettl] stehen. Über der Fieberkurve des Kranken war die Bezeichnung ‚Politischer Häftling' zu lesen. Ramsauer fragte den Patienten, aus welchem Grund er sich im Konzentrationslager befände. Dieser antwortete, er wäre aus politischen Gründen hier. Dr. Ramsauer ließ den Namen von seinem Assistenten aufschreiben und um zwei Uhr Nachmittag desselben Tages lag der Häftling zwischen anderen Opfern tot im Hof."[407]

Den Inhalt dieser Aussage von 1947, insbesondere den Hinweis auf das Experiment mit den Injektionen unterschiedlicher Substanzen, bekräftigte und präzisierte Viktor Opressnik noch einmal im Zuge seiner Zeugeneinvernahme in Linz im Jahr 1964. Die oben zitierte Zeugenaussage entstand im Rahmen der Ermittlungen zu Ramsauers Tätigkeiten im KZ Loiblpass und wurde von Louis Balsan (ehemaliger Häftling und nach 1945 als Ermittler für die Briten tätig) aufgenommen. Im Rahmen der Aussage von 1964 beschrieb Opressnik zunächst die Praxis des „Abspritzens" durch den Lagerarzt Dr. Hermann Kiesewetter, um im Anschluss festzustellen:

„*Dr. Ramsauer war ein zweiter Kiesewetter. Er hat auch abgespritzt. Einmal hat er drei Häftlinge versuchsweise mit verschiedenen Präparaten (Wasserstoff, Kalipräparat und Benzin) abgespritzt und ließ sich von mir die histologischen Schnitte der Herzen vorlegen, die er selbst untersuchte. Die drei Häftlinge wurden von Felix Kaminski seziert. Von ihm habe ich auch erfahren, dass Ramsauer die Häftlinge selbst abgespritzt hat.*"[408]

---

407 Promemoria gegen den Angeklagten Dr. Ramsauer, Klagenfurt, 14.9.1947, zit. nach Janko Tišler/Christian Tessier: Das Loibl-KZ, S. 456–458. Tišler gibt zur Geschichte des Dokuments an, dass diese Aussage an Louis Balsan übermittelt wurde, und dieser sie in seinen Memoiren Le Ver Luisant. Issoudun 1973, S. 85 veröffentlichte. Johann Malecz, geb. 23.3.1919 in Wien, verstarb am 30.12.1941 in Gusen.

408 Vernehmungsniederschrift Viktor Opressnik, Linz, 8.9.1964, ÖStA, AdR, BMI Gusen I und II, Zl. 10283.

Zu den Angaben Opressniks, der Ramsauer unter nicht näher beschriebenen Umständen für den Tod von 700 Häftlingen verantwortlich machte, findet sich eine sinngemäße, wenngleich kürzere und eher summarisch abgefasste Aussage in einem im Mai 1945 erstellten Dokument von Ernst Martin.

„A u f s t e l l u n g
jener SS-Ärzte und Sanitätsdienstgrade, welche sich besonders an allen Ermordungsaktionen von Häftlingen beteiligten, sie befohlen haben, bezw. ermöglichten.
Alle nachstehend Genannten klage ich an wegen der Kapitalverbrechen Mord, Anstiftung zum Mord, Raubmord, Raub, schwerer Körperverletzung, Diebstahl usw.
[...]
SS-Hauptsturmführer Dr. Hellmuth Vetter, geb. 21.3.1910. Früher Arzt in den Versuchsabteilungen der I.G. Farben in Ludwigshafen. Sah den Häftling nur als Versuchsobjekt an. Versuche von neuen Präparaten im Lager Gusen, bei welchen unzählige Häftlinge zu Grunde gegangen sind. Außerdem ist er als Lagerarzt Gusen für die dortigen Riesenziffern verantwortlich (Toten).
SS-Hauptsturmführer Dr. Sigbert Ramsauer, geb. 19.10.1910 aus Klagenfurt, zuletzt Lagerarzt im KLM-Arbeitslager Loiblpass. Vorher in Gusen und Mauthausen. Rauschgiftsüchtig, verantwortlich für die großen Totenziffern in Gusen, wobei er mit Vetter zusammenarbeitete.“[409]

Detaillierter in der Beschreibung des Lageralltages bzw. zu Ramsauer sind zum Teil die Aussagen der polnischen Häftlinge. Leon K., Aussage vor dem Bezirksgericht Stettin am 25. Mai 1965:

„Dr. Ramsauer Siegbold, Arzt.
Ich erinnere mich noch heute genau, als ich nach einem Geschwür unter der rechten Sehne mich in der Lagerkrankenstube befand, war Lagerarzt Ramsauer Siegbold. Er trägt die Verantwortung für die primitiven Heilbedingungen.
Die kranken Häftlinge lagen am Fußboden in elenden Betten, in drei Reihen. Solche unsanitären Verhältnisse herrschten im ganzen Lager. Die Kotgruben wurden sowohl von den Gesunden als auch von den Kranken benützt. Es gab keine Leibwäsche und diese Fetzen, die wir trugen, waren aus Mangel an Seife und warmen Wasser, nicht gewaschen.
Anfangs wurden wir in zerrissenen Leinen, später in baumwollene, gestreifte Sträflingsanzüge, in welchen wir froren, bekleidet. Viele von uns starben an Lungenentzündung. Wir hatten ständige ‚Lauskontrollen' und diesen folgten Mißhandlungen an den Häftlingen, für die in den Nähten der Wäsche gefundenen Läuse und Nissen. Die ein-

409 Ernst Martin, „Aufstellung jener SS-Ärzte und Sanitätsdienstgrade, welche sich besonders an allen Ermordungsaktionen von Häftlingen beteiligten, sie befohlen haben, bezw. ermöglichten“, 14.5.1945, DÖW, 2721. In Abschrift wurde dieses Dokument auch in den Akt LG Wien, 17 e Vr 8382/68 miteinbezogen.

zige Entlausungsmöglichkeit, die wir haben konnten, war ein vielmaliges ‚ausbeuteln' unserer Hemden und Anzüge. Die Häftlinge starben massenweise an Geschwüren. Ich erinnere mich, wie Felix Arentowicz aus Gdansk (Danzig), ehemaliger Beamter der Englischen Bank, starb. Arentowicz hatte auf seinem Körper 21 Geschwüre. Ich selbst 10. Wir bekamen keine ärztliche Hilfe und auf diese Weise sind viele Häftlinge verreckt. Viele von diesen starben an den Folgen einer Lungenzündung.
Im Juli des Jahres 1941 wurde eine Entgasungsaktion der Lagerblocks angeordnet. Diese Gasdesinfektion bezog sich auf alle Blocks gleichzeitig. Es wurden alle im Konzentrationslager befindlichen Häftlinge in der Zahl von ca. 7.000 Menschen auf den Appellplatz, aus den Blocks, herausgejagt. Die Häftlinge standen während dieser Zeit, das ist durch 24 Stunden, nackt und ohne jede Nahrung auf dem Appellplatz. Auf diese Weise waren wir gezwungen auf die Temperaturunterschiede, bei Tag der Sonnenglut und bei Nacht den voralpinischen, äußerst kalten Nächten ausgesetzt, zu werden. Diese rücksichtslose Methode, die Dr. Ramsauer angewandt hatte, bezog sich auch auf die schwer kranken Häftlinge, die Befehlsgemäß zum Appellplatz gejagt oder zusammengetragen wurden. Die einzige Bekleidung bestand aus einem Leintuch, mit welchem diese zugedeckt waren. [...] Dr. Ramsauer persönlich und mit Hilfe seiner Funktionshäftlinge führten die Benzininjektionen ins Herz durch. [...]
Dieser Arzt-Verbrecher experimentierte auch mit seinen chirurgischen Eingriffen an gesunden Menschen, indem er ihnen Teile der Hände oder Füße amputierte. Ich selbst, verbunden mit der Untergrundbewegung, wurde während der Abwesenheit von Ramsauer, von Dr. Goscinski aus Szczecin (Stettin), operiert."[410]

Stanislaw N., Aussage vor dem Bezirksgericht Kattowitz am 14. Mai 1965:

„*Bekannt im Lager durch seine verbrecherische Tätigkeit war auch der Lagerarzt Dr. Siegbert Ramsauer. Er führte verschiedene chirurgische Eingriffe auf gesunden Häftlingen durch, zum Beispiel – er schnitt einen Finger oder Fuß eines Häftlings ab – dann behandelte er ihn – und als er genas, tötete er ihn mit einer Injektion. Dies ist mir von Erzählungen des Häftlings Dr. Gocinski, der jetzt in Großbritannien lebt und Marian Filipiak, Bernard Dracheim, dessen Adresse ich nicht kenne, bekannt.*"[411]

Stanisław Dobosiewicz wiederum brachte Ramsauer in Zusammenhang mit medizinischen Experimenten zu Immunitätserkrankungen: „*Er untersuchte die Tbc- und Bauchtyphus-Kranken in Block 30. Zu diesem Zeitpunkt gab es noch keine Häftlingsärzte im Revier, daher ist über die Art der Experimente nichts bekannt.*"[412]

---

410 Leon K., Protokoll über Zeugenvernehmung, Bezirksgericht Stettin, 25.5.1965, LG Wien, 17e Vr 8382/68, Zl. III Ko-119/65 (Übersetzung aus dem Polnischen).
411 Stanislaw N., Protokoll über Zeugenvernehmung, Bezirksgericht Katowice, 14.5.1965, LG Wien, 17e Vr 8382/68, S. 141 (Übersetzung aus dem Polnischen).
412 Stanisław Dobosiewicz: Vernichtungslager Gusen, S. 287.

Was sich an diesen Aussagen, unabhängig von verschiedenen unaufklärbaren Details – etwa Ramsauers angebliche Rauschgiftsucht bzw. dem angeblich geplanten und verhinderten Attentat – ablesen lässt, ist zunächst, dass Ramsauer einigen ehemaligen Häftlingen deutlich und klar in Erinnerung geblieben ist. Die augenscheinlichste Problematik an allen polnischen Zeugenaussagen ist die kollektive Festlegung auf Ramsauers Aktionsradius im Sommer und Frühherbst 1941. Zu bedenken ist dabei, dass die zeitliche Distanz zwischen Tatgeschehen und Zeitpunkt der Aussage immerhin 23 Jahre beträgt. Nach mehr als zwei Jahrzehnten ist es vorstellbar, dass die Zeugen im Vorfeld der Aussagen gemeinsam überlegten, wann Ramsauer wohl in Gusen aufgetaucht sein könnte und wie er sich in ihre Erinnerungen einfügt. Durchaus möglich, dass als markantes Datum und Orientierungshilfe der Sommer 1941 – Beginn der Transporte nach Hartheim und Anfangsphase der „Totbadeaktionen" – in Erinnerung blieb und Ramsauer, der ja nur wenig später tatsächlich kam, damit assoziiert wurde. Unwahrscheinlich ist jedenfalls, dass Ramsauers Name mit so konkreten Details in Verbindung gebracht wurde, ohne dass es irgendeinen ursächlichen Zusammenhang gäbe. Auch wenn juristisch relevante Fragen nach der unmittelbaren Tatverantwortung aufgrund verschiedener Widersprüchlichkeiten nicht zu klären sind, so lässt sich aus den Aussagen zumindest ablesen, dass Ramsauer wohl nicht bloß „zugeschaut" hatte, wie er selbst zu Protokoll gab. Alle hier genannten Vorwürfe, von medizinischer Vernachlässigung bis hin zur Tötungspraxis mittels Injektionen sowie die Art der dabei praktizierten Vorgangsweise ordnen sich bruchlos in die gängige, von Medizinern geübte Alltagspraxis in Mauthausen und Gusen ein. Bezüglich der Ermordung von Häftlingen mittels Benzininjektionen stellte das US-Militärgericht im Zuge des Dachauer Mauthausenprozesses gegen Hans Altfuldisch und andere im Frühjahr 1946 fest, dass diese Form von Ermordung definitiv (de facto auch davor und danach) in den Monaten Februar und März 1942 zur Anwendung kam.[413] Während dieser Zeit befand sich Ramsauer noch in Mauthausen. Auch in den US-Militärgerichtsakten, vor allem in der frühen Phase der Vorerhebungen, wurde Ramsauer gelegentlich erwähnt. Auf zwei Listen, wo summarisch sämtliche Beschuldigten aufgelistet wurden, wird Ramsauer als *„human experimenter"*[414] geführt, was darauf verweist, dass Ramsauer auch im Zuge der US-Ermittlungen von Zeugen belastet wurde. Die Gründe, warum Ramsauer aus dem Verfahren schließlich ausgeschieden wurde, konnte nicht exakt erhoben werden. Die wahrscheinlichste Ursache liegt wohl darin, dass aufgrund seiner bereits erfolgten Inhaftierung und bevorstehenden Anklage vor dem britischen Militärgericht in Klagenfurt nicht mehr weiter gegen ihn ermittelt wurde oder dass er zu diesem Zeitpunkt

413 Vgl. „United States vs. Altfuldisch et. al. Review and Recommendation of the Deputy Judge Advocate for War Crimes, March 1946", NARA, RG 338, Records of U.S. Army, War Crimes Branch, War Crimes Case Files, 1945–1959. Die gesamten Prozessakten befinden sich in den National Archives in Washington, Kopien davon in den Sammlungsbeständen des MM.

414 Concentration Camp custodial and medical personell, NARA, RG 549, Box 2, File Medical Experiments 125863–125899 und Liste des Crimnelles de Guerre releves et fiches, NARA, RG 549, Case 000-50-5, Box 334.

noch nicht ausfindig gemacht werden konnte – der Informationsaustausch der unmittelbaren Nachkriegszeit war äußerst zäh und langwierig und die Ausforschung von Verdächtigen ein zeitaufwändiges Unterfangen. Wie den bisher zitierten Zeugenaussagen zu entnehmen ist, wird Ramsauer vor allem mit in Gusen begangenen Verbrechen belastet, wo er sich offiziell nur kurz aufgehalten haben will. Hingegen finden sich keine belastenden Aussagen zu Ramsauers Tätigkeit im Stammlager Mauthausen, wo er seinen eigenen (unrichtigen) Angaben nach bis Herbst 1942, bis zu seiner Abkommandierung nach Dachau, stationiert gewesen sein will. Für diesen Widerspruch lässt sich nur schwer eine Erklärung finden. Eine mögliche Interpretation wäre, dass Ramsauers Hauptaktionsfeld in Mauthausen tatsächlich bei der Truppe lag, dass die Lagerführung von Gusen jedoch fallweise – wenn etwa „Not am Manne" war – auch auf die Truppenärzte zurückgriff. Dafür spricht auch der eklatante Mangel an Medizinern während der NS-Zeit, der einen reibungslosen Ablauf bei Stellenbesetzungen im KZ generell erschwert haben dürfte. Dies würde auch erklären, warum die Zeugen durchwegs von Ramsauer als „Lagerarzt" oder „Revierarzt" sprechen, was ihrer Wahrnehmung und realen Erfahrung nach auch den Tatsachen entspricht. Insbesondere die im folgenden Teilkapitel angeführten Aussagen im Zusammenhang mit der Selektion von tätowierten Häftlingen würden für diese These sprechen.

Mit dem zuvor erwähnten Hans Altfuldisch, dessen Todesurteil am 28. Mai 1947 nach seinem letzten Ausruf *„Ich sterbe für Deutschland. Der Herrgott behüte meine Angehörigen"*[415] vollstreckt wurde, pflegte Ramsauer in Mauthausen auch private Kontakte. Im Zuge der Einvernahmen der US-amerikanischen Ermittlungsbehörden, in deren Rahmen auch Altfuldischs Gattin Helene verhört wurde, gab diese an, im Jahr 1942 Untersturmführer Ramsauer kennengelernt zu haben.[416] Altfuldisch, zuletzt zweiter Schutzhaftlagerführer in Mauthausen, hatten die einvernommenen Zeugen vorgeworfen, nicht nur selbst Häftlinge geschlagen zu haben, sondern vor allem dann anwesend gewesen zu sein, wenn es um die Ermordung bestimmter Häftlingsgruppen wie z. B. alliierter Kriegsgefangener ging. Häufig habe er an Exekutionen teilgenommen, ebenso wie er bei Erschießungen in der Genickschussecke zumindest anwesend gewesen sei.[417] Die mögliche Präsenz Ramsauers bei Exekutionen in Mauthausen interessierte 1970 auch die Staatsanwaltschaft Köln, die gegen Ramsauer ein Ermittlungsverfahren wegen Beihilfe zum Mord eingeleitet hatte. Die Einleitung der Ermittlungen basierte auf einer den US-Stellen übergebenen Niederschrift vom Mai 1945, die Ramsauer damit belastete, bei Erschießungen anwesend gewesen zu sein. Das Verfahren wurde aus Mangel an Beweisen eingestellt. Überraschenderweise hatte Ramsauer allerdings im Zuge seiner Vernehmung vom 20. April 1966 selbst davon gesprochen:

---

415 Zit. nach Florian Freund: Der Dachauer Mauthausenprozess, S. 64. Zu Altfuldisch siehe Gregor Holzinger: Täterbiografien, S. 47–50.

416 Vgl. Vernehmung (Wortprotokoll) von Helene Altfuldisch, 25.11.1945, NARA, RG 549, Case 000-50-5, Box 334.

417 Vgl. Florian Freund: Der Dachauer Mauthausenprozess, S. 57.

„Während meiner Tätigkeit als Truppenarzt im Hauptlager Mauthausen habe ich glaublich im Jahre 1942 eine Exekution von ca. 5 Häftlingen persönlich mit angesehen. Unter den Exekutierten befand sich ein Tscheche. Die Liquidierung erfolgte aufgrund eines vorher verlesenen Todesurteiles. Bei der von mir bezeichneten Exekution war der Lagerkommandant Ziereis zugegen. Er selbst hat das Todesurteil verlesen.“[418]

Warum Ramsauer 1966 davon überhaupt sprach – vom innenministeriellen Ermittlungsbeamten wurde er dazu nämlich keineswegs befragt – ist unklar. Möglicherweise versuchte er damit seine Glaubwürdigkeit ein wenig zu erhöhen, nachdem er zuvor behauptet hatte, dass ihm andere Tötungen (außer jenem Transport nach Hartheim) überhaupt nicht bekannt gewesen seien. Auch hier wird deutlich, dass Ramsauer versuchte, seine eigene Rolle herunterzuspielen und sich gleichzeitig absicherte. Ramsauer ließ es sich also angelegen sein, gleich im Vorfeld darauf hinzuweisen, dass es hier um eine „rechtlich korrekte“, auf Basis eines Urteils vollzogene Exekution handelte, wo er sich selbst, zumal als „Zuseher“, auf Befehlsnotstand berufen könnte. Welche Rolle er tatsächlich bei der nicht näher erläuterten Exekution einnahm, bleibt offen. Ramsauers Vorgesetzter, Dr. Eduard Krebsbach, hatte im Zuge seiner Aussage während des Dachauer Mauthausenprozesses jedenfalls angegeben, als Arzt bei Exekutionen von über 200 Russen, Polen und Tschechen beteiligt gewesen zu sein.[419]

Ramsauer und die Pathologie in Gusen. Zeugenaussagen im Zusammenhang mit der Tötung tätowierter Häftlinge

„Ich war doch ein einigermaßen normaler Mensch, möchte ich behaupten!“

Alle bisher angeführten und zitierten Zeugen äußerten sich zu Sigbert Ramsauer in besonders dichtem Ausmaß im Kontext eines Verbrechenskomplexes, dessen Einordnung insgesamt schwierig ist. Im Mittelpunkt aller Zeugenaussagen – mit Ausnahme jener von Ernst Martin – steht die Beschuldigung, dass sich Ramsauer an der Selektion und Tötung von tätowierten Häftlingen beteiligt habe, die Menschenhäute zu verschiedenen Endprodukten verarbeiten ließ und in weiterer Folge damit Handel betrieben habe. Eine Einschätzung dieser Vorwürfe ist gleich aus mehreren Gründen diffizil. Einerseits weil zum eigentlichen „Tatort“ – der Pathologie bzw. der „Pathologischen Abteilung“ in Gusen mit ihrem angeschlossenen Museum – keine systematischen Untersuchungen vorliegen. Selbst in der 2006 erschienen Ausstellungsbroschüre zum Lager Gusen fand sich noch keine diesbezügliche Erwähnung.[420] Die wenigen Infor-

418 Vernehmungsniederschrift Sigbert Ramsauer, Klagenfurt, 20.4.1966, Zl. 54.125-18/66, S. 2f, ÖStA, AdR, BMI, Gusen III und IV, Zl. 10283, Bd. III.

419 Vgl. „United States vs. Altfuldisch et.al. Review and Recommendation of the Deputy Judge Advocate for War Crimes, March 1946“, S. 49.

420 Vgl. Bundesministerium für Inneres, Abt. IV/7 (Hg.): Konzentrationslager Gusen 1939–1945. Spuren –

mationen, die dazu bisher publiziert wurden, beschränken sich hauptsächlich auf das, was ehemalige Häftlinge in der Memoirenliteratur oder im Rahmen verschiedener Zeugenaussagen festgehalten hatten oder auf gelegentliche Erwähnungen in Aufsätzen.[421] Diese Forschungslücke ist allerdings kein spezifisch österreichisches Problem. De facto ist bis auf einige wenige Standardwerke[422] der Bereich der KZ-Medizin insgesamt nur lückenhaft erschlossen und Fragestellungen nach den in verschiedenen Konzentrationslagern eingerichteten pathologischen Abteilungen und ihren jeweiligen Struktur- und Entstehungsgeschichten noch wenig beforscht. Zugleich gibt es bis dato ebenso wenige Untersuchungen, die sich mit der Frage nach dem – insgesamt durchaus ambivalenten – Verhältnis des Nationalsozialismus zur Tätowierung bzw. zu tätowierten Menschen beschäftigt. Das Forschungsdefizit zum Themenbereich „Nationalsozialismus und Tätowierung" betrifft etwa den Umgang mit tätowierten KZ-Häftlingen bzw. – damit verbunden – auch eine systematische Untersuchung zur Frage nach Verarbeitung und Handel von tätowierten Menschenhäuten, die verschiedensten Aussagen zufolge SS-Offizieren und anderen hohen NS-Funktionären als ausgesprochene Fetischobjekte galten. Überliefert sind in diesem Kontext Aussagen und Erinnerungen aus mehreren Konzentrationslagern, darunter Buchenwald, Dachau und Gusen. Die hier bestehenden Forschungslücken kann diese Arbeit nicht schließen, eine erste Einschätzung wird dennoch unternommen.

Heikel ist die Thematik zunächst vor allem deswegen, weil sich insbesondere um die in Konzentrationslagern angeblich aus Menschenhaut gefertigten Lampenschirme zahlreiche mythisch verbrämte Geschichten rank(t)en, die solcherart auch Eingang in das „Volkswissen" fanden und damit eine Art von „Wissen" fabrizierten, das seinem Charakter nach mehr verdeckte als erhellte: Die Vorstellung der Tötung von Menschen zur Produktion von Artefakten aus Menschenhaut als Fetischobjekte bediente im Wesentlichen die Imagination von KZ- und NS-Tätern als abartige Monster, deren Handlungsmotive vorrangig sadistischen Perversionen zugeschrieben wurde. Der Verschiebung dieser Verbrechen in die Fantasie der Perversion ermöglichte schließlich auch eine Katharsis und Exkulpierung der „anständigen Normalbevölkerung", die sich getrost versichern konnte, mit diesen offenkundig abartigen Verbrechen nichts zu tun gehabt zu haben.

Berühmtheit erlangte in diesem Kontext der Fall Ilse Koch, auch als *„Kommandeuse von Buchenwald"*, *„Hexe von Buchenwald"* *„Lampenschirm-Ilse"* oder in der US-Presse als *„Lady of the Lampshades"* bekannt. Bereits wenige Monate vor der Befrei-

---

Fragmente – Rekonstruktionen. Wien 2006; Stanisław Dobosiewicz: Vernichtungslager Gusen (Mauthausen-Studien, Band 5). Wien 2007, S. 158f.

421 Zur Patholgie in Gusen siehe auch Ines Hopfer: Die Spur führt nach Graz. Auf der Suche nach den sterblichen Überresten eines NS-Opfers. In: Jahrbuch der KZ-Gedenkstätte Mauthausen | Mauthausen Memorial 2008. Forschung, Dokumentation, Information (Wien 2009), S. 48–57.

422 Dazu zählen vor allem: Ernst Klee: Auschwitz, die NS-Medizin und ihre Opfer. Frankfurt am Main 1997; ders.: Dokumente zur „Euthanasie". Frankfurt am Main 1985; ders.: Deutsche Medizin im Dritten Reich. Karrieren vor und nach 1945. Frankfurt am Main 2001; Alexander Mitscherlich/Fred Mielke: Medizin ohne Menschlichkeit. Dokumente des Nürnberger Ärzteprozesses. Frankfurt am Main 1978.

ung des KZ Buchenwald berichtete der US-Geheimdienst in einer vertraulichen Stellungnahme über Ilse Koch. Die Gattin des ersten Kommandanten von Buchenwald, Otto Koch, galt schon in diesem frühen Dokument nicht nur als besonders grausam, sondern auch als Initiatorin einer außerordentlich sadistischen Tat: Mehr als vierzig Häftlinge habe sie wegen ihrer Tätowierungen töten und enthäuten lassen.[423] In der Folge mutierte Ilse Koch in der Weltöffentlichkeit zu einer Art sexualisierter Nazi-Ikone, zum Sinnbild der *„Mörderin aus Menschenhaut-Passion"*[424]. 1947 wurde Ilse Koch im Rahmen der Dachauer Prozesse im Buchenwald-Hauptprozess der *US-Army* wegen Verbrechen gegen die Menschheit zunächst zu einer lebenslangen Haftstrafe verurteilt, anschließend wurde das Urteil auf vier Jahre reduziert. 1951 verurteilte sie ein deutsches Gericht in Augsburg erneut zu lebenslanger Haft: Der Anklagepunkt im Kontext ihrer angeblichen Menschenhaut-Sammlung wurde allerdings aus Mangel an Beweisen fallengelassen. Tatsächlich lagen schon im Dachauer Buchenwald-Prozess Exponate aus Menschenhaut – ein Lampenschirm und ein Fotoalbum – nicht als Beweismittel vor. Die Fotoaufnahmen, die später von Ilse Kochs angeblichem Menschenhaut-Album, das zahlreiche Häftlinge gesehen haben wollten, exzessiv in den US-Medien kursierten, erwiesen sich bald als Aufnahmen eines Albums, dessen Einband aus Pappkarton bestand.[425] Ausgelöst und verstärkt durch die Prozesse gegen Ilse Koch wurde die Lampenschirm-Geschichte jahrzehntelang – und nicht nur in der DDR – zu einem fixen Bestandteil der Erzählungen um das KZ-Buchenwald. Die Problematik dieses Themas offenbarte sich schließlich auch in der Geschichte der Ausstellung über das KZ Buchenwald. Bereits in der ersten Ausstellung zur Lagergeschichte (1954) wurde eine kleine Nachtischlampe *„als Lampenschirm aus Menschenhaut"* präsentiert. Die Lampe war damals von einem ehemaligen Häftling übergeben worden und stammte allem Anschein nach aus dem Lager. Auf eine Echtheitsprüfung war allerdings verzichtet worden. In den folgenden Jahren wurde der Lampenschirm in allen Ausstellungen als Menschenhaut-Exponat geführt und noch 1985 in der neu gestalteten Dauerausstellung gezeigt. Als es mit dem Ende der DDR zu einer Grundrevision des Sammlungs- und Ausstellungsbestandes kam, wurde schließlich auch die Echtheit des Exponats überprüft.[426] Die Gerichtsmedizin der Medizinischen Akademie Erfurt erstellte 1992

423 Vgl. Alexandra Przyrembel: Der Bann eines Bildes. Ilse Koch, die „Kommandeuse von Buchenwald". In: Insa Eschenbach/Sigrid Jacobeit/Silke Wenk (Hg.): Gedächtnis und Geschlecht. Deutungsmuster in Darstellungen des nationalsozialistischen Genozids. Frankfurt am Main/New York 2002, S. 245–267, hier S. 245. Das ungebrochen große Interesse an Ilse Koch zeigt sich nicht zuletzt an zwei Publikationen im Jahr 2023. Von oben genannter Autorin erschien im Fischerverlag eine umfangreiche Studie: Alexandra Przyrembel: Im Bann des Bösen. Ilse Koch – ein Kapitel deutscher Gesellschaftsgeschichte 1933 bis 1970. Frankfurt am Main 2023; ferner: Tomaz Jardim: Ilse Koch on Trial. Making the "Bitch of Buchenwald". Cambridge (Mass.) 2023.

424 Der Spiegel, 7/1950.

425 Vgl. ebd.

426 Vgl. Website der Gedenkstätte Buchenwald: http://www.buchenwald.de/index.php?p=nachgefragt_lampenschirme (abgerufen am 24.3.2010). Der Themenkomplex rund um Lampenschirme aus Menschenhaut wird auf der aktuellen Website der Gedenkstätte Buchenwald nicht mehr behandelt. Die hier zitierten Hinweise finden sich allerdings in einem mdr-Beitrag unter dem Titel: Ilse Koch. Gefürchtete

ein Gutachten, wonach die Haut des Lampenschirms definitiv nicht menschlichen Ursprungs war. Der Gutachter stellte fest, dass es sich wahrscheinlich um einen Kunststoff, eventuell auch um tierisches Material handeln könnte.[427] Der Lampenschirm befindet sich nun als Falsifikat im Fundus der Gedenkstätte. Damit wird vor allem eines deutlich: Der Medienhype der Nachkriegszeit rund um den Menschenhaut-Lampenschirm, der auch Eingang in das kollektive Wissen fand, war im Wesentlichen auf Fantasie gebaut. Ob es die Lampenschirme aus Menschenhaut – und vor allem in welchem Ausmaß – tatsächlich gab, wird sich wohl nicht mehr mit Sicherheit klären lassen. In der einzigen wissenschaftlichen Darstellung dieses Themas wurde rekonstruiert, dass ein aus Menschenhaut gefertigter Lampenschirm als Geschenk auf der Geburtstagsparty von Otto Koch im August 1941 ein *„Riesenerfolg"* gewesen sei, dass diese Lampe allerdings, nachdem die höhere SS-Führung davon erfahren hatte, sofort wieder verschwunden sei.[428]

Dass die „falsche" Lampenschirm-Geschichte Eingang in kollektive Gedächtnisstrukturen fand, verdankt sich einerseits wohl der pikanten, medial zelebrierten Aufbereitung mit den Ingredienzien aus Sex & Crime, anderseits appellierte der erhobene Häutungsvorwurf jenseits seiner realen historischen sozial- und rassenhygienischen Bezüge an tradierte, tief sitzende Ängste: *„Er verkörperte zum einen die fundamentale Kränkung des Individuums in den Konzentrationslagern und zum anderen konnte der mit modernen Mitteln betriebene Massenmord mit Hilfe eines grausamen Tötungsrituals vergegenständlicht werden."*[429]

Dass sich der in den Medien breitgetretene Lampenschirm-Mythos rund um Ilse Koch als Fake erwiesen hatte, ist allerdings nicht gleichbedeutend damit, dass die von den Häftlingen erhobenen Vorwürfe zur Selektion und Tötung tätowierter Häftlinge mit nachfolgender Präparierung der Häute per se Erfindung wären. Voneinander unabhängige und bisweilen sehr detailreiche Aussagen ehemaliger Häftlinge aus den Konzentrationslagern Buchenwald, Dachau und Gusen stehen einer solchen Einschätzung ebenso entgegen wie das real existierende rassenhygienische Interesse der Nazis an Menschen mit Tätowierungen. Im Zusammenhang mit der allgemein geübten Praxis der nationalsozialistischen Menschenversuche in den industrialisierten Mordstätten der Konzentrationslager markierte die Selektion und Tötung tätowierter Häftlinge zu Forschungs-, Ausstellungs- oder Fetischzwecken wohl einen verhältnismäßig kleinen Nischenbereich, der wahrscheinlich auch in Gusen zeitweilig bedient wurde. Relative Einigkeit in den Zeugenaussagen besteht darüber, dass sich Auswahl und Selektion tätowierter Häftlinge nach rassistischen Kriterien vollzog. Deutsche Häftlinge waren da-

Kommandantengattin aus dem KZ Buchenwald, 2021, online unter: https://www.mdr.de/geschichte/ns-zeit/holocaust/ilse-koch-aufseherin-kz-buchenwald-100.html (abgerufen am 20.1.2024).

427 Vgl. Gutachten der Medizinischen Akademie Erfurt, 6.7.1992, zit. nach http://www.buchenwald.de/index.php?p=nachgefragt_lampenschirme (abgerufen am 24.3.2010).

428 Vgl. Arthur L. Smith: Die Hexe von Buchenwald. Weimar/Köln/Wien 1994, S. 192.

429 Alexandra Przyrembel: Der Bann eines Bildes, S. 246f.

von offenbar kaum betroffen. Der tschechische Jurist und ehemalige Gusen-Häftling František Pokorny hielt in diesem Zusammenhang fest: *„In manchen Fällen wurden diese Gefangenen – soweit sie nicht deutscher Nationalität waren – vorsätzlich getötet, nur deswegen, damit ihre Haut verwendet werden konnte [...]. Von deutschen Gefangenen wurde die Haut nur denjenigen abgezogen, die aus natürlicher Ursache starben.“*[430]

Grundsätzlich stand hinter der Tötung tätowierter Häftlinge wohl das zunehmend gewachsene rassenhygienische Interesse an dieser Frage: Im Juni 1940 wurde dazu an der Universität Jena eine Dissertation vergeben. Schon im November desselben Jahres legte der im KZ-Buchenwald tätige SS-Arzt Erich Wagner die Arbeit vor. In einem Schreiben mit Bitte um Zulassung zu Promotion erklärte Wagner damals, dass er an den Universitäten Graz und Innsbruck, an denen er studiert hatte, keine Zeit gefunden habe, eine derartige Arbeit anzufertigen, da er *„in der illegalen N.S.D.A.P. und der SS Österreichs eingespannt war“*[431]. In Buchenwald habe er die Arbeit nun fertig stellen können. Im Zuge seiner Dissertation, *Ein Beitrag zur Tätowierungsfrage*, unternahm Wagner an insgesamt 800 tätowierten Häftlingen des Konzentrationslagers Buchenwald Untersuchungen, die u. a. Fragen nach Inhaftierungsgründen, sozialer Herkunft, Tätowierungsart und Motivation zur Tätowierung klären sollten. Dabei sollte prinzipiell der Zusammenhang zwischen *„Tätowierung und Verbrechertum“*[432] genauer untersucht werden.

Über den Ablauf berichtete der Buchenwald-Kronzeuge Egon Kogon, dass Wagner, gemeinsam mit dem als Lagerarzt auf der Pathologie tätigen Dr. Hans Müller, das Lager nach Tätowierten durchforstete, sie fotografierte und dass die Häftlinge schließlich nach *„Pracht ihrer tätowierten Haut ausgesucht und ins Revier geschickt“* wurden:

> *„Bald darauf erschienen die besten Hautexemplare in der ‚Abteilung für Pathologie‘, wo sie präpariert und jahrelang SS-Besuchern als besondere Kostbarkeiten gezeigt wurden. Auch eine Tischlampe aus Menschenknochen, mit Menschenhaut bespannt, musste ‚kunstvoll‘ angefertigt werden. Die Sache wurde bei der SS so beliebt, dass bei Müller Anregungen aus Berlin eintrafen, man möge diese oder jene Feinheit berücksichtigen. Hunderte von verschiedenen Menschenhäuten sind auf Anforderungen des Leitenden Arztes KL, SS-Standartenführer Lolling, nach Berlin gesandt worden. Müller gab außerdem an Stöckel und einen anderen Häftling der Pathologie den Auftrag, aus gegerbter Menschenhaut Taschenmesseretuis und ähnliche Gegenstände herzustellen.“*[433]

Dieser Darstellung nach erscheint als ausschlaggebendes Moment für Selektion und Tötung das „wissenschaftliche“ Interesse Wagners, wobei sich die Exponate Schritt für

---

430 František Pokorny: Konzentrationslager Mauthausen – Gusen. Erinnerungen. Übersetzung aus der tschechischen in die deutsche Sprache, BArchL, B 162/27399.

431 Christian Bode: Zur Geschichte der Gerichtlichen Medizin an der Universität Jena im Zeitraum von 1901 bis 1945. Phil. Diss., Universität Jena 2007, S. 106. 1957 stellte sich heraus, dass der Häftling Paul Grünewald im Auftrag Wagners der eigentliche Verfasser dieser Dissertation war.

432 Ebd.

433 Eugen Kogon: Der SS-Staat. Das System der deutschen Konzentrationslager. München [10]1981, S. 181.

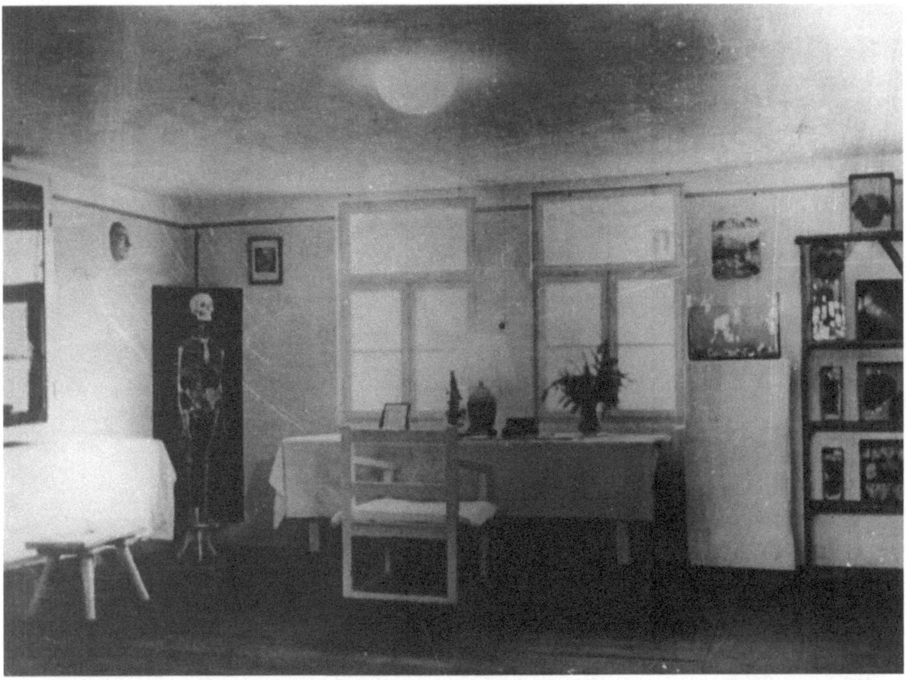

Abbildung 20: Historische Aufnahme des Pathologischen Museums, KZ Gusen, undatiert (KZ-Gedenkstätte Mauthausen | Mauthausen Memorial).

Schritt, und mit Wissen bzw. auf Geheiß von Berlin, zur nachgefragten Kostbarkeit zu entwickeln schienen. Der Nimbus des Besonderen und des Auffälligen sowie die künstlerische Dimension von Hautzeichnungen mit ihren ausgeprägten ethnischen und kulturellen Spezifika dürften die „Hautobjekte" auch als Ausstellungsexponate und bisweilen als Fetischobjekte prädestiniert haben.

Zu den Besonderheiten in Gusen zählte ebenfalls eine pathologische Abteilung, der zudem ein kleines Museum angeschlossen war. Hans Maršálek hielt dazu fest:

„Gewisse gesunde und kranke Häftlinge, soweit sie irgendwelche besonderen Merkmale aufwiesen, wurden mittels Injektionen ins Herz getötet und die Skelette oder auch nur einzelne Körperteile präpariert. [...] Viele solcher Köperteile waren in die Ärztliche SS-Akademie nach Graz zu Lehrzwecken überwiesen worden. Im Museum der Gusener Pathologie befanden sich zur Zeit der Befreiung des Lagers am 5. Mai 1945 insgesamt 286 von Häftlingsleichen stammende Präparate."[434]

434 Hans Maršalek: Die Geschichte des Konzentrationslagers Mauthausen, S. 171. Siehe hierzu vor allem den Fall Alexander Katan (vgl. Ines Hopfer: Die Spur führt nach Graz. Auf der Suche nach den sterblichen Überresten eines NS-Opfers. In: Jahrbuch der KZ-Gedenkstätte Mauthausen | Mauthausen Memorial 2008. Forschung, Dokumentation, Information (Wien 2009), S. 48–57).

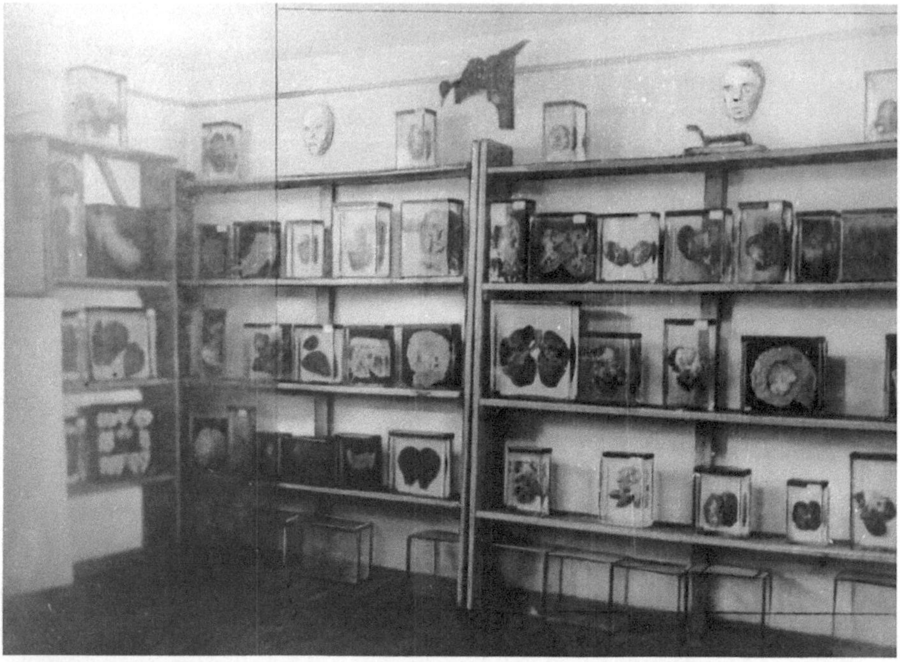

Abbildung 21: Ausstellungspräparate im Pathologischen Museum, KZ Gusen, undatiert (KZ-Gedenkstätte Mauthausen | Mauthausen Memorial).

Präparierte Hauttätowierungen stellten tatsächlich wohl nur einen kleineren Teil pathologischer Sammlungen dar.

Wie groß das nationalsozialistische Interesse im Sinne ihrer Rasseforschung an pathologischen Präparaten allgemein war, zeigte sich auch im Zusammenhang mit der Skelettsammlung der „Reichsuniversität" Straßburg: Dort verfügte der Ordinarius für Anatomie, Prof. Dr. August Hirt, bereits über eine beachtliche Sammlung an Schädeln von *„nahezu allen Rassen"*: *„Nur von den Juden stehen der Wissenschaft so wenig Schädel zur Verfügung, dass ihre Bearbeitung keine gesicherten Ergebnisse zulässt. Der Krieg im Osten bietet uns jetzt Gelegenheit, diesem Mangel abzuhelfen. In den jüdisch-bolschewistischen Kommissaren, die ein widerliches, aber charakteristisches Untermenschentum verkörpern, haben wir die Möglichkeit, ein greifbares Dokument zu erwerben, indem wir ihre Schädel sichern"*[435], hatte Hirt am 9. Februar 1942 an Himmler geschrieben, der Hilfe versprach. Mit diesen „neuen Möglichkeiten" erstaunt es wenig, dass auch in den Kon-

Online abrufbar unter: https://www.mauthausen-memorial.org/assets/uploads/mauthausen-memorial-jahrbuch2007.pdf.

435 Zit. nach Andreas Kunz/Melanie Wehr: Kompendium zur Geschichte und Tätigkeit der Zentralen Stelle. NS-Verbrechen – Angriff auf die menschliche Zivilisation – im Spiegel von Archivgut. In: Hans H. Pöschko (Hg.): Die Ermittler von Ludwigsburg. Deutschland und die Aufklärung nationalsozialistischer Verbrechen, hg. im Auftrag des Fördervereins Zentrale Stelle e.V. Berlin 2008, S. 33–119, hier S. 56.

zentrationslagern entsprechende Präparate aller Art angefertigt wurden, um sie für Lehr- und Ausstellungszwecke entsprechend zu nützen.

Zum Verbleib der im KZ Gusen hergestellten Präparate liegen bisher wenige Forschungsergebnisse vor. Tatsache ist allerdings, dass Beschreibungen sowohl der Pathologie als auch der dort gefertigten Exponate existieren, wenngleich auch diese bisher noch nicht systematisch erfasst wurden. Ines Hopfer vermerkt in ihrer Studie, mit Referenz auf Gisela Rabitsch, dass nach Kriegsende in Gusen noch 286 von Häftlingsleichen stammende Präparate vorgefunden wurden, worunter sich auch ein Album mit tätowierter Menschenhaut befand.[436]

Exemplarisch für viele allgemeine Aussagen von Überlebenden, die in unterschiedlichen Zusammenhängen tätowierte Häute von Ermordeten gesehen hatten, steht etwa die Aussage des Überlebenden Edmund Gorski. Zum Zeitpunkt seiner Einvernahme 1970 war er pensionierter Mittelschullehrer. Was er gesehen und gehört hatte, beschrieb er folgendermaßen:

> *„Eine von den vielen Ungeheuerlichkeiten, die in Gusen stattfanden, war das Gerben von Menschenhäuten. Einer meiner Bekannten, der heute nicht mehr lebende Dr. Kaminski, der im Krematorium beschäftigt war, zeigte mir, als ich einmal bei ihm im Krematorium war, einen Raum, in dem viele Menschenhäute mit Tätovierungen hingen. Sie wurden gerade dem Gerbungsprozess unterzogen. In diesem Raum befand sich auch ein SS-Mann aus Jugoslawien. Von ihm und von Kaminski erfuhr ich damals, dass das Leder aus diesen Menschenhäuten zum Gebrauch für hochgestellte SS-Männer bestimmt war. Ich erfuhr damals auch, dass man mit Vorliebe Häftlinge mit Tätovierungen tötete. Häftlinge mit Tätovierungen fürchteten daher, das Revier aufzusuchen, da sie wussten, dass sie sichere Todeskandidaten waren.“*[437]

Im Folgenden beschränken wir die Zitate auf jene Aussagen, die sich auf Ramsauer ad personam beziehen. Nicht nur Zeugenaussagen im engeren Sinn, sondern auch Memoiren und Analysen von Überlebenden beschäftigen sich immer wieder mit der Pathologie in Gusen. Dazu zählt u. a. auch die in polnischer Sprache verfasste und unveröffentlichte Arbeit *Morituri* des Überlebenden Zbigniew Wlazłowski, der sich speziell mit Struktur und Organisation des Krankenreviers in Gusen befasste. Sein Bericht wurde als Beweismittel im Verfahren der Staatsanwaltschaft Düsseldorf gegen Karl Chmielewski zugelassen und liegt daher auszugsweise in deutscher Übersetzung vor.

---

436 Vgl. Ines Hopfer: Die Spur führt nach Graz, S. 49. Siehe auch Gisela Rabitsch: Konzentrationslager in Österreich (1938–1945). Wien 1967, S. 282.

437 Protokoll der Zeugeneinvernahme von Edmund Gorski vor der Hauptkommission zur Untersuchung von Hitlerverbrechen in Warschau, Warschau, 8.1.1970, II Ds. 228/67, ÖStA, AdR, BMI, Gusen III und IV, Zl. 10283, Bd. IV.

„Erster selbständig in Gusen amtierender Arzt, der jedoch Dr. Krebsbach unterstellt war, war Hauptsturmführer Ramsauer. Als Sohn eines höchsten österreichischen Richters rühmte er sich damit, daß er Häftlinge habe töten lassen, die besondere Hauttätowierungen gehabt hätten und aus der Haut nach vorausgegangener besonderer Präparierung und Gerbung Handtaschen, Bucheinbände, Lampenschirme und dergleichen habe anfertigen lassen. Er führte auch medizinische Experimente durch, zu denen er auch gesunde Menschen heranzog.“[438]

Auf diese Angaben bezog sich auch Stanisław Dobosiewicz in seinem Buch *Vernichtungslager Gusen*, in dem der Inhalt der obigen Aussage zusammenfassend wiedergegeben wurde. Darüber hinausgehend, hielt Dobosiewicz fest, dass Ramsauer zu jenen Lagerärzten gehörte, die den Häftlingen in *„besonders schlechter Erinnerung“*[439] geblieben seien.

Feliks Cichoslaw M., der am 11. Juli 1970 vor dem Bezirksgericht Tarnowskie Gory einvernommen wurde, gab folgendes zu Protokoll:

„Aus der Zeit meiner Arbeit im Revier kann ich mich an folgende Verbrechen erinnern: Im Bereich des Reviers wurden auf Anlass der Lagerärzte Massenmorde verübt. Ich kann mich nicht mehr an die Namen aller Lagerärzte erinnern. Einer der ersten war Ramsauer. Vor ihm war das Krankenrevier Gusen dem Lagerarzt von Mauthausen unterstellt. Es waren dies zuerst Dr. Schildbach, dann Dr. Krebsbach. Ramsauer war dadurch berühmt, dass er alle kranken Häftlinge mit Tätowierungen töten ließ und ihre Haut in der Pathologischen Abteilung zu Leder gerben ließ. Aus diesem Leder wurden dann Lampenschirme, Brieftaschen u. dgl. m. hergestellt.“[440]

Deutlich wird, dass die beiden polnischen Zeugen, die nicht im Rahmen des österreichischen Rechtshilfeersuchens von 1965 einvernommen wurden, sich datumsmäßig nicht so genau festlegen, wie ihre ehemaligen Leidensgenossen zuvor. Dies spricht einerseits dafür, dass sich die Zeugen von 1965 bezüglich des Zeitpunktes von Ramsauers Auftauchen tatsächlich abgesprochen und auf Sommer 1941 geeinigt hatten, andererseits deuten auch die beiden obigen Aussagen an, dass Ramsauer in irgendeiner Form eine „Erstlingsrolle“ im Gusener Krankenrevier einnahm.

438 Übersetzung der unveröffentlichten Arbeit *Morituri* des ehemaligen polnischen Gusen-Häftlings Zbigniew Wlazłowski, zugelassen als Beweismittel im Strafverfahren gegen Karl Chmielewski und Walter Junge wg. Mordes, Düsseldorf, 31.5.1967, DÖW, 23673/1. Der Bericht ist mittlerweile in englischer Übersetzung publiziert. Siehe hierzu Zbigniew Wlazłowski: The Gusen prisoners' hospital. In: Medical Review – Auschwitz. August 3, 2020. Originally published as “Szpital w obozie koncentracyjnym w Gusen”, *Przegląd Lekarski – Oświęcim* 1967, translated by M. Kantor, online unter: https://www.mp.pl/auschwitz/journal/english/242473,gusen-prisoners-hospital (abgerufen am 17.7.2024).

439 Stanislaw Dobosiewicz: Vernichtungslager Gusen, S. 96.

440 Zeugeneinvernahme Felix Cichoslaw M., Bezirksgericht Tarnowskie Gory, 11.7.1970 im Zuge des Ermittlungsverfahrens der StA Köln wegen Verdachts des Mordes im KL Gusen I, ÖStA, AdR, BMI, Gusen III und IV, Zl. 10283, Bd. IV, Zl. 24 AR 130/66 (Z).

Wladyslaw C., Bezirksgericht Kattowitz, 11. Mai 1965, sagte aus:

„Ein weiterer Verbrecher, mit dem ich als Sanitäter täglich zu tun hatte, war Dr. Ramsauer Siegbert, der die Funktion eines Revierarztes ausübte. Er machte die tätowierten Häftlinge im Lager ausfindig und ließ sie in die Krankenstube herbeiführen, dann redete er ihnen ein, daß sie krank sind und müßten Injektionen bekommen.
Die Häftlinge, die keinen Verdacht schöpften, meldeten sich in der Krankenstube und er selbst behandelte diese. Nach einigen Tagen tötete er die tätowierten Häftlinge durch Injektionen. Nach Ermordung dieser Häftlinge, ließ er die tätowierte Haut von den Leichen abziehen. Auf seine Verfügung wurde die Haut gegerbt und danach Damentaschen, Lampenabagours, Handschuhe oder Albumumschläge angefertigt. Auf Befehl des Verbrecher-Arztes wurde die Gerbung der Menschenhaut vom Häftling deutscher Herkunft, dessen Zuname Opressnik Viktor [war], vorgenommen. Ramsauer tötete auf diese Weise ca 50 bis 80 Häftlinge verschiedener Nationalitäten. Wenn ich nicht irre, geschah es im Jahre 1941."[441]

Leon K., Bezirksgericht Szczecin, 25. Mai 1965, gab zu Protokoll:

„Dr. Ramsauer persönlich und mit Hilfe seiner Funktionshäftlinge führte die Bezininjektionen ins Herz durch. Er sucht die Häftlinge mit interessanten Tätowierungen selbst aus und tötete diese, danach befahl er die Haut abzuziehen und zu gerben. Aus dieser Haut ließ er Lampenabajours anzufertigen [sic]. In ähnlicher Weise, durch Injektionen, tötete er oder befahl er seinen Funktionshäftlingen, Häftlinge, die sich mit besonderer Bauart des Schädels auszeichneten, auszuwählen. Die Schädel der Getöteten sammelte er für pseudowissenschaftliche Zwecke. Ich erinnere mich an einen spanischen Häftling, der einen besonders flachen Schädel, in Form eines quadratischen Kästchens hatte, wie ich später erfuhr, wurde dieser ‚Kandidat-Exponat' im Krankenrevier von Dr. Ramsauer ermordet. Der Kopf wurde abgeschnitten und ausgekocht, nur um einen interessanten Schädel als Ausstellungsstück zu besitzen."[442]

Das nationalsozialistische Interesse an Schädelknochen oder generell körperlichen Besonderheiten wurde bereits erwähnt; zu verweisen ist an dieser Stelle auch darauf, dass Ramsauer in diesem Kontext auch von Loibl-Häftlingen belastet wurde, und zwar im Zusammenhang mit der versuchten Präparierung eines Beckenknochens.

Der Zeuge Stanislaw N. sagte im Zusammenhang mit Ramsauers Praktiken mehrmals aus, erstmals am 28. Juni 1958 in Ansbach:

---

441 Wladyslaw C., Protokoll über Zeugenvernehmung, Bezirksgericht Katowice, 11.5.1965 (Übersetzung aus dem Polnischen), LG Wien, 17e Vr 8382/68.

442 Leon K., Protokoll über Zeugenvernehmung, Bezirksgericht Stettin, 25.5.1965, LG Wien, 17e Vr 8382/68, Zl. III Ko-119/65 (Übersetzung aus dem Polnischen).

„Etwa im Juli/August 1941 fand im Tagesraum des Blockes 3 eine Musterung von Häftlingen statt. Ich vermag nicht anzugeben, aus welchem Grunde diese Untersuchung stattfand. Ich war damals Blockschreiber 3. Ich sah, daß Chmielewski den Dr. Ramsauer darauf hinwies, daß ein tschechischer Häftling Heinze und ein mir namentlich nicht bekannter Hamburger schöne Tätowierungen hätten. Dr. Ramsauer holte die beiden Häftlinge heraus und beauftragte mich, die beiden zum Revier zu bringen. Am nächsten Tage mußte ich die Todesmeldungen der beiden bis dahin auf meinem Block liegenden Häftlingen machen. Ich weiß noch, daß ein Streit darüber entbrannte, ob das Revier oder der Block 3 die Todesmeldungen fertigen mußten. Ich sah später im Revier die getrockneten Häute der beiden Häftlinge. Ich war nicht zugegen als die beiden Häftlinge getötet wurden. Ich bin jedoch der festen Überzeugung, daß sie im Revier allein wegen ihrer Körperzeichnungen getötet wurden. Ich glaube, daß Chm. gesehen hat, daß ich die beiden Häftlinge zum Revier geführt habe. Ich glaube, daß er wußte, was Dr. Ramsauer mit den Häftlingen vorhatte. Ich weiß, daß ganz allgemein im Lager nach tätowierten Häftlingen gesucht wurde. Ich habe selbst gehört, wie Chm. zu Schubert sagte, er solle seine Körperzeichnungen nicht zeigen. Er lachte dabei. Die tätowierte Prominenz hat daraufhin ihre Oberkörper auch im Hochsommer bekleidet.“[443]

Sieben Jahre später, am 14. Mai 1965, gab Stanislaw N. vor dem Bezirksgericht Kattowitz erneut zu Protokoll:

„Außerdem wußten alle im Lager, daß Ramsauer Häftlinge mit Tätowierungen aussucht, welche er auf der Krankenstube versammelte, sie mit Injektionen tötete, und dann befahl, die tätowierte Haut von den Ermordeten herunterzuziehen und gerben zu lassen. Die Menschenhaut wurde auf dem Dach des Krankenreviers getrocknet, was alle sahen. Ich erinnere mich, daß im Juli 1941 Ramsauer den Befehl gab, dem Krankenrevier zwei Tätowierte deutscher und tschechischer Nationalität zuzuführen. Demselben Abend habe ich festgestellt, daß beide durch Ramsauer ermordet wurden. Bei dem Präparieren der Menschenhaut wurden – auf Befehl von Ramsauer – folgende Häftlinge beschäftigt: Wiktor Opressnik, wohnhaft jetzt in Linz und Marian M., wohnhaft in Katowic.“[444]

Nahezu alle ehemaligen Häftlinge, die in diesem Kontext aussagten, nannten den damaligen Sanitäter Viktor Opressnik als Mitwisser und „Mittäter“, der die Gerbungen der Häute durchzuführen hatte.

---

443 Einvernahmeprotokoll (Abschrift) des Zeugen Stanislaw N. Einvernahme durch die Staatsanwaltschaft Berlin im Rahmen der Voruntersuchung bez. der unter Mordverdacht stehenden Personen Walter Junge und Karl Chmielewski wegen Mord in Gusen, Ansbach, 28.6.1958, LG Wien, 17e Vr 8382/68, 3 P (K) Js 131/62, Blatt 25.

444 Stanislaw N., Protokoll über Zeugenvernehmung, Bezirksgericht Katowice, 14.5.1965, LG Wien, 17e Vr 8382/68, S. 141f. (Übersetzung aus dem Polnischen).

Genau diesem Punkt widersprach allerdings Viktor Opressnik in seinen Einvernahmen. Opressnik, der in dieser Frage die Rolle des Kronzeugen innegehabt hätte, hielt sich, wohl um sich nicht selbst zu belasten, eher bedeckt. Er bestätigte zwar die Tatsache, dass Selektionen und Tötungen tätowierter Häftlinge vorkamen, blieb aber eher vage und unspezifisch, was seine eigenen Tätigkeiten und das Ausmaß der Tötungen von Tätowierten betrifft. In seinem Gedächtnisprotokoll vom 14. September 1947 äußerte er sich dazu ungenau:

„Kurz bevor Dr. Ramsauer vom Lager ‚an die Front' geschickt wurde, kam er ins Krankenrevier und suchte unter den Kranken alle jene aus, die auf der Brust Tätowierungen trugen. Er fand fünf Häftlinge, die er nur deshalb tötete, um ihre Haut zu bekommen. Er gab dem Sezierpersonal den Befehl, die Haut der fünf Toten zu gerben, und wollte sie später selbst abholen. Wir alle zögerten mit der Ausführung des Befehls bis zur Abberufung Ramsauers hinaus. Er verließ das Lager voller Wut darüber, dass er seine Häute nicht bekommen hatte. Später ließen wir sie verschwinden.
Als die Abberufung Ramsauers im Lager bekannt wurde, feierten die Häftlinge unter sich ein Fest. Zur Bestätigung meiner Behauptungen bin ich jederzeit bereit, weitere Zeugen vor das Kriegsgericht zu bringen."[445]

Wie bereits erwähnt, ist Opressniks Aussage insgesamt problematisch, weil er sie vor der falschen Behauptung getätigt hat, selbst Arzt gewesen zu sein. Er verwies in obigem Protokoll darauf, dass Ramsauer den Auftrag zur Gerbung an das „Sezierpersonal" weitergab, wobei im Dunkeln blieb, dass Opressnik selbst zum „Sezierpersonal" gehörte. Im Anschluss blieb unklar, ob der Befehl nun ausgeführt wurde oder nicht – zunächst die Hinauszögerung des Befehls, anschließend das „Verschwindenlassen" der Häute. Auch in späteren Einvernahmen legte sich Opressnik in dieser Frage nicht fest und blieb unspezifisch. Dies erwies sich für Ramsauer als außerordentlicher Glücksfall, nachdem dadurch keine neuen Beweise erhoben werden konnten.

Wie bei den vorangegangenen Vorwürfen im Kontext der verschiedenen Tötungsdelikte mit Injektionen und medizinischen Versuchen ließ sich in juristischer Hinsicht kein Nachweis über die Involvierung Ramsauers bei der Tötung von tätowierten Häftlingen erbringen, zumal in anderen Zeugenaussagen wiederum andere Täter als Verantwortliche für die Selektion von Tätowierten angeführt werden. Festzustellen bleibt: Die Aussagen der Zeugen waren zwar in Details widersprüchlich, in der Sache selbst, nämlich der grundlegenden Teilnahme Ramsauers an der Selektion von tätowierten Häftlingen einheitlich. Dies deutet zumindest darauf hin, dass Ramsauer in irgendeiner Form Kenntnis von diesen Vorgängen gehabt haben muss oder – sei es aktiv oder passiv, an führender oder nicht führender Stelle – als Rädchen im arbeitsteilig angelegten

445 Promemoria gegen den Angeklagten Dr. Ramsauer, Klagenfurt, 14.9.1947, zit. nach Janko Tišler/Christian Tessier: Das Loibl-KZ, S. 457f.

Tötungsbetrieb der SS mitgewirkt hatte. Setzt man die Richtigkeit der Angaben voraus, dass die präparierten Häute bzw. die daraus gefertigten Endprodukte ein begehrtes Fetischobjekt innerhalb der höhergestellten SS darstellten, so lässt sich durchaus vermuten, dass der Handel damit auch ein einträgliches Nebengeschäft war. Und genau in diesem Zusammenhang ist bei dem in pekuniären Angelegenheiten immer fixen Ramsauer durchaus denkbar, dass auch er ein Stück vom Kuchen wollte, wenn sich die Gelegenheit bot. Ramsauer selbst nahm zu dieser Frage auf sehr unterschiedliche Weise Stellung. Im Jahre 1963, als Beschuldigter vom Landesgericht Klagenfurt dazu allgemein befragt, gab er an:

> *„Ich habe im Lager Gusen I gehört, dass man Häftlingen mit auffallenden Tätowierungen die Haut konserviert hat, und zwar nach ihrem Tode. Ich habe weder irgendwelche Häftlinge misshandelt noch an Ermordungen von Häftlingen teilgenommen. Soviel ich gehört habe, haben die Hautkonservierungen Häftlinge gemacht. Ebenfalls haben auch Häftlinge Skelettkonservierungen von verstorbenen Häftlingen für die Grazer SS-Akademie gemacht.*
> *In Gusen war ich jedenfalls nur einige Wochen. Ich bin dann ins Hauptlager Mauthausen, wo ich Truppenarzt war und später ins Konzentrationslager Dachau versetzt worden. Ab Sommer 1943 war ich im Arbeitslager Loibl am Loiblpass und zwar bis zum Kriegsende. Mehr kann ich dazu nicht angeben.“*[446]

Ein Jahr später, 1964, wurde Ramsauer konkret mit den gegen ihn vorliegenden Zeugenaussagen, u. a. von Opressnik, konfrontiert.

> *„Ich weiss wohl, daß Tätowierungen auf Häuten mit der Haut z.B. als Lampenschirm Verwendung fanden. Wer das gemacht hat, kann ich nicht sagen, weiss nur, daß es Häftlinge gemacht haben. Ich habe damit nichts zu tun gehabt. Einen Opressnig kenne ich nicht, ich habe es schon gesagt.“*[447]

Zu erkennen ist daran zunächst, dass Ramsauer in seiner ersten Aussage die Realität von Hautkonservierungen in Gusen prinzipiell nicht in Abrede stellt, allerdings angibt, dies nur vom „Hörensagen“ her zu wissen. In der zweiten Aussage gibt er zusätzlich an, auch über den eigentlichen Verwendungszweck (Lampenschirm) konkret Bescheid zu wissen. Auffällig ist bei diesen Aussagen, dass Ramsauer, anders als in anderen Verbrechenszusammenhängen, nicht einmal seine SS-Kollegen, etwa Chmielewski, belastet. Ein deutliches Indiz, dass sich Ramsauer der Ungeheuerlichkeit dieses Vorwurfs deutlich bewusst ist. Die Verantwortung für die durchgeführten Hautpräparierungen schob

446 Vernehmungsniederschrift Sigbert Ramsauer, Bezirksgericht Klagenfurt, 01.7.1963, LG Wien, 17e Vr 8382/68 (unter 17 Vr 1169/63).
447 Vernehmungsniederschrift Sigbert Ramsauer, Bezirksgericht Klagenfurt, 11.3.1964, LG Wien, 17e Vr 8382/68 (unter 17 Vr 1169/63).

Ramsauer einzig auf die damit betrauten Häftlinge, ganz so, als hätten diese im KZ selbstständig und eigenverantwortlich agiert. Demnach gab es also Leute, die mit der Durchführung betraut, aber niemanden, der dafür verantwortlich war. Mit dem Vorwurf der Selektion tätowierter Häftlinge wurde Ramsauer auch im Interview mit Egon Humer konfrontiert. Hier lässt sich hinsichtlich Ramsauers Mitteilsamkeit ein gegenläufiger Prozess beobachten: Hatte Ramsauer etwa im Kontext der Hartheimtransporte mit sinkender Wahrscheinlichkeit der Strafverfolgung 1990 ein Quäntchen mehr Eigenbeteiligung zugegeben, so verhält es sich mit der Frage der Verwendung tätowierter Häute genau umgekehrt. Gab er in den 1960er-Jahren noch indirekt zu, dass solche Hautkonservierungen stattgefunden hatten, so stellte er diesen Zusammenhang 1990 für Gusen generell in Abrede:

> *„Dass ich das gehört habe, möglich, ja!*
> *Ich habe aber nicht gesagt, dass ich das in Mauthausen, dass ich das in Gusen gehört habe. Ja, dazu kann ich aus heutiger Sicht nur sagen, dass ich gehört habe, dass solche Sachen vorgekommen sind. Aber jedenfalls nicht in Zusammenhang mit Gusen. Ich hab' keine Tätowierungen gesammelt und sicher auch nicht veranlasst, so was zu tun. Ich war doch ein einigermaßen normaler Mensch, möchte ich behaupten! Das ist ja nicht normal, dass einer sich plötzlich drauf versteift, er will jetzt Tätowierungen haben, und um sie zu kriegen, lässt er wen umbringen. So ein Hundling war ich nicht! Also ich hab' keine Häute gesammelt und so weiter. Das ist einfach nicht wahr.“*[448]

Tatsache ist, dass sich aufgrund der von den Zeugen angegebenen Tatzeitpunkte und mangels anderen Aktenmaterials eine konkrete Beteiligung Ramsauers an den in Gusen und Mauthausen begangenen Verbrechen juristisch nicht nachweisen ließ. Als Fazit von Ramsauers Mauthausen- und Gusenaufenthalt bleibt nur seine Beförderung zum SS-Obersturmführer am 20. April 1942. Insofern kann zumindest davon ausgegangen werden, dass Ramsauer in den Augen seiner SS-Vorgesetzten seine „Pflicht“ einwandfrei erfüllt hatte und nicht durch *„lendenlahmes Versöhnungsspießergeschwätz“* und *„Humanitätsduselei“*, wie die SS humanitäres Gedankengut zu bezeichnen pflegte, aufgefallen wäre.

Das Beförderungsschreiben ist allerdings bereits nicht mehr an die Adresse KL Mauthausen, sondern nach Oranienburg adressiert.[449] Ein deutlicher Indikator dafür, dass Ramsauers Dienstzeit in Mauthausen vorerst zu Ende gegangen war. Im Frühling 1942 führt Ramsauers Weg jedenfalls nach Hamburg, in das KZ-Neuengamme.

448 Zit. nach Egon Humer: Der Tunnel, 1992.
449 Vgl. Schreiben zur Beförderung Sigbert Ramsauers, Berlin, 20.4.1942. BArchB, SS-Führerpersonalakten 6-B, PK 0011.

Ramsauers Stationierung im KZ Neuengamme

„Sie müssen nackend defilieren, so prüft er sie auf Herz und Nieren …“

Im Rahmen sämtlicher strafrechtlicher Ermittlungsverfahren, die uns gegen Sigbert Ramsauer für diese Arbeit vorlagen – sowohl jenen in Deutschland als auch in Österreich – wird deutlich, dass Ramsauer in seinem Umgang mit Untersuchungsbehörden in einem Punkt sehr erfolgreich war: Seine verschiedenen KZ-Stationierungen im Unklaren und Nebulösen zu belassen. So kommt es, dass uns in den Darstellungen seitens verschiedener Staatsanwaltschaften das KZ Neuengamme als Station des Ramsauer'schen Lebensweges überhaupt nicht begegnet. Allen greifbaren Darstellungen nach war Ramsauer durchwegs Anfang 1942 zur Einschulung nach Gusen gelangt, danach als Truppenarzt in Mauthausen tätig, bis er im Herbst 1942 ebenfalls als Truppenarzt nach Dachau versetzt wurde.[450]

Tatsächlich wurde Ramsauer vor seiner Stationierung in Dachau zu einem nicht ganz genau bestimmbaren Zeitpunkt aus ebenso ungeklärten Gründen in das KZ Neuengamme beordert. Seine dortige Dienstzeit dauerte etwa von April bis Juni 1942.[451]

Das KZ Neuengamme nahe Hamburg gehörte mit über 100.000 inhaftierten Menschen aus ganz Europa zu den großen Konzentrationslagern im NS-Verfolgungsapparat. Gegründet im Dezember 1938 als Außenlager des Konzentrationslagers Sachsenhausen bei Oranienburg, wurde es 1940 ein eigenständiges Stammlager.[452] Ramsauers Versetzung dorthin markierte auf jeden Fall einen karrieremäßigen Aufstieg: Er fungierte in Neuengamme nach Angaben des Historikers Hermann Kaienburg als Standortarzt[453] und war demnach auch mit größerer Macht- und Entscheidungsbefugnis ausgestattet als in Mauthausen. Dieser Zuwachs an Verantwortung könnte auch die Ursache für Ramsauers beharrliches Verschweigen seiner Neuengamme-Stationierung gewesen sein.

Bei der Durchsicht britischer Prozessakte zu Verbrechen in Neuengamme konnte eine belastende Aussage gegen Ramsauer ermittelt werden. Einzuschränken ist, dass für diese Arbeit nur einer von den neun bis 1949 andauernden Neuengamme-Hauptprozessen des britischen Militärgerichts konsultiert wurde. Dieser Prozess dauerte vom 18. März bis 13. Mai 1946. Ebenso unberücksichtigt blieben aus forschungsökonomischen Gründen die zahlreichen deutschen Nachkriegsverfahren, die sich dem KZ-Komplex Neuengamme bis in die 1980er-Jahre widmeten.

---

450 Vgl. exemplarisch interne Notiz des BMI, 10.5.1977, ÖStA, AdR, BMI, Bd. I und II, Zl. 10283, Zl. 11.131/2-II/7/NS77.

451 Vgl. Hermann Kaienburg: Vernichtung durch Arbeit. Der Fall Neuengamme. Die Wirtschaftsbestrebungen der SS und ihre Auswirkungen auf die Existenzbedingungen der KZ-Gefangenen, Bonn ²1991, S. 369 (Fußnote 54).

452 Vgl. dazu Detlef Garbe: Neuengamme – Stammlager. In: Wolfgang Benz/Barbara Distel (Hg.): Der Ort des Terrors. Geschichte der nationalsozialistischen Konzentrationslager, Band 5: Hinzert, Auschwitz, Neuengamme. München 2007, S. 315–346, hier S. 315f.

453 Vgl. Hermann Kaienburg: Vernichtung durch Arbeit, S. 369 (Fußnote 54).

Im Zuge der Ermittlungen zu den Verbrechen in Neuengamme gab der ehemalige Häftling Matthias Mai (1905–1963) eine knappe eidesstattliche Erklärung zur Tätigkeit Ramsauers ab. Über seine Person lässt sich sagen, dass er vor seiner Verhaftung 1935 von Beruf Kraftfahrer und politisch in der KPD aktiv war. Nach mehrmonatigen Zuchthaus-Aufenthalten war er in das KZ Sachsenhausen deportiert und von dort am 22. März 1940 in das KZ Neuengamme überstellt worden, wo er die Position eines Kapos im Krankenrevier einnahm. Ähnlich wie im Fall von Viktor Opressnik wurde Mai im November 1944 in das Bewährungsbataillon Dirlewanger überstellt. Im Jänner 1945 desertierte er zur Roten Armee und kehrte im November 1945 in seine Heimat Duisburg zurück.[454] Mais eigene Position im KZ war nicht unproblematisch: Als Kapo wurde er – wenn auch nur vereinzelt – von anderen Zeugen belastet. Mehrheitlich wurde ihm von anderen ehemaligen Leidgenossen bescheinigt, vielen Häftlingen das Leben gerettet zu haben. In jedem Fall hatte er genauen Ein- und Überblick über die Vorgänge im Krankenrevier. Seine Angaben zu Ramsauer sind sehr präzise. Als glaubwürdig sind sie auch insofern einzuschätzen, weil Mai als leitender Funktionshäftling des Neuengammer Lazaretts direkt mit Ramsauer zu tun hatte.

„Personenbeschreibung: SS-Obersturmführer Ramsauer, aus Klagenfurt bezw. Graz. Vater war Amtsgerichtsrat. Schmächtige Figur, Grösse ca 1,70 mtr., […] auffallendes schmales Gesicht, Rechtsgescheiteltes, dunkelblondes Haar. Er, der etwa von April bis Juni 1942 als Lagerarzt im KL Neuengamme tätig war, erledigte einen Teil, etwa 20 Häftlinge, durch Injektionen von Benzin durch einen Einstich ins Herz. Der polnische Häftling, der einen Unfall […] erlitt und bestimmt nach einem operativen Eingriff gerettet werden konnte, wurde von Ramsauer im Baderaum des Krankenbaues durch Einspritzung von Benzin getötet. Für die zur Zeit massenhaften Todesfälle zeichnete er sich für verantwortlich. Ramsauer war auch verantwortlich für die schlechte Ernährung der Häftlinge.“[455]

Auffallend ist ein zunächst nebensächliches Detail: Mais Angaben zu Ramsauers Vater. Sie ähnelt der Beschreibung von Zbigniew Wlazłowski, der vermerkt hatte, Ramsauer sei Sohn *„eines höchsten österreichischen Richters“*. Woher diese Geschichte kommt, lässt sich faktisch nicht rekonstruieren, kann ihren Ursprung aber nur in Ramsauers eigenen Erzählungen und seinem übersteigerten Geltungsbedürfnis haben, in das seine ursprünglich kleinbürgerlichen Familienverhältnisse nicht so ganz passten. So dürfte also in den von Ramsauer lancierten Vaterbildern aus dem Regierungsrat in Ruhe eine wichtige Person des österreichischen Rechtslebens geworden sein.

454 Vgl. Biografie von Matthias Mai in der Dauerausstellung *Zeitspuren* der KZ-Gedenkstätte Neuengamme, 2005. An dieser Stelle herzlichen Dank an Dr. Reimer Möller, der uns diese Biografie zusandte.
455 Eidesstattliche Erklärung von Matthias Mai, Hamburg, 12.1.1946, TNA, WO 309/872.

Hinsichtlich der Einschätzung von Mais Vorwürfen über Ramsauers angeblich oder tatsächlich begangene Verbrechen ist es zunächst notwendig, einen kurzen Blick auf die Situation und Vorgänge in Neuengamme im Jahr 1942 zu werfen. Ende 1941 war im Lager eine Flecktyphusepidemie ausgebrochen und das Häftlingslager wurde unter Quarantäne gestellt. Erst im Herbst 1941 hatte die SS zur Betreuung der Kranken erstmals Häftlingsärzte zugelassen – dies war zwar eine durchaus positive Entwicklung für die Häftlinge, nützte aber mit Ausbruch der Epidemie vor allem der SS, die das Lager nun mied. Erst Ende Jänner 1942 trafen zur Bekämpfung der Massenerkrankungen erste Medikamente ein, zum Teil noch neue Präparate, die nun an den Häftlingen getestet werden sollten. Als die SS am 31. März 1942 die Quarantäne schließlich aufhob, waren der Epidemie 728 Häftlinge zum Opfer gefallen und der körperliche Gesamtzustand der Überlebenden war erbärmlich.[456] Aus Sicht der SS war das entscheidende Kriterium für die Lebensberechtigung der KZ-Gefangenen ihre Arbeitsfähigkeit. War diese nicht mehr gegeben, so wartete die SS nicht zwangsläufig ab, bis die Gefangenen von selbst verhungerten oder völlig entkräftet an der jeweiligen Arbeitsstelle, in den Baracken oder beim Appellstehen zugrunde gingen. Bereits seit Jänner 1942 wurden daher Häftlinge im Krankenrevier durch Phenol- oder Benzininjektionen getötet, wobei zu den so Ermordeten in erster Linie sowjetische Kriegsgefangene gehörten, die, wie die Juden, am untersten Ende der rassistischen Werteskala rangierten.

In Neuengamme erfolgte die Einleitung der „Aktion 14f13“ aufgrund der Quarantäne-Situation mit Verspätung: Erst im April reiste die von der IKL eingesetzte Ärztekommission zur Selektion von entkräftetet Insassen an. 300 Menschen, darunter etwa 80 Juden, wurden infolgedessen in der „Landes- Heil und Pflegeanstalt“ Bernburg mit Giftgas ermordet.[457] Etwa in dieser Phase kam Obersturmführer Ramsauer als Arzt in das Lager. Im weiteren Verlauf des Frühjahrs 1942 wurde die Tötung von Häftlingen mittels Benzin- und Phenolspritzen auf das gesamte Lager ausgeweitet. Diese Vernichtungsaktion stellte die Lager-SS erst Ende 1942, Anfang 1943 ein. Nach Schätzungen von mehreren Zeugen wurden auf diese Weise etwa 1.000 bis 1.100 Personen getötet.[458] Vor diesem Hintergrund gewinnt die Aussage von Mai an Plausibilität. Wenn es stimmt, dass Ramsauer in Neuengamme sogar als Standortarzt fungierte (Mai bezeichnete ihn als Lagerarzt), so müsste man aufgrund der von ihm bekleideten Stelle davon ausgehen, dass diese Ermordungen von Ramsauer angeordnet oder zumindest gebilligt wurden.

Auch Mais Vorwurf, dass Ramsauer für die katastrophale Ernährungssituation verantwortlich sei, kann bedingt historische Plausibilität beanspruchen: Tatsächlich wurden im April 1942 die Lebensmittelrationen für die Häftlinge noch weiter gekürzt, so-

456 Vgl. Hermann Kaienburg: Das Konzentrationslager Neuengamme. 1938–1945, hg. von der Gedenkstätte Neuengamme. Bonn 1997, S. 116. Anderen Darstellungen nach belief sich die Opferbilanz auf 763 Tote (vgl. Detlef Garbe: Neuengamme – Stammlager, S. 318).

457 Vgl. Detlef Garbe: Neuengamme – Stammlager, S. 318f.

458 Vgl. Hermann Kaienburg: Vernichtung durch Arbeit, S. 179.

dass im Herbst die Leitung des Klinkerwerks, wo die Häftlinge zur Zwangsarbeit eingesetzt waren, beklagte, dass aufgrund der schlechten körperlichen Verfassung der Arbeitskräfte „normale" Leistungen unmöglich seien.[459] Wenn auch die Lebensmittelkürzungen im Lager wohl nicht auf einen Befehl Ramsauers zurückzuführen sind, so dürfte er sich in seinem Verantwortungsbereich – dem Krankenrevier – auch nicht für eine Verbesserung der Ernährungssituation für die Schwächsten, die Patienten im Revier, eingesetzt haben. Interessanterweise bot Ramsauer im Zuge seiner späteren Bemühung um Begnadigung einen „Entlastungszeugen" aus dem KZ Neuengamme auf, einen gewissen Hugo P. aus Österreich. Dieser nahm auf ähnliche Aspekte wie Mai Bezug, allerdings in diametral entgegengesetzter inhaltlicher Ausrichtung. Hugo P. kann allerdings nur bedingt als „Entlastungszeuge" im engeren Sinn bezeichnet werden. Seine Angaben wurden in keiner Weise gerichtlich beeidet, sondern langten im Zuge von Ramsauers Begnadigungsbemühungen 1952 brieflich im Buckingham Palace ein. Als Absenderadresse fungierte das LKH Klagenfurt. Ähnlich den polnischen Zeugen im Zusammenhang mit Gusen können allerdings seine Zeitangaben, wann er in Neuengamme auf Ramsauer getroffen sein will, unmöglich mit dessen tatsächlichem Aufenthalt übereinstimmen, da sich Ramsauer zum angegebenen Zeitpunkt nachweislich schon am Loibl im Einsatz befand. Zudem konnte das Originalschreiben nicht ermittelt werden, sondern liegt nur in einer Zusammenfassung vor, die das *Foreign Office* aus dem Buckingham Palace erreichte:

> *„Der Verfasser gibt an, dass er in seiner Zeit als Häftling im Konzentrationslager Neuengamme von Juli bis Dezember 1943 gut mit dem SS-Arzt Dr. Ramsauer bekannt war. P. gibt an, dass Ramsauer die Gesundheitsversorgung des Lagers reformiert, die Ernährungssituation verbessert und für bessere Bedingungen russischer Kriegsgefangener gesorgt hätte. Ferner hätte er einen Juden anlässlich einer ernsten Operation in das Provinzkrankenhaus geschickt. P. fügt Namen von sieben weiteren Personen hinzu, die Ramsauers gute Arbeit bezeugen könnten."*[460]

Über Hugo P. – übrigens der einzige „Entlastungszeuge", der in Ramsauers gesamten Umfeld auftaucht – konnten keine weiteren Informationen ermittelt werden; die anderen sieben Namen, die Ramsauer angeblich auch entlasten hätten können, wurden in der Zusammenfassung des Schreibens nicht angeführt, sodass sich daraus keine weiteren Recherchehinweise ergaben.

Hatte Ramsauer seinen Neuengamme-Aufenthalt jahrzehntelang in allen Vernehmungskontexten erfolgreich verschwiegen, so ließ er sich darüber im Interview mit Egon Humer geradezu launig aus. In der betreffenden Passage sitzt Ramsauer in sei-

459 Vgl. Hermann Kaienburg: Das Konzentrationslager Neuengamme, S. 105.
460 Beilage zum Schreiben aus Buckingham Palace an Foreign Office, 26.9.1952. Betreff: Petition des Erzbischofes von Salzburg für Dr. Sigbert Ramsauer, TNA, FO 371/98111 (Übersetzung Rettl).

ner Ordination, vor ihm ein Album, über das er erklärt: *„Anlässlich meiner Versetzung von Neuengamme nach Dachau, wurde mir von einem Häftling, der im Sanitätsrevier in Neuengamme gearbeitet hat, zum Abschied dieses Album überreicht.“* Stolz hebt er das Album in die Kamera. Aus dem Album prangt eine Zeichnung, die Ramsauer rauchend bei der Musterung eines strammstehenden, nackten Häftlings zeigt. Kommentiert ist die Zeichnung durch ein Gedicht, das Ramsauer mit sichtlicher Genugtuung verliest:

„Zugänge werden splitternackt examiniert, ob sie im Takt.
Sie müssen nackend defilieren, so prüft er sie auf Herz und Nieren.
Und fragt dabei zum Zeitvertreib die Seele ihnen aus dem Leib.
Was sie pikiert, was sie verbrochen, ob heile sie ob kranke Knochen, ob sie politisch, ob BVer, das alles prüft Dr. Ramsauer.
Die Zigarette dabei glimmt, die Diagnose haarscharf stimmt.
Moral: Zugang werden ist nicht schwer, Zugang sein dagegen sehr.
Nackt hörst du schon am ersten Tage, ob Klinker, Elbe, Kläranlage, ob Lager, Luftschutzpunkt der Tarnung,
dir fortan bleibe stete Warnung.

Jeder Mensch hat n´e Passion, seit der frühesten Jugend schon.
Dr. med und Ober´stuf meistert jeden Pferdehuf.
Ist er auch in Stadt und Land als ein Reitersmann bekannt.
Pferdematerialverschleiß ist zwar groß, meint Martin Weiß
Jeder aber schon von Weitem staunt, der Ramsauer kann reiten
Schritt und Trab, Galopp, Karriere über Hürde und Barriere bis der Schinder endlich tot, Schlusseffekt ist Reitverbot.
Moral: So Mancher wird gerettet nur durch eine wahre Pferdetour.“

Verschmitzt hört man Ramsauer kommentieren: *„Ist ja klass' das, nicht? ‚Die Zigarette glimmt, die Diagnose stimmt'“*, um im Anschluss noch zynisch hinzuzufügen: *„Da ist kein Gas herausgekommen aus der Dusche.“*[461]

Auch im Zusammenhang mit dem Loibl-KZ gibt es eine ähnliche Szene im Film *Der Tunnel*: Ramsauer hatte eine Holzskulptur vor die Kamera geholt, angefertigt und übergeben von einem Loibl-Häftling namens Charles Pontier im Juni 1944. *„Ein Künstler“*, wie Ramsauer vermerkt. Er habe ihm nur das Holz besorgt und: *„Macht er das, wenn er mich nicht mag?“*

Diese Szenen markieren einen wichtigen Schlüssel zum Verständnis von Ramsauers Person. Zum einen offenbaren sie dessen gänzliches Unvermögen zur adäquaten Reflexion seiner eigenen Position sowie die Unfähigkeit, den impliziten Sarkasmus des Häft-

461 Zit. nach Egon Humer: Schuld und Gedächtnis, 1992.

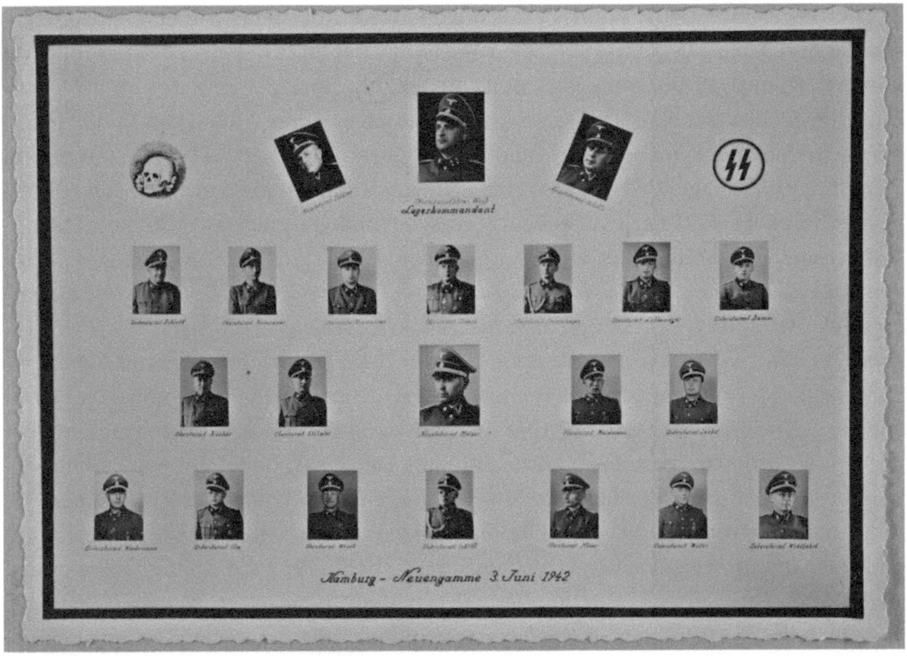

Abbildung 22: Historische Fotomontage, die Lagerkommandant Martin Weiß zu seinem 37. Geburtstag am 3. Juni 1942 herstellen ließ oder als Geschenk erhielt. Die Aufnahme zeigt in Passbildgröße sämtliche Mitglieder des SS-Führungskorps des Konzentrationslagers Neuengamme in ihrer Ausgehuniform. In der oberen Reihe (zweiter von links), Obersturmführer Ramsauer (Bundesarchiv Berlin-Lichterfelde).

lings über die „nackend defilierenden Häftlinge" auch nur ansatzweise zu begreifen. Im Album aus Neuengamme wird offensichtlich die Situation des Krankenappells beschrieben, bei dem die Häftlinge nach der Arbeit in Fünferreihen im Freien vor dem Krankenbau antraten. Da das Revier zu diesem Zeitpunkt nur für eine kleine Zahl an Kranken ausgerichtet war, wurden diejenigen, die dem äußeren Anschein nach nicht krank oder verletzt waren, gleich weggeschickt. Vielen Schwerkranken wurde so eine Behandlung verwehrt. Im Übrigen galt bis zum Frühjahr 1943 in Neuengamme unter der SS die Devise, dass *„es nur Gesunde und Tote zu geben habe"*[462]. Vor diesem Hintergrund mutet Ramsauers Selbstverständnis, wonach er diese Objekte aus Dank und Sympathie erhalten habe, nachgerade absurd an.

Während die erste Strophe indirekt auf Ramsauers „Arbeitsgebiet" im Häftlingskrankenrevier Bezug nimmt, so steht im Zentrum der zweiten Strophe das soziale Leben der Lager-SS. Der Inhalt dieser Strophe gewinnt an Bedeutung, wenn man den Zusammenhang zu einer zweiten Quelle herstellt, nämlich einer Fotoaufnahme vom 3. Juni 1942.

462 Hermann Kaienburg: Vernichtung durch Arbeit, S. 370.

Die Geschichte dieses Fotos ist gut dokumentiert. In dieser Aufnahme vergegenständlicht sich zunächst das Selbstbewusstsein und der Stolz des Neuengammer Lagerkommandanten Martin Weiß: die SS-Gemeinschaft, über die er gebot und in deren Zentrum er auch stand.[463] Das Foto selbst findet sich in einem Album von Rudolf Querner, dem damaligen Höheren SS- und Polizeiführer „Nordsee“ (HSSPF) mit Sitz in Hamburg. Querner gehörte zum engeren Stab von Himmler und wurde 1943 als HSSPF des Wehrkreises XVII nach Wien beordert. Weiß und Querner waren kameradschaftlich verbunden und schickten einander Glückwunschkarten und Fotos von gegenseitigen Besuchen: *„Für die Glückwünsche zu meinem Geburtstag und die herrlichen Blumen sage ich Ihnen und der Kommandantur des KL. Neuengamme meinen herzlichsten Dank“*[464], schrieb Querner an Weiß am 19. Juni 1942. Die Atmosphäre des Kommandanturstabes Neuengamme ist über einige interne Korrespondenzen gut belegt. Wenn auch kein Brief Ramsauers vorliegt, so lässt sich doch aus anderen Briefen einiges über das Umfeld ablesen. Vinzenz Schöttl, Adjutant von Weiß, berichtet von Zusammenkünften und privaten Ausflügen der SS, von der Unterstützung, die Weiß seinen SS-Führern bei Urlaubswünschen und Beförderungen zukommen ließ und für die sich zumindest Schöttl mit kleinen Gefälligkeiten, etwa der Vermittlung eines guten Reitpferdes, revanchierte.[465] Ramsauer, *„in Stadt und Land als Reitersmann bekannt“*, war als passionierter Reiter in Neuengamme offenkundig nicht allein, wenn auch die Gedichtzeile andeutet, dass Ramsauer sich der Kritik seines Vorgesetzten ausgesetzt hatte und aufgrund seines Pferdeverschleißes Reitverbot erhielt. Insgesamt war die SS in Neuengamme gut versorgt: Hochwertige Nahrungsmittel wurden aus Lebensmittel- und Delikatessgeschäften Hamburgs geliefert, für das höhere SS-Personal, dem sich Ramsauer zurechnen durfte, stand in den Offiziersunterkünften ein Clubzimmer mit Billardraum, Schachspielen und Klavier zur Verfügung. Neben den Freizeitaktivitäten außerhalb des Lagers wurden für die SS zudem Fußballspiele und Konzerte angeboten, bei denen die Häftlinge spielen mussten.[466]

Wann Ramsauer Neuengamme und Norddeutschland endgültig in Richtung Dachau verließ, muss offenbleiben. Allen verfügbaren Angaben nach begann sein Einsatz in Dachau im Sommer 1942. Seine Zusammenarbeit mit dem Lagerkommandanten Martin Weiß sollte sich jedenfalls in Dachau fortsetzen, nachdem dieser ab 1. September 1942 die dortige Kommandantur übernahm. Zu diesem Zeitpunkt war Ramsauer bereits an die Stätte seiner Ausbildung zurückgekehrt.

463 Vgl. Karin Orth: Die Konzentrationslager-SS, S. 186.
464 Zit. nach Karin Orth: Die Konzentrationslager-SS, S. 184f.
465 Ebd., S. 185.
466 Vgl. Leonie Güldenpfennig: Gewöhnliche Bewacher. Sozialstruktur und Alltag der Konzentrationslager-SS Neuengamme. In: KZ-Gedenkstätte Neuengamme (Hg.): Entgrenzte Gewalt. Täterinnen und Täter im Nationalsozialismus (Beiträge zur Geschichte der nationalsozialistischen Verfolgung in Norddeutschland, Heft 7). Bremen 2002, S. 66–78, hier S. 71f.

Ramsauer im KZ Dachau

„Einer der ‚tapfersten' Chirurgen ..."

1964 erschien in tschechischer Sprache das Buch *Medizin auf schiefer Ebene*, gleichsam Analyse, Dokumentation und Erinnerungswerk des ehemaligen Dachauer Häftlingsarztes František Blaha, dessen Wirken in Dachau zahlreichen Häftlingen das Überleben gesichert hatte. In Blahas Ausführungen zur Dachauer Chirurgie, die er als *„massenchirurgische Lehrstation"* beschrieb, erwähnte er neben anderen SS-Ärzten auch Sigbert Ramsauer:

> *„Einer der ‚tapfersten' Chirurgen war der SS-Hauptsturmführer Dr. Ramsauer. Er stand nie vor einem chirurgischen Problem. Die Patienten starben sogar bei der Zystoskopie [Blasenspiegelung], bei der wir komplette abgerissene Harnleiter mit Ausblutung in der Bauchhöhle fanden. Allerdings bedeutete für uns jeder solche Sezierbefund eine grosse Gefahr und dem Chefarzt konnten wir es nur dann anvertrauen, wenn er ‚entsprechender' Laune war, doch gegen den Operateur wurde nichts unternommen. So war es mit den SS-Ärzten."*[467]

Tatsächlich hatte die Münchner Oberstaatsanwaltschaft 1970 im Zuge eines Ermittlungsverfahrens gegen Dr. Heinrich Schütz und andere festgestellt, dass Ramsauer 1942 im Operationsbuch des Konzentrationslagers Dachau als Operateur ausgewiesen ist.[468] Ramsauer wurde in diesem Verfahren als Beschuldigter geführt. Die Staatsanwaltschaft interessierte sich allerdings in diesem Zusammenhang weniger für die dilettantisch-fahrlässige Ausführung von Operationen als vielmehr für die Frage einer möglichen Mitwirkung Ramsauers an den in Dachau 1942 durchgeführten Sepsis- bzw. Phlegmone-Versuchen. Hintergrund für diese Versuchsreihe war zunächst ein Streit zwischen dem Homöopathie-begeisterten Himmler und Vertretern der Schulmedizin: Es ging um die Wirkung biochemischer Mittel versus Sulfonamide. Letztere sind chemisch synthetisierte Mittel, die Krankheitserreger wie Bakterien und Viren in ihrem Wachstum hemmen oder vernichten (Chemotherapie). Die Sulfonamidbehandlung war 1942 bereits gesicherter Bestandteil der Schulmedizin. Dem standen Verfechter der biochemischen Heilmethode gegenüber, die davon ausgingen, dass Krankheiten auf einer Störung von Gewebesalzen in den Körperzellen basieren und durch Zuführung fehlender Salze in homöopathischer Verdünnung geheilt würden. Mitte Juni 1942 wurde im Block I des Dachauer Krankenreviers die Stube 3 mit 20 Betten als „Bioche-

467 František Blaha: Medicina na sikmej ploche. Ostrava 1964. Übersetzt für den Gebrauch beim Internationalen Suchdienst Arolsen, S. 57. Dieses auf Deutsch unveröffentlichte Manuskript wurde uns dankenswerterweise von der KZ-Gedenkstätte Dachau zur Verfügung gestellt.

468 Vgl. Schreiben des Oberstaatsanwalts bei dem Landgericht München II an das BMI/Generaldirektion f. öffentliche Sicherheit, München, 8.4.1970, BArchL, B 162/2538012, Js 16/66.

mische Versuchsstation“ unter Leitung von Dr. Heinrich Schütz eröffnet.[469] Für die Versuche wurden anfänglich an Phlegmonen erkrankte Häftlinge benutzt – die Phlegmone war eine in den Konzentrationslagern generell weit verbreitete Erkrankung: eine eitrige Entzündung des Weichteilgewebes, deren Erreger häufig zu einer tödlichen Sepsis (Blutvergiftung) führten. Zudem wurde den Beschuldigten vorgeworfen, Blutvergiftungen zu Testzwecken künstlich herbeigeführt zu haben.

Die ausgewählten Häftlinge setzten sich in diesem Fall in erster Linie aus den noch wenigen lebenden polnischen Geistlichen zusammen, die im November 1941 in einer Gesamtzahl von 1.800 Personen in Dachau angekommen waren. Am 29. August 1942 konnte Reichsarzt-SS Grawitz seinem Chef Himmler in einem Brief allerdings nichts Positives über die Anwendung biochemischer Heilverfahren und die erste Versuchsreihe berichten: 40 Fälle seien nunmehr mit biochemischen Mitteln behandelt worden, nur bei 5 Fällen zeitigte die Einnahme biochemischer Mittel auf Vorbehalt positive Wirkung, wohingegen 35 Fälle als Versager zu werten seien, *„von denen 10 tödlich ausgegangen sind“*[470]. Dieses Schreiben, das sich auf die Anfangsphase der Versuchsreihe bezieht, wurde bereits im Nürnberger Ärzteprozess als Dokument der Anklage vorgelegt und bildete auch 1970 den Ausgangspunkt für das Ermittlungsverfahren gegen Schütz und seine Mitarbeiter. Ramsauer wurde in das Verfahren einbezogen, nachdem die Staatsanwaltschaft bei ihren Untersuchungen auf einen Bericht des tschechischen Paters Karl Wilhelm Horky gestoßen war, der wiederum im 1946 auf Tschechisch erschienen Buch des Pfarrers Friedrich Hoffman *Und wer Euch tötet* aufgenommen war. Pater Horky gehörte, wie er schrieb, zu den ersten fünf Versuchspersonen und war mit einer Phlegmone in das Revier aufgenommen worden. Seine Wunde blieb unbehandelt, während er zur Einnahme biochemischer Mittel gezwungen wurde. Horky berichtete dazu:

> *„Am 16. August 1942 war Arztvisite; es kam SS-Lagerarzt Dr. Ramsauer. Er blieb an meinem Bett stehen, sah sich meine Wunde an und sagte dem Oberpfleger: ‚Mit diesem können wir nicht mehr weiter fummeln (spielen). Es muß eine Resektion (Ausschneiden) erfolgen, wenn daraus eine nette Prothese werden soll.‘ Hierbei bezeichnete er mit der Hand eine Amputation am oberen Gelenk. Am 17. August wurde das Bein geröntgt. Es zeigte sich, daß der Knochen am oberen Fuß schon vereitert ist. Trotzdem aber tat man gar nichts für die Rettung des Fußes, man fuhr fort in der biochemischen ‚Kur‘. […] Am 25. Oktober 1942 bekam ich plötzlich 40,5 – 41 Grad Fieber. Der SS-Arzt Dr. Ramsauer stellte septisches Fieber fest, ferner eine Lymphdrüsenentzündung und ordnete neue Röntgenuntersuchung des Beines an. Das Ergebnis war niederschmetternd: Unverzügliche Amputation des Beines schon bis unter dem Knie. Man mußte aber noch*

469 Vgl. Ernst Klee: Auschwitz, die NS-Medizin und ihre Opfer. Frankfurt am Main [3]2004, S. 144.
470 Das Dokument ist abgedruckt in: Alexander Mitscherlich/Fred Mielke: Medizin ohne Menschlichkeit. Dokumente des Nürnberger Ärzteprozesses. Frankfurt am Main 1978.

den Widerstand des Chefs der biochemischen Station, des SS-Arztes Dr. Schütze, brechen, denn dieser wollte mit mir experimentieren bis zum Ende – zum Tode. Dr. Ramsauer aber hielt [...] fest an seinem Standpunkte, und so wurde an unserem Gedenktag, dem 28. Oktober 1942, mein Bein unter dem Knie amputiert."[471]

Die Staatsanwaltschaft stellte in diesem Zusammenhang fest, dass Ramsauer „*wie Eintragungen im Operationsbuch des Konzentrationslager Dachau ausweisen – im Versuchszeitraum Phlegmoneoperationen ausgeführt [hat], ohne daß freilich bislang Gewißheit besteht, ob diese chirurgischen Eingriffe in die Versuchsreihe einzugliedern sind.*"[472] Festzustellen ist also – auf den Ausgang des Verfahrens kommen wir später noch zurück –, dass Ramsauers angebliche „Truppenarzttätigkeit" in Dachau wie schon in Gusen keineswegs nur auf die SS-Truppe beschränkt blieb, sondern dass er tatsächlich auch unmittelbaren Häftlingskontakt hatte und damit auch direkt in die Todesmaschinerie des Konzentrationslagers Dachau miteinbezogen war. Auch in Dachau hatte sich mit zunehmender Ausrichtung der Konzentrationslager die Funktion des Stammlagers verändert. Ähnlich wie Mauthausen hatte sich Dachau zu einem Verteilungszentrum entwickelt, von dem aus arbeitsfähige Häftlinge in die Außenlager verbracht wurden, während die Arbeitsunfähigen zurückgeholt, bei geringster Versorgung in die Blöcke der Krankenabteilung gepfercht und durch Injektionen ermordet bzw. in Vernichtungslager deportiert wurden. Auf die veränderte Lage der Konzentrationslager mit dem Schwerpunkt des zwangsweisen Arbeitseinsatzes der Häftlinge legte übrigens auch Ramsauer in seinem Interview 1990 großen Wert, wenn auch in der ihm eigenen Ausdrucksweise und selektiven Wahrnehmung unter Ausblendung der Ermordung der Arbeitsunfähigen:

„*Es muss doch endlich einmal diese ganze Mafia zur Kenntnis nehmen, dass wir die Häftlinge nicht gebraucht haben, um sie hungern zu lassen, um sie zu malträtieren, sondern dass wir sie zur Arbeit gebraucht haben. Und einem Ochsen, der mir drischt, dem muss man auch Futter geben, nicht?*"[473]

Ramsauers Dachau-Stationierung währte – folgt man Horkys Aussage – mindestens von August 1942 bis Jänner 1943, einer anderen Quelle zufolge sogar bis März 1943. Dass Ramsauer sich im Jänner 1943 noch in Dachau befand, darauf verweist einerseits eine Personalliste über das Konzentrationslagerpersonal[474] sowie eine Kassenanweisung der Waffen-SS-Besoldungsstelle[475]. Eine zweite Kassenanweisung er-

471 Der Oberstaatsanwalt bei dem Landgericht München II an das BMI, Generaldir. f. öffentl. Sicherheit Dr. Danzinger, München, 23.4.1970, BAarchL, B 162/25380, 12 Js 16/16.

472 Ebd.

473 Zit. nach Egon Humer: Der Tunnel, 1992.

474 Vgl. US-Liste „German Concentration Camp Personalities", May 1945, NARA, RG 226, Entry 190, Box 369, File 3013.

475 Vgl. Kassenanweisung der Waffen-SS-Besoldungsstelle Dachau vom 9.1.1943, BArchB, SS-Führerpersonalakten 6-B, PK 0011.

folgte noch am 10. März, und zwar auf Ramsauers Konto bei der „Bank der Deutschen Arbeit" in München,[476] ebenso ein Indiz, dass sich Ramsauer im März noch in Dachau aufhielt. Im Herbst 1942, als in Dachau die Sepsis-Versuche in eine intensivere Phase traten, wurde Ramsauer zum zweiten Mal Vater einer Tochter. Im Zusammenhang mit den Geburten seiner Töchter standen auch die oben erwähnten Kassenanweisungen in der ersten Hälfte des Jahres 1943, wobei es Ramsauer offenbar durch Falschangaben gelungen war, zu einer finanziellen Beihilfe für das vorangegangene Rechnungsjahr 1942 zu kommen. Ramsauers Ansuchen ist nicht erhalten, wohl aber die Bewilligung seitens der Besoldungsstelle der Waffen-SS. Darin heißt es, dass Ramsauer *„in der Zeit vom 18. März bis 27. November 1942 durch die Geburt seines ersten Kindes und Erkrankung der Ehefrau unvermeidbare, nach den Grundsätzen für die Bewährung von Beihilfen bei Krankheiten usw. beihilfefähige Anwendungen im Gesamtbetrag von 350,65 RM erwachsen"*[477] sind. Ramsauer dürfte also das tatsächliche Geburtsdatum seiner ersten Tochter Sigrid vom 23. März 1941 kurzerhand auf das Jahr 1942 verlegt haben, um in den Genuss der „Notstandsbeihilfe" zu kommen. Der kleine Betrug flog nicht auf – Ramsauer konnte sich mittlerweile wohl auch auf die kriegsbedingten chaotischen Zustände in den Ämtern verlassen – und erhielt tatsächlich 281 Reichsmark Notstandsbeihilfe, die auf ein Wiener Postscheckkonto, wahrscheinlich direkt an Ramsauers Frau Liselotte, überwiesen wurden. In der zweiten Kassenanweisung vom März, die sich auf die Geburt seiner zweiten Tochter Heide am 10. Oktober 1942 bezog und sich auf den Zeitraum vom 10. Oktober bis 16. Oktober beschränkte, sind die Angaben korrekt. In diesem Fall wurden Ramsauer 86 Reichsmark zugesprochen, die wiederum auf dessen Münchner Konto überwiesen wurden.[478] In der Namenswahl seiner Töchter – Sigrid und Heide – hielten sich Ramsauer und seine Frau jedenfalls an die weltanschaulichen Empfehlungen der SS, stets auf alte germanische Namen zurückzugreifen.

Seinen eigenen Angaben nach erkrankte Ramsauer im Winter 1942/43 erneut an Tuberkulose und befand sich außer Dienst bzw. bis April 1943 im Lazarett. Gut möglich, dass es sich dabei um das SS-Krankenlazarett in Dachau gehandelt hatte. Danach folgte – ebenfalls seinen eigenen Angaben nach – ein nochmaliger Aufenthalt im Stammlager Mauthausen, von wo er *„dann im Sommer 1943 auf eigenen Wunsch in das Nebenlager Loiblpaß versetzt"*[479] wurde, wie ein Aktenvermerk des Innenministeriums festhält. Die Versetzung in das Loibl-KZ im Juni 1943 *„auf eigenen Wunsch"* präzisierte Ramsauer im Verlauf des britischen Prozesses im Jahr 1947. Demnach lag die Ursache

---

476 Vgl. Kassenanweisung der Waffen-SS-Besoldungsstelle Dachau vom 10.3.1943, BArchB, SS-Führerpersonalakten 6-B, PK 0011.

477 Kassenanweisung der Waffen-SS-Besoldungsstelle Dachau vom 9.1.1943. BArchB, SS-Führerpersonalakten 6-B, PK 0011.

478 Vgl. Kassenanweisung der Waffen-SS-Besoldungsstelle Dachau 10.3.1943, BArchB, SS-Führerpersonalakten 6-B, PK 0011.

479 „Information zu Dr. Sigbert Ramsauer", BMI, 18.05.1977, ÖStA, AdR, BMI Bd. I und II, Zl. 10283, Zl. 11.131/2-II/7/NS/77.

seiner Versetzung in seinem angespannten Verhältnis zu seinem Vorgesetzten Dr. Krebsbach. Die beiden mochten einander nicht, wie Ramsauer betonte, allerdings ging es dabei nicht etwa um grundlegende Differenzen bezüglich der medizinischen Betreuung der Häftlinge oder der Zustände in den Krankenrevieren von Gusen und Mauthausen. Keineswegs: *„Ich lehnte seine ärztlichen Methoden ab, als meine Frau ihn während ihrer Schwangerschaft konsultierte.“*[480]

480 Aussage Ramsauer während des Loibl-Prozesses in Klagenfurt 1947, TNA, WO 235/579, S. 375f.

Ramsauer im Mauthausen-Außenlager KZ Loiblpass. Herrscher über Leben und Tod

„An den hypokratischen Eid hab' ich aber sicher nicht gedacht ..."

Abgesehen von den Zeugenaussagen vor dem britischen Militärgericht im September 1947 in Klagenfurt und den vorangegangenen Ermittlungsergebnissen sind nur sehr wenige schriftliche Quellen über die beiden Außenlager des KZ Mauthausen am Loiblpass vorhanden. Zweck der beiden KZ-Außenlager war der Einsatz von Häftlingen aus Mauthausen bei der Errichtung eines Straßentunnels zur Verkürzung der steilen und schwer zu befahrenden Loiblpassstraße über die Karawanken. Durch den Tunnelbau sollte eine der wichtigen Nord-Süd-Verbindungen für das Deutsche Reich modernisiert werden, nicht zuletzt im Hinblick auf die Kriegsführung am Balkan. Nach schleppenden Vorarbeiten und Rückschlägen zwischen 1941 und dem Frühjahr 1943 – die slowenischen Partisan*innen hatten beispielsweise Baracken auf der Baustelle niedergebrannt – beauftragte die *Staatliche Bauleitung für den Bau Loibltunnel* in Klagenfurt Anfang 1943 die Wiener Baufirma *Universale Hoch- und Tiefbau A.G.* mit der Durchbohrung des Berges.

Die SS sollte der Universale einen Teil der Arbeitskräfte gegen Bezahlung zur Verfügung stellen, also die Häftlinge an den Baustellen auf einer Seehöhe von fast 1.100 Metern bereitstellen und an die Baufirma „vermieten", was ab Anfang Juni 1943 auch geschah. Die Universale zahlte auch für die Bewachung der Häftlinge durch Angehörige der SS und der Polizei.[481] Zu den Aufgaben der SS-Führer der Häftlingsarbeitskommandos gehörte das Antreiben der Häftlinge oder wie Walter Brietzke, Kommandoführer der SS auf der Baustelle am Nordportal die Arbeitsteilung, erklärte: *„Die technischen Aspekte der Arbeit wurden von der Zivilfirma festgelegt. Ich hatte darauf zu achten, dass die Häftlinge produktiv arbeiteten."*[482] Die Akten zu den Häftlingslagern auf beiden Seiten des Tunnels, etwa die Korrespondenz der SS-Lagerführung mit dem Stammlager in Mauthausen oder mit der Universale, Häftlingslisten, Anweisungen aus Mauthausen etc. wurden mehr oder weniger vollständig verbrannt, bevor die SS das Lager am 7. Mai 1945 mit dem Großteil

481 Die Wachmannschaft wurde im Juni 1943 vom SS-Polizei-Regiment 19 gestellt. Auf einer Gebührnisbescheinigung finden sich 59 Polizisten unterschiedlicher Ränge, bei 29 von ihnen war der Heimatstandort Graz (vgl. SS-Polizei-Regiment 19, 6. Kompanie, Gebührnisbescheinigung für Pol.-Wachkommando St. Anna u. d. Loibl, BArchB, R 20/139). Auch die Polizei-Sicherungskompanie Alpenland, Klagenfurt, stellte Anfang Juni 1943 Wachen für die Baustelle ab (vgl. Polizei-Sicherungskompanie Alpenland, Klagenfurt, Marschbefehl für Ernst Harmann und vier Männer, 10.6.1943, BArchB, R 20/139). Die weitere Umgebung der Baustelle wurde offenbar von etwa 70 Gendarmen gesichert (vgl. Extract from a Statement made by Spiel Friedrich to the Messieurs Leppelletier and Schweitzer, Police Inspectors at Innsbruck, 21.5.1947, TNA, WO311/364; French Olympic Aces as War Crimes Trial Stars, 16.8.1947, TNA, WO310/142). Zur Bewachung der Lager und der Baustellen siehe: Janko Tišler/Christian Tessier: Das Loibl-KZ. Die Geschichte des Mauthausen-Außenlagers am Loiblpass/Ljubelj. Wien 2007, S. 77–80.

482 ZA Walter Britzke, TNA, WO 235/579, S. 493.

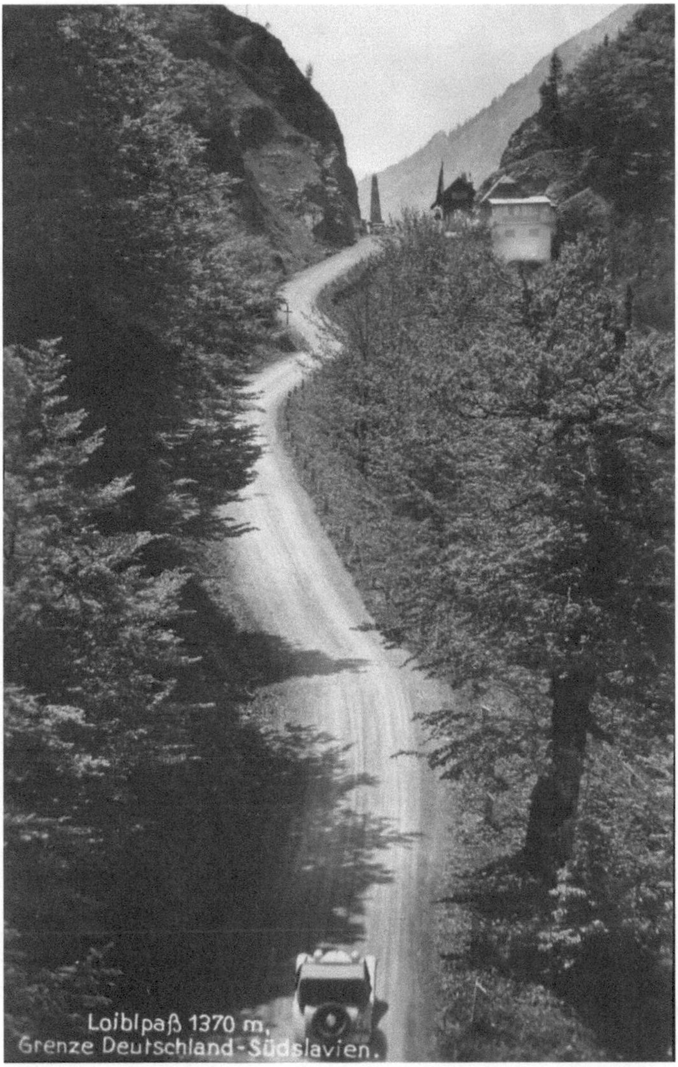

Abbildung 23: Postkarte, 1940. Sie zeigt die alte Straße über den Loiblpass mit dem Grenzübergang zu Jugoslawien (Muzej novejše in sodobne zgodovine Slovenije).

der Häftlinge Richtung Kärnten verließ.[483] In den Sammlungsbeständen des Mauthausen Memorials finden sich Häftlingskarteien und Listen der Häftlingstransporte von Mauthausen auf den Loibl, die Andreas Baumgartner in den 2010er-Jahren erstmals sichtete und untersuchte. Im Vergleich zu den Außenlagern in Melk, Wels, Linz oder Ebensee mit

483 Vgl. ZA Louis Balsan, TNA, WO 235/579, S. 91; Interrogation of Gartner Johann, 25.4.1947, TNA, WO 311/364.

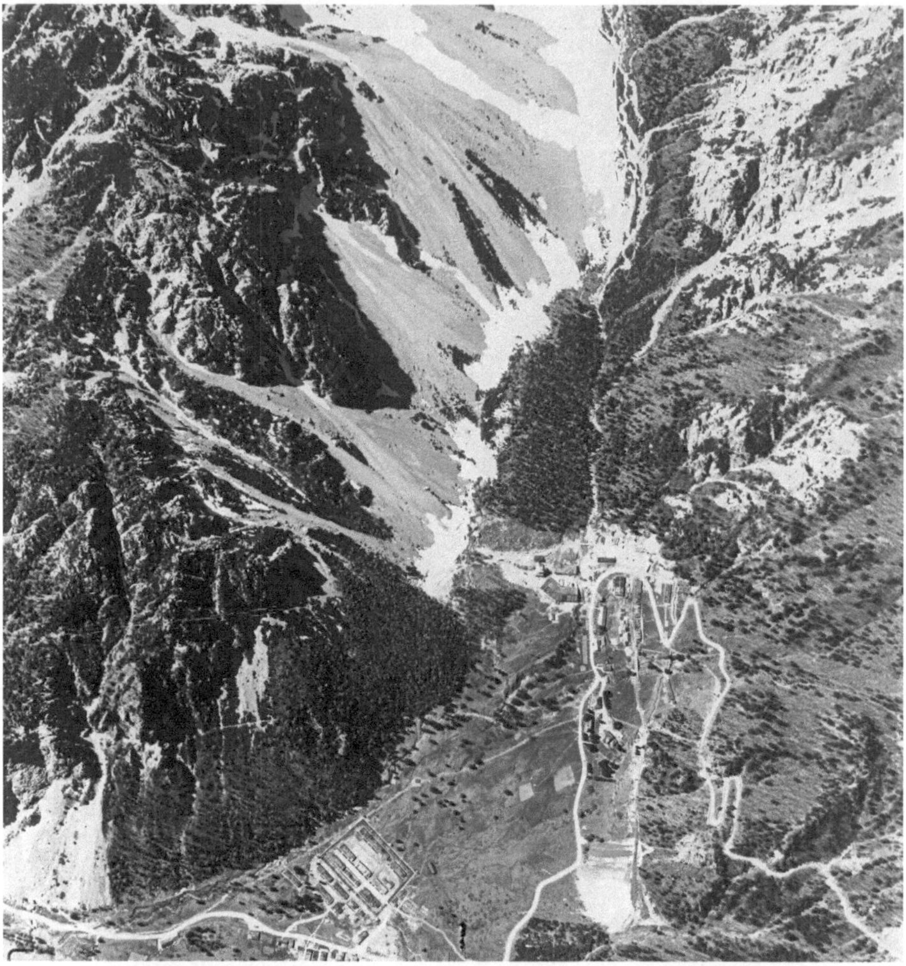

Abbildung 24: Luftbildaufnahme des Loibl-KZ Süd, 22. August 1944 (Luftbilddatenbank Ing. Büro Dr. Carls, Reproduktion © Peter Gstettner).

mehreren tausend Häftlingen gehörten die beiden Lager am Loiblpass zu einer Reihe von mittleren Dependancen im Lagerkomplex Mauthausen, die zwischen 500 und 2.000 Häftlinge umfassten.[484] Nach Baumgartner wurden vom KZ Mauthausen 1.636 Häftlinge auf den Loiblpass deportiert. 39 Häftlinge wurden mit Sicherheit im KZ Loibl von der SS ums Leben gebracht.[485]

In den britischen Prozessakten befindet sich unter den Beweismitteln als Grundlage der Anklage die Abschrift einer Liste mit 32 Todesopfern, die französische Häftlinge

484 Vgl. Hans Maršálek: Die Geschichte des Konzentrationslagers Mauthausen, S. 71–80.
485 Vgl. Andreas Baumgartner: Die Häftlinge des Loibl-KZ. Ein Gedenkbuch. Wien 2010, S. 9, 103.

1945 aus der SS-Kartei erstellt hatten – im Prozess kamen allerdings nicht alle Todesfälle zur Sprache. Als originäre Dokumente sind daneben bloß zwei Verträge zwischen der staatlichen Bauverwaltung und der Universale Bau AG aus den Jahren 1943 und 1944 vorhanden. Darin waren unter anderem die Einrichtung des Häftlingslagers und die Klauseln für die Vermietung und Verwendung der Häftlinge für die Arbeit im Stollen festgelegt. Es handelt sich um zwei aufschlussreiche Dokumente: Sie zeigen die enge Zusammenarbeit zwischen NS-Staat, den unter der Verwaltung der SS stehenden Konzentrationslagern und privaten, profitorientierten Unternehmen bei der skrupellosen Auspressung der Arbeitskraft der Häftlinge. Die Verwertung der Arbeitskraft von Häftlingen, die man aufgrund des Zwanges und der völligen Rechtlosigkeit als Sklavenarbeit bezeichnen kann, stand unter dem Primat möglichst niedriger Kosten bei maximaler Arbeitsleistung.[486] Unser Bemühen, zusätzliche zeitgenössische Dokumente zu finden, welche die Kooperation von NS-Staat, SS und Universale erhellen könnten, waren im Rahmen unseres von 2007 bis 2009 laufenden Forschungsprojektes nicht erfolgreich. Nach Angaben des Baukonzerns Alpine wurden im Zuge der betrieblichen Übernahme der Universale im Jahr 2002 keinerlei Akten aus der NS-Zeit in den Besitzstand der Alpine übernommen. Diese – so die Mutmaßung der Unternehmenssprecherin der Alpine – dürften bei Betriebsübersiedelungen der Universale seit Kriegsende verloren gegangen sein.[487] Die beiden maßgeblichen Profiteure, die SS und die Universale, haben also dokumentarische Spuren weitgehend vernichtet oder eben „verloren".

Zur annäherungsweisen Rekonstruktion des Geschehens in den beiden Konzentrationslagern am Loibl bleiben Aussagen von überlebenden Häftlingen und Angaben von ehemaligen SS-Männern, Polizisten, Universale-Mitarbeitern und anderen Zeugen, die im Zuge von Nachkriegsermittlungen und Prozessen schriftlich festgehalten wurden.[488] Wie bereits besprochen, ist diese Quellengattung mit spezifischen Problemen behaftet. Neben den bereits erwähnten Gründen ist zu bedenken, dass die Aussagen auf jene Fälle und Ereignisse fokussiert sind, die nach den Vorermittlungen von der Anklage für die Prozessführung ausgewählt wurden. In diesen Einzelfällen von Misshandlungen und Tötungen glaubte die Anklage genügend Beweise für Verurteilungen zur Verfügung zu haben.

Bei den Einvernahmen nach dem Krieg revidierte Ramsauer die Zahl der Toten im Loibl-KZ nach unten. In der ersten Befragung im Anhaltelager Wolfsberg im August 1945 nannte er die Zahl von 25 bis 30 registrierten toten Häftlingen.[489] Im Juni 1946 be-

486 Vgl. Loibl Pass Trial, 2.9.1947–10.10.1947, List of Exhibits, TNA, WO 235/580. Der spätere „Lagervertrag" ist größtenteils abgedruckt bei: Florian Freund: Was „kostet" ein KZ-Häftling? Neue Dokumente zur Geschichte des KZ Loibl Pass. In: DÖW (Hg.): Jahrbuch 1989. Wien 1989, S. 31–51.

487 Vgl. Auskunft der Unternehmenssprecherin der Alpine, E-Mail an Peter Pirker, 1.4.2009. Unbekannt ist, ob die Universale bzw. die Alpine sich an der Dotierung des österreichischen „Versöhnungsfonds" beteiligt hat, aus dem ab 2001 ehemalige Sklaven- und Zwangsarbeiter*innen entschädigt wurden.

488 Der Großteil davon ist in den britischen Akten ausschließlich in englischer Sprache überliefert. Die in diesem Kapitel aus den britischen Akten zitierten Passagen wurden von Peter Pirker ins Deutsche übersetzt.

489 Vgl. Tactical interrogation of Dr. Ramsauer Sigbert, Wolfsberg, 22.8.1945, TNA, WO 310/142.

zifferte er die Zahl der Toten mit maximal 25.[490] Davon seien – wie er im Prozess 1947 aussagte – 14 Häftlinge an Erkrankungen oder in Folge von Verletzungen gestorben.[491] Wenn man die bisher eruierten 39 Todesfälle im Loibl-KZ nach den offiziellen Ursachen sowie nach Angaben von überlebenden Häftlingen auswertet, zeigt sich, dass 15 Häftlinge von der Lager-SS angeblich bzw. vorgeblich „auf der Flucht" erschossen wurden, acht in der Krankenstation starben, drei wurden von Ramsauer oder seinem Assistenten Otto Kleingünther mit Herzinjektionen ermordet und zwei starben bei Unfällen während der Arbeit im Tunnel. Bei elf Toten sind die näheren Todesumstände bis heute unbekannt.[492] Auch der Loibl-Prozess gab über ihr Schicksal keine Auskunft. Doch Ramsauer war für alle Todesmeldungen nach Mauthausen und die Verbrennung der Leichen am Loibl zuständig – er musste also mehr wissen, als er im Prozess 1947 aussagte. Im Zuge des Verfahrens äußerte sich Ramsauer außerdem nur zu jenen Todesfällen, die von der Anklage zum Gegenstand des Prozesses gemacht worden waren. Diese Beschränkung offenbart die Grenzen des Prozessmaterials für die Rekonstruktion des Lagergeschehens und der Verantwortlichkeit Ramsauers.

Vor diesem quellenkritischen Hintergrund untersuchten wir das britische Ermittlungs- und Prozessmaterial erstmals systematisch auf Fragestellungen, die mit dem Sanitätswesen im KZ-Loibl und der Rolle Ramsauers zusammenhängen. Ehemalige Häftlinge haben zudem ihre Erfahrungen am Loiblpass für die Nachwelt festgehalten.[493] Auf der Täterseite gibt es ferner das Interview von Egon Humer mit Sigbert Ramsauer aus dem Jahr 1990, das zum Teil in dem Film *Der Tunnel* Verwendung fand. Für eine Gesamtdarstellung der beiden KZ am Loibl ist nach wie vor auf die beiden grundlegenden Bücher von Janko Tišler/Christian Tessier und Josef Zausnig zu verweisen.[494] Ohne die äußerst harten und gewaltvollen Arbeits- und Lebensbedingungen der Häftlinge im Einzelnen noch einmal zu beschreiben, gehen wir im Folgenden der Frage nach, welche Funktion Sigbert Ramsauer als Lagerarzt am Loibl ausübte, worin der „Sinn" seiner Tätigkeit bestand und wozu er die Handlungsspielräume, die er als verantwortlicher SS-Arzt am Loibl hatte, nutzte.

490 Vgl. Unsworn statement Sigbert Ramsauer, Exhibit 23A, TNA, WO 235/580.

491 Vgl. ZA Sigbert Ramsauer, TNA, WO 235/579, S. 394.

492 Ausgewertet wurden hier die Angaben zu den Todesursachen im Kapitel „Buch der Namen" bei Andreas Baumgartner: Die Häftlinge des Loibl-KZ, S. 166–661 sowie Aussagen von ehemaligen Häftlingen beim britischen Militärgerichtsprozess 1947 in Klagenfurt, siehe dazu das entsprechende Kapitel in diesem Buch.

493 Hervorzuheben sind dabei vor allem die Erinnerungen zahlreicher französischer Häftlinge. Eine umfassende Bibliografie dazu findet sich auf der Website der französischen Lagergemeinschaft Amicale de Mauthuasen, online unter: https://campmauthausen.org/ressources/documentation/bibliographie/ (abgerufen am 21.1.2024).

494 Vgl. Josef Zausnig: Der Loibl-Tunnel. Das vergessene KZ an der Südgrenze Österreichs. Klagenfurt/Celovec 1995; Janko Tišler/Christian Tessier: Das Loibl-KZ. Die Geschichte des Mauthausen-Außenlagers am Loiblpass/Ljubelj. Wien 2007.

Das KZ Mauthausen, das Außenlager Loibl und die Universale AG

Ende 1942 veränderte sich die Funktion des Konzentrationslagers Mauthausen und anderer Konzentrationlager im Deutschen Reich. Bislang stand die politische Funktion der Repression und Vernichtung von NS-Gegner*innen sowie ideologisch verfolgten Menschen im Vordergrund. Doch der Kriegsverlauf und der daraus resultierende Mangel an Arbeitskräften in Industrie und Bauwirtschaft erforderten eine Neubewertung der KZ-Häftlinge. Die NS-Führung betrachtete sie nunmehr als ausbeutbares Reservoir an Arbeitskraft, das insbesondere der Rüstungsindustrie und der Bauwirtschaft zugeführt werden sollte. Dafür schloss die SS Vereinbarungen mit staatlichen und privaten Rüstungsbetrieben und Bauunternehmen ab. Nahe den Fabriken und Baustellen richtete die SS in den Donau- und Alpengauen mehr als 40 Außenlager für den Arbeitseinsatz der Häftlinge ein. Das Stammlager Mauthausen übernahm die Rolle eines Verwaltungszentrums und eines Durchgangslagers, wo Häftlinge in die Außenlager verteilt und die Reproduktion der Arbeitskraft für die einzelnen Fabriken und Baustellen reguliert wurde. Der steigende Bedarf an Arbeitskraft führte dazu, dass die Einlieferung von Häftlingen in das System Mauthausen stetig ausgeweitet wurde. Zwischen Jänner 1944 und März 1945 schleuste die SS mehr als 90.000 Menschen aus ganz Europa in den Lagerkomplex Mauthausen.[495] Die Behandlung der Häftlinge in Mauthausen differenzierte sich zusehends. Während Mauthausen für ausgewählte politische und ideologische Feinde des Deutschen Reiches weiterhin ein Ort der Vernichtung blieb, ordnete das SS-Wirtschafts- und Verwaltungshauptamt Ende 1942 einen veränderten Umgang mit den restlichen, nicht-jüdischen Häftlingen an. Es ging um die Ausnutzung der Arbeitskraft vor ihrem Tod: Das maßlose, willkürliche Töten oder ökonomisch zwecklose Schinden von Häftlingen, die für den effizienten Arbeitseinsatz in der Kriegsindustrie brauchbar waren, sollte im System Mauthausen unterbleiben und ihre Körper sollten nicht zusätzlich zur Arbeit oder vor dem Arbeitseinsatz zerstört werden.[496]

Den SS-Ärzten kam nun eine wesentliche Funktion beim Erhalt der Häftlingsarbeitskraft zu, wie aus einer Anweisung aus Berlin hervorging:

> *„Nicht derjenige ist der beste Arzt in einem Konzentrationslager, der glaubt, daß er durch unangebrachte Härte auffallen muß, sondern derjenige, der die Arbeitsfähigkeit durch Überwachung und Austausch an den einzelnen Arbeitsstätten möglichst hoch hält […].“*[497]

---

495 Vgl. Florian Freund/Bertrand Perz: Mauthausen – Stammlager, S. 307, 310. Dies galt nicht für die systematische Ermordung von Juden in den Vernichtungslagern in Polen von März 1942 bis November 1943 („Aktion Reinhardt“).

496 Vgl. Michel Fabréguet: Entwicklung und Veränderung der Funktionen des Konzentrationslagers Mauthausen, S. 205.

497 Rundschreiben des SS-Wirtschafts- und Verwaltungshauptamtes an die Lagerärzte, 28.12.1942, zit. nach Hans Maršálek: Die Geschichte des Konzentrationslagers Mauthausen, S. 175f.

Bislang hatten die Standortärzte im Rahmen der „Aktion 14f13" Häftlinge selektiert, selbst getötet, der Gaskammer in Mauthausen oder in der Vernichtungsanstalt Hartheim zugeführt. Nun bestand ihre Aufgabe darin, die „Arbeitsfähigkeit" möglichst hochzuhalten. Gemeint war damit allerdings nicht die bessere Pflege und Versorgung einzelner Häftlinge, sondern die Etablierung eines Systems des Austausches von Häftlingskontingenten, wodurch das Niveau insgesamt geleisteter Arbeit auf den Baustellen und in den Fabriken der Außenlager reguliert werden sollte. Neu eingelieferte Häftlinge und solche, die sich in einer besseren körperlichen Verfassung befanden, sollten den Außenlagern zugeführt, abgearbeitete, kranke und verletzte Häftlinge nach Mauthausen zurücktransportiert werden.

Tatsächlich stieg bedingt durch die harten Arbeitsbedingungen in den Außenlagern die Zahl der kranken und erschöpften Häftlinge im Gesamtsystem rasant an. Letztere wurden im „Sanitätslager" außerhalb des eigentlichen KZ Mauthausen separiert. Die SS-Ärzte schieden sie aus dem System der Arbeitskraftverwertung und jeglicher Häftlingsbetreuung aus. So wurde das Sanitätslager 1943 einerseits zum Sterbelager für erschöpfte, ausgenutzte, kranke und schlecht arbeitende Häftlinge. Andererseits erhielten die SS-Ärzte in Mauthausen im Frühjahr 1944 den Auftrag, die „Aktion 14f13" wieder aufzunehmen, sprich Häftlinge aus dem Sanitätslager in die Vernichtungsanstalt Schloss Hartheim zu schicken, wo sie in der Gaskammer ermordet wurden. Mindestens 3.228 Häftlinge ließen die SS-Ärzte zwischen April 1944 und Anfang Jänner 1945 in Hartheim ermorden.[498] Um die Dimensionen zu verdeutlichen: Im April 1944 befand sich von den insgesamt 9.000 Häftlingen im Stammlager Mauthausen fast die Hälfte im Sanitätslager. Das Sanitätslager in Mauthausen hatte für den Umgang mit den verletzten und kranken Häftlingen in den Außenlagern also eine ganz wesentliche Funktion. Beides muss zusammenhängend betrachtet werden. So bedeutet eine niedrige Zahl von Todesopfern in einem Außenlager nicht automatisch bessere Überlebenschancen für die Häftlinge. Viele von ihnen wurden zum Sterben zurück nach Mauthausen geschickt bzw. dort, im KZ Gusen oder in der Vernichtungsanstalt Hartheim ermordet.[499]

Weder die SS noch die Unternehmen, die pro geleisteter Häftlingsschicht bezahlten, hatten je ein Interesse daran entwickelt, in den Außenlagern auch hinreichend medizinische Versorgung zu gewährleisten oder den Arbeitseinsatz so zu gestalten, dass Verletzungen und Krankheiten niedrig blieben. Die gemeinsame und maßgebende Perspektive war vielmehr, die Begleitkosten des Arbeitseinsatzes der Häftlinge so niedrig wie möglich zu halten. Im Außenlager am Loibl galt nichts anderes: Ziel war die maximale Ausbeutung der Arbeitskraft der am Loibl befindlichen Häftlinge bei möglichst

498 Vgl. Pierre Serge Choumoff: Nationalsozialistische Massentötungen durch Giftgas auf österreichischem Gebiet. Wien 2000, S. 70.

499 Vgl. Bertrand Perz: Der Arbeitseinsatz im KZ Mauthausen. In: Ulrich Herbert/Karin Orth/Christoph Dickmann (Hg.): Die nationalsozialistischen Konzentrationslager. Entwicklung und Struktur, Band 2. Frankfurt am Main 2002, S. 533–558, hier S. 547.

geringem Aufwand. Die SS-Lagerführung versuchte, so viele Häftlinge wie möglich zur Arbeit zu zwingen, auch solche, die krank oder verletzt waren. Je mehr Häftlinge sie auf die Baustelle brachte, desto ertragreicher für die SS. Die Universale hingegen war außerdem an der Arbeitsleistung der Häftlinge interessiert, die vertraglich mit 60 Prozent der Durchschnittsleistung eines Zivilarbeiters festgelegt wurde. Deshalb beschwerten sich leitende Angestellte der Universale auf der Loibl-Baustelle beim Lagerkommandanten Winkler regelmäßig, wenn die Arbeitsleistung der Häftlinge nicht ihren Vorstellungen entsprach.[500] Auf diese Weise erhöhte die Firma den Arbeitsdruck auf die Häftlinge, die durch SS-Männer und Häftlingskapos mit Schlägen und Tritten angetrieben wurden. Der Universale war der Einsatz von Gewalt gegen die Häftlinge „in Maßen" recht. Ähnlich verhielt es sich mit der Ernährung. Die Universale bezahlte der SS eine „Verpflegungszubuße" für Häftlinge pro geleistete Arbeitsschicht. Unter verbesserter Ernährung hat man sich aber keineswegs ausreichende Ernährung vorzustellen. Viele Häftlinge am Loibl litten an Hungerödemen. Die „Verpflegungszubußen" für Kranke kalkulierte die Universale als Bestandteil der Kosten pro Häftlingsschicht. Lange Aufenthalte von Häftlingen im Krankenrevier waren daher nicht in ihrem Interesse. Sofern es ihre eigenen Kosten nicht belastete, pochte die Universale darauf, dass kranke Häftlinge die für sie vorgesehenen Medikamente verabreicht bekamen, die aus dem Stammlager Mauthausen geliefert wurden. In diesem Punkt sind sogar Beschwerden der Universale bei der KZ-Kommandantur im Stammlager Mauthausen überliefert, wonach Ramsauer Häftlingsmedikamente unterschlagen und in Klagenfurt verkauft haben soll.[501]

Die Universale wiederum erhielt für die eigene Beschaffung von Heilmitteln, für die erste ärztliche Hilfe bei Unfällen und Krankheiten und *„für deren rechtzeitige und ausreichende Ergänzung"*[502] laut „Lagervertrag" keine Vergütung. Das Interesse der Universale war ausschließlich von der *kurzfristigen* Ausbeutung der Häftlingsarbeitskraft bestimmt: Generell hatte sie also nicht den Schutz vor Krankheit und Verletzung bei der harten Stollenarbeit oder die Genesung der Häftlinge im Auge, sondern den Austausch von kranken, verletzten, leistungsschwachen oder widerständigen gegen „frische" Häftlinge aus Mauthausen. Die nachhaltige Genesung von kranken und verletzten Häftlingen am Loibl war sowohl von Seiten der SS als auch von Seiten des Unternehmens nicht vorgesehen.

500 Vgl. ZA Joseph Seidenglanz [Baustellenleiter der Universale], 30.9.1947, TNA, WO 235/579, S. 479.

501 Vgl. Antwortschreiben von Ernst Martin an die Zentrale Stelle der Landesjustizverwaltungen Ludwigsburg im Zuge der Ermittlungen gegen A. Heim, 27.10.1961, DÖW, 2721; Vermerk der Staatsanwaltschaft Klagenfurt, 6.8.1965, KLA, LGK, 14 Vr 1610/65, 8 St 2429/65–5.

502 Lagervertrag, 24.11.1943, TNA, WO 235/581.

Ramsauer als SS-Lagerarzt am Loibl

Die Ablösung der Lagerführung am Loiblpass Anfang August 1943 verdeutlicht den Stellenwert der Bedürfnisse von Unternehmen in diesem System der zwangsweisen Ausnutzung von Häftlingsarbeitskraft. Die SS-Kommandantur Mauthausen zog schon nach zwei Monaten den bisherigen Lagerkommandanten Julius Ludolph auf Interventionen der Universale hin ab, weil er Häftlinge über Gebühr schlagen ließ und dadurch ihre Leistungsfähigkeit zu sehr beeinträchtigte.[503] An seiner Stelle wurde der 51-jährige Jakob Winkler[504] auf den Loibl geschickt. Gleichzeitig wurde der SS-Arzt Hermann Richter abberufen, weil er offenbar gleichermaßen für die schlechte „Bewirtschaftung" der Häftlingsarbeitskraft verantwortlich gemacht wurde. Beide hatten – wie viele andere KZ-Kommandanten – die „ökonomische Wende" in der Häftlingsbehandlung offenbar nicht genügend vollzogen oder in ihrem Verantwortungsbereich durchgesetzt.[505] Richter wurde von Sigbert Ramsauer abgelöst. Tatsächlich kannten die beiden einander gut. Ramsauer hatte in Mauthausen – nach Aussage des französischen Häftlings und Militärarztes Louis François Fichez – und möglicherweise auch in Gusen als Richters Assistent bei Selektionen und Experimenten an Häftlingen fungiert.[506]

Ramsauers Stellung am Loibl war durch zwei wesentliche Machtbeziehungen gekennzeichnet. Die wichtigste Beziehung Ramsauers war jene zum SS-Standortarzt in Mauthausen, dem alle SS-Ärzte in den Außenlagern direkt unterstanden. Der Mauthausener Standortarzt wiederum war direkt dem Amt D III des SS-Wirtschaftsverwaltungshauptamtes in Berlin unterstellt. Bevor Ramsauer von Mauthausen auf den Loibl geschickt wurde, soll er vom damaligen Mauthausener Standortarzt Eduard Krebsbach Instruktionen erhalten haben. Vor dem britischen Militärgericht sagte Ramsauer aus, Krebsbach habe ihn darauf hingewiesen, dass es sich am Loibl um ein Arbeitslager handle und angeordnet, dass alle kranken Häftlinge, die sich binnen eines Monats nicht erholten, nach Mauthausen zurückgeschickt werden sollten. Dasselbe galt grundsätzlich für Häftlinge, die an Tuberkulose litten oder Tuberkulose verdächtig waren.[507] Eine zusätzliche Bestimmung für den Rücktransport von Häftlingen nach Mauthausen ergab sich ferner aus den „Lagerverträgen" mit der Universale. Der maximale Anteil

503 Vgl. Aussage Rupert Breitfuss [Angestellter der Universale], 30.11.1945, TNA, WO 311/364; Dr. Ing. Richard Fill [Bauleiter der Universale] an Louis Balsan, 14.10.1945, Privatarchiv Familie Balsan. Ludolph wurde anschließend Kommandant des KZ-Arbeitskommandos in Großraming und des Mauthausen-Außenlagers Melk. Zu Ludolph siehe Gregor Holzinger: Täterbiografien, S. 115–118.

504 Jakob Winkler, geb. am 24.7.1892, stammte aus Rheinland-Pfalz. Von Beruf Gärtner war er bereits 1926 der NSDAP und 1930 der SS beigetreten. Zwischen 1940 und Juni 1943 war Winkler in Mauthausen als Kompanieführer für die Ausbildung von SS-Rekruten zuständig, die zum Teil auch als KZ-Wachen eingesetzt wurden (vgl. Republique Francais, Procès Verbal No 291, Einvernahme Jakob Winkler, TNA, WO 304/363).

505 Vgl. Bertrand Perz: Arbeitseinsatz, S. 552; Karin Orth: Experten des Terrors. Die Konzentrationslager-SS und die Shoah. In: Gerhard Paul (Hg.): Die Täter der Shoah. Fanatische Nationalsozialisten oder ganz normale Deutsche? Göttingen 2002, S. 93–118, hier S. 102.

506 Vgl. NARA, RG 549, Case 000-50-5, Box 334.

507 Vgl. ZA Sigbert Ramsauer, TNA, WO 235/579, S. 342.

von Kranken am gesamten Häftlingsstand wurde darin mit 7,5 Prozent festgelegt. Bei einem durchschnittlich geschätzten Häftlingsstand von 800 sollte die Zahl von 60 Häftlingen im Krankenrevier nicht überstiegen werden.[508] Die festgelegte Zahl orientierte sich also nicht am tatsächlichen gesundheitlichen Zustand der Häftlinge, sondern daran, wie viele beim Arbeitseinsatz fehlten.

Abgesehen von den Rücktransporten nach Mauthausen instruierte Krebsbach Ramsauer nach dessen Aussagen auch, wie mit schwer kranken Häftlingen mit nur mehr kurzen Lebensaussichten umzugehen sei. Sie sollten durch Injektionen ins Herz getötet werden – eine Praxis, die Ramsauer vermutlich schon von der SS-Kavallerie, sicher aber aus Mauthausen und anderen Konzentrationslagern kannte. Diese Praxis hatte nichts mit einem Ansinnen zu tun, die Häftlinge von ihrem Leid zu erlösen oder ihnen die Angst vor dem Sterben zu ersparen, wie es Ramsauer später darzustellen versuchte. Es ging einfach darum, sie – „die Minderwertigen" – frühzeitig zu beseitigen. Denn „Euthanasie" für aussichtslose Fälle unter kranken SS-Männern, Polizeiwachen oder Arbeitern war selbstverständlich nirgends vorgesehen. Die von Ramsauer selbst festgelegte Todesfrist für kranke Häftlinge war eine Woche, wie er im Prozess erklärte. Lag die Lebenserwartung seiner Ansicht nach darunter, hielt er die vorzeitige Tötung des Häftlings für angebracht.[509]

Die zweite wichtige Machtbeziehung war jene zum Lagerkommandanten SS-Obersturmführer Jakob Winkler, der für die SS- und Häftlingslager am Loibl verantwortlich war. Ramsauer war ihm vom Dienstrang her ebenbürtig und zumindest formal von ihm unabhängig.[510] Beide wurden etwa gleichzeitig Ende 1943 (Winkler) bzw. Anfang 1944 (Ramsauer) zu SS-Hauptsturmführern befördert. Aus den vorliegenden Nachkriegsaussagen der beiden, aus Berichten von SS-Angehörigen, Angestellten der Universale und Häftlingen ist ersichtlich, dass es zwischen den beiden keine Konflikte oder Auffassungsunterschiede im Umgang mit den Häftlingen gab. Sie hatten unterschiedliche Verantwortungsbereiche und arbeiteten einträchtig an der Umsetzung ihres Auftrages gegenüber der Universale AG. Daneben folgten sie persönlichen Interessen – Ramsauer war etwa daran gelegen, seine Operationserfahrungen zu erweitern – sowie den ökonomischen und politischen Interessen der SS, deren Ideologie beide seit vielen Jahren teilten.

Ramsauers Wirken als Arzt gestaltete sich am Loibl sehr unterschiedlich, je nachdem, wer seine „Patienten" waren. Was die Behandlung der Häftlinge betraf, so agierte Ramsauer nicht als Arzt, um Kranken beizustehen. Generell litten die Häftlinge aufgrund der ungeschützten, wenig abgesicherten und staubigen Arbeit im Stollen, der schlechten Ernährung, der unzureichenden Bekleidung, der Misshandlungen durch SS-Männer und Kapos, der harten klimatischen Bedingungen an Fieber, starker Erkäl-

508 Vgl. Anhang zum Lagervertrag vom 24.11.1943, TNA, WO 235/581.
509 Vgl. ZA Sigbert Ramsauer, TNA, WO 235/579, S. 347f.
510 Dies entsprach den Regelungen in den anderen Außenlagern des KZ Mauthausen (vgl. Florian Freund, Arbeitslager Zement. Das Konzentrationslager Ebensee und die Raketenrüstung, Wien 1989, S. 293).

tung, Frostbeulen, Lungenentzündung, allgemeinem körperlichen Verfall, Phlegmone, Tuberkulose, vielerlei Entzündungen, Hungerödemen, Durchfall, Verletzungen und Brüchen. Ramsauers medizinische Kompetenzen waren für seine Bestellung als Lagerarzt am Loibl nicht von Belang, denn er besorgte weitgehend eine ökonomische Aufgabe, die von den Verträgen zwischen NS-Staat, SS und Universale bestimmt war. Er stellte durch die Kontrolle des Zugangs zum Häftlingskrankenrevier und Selektionen einen gewissen Stand an Arbeitskräften auf der Baustelle sicher. Er regulierte so in Abstimmung mit der Universale AG und dem Stammlager die Häftlingszahlen auf der Baustelle.

Ramsauers Zuständigkeit blieb aber nicht auf die „Behandlung" der Häftlinge beschränkt. Sie erstreckte sich ebenso auf die etwa 100 SS-Männer und weitere Wachposten der Polizei sowie zum Teil auch auf Zivilarbeiter, die auf der Baustelle neben den Häftlingen eingesetzt waren.[511] Ramsauer versorgte sie in der Krankenstation des SS-Lagers und wies sie nötigenfalls zur weiteren Behandlung in Krankenhäuser in Klagenfurt oder Golnik (Gallenfels) ein. Zusätzlich zu seinem SS-Gehalt erhielt Ramsauer von der Ärztekammer eine ansehnliche Vergütung für die Behandlung der zivilen Arbeiter der Universale AG.[512]

Bei Ramsauers Ankunft am Loibl befand sich das SS-Krankenrevier noch im Aufbau. Hatte er bisher vorwiegend als Hilfsarzt und Assistent vorgesetzter Ärzte zu dienen gehabt, sah Ramsauer nun die Chance gekommen, sich eine ansehnliche eigene medizinische Residenz zu schaffen. Ramsauer forderte von der staatlichen Bauleitung mit viel Ehrgeiz und Nachdruck eine möglichst gute bauliche Ausgestaltung und Einrichtung des Gebäudes. Zugleich baute er auf die politischen Beziehungen seines Vaters Christian, der im Landesernährungsamt beim Kärntner Reichsstatthalter (Landeshauptmannschaft) angestellt war. Ramsauer sen. zufolge trugen die Interventionen für den Filius Früchte. Es seien seine Interventionen gewesen, die zur Errichtung eines anständigen Lagerhospitals geführt hätten, betonte er im Prozess 1947.[513]

Der damalige Bauleiter für den Loibltunnel, Max Schmid, erklärte Ramsauers Rechtsanwalt in einem Brief im Zuge des Prozesses von 1947, dass sich diese Forderungen allerdings keineswegs auch auf das Häftlingskrankenrevier erstreckt hatten, wie es Ramsauer und sein Verteidiger im Prozess darzustellen versuchten, sondern allein auf die SS-Krankenstation beschränkt geblieben waren.[514] Ramsauers Vorstellungen über die Ausgestaltung seines „Reiches" waren dabei wohl einigermaßen überzogen. Seine selbstgefällige Großspurigkeit fand an der staatlichen Bauleitung ihre Grenzen. Sie stellte die kostspielige Aufrüstung des SS-Krankenreviers mit der Begründung ein, es

511 Die Anzahl ist in den Quellen unterschiedlich angegeben. Winkler sprach 1947 von 170 SS-Männern und 50 Polizisten (vgl. ZA Jakob Winkler, TNA, WO 235/579, S. 459).

512 Vgl. ZA Sigbert Ramsauer, TNA, WO 235/579, S. 411.

513 Vgl. ZA Christian Ramsauer, TNA, WO 235/579, S. 442.

514 Vgl. Oberbaurat Max Schmid an RA Dr. Friedrich Kittinger, Klagenfurt, 11.9.1947, Exhibit 31, TNA, WO 235/580.

gehe nicht darum, am Loibl ein Sanatorium zu bauen.[515] Ramsauer schaffte es dennoch, sich eine gut ausgestattete Ordination einzurichten. In der SS-Krankenstation standen Ramsauer ein Operationstisch mit entsprechender Ausstattung und chirurgischen Instrumenten zur Verfügung. Weitere medizinische Instrumente besorgte er sich beim Fachhändler Karl Fial in Klagenfurt. Abgerechnet wurden die Einkäufe über die Sozialversicherungsanstalt, was ebenso auf den Verwendungszweck für Nicht-Häftlinge verweist.[516] Zusätzlich zu den Medikamenten, die er aus Mauthausen erhielt, kaufte Ramsauer auf Kosten der Sozialversicherungsanstalt bei Apotheken in Klagenfurt, Graz und Neumarktl weitere Medikamente ein, die ihm – zumindest aus Klagenfurt – per Kraftwagen auf den Loibl geliefert wurden. Der Klagenfurter Apotheker Arnulf Gunzer – ein Schulfreund Ramsauers – legte beim Prozess eine Liste von Ramsauers Medikamentenbezügen zwischen September 1943 und Anfang August 1944 vor. Darin finden sich Pervitin, Dolantin, Encodal und Morphium – alles damals im Kriegseinsatz verwendete starke Medikamente, die schmerzstillend wirken, aber wie Pervitin zu dieser Zeit auch als Droge Verwendung fanden. Neben diesen registrierungspflichtigen Medikamenten bezog Ramsauer Sulphonamide und verschiedene Salben. Das Ausmaß dieser Einkäufe ist schwer abzuschätzen, insgesamt dürften sich die Kosten der Medikamente auf etwa 3.000 Reichsmark belaufen haben.[517] Ob Ramsauer all diese Medikamente zu Heilzwecken verwendet hat, dazu gibt es unterschiedliche Aussagen. Belegen lassen sich Vermutungen, er sei drogensüchtig gewesen, nicht. Wie wir später noch sehen werden, gibt es aber mehrere Hinweise darauf, dass Ramsauer Medikamente verkauft oder als Tauschmittel eingesetzt hat.

Die gut ausgestattete SS-Krankenstation mit zwölf Betten, einem Operationsraum, einem Badezimmer und einem Magazinraum war durchschnittlich mit zwei bis drei stationären Patienten belegt und befand sich nur etwa 100 Meter vom notdürftigen Häftlingskrankenrevier entfernt. Die geringe Zahl der stationären Patienten verwundert, denn auch die SS-Männer waren den harten klimatischen Bedingungen ausgesetzt und die Zivilarbeiter zum Teil auch den schlechten und ungeschützten Arbeitsbedingungen. Die schwache Belegung erklärt sich darüber, dass schwerere Fälle von Knochenbrüchen, Lungenentzündung, Magen- und Darmerkrankungen, Herzproblemen, Geschlechtskrankheiten und Krätze im Krankenhaus Golnik behandelt wurden und nicht von Ramsauer.[518] Janko Tišler eruierte in den Archiven des Krankenhauses, dass fast die Hälfte der SS-Männer zumindest einmal dort in Behandlung war. Das Vertrauen in Ramsauers Heilkünste dürfte im Falle der SS also nicht besonders hoch gewesen sein.

Für Häftlinge war die SS-Krankenstation selbstredend nicht zugänglich. Allerdings führte Ramsauer hier fallweise schwerere Operationen an Häftlingen durch, die zum

515 Vgl. ebd.; ZA Sigbert Ramsauer, TNA, WO 235/579, S. 346.
516 Vgl. ZA Karl Fial, TNA, WO 235/579, S. 445.
517 Vgl. ZA Arnulf Gunzer, TNA, WO 235/579, S. 430 f.; ZA Anton Kuschnig [Beamter der Sozialversicherungsanstalt], TNA, WO 235/579, S. 446.
518 Vgl. Janko Tišler/Christian Tessier: Das Loibl-KZ, S. 87.

Teil auch experimentellen Charakter annahmen. Die SS-Krankenstation war auch jener Ort, wo er die Euthanasiemorde an Häftlingen veranlasste oder selbst durchführte.

Im selben Gebäude verfügte Ramsauer auch über private Räumlichkeiten. Neben einem Büro standen ihm ein Schlaf- und Wohnraum zur Verfügung. Hier verbrachte Ramsauer den Großteil seiner Zeit, insbesondere nachdem Frau und Kinder, die zunächst in einem Bauernhaus außerhalb des Lagers untergebracht waren, zu seinen Eltern nach Eisentratten übersiedelt waren. Ramsauer nutzte das Bauernhaus außerhalb des Lagers aber weiter als Wohnstätte. Sein Büro in der SS-Krankenstation diente ihm als Studierstube. Vertieft in Lehrbücher, ließ er sich ungern von Häftlingspflegern stören, die ihn in Notfällen zur Behandlung eines schwer kranken oder verletzten Häftlings in das Häftlingskrankenrevier holten. Er soll auf solche Störungen *„gereizt“*[519] reagiert haben, wie es ein Entlastungszeuge Ramsauers 1947 schonend bezeichnete. Mit Ausnahme der Operationen war Ramsauer die Behandlung der Häftlinge lästig. Auf Forderungen der Häftlingsärzte reagierte er ungehalten. So berichtete der französische Häftling Claude Merlane, der wegen eines großen Abszesses am stark geschwollenen Fuß in die Häftlingsstation aufgenommen worden war, über einen Zornausbruch Ramsauers: *„Ich bin hier, um zu studieren und nicht um diese Banditen zu behandeln“*[520], soll er gebrüllt haben. Ramsauer betrachtete seine einigermaßen ruhige Stellung am Loibl also offenbar als Ort, um seine medizinischen Kenntnisse zu vertiefen. Tatsächlich war die eigene Weiterbildung auch eine Voraussetzung für die Beförderung in der SS. Am 3. Dezember 1943 urteilte das Wirtschafts-Hauptamt der SS über Ramsauer: *„Der SS-Obersturmführer Dr. S. Ramsauer versieht seinen ärztlichen Dienst im Aussenlager Loiblpass zur Zufriedenheit. Seine soldatische Haltung ist bestimmt und zielbewusst. Er hat sich in den letzten Monaten zu seinem Vorteil entwickelt und bemüht sich, vorhandene Lücken in seinen Kenntnissen auszufüllen. Ich bitte deshalb SS-Obersturmführer Ramsauer zum SS-Hauptsturmführer d. Reserve befördern zu wollen.“*[521] Trotz dieser wenig euphorischen Beschreibung wurde die Beförderung mit 30. Jänner 1944 wirksam.

Ramsauer stand in der SS-Krankenstation wechselndes Personal – Zivilisten, Häftlinge, SS- und Polizeisanitäter – zur Verfügung. Der slowenische Zivilist Peter Novak war für die Führung des Magazins zuständig und arbeitete als Krankenpfleger. Über seinen Kontakt zum slowenischen Zivilarbeiter Janko Tišler unterstütze er fallweise die Partisan*innen durch die Weitergabe von Informationen und Decken. Bis Mitte 1944 war zur Pflege der Patienten außerdem die slowenische Zivilistin Valentina Valjaveic, angeblich die Geliebte von Lagerkommandant Winkler, eingesetzt.[522] Von den

519 ZA Heinrich Kicler, TNA, WO 235/579, S. 417.

520 ZA Claude Merlane, TNA, WO 235/579, S. 295.

521 Wirtschafts-Verwaltungshauptamt, Amt D/III, Amtsgruppe D-Konzentrationslager, 3.12.1943, BArchB, SS-Führerpersonalakten 6-B, Parteikorrespondenz/0011.

522 Vgl. Janko Tišler/Christian Tessier: Das Loibl-KZ, S. 69.

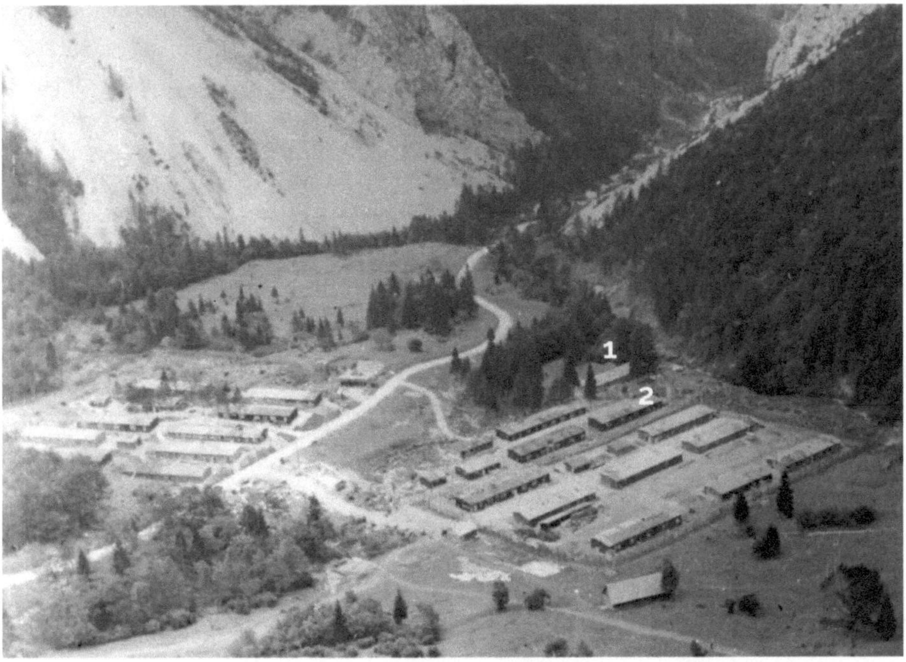

Abbildung 25: Luftaufnahme des Loibl-KZ Süd, 22. August 1944. Links der Straße befinden sich die Baracken der Zivilarbeiter, rechts der Straße die Baracken der Lager-SS und daneben das umzäunte Häftlingslager. Gekennzeichnet: SS-Krankenrevier (1) und das Häftlingskrankenrevier (2) (Luftbilddatenbank Ing. Büro Dr. Carls, Reproduktion © Peter Gstettner, Bearbeitung Lisa Rettl).

Häftlingen machte sich Ramsauer den 43-jährigen Österreicher Johann Danter, Kapo der Häftlingskrankenstation, zu seinen Diensten. Danter war von der SS als „Berufsverbrecher" kategorisiert. Er reinigte die SS-Krankenstation und fungierte im Häftlingskrankenrevier als verlängerter Arm und als Ohr Ramsauers. Ramsauer bezeichnete ihn später als seinen „Offiziersburschen".

Als Sanitätsdienstgrad, wie die SS-Sanitäter offiziell hießen, war Ramsauer der Reichsdeutsche Otto Kleingünther beigestellt. Kleingünther hatte vor seiner Versetzung auf den Loibl im Sanitätslager Mauthausen gearbeitet und war dort nach eigenen Aussagen an der Ermordung von Patienten durch Herzinjektionen beteiligt gewesen. Ramsauer und Kleingünther kannten einander. Bereits im Frühjahr 1943 hatte Kleingünther im Sanitätslager von Mauthausen unter Ramsauer gearbeitet.[523] Er blieb von Juni 1943 bis Mai oder Juni 1944 am Loibl. Kleingünther berichtete später in einer Vernehmung durch die Stadtpolizei Passau von einem Konflikt mit Ramsauer als Ursache für seine Versetzung. Demnach hatte Kleingünther seinen Vorgesetzten auf falsch ge-

523 Vgl. ZA Sigbert Ramsauer, TNA, WO 235/579, S. 396.

stellte Diagnosen aufmerksam gemacht. Ramsauer fasste dies offenbar als Anmaßung und persönliche Beleidigung auf und gab Kleingünther eine Ohrfeige, die dieser erwiderte. Über die Folgen berichtete Kleingünther: „*Es kam zu einer Verhandlung vor einem SS-Forum, welche zur Folge hatte, daß ich zum SS-Wirtschaftsverwaltungshauptamt Berlin versetzt wurde. Ich wurde nicht bestraft, weil mich der Arzt als mein Vorgesetzter zuerst geschlagen hatte. Der Arzt selbst bekam eine Beförderungssperre.*“[524] Tatsächlich ist in einer folgenden Bewertung Ramsauers durch das SS-Wirtschafts-Hauptamt die Rede davon, dass er von „*explosivem*“[525] Charakter sei. Weitere Beförderungsempfehlungen finden sich in seinem Personalakt nicht mehr. Ramsauer mochte Kleingünther aus persönlichen Gründen nicht und hielt ihn für einen schlechten und schlampigen Pfleger. Deshalb habe er danach getrachtet, Kleingünther loszuwerden. Tatsächlich zitterte Kleingünther stark mit den Händen, was dem Beruf eines Sanitäters gewiss nicht zuträglich ist. Kleingünther assistierte Ramsauer auch bei Operationen an Häftlingen und bei deren Ermordung. In letzterem Fall durften die zittrigen Hände Kleingünthers eine tödliche Injektion verabreichen. Ramsauer und Kleingünther hielten sich gegenseitig für fachlich wenig kompetent – beide dürften die Wahrheit gesprochen haben. Auch mit anderen SS-Sanitätern stand Ramsauer persönlich auf schlechtem Fuß. Er berichtete im Prozess 1947, dass er sie in jedem Fall nach einigen Monaten ersetzte.[526] Ramsauer verließ seinen Posten regelmäßig. Mit seinem Motorrad fuhr er nach Klagenfurt, Ljubljana und Graz, um Medikamente einzukaufen – oder wie manche Zeugen mutmaßten – zu verkaufen. Dienstlich war Ramsauer zumindest einmal im Stammlager Mauthausen. Es ist anzunehmen, dass er ebenfalls seine Frau und die beiden Töchter auf dem elterlichen Anwesen in Eisentratten bei Gmünd besuchte. Umgekehrt erhielt Ramsauer am Loibl Besuch von seiner Familie. Sein Vater Christian erläuterte als Zeuge im Prozess, dass er am Loibl gewesen sei und mit Häftlingen gesprochen habe. Er versicherte dem Gericht, dass sie kein schlechtes Wort über seinen Sohn verloren hätten.[527]

Das Krankenrevier im Häftlingslager Süd

Von Juni bis August 1943 existierte im Häftlingslager Süd noch kein gesondertes Krankenrevier. Für die ersten 333 überwiegend französischen politischen Häftlinge aus Mauthausen, die am 3. Juni 1943 drei Baracken des Häftlingslagers zu beziehen hatten, war keinerlei medizinische Versorgung vorbereitet. Für kranke Häftlinge ließ der damalige Lagerarzt Richter in einer Häftlingsbaracke einen Raum mit acht Betten einrichten. Es gab keine medizinische Ausrüstung oder Medikamente. Sehr wahrscheinlich im Zusammenhang mit dem zweiten Transport von 250 französischen Häftlingen

524 Stadtpolizei Passau, Beschuldigten-Vernehmung, 29.2.1960, KLA, LGK, 14 Vr 1610/65.

525 Der SS-Standortarzt Mauthausen, Beurteilung des SS-Hauptsturmführers Dr. Sigbert Ramsauer, 6.8.1944, BArchB, SS-Führerpersonalakten 6-B, Parteikorrespondenz/0011.

526 Vgl. ZA Sigbert Ramsauer, TNA, WO 235/579, S. 349, 399.

527 Vgl. ZA Christian Ramsauer, TNA, WO 235/579, S. 441–444.

aus Mauthausen Mitte Juli wurde dieser Krankenraum in einen anderen Block verlegt und auf etwa 20 Betten vergrößert. Die Ausstattung blieb jedoch völlig unzureichend und die Bettenzahl lag deutlich unter der später mit der Universale AG vereinbarten maximalen Krankenquote von 7,5 Prozent.[528] Die Zahl der Kranken dürfte allerdings schon in den ersten drei Monaten rasant gestiegen sein. Nach Aussage eines Häftlingspflegers des SS-Krankenreviers lag die Zahl von Häftlingen im Krankenrevier bei etwa 40 Personen.[529] Die Krankenstation dürfte also völlig überbelegt gewesen sein. Schon am 10. September 1943 schickten Ramsauer und Winkler ca. 50 Häftlinge nach Mauthausen zurück.[530] Drei Tage später trafen 150 neue Häftlinge – überwiegend Polen – aus Mauthausen ein, wodurch ein Häftlingsstand von 680 erreicht wurde.[531] Diese neuerliche Aufstockung machte auch die Vergrößerung des Krankenreviers auf eine gesamte Baracke mit mehreren Räumen notwendig, was bereits unter Ramsauers Aufsicht erfolgte. Ramsauer versuchte später vor dem britischen Gericht, sich die Vergrößerung des Krankenreviers als Verdienst an die Brust zu heften. In Wirklichkeit ging es um nichts anderes als um eine Mindestanpassung an die gestiegenen Häftlingszahlen und die zu erwartende unweigerliche Zunahme an kranken und verletzten Häftlingen, die selbst unter den strengsten Selektionskriterien nicht mehr zur Arbeit geschickt werden konnten. Ramsauer teilte die Sanitätsbaracke in vier Räume ein – ein Ordinationszimmer mit einem OP-Tisch, ein Zimmer für chirurgische Patienten (20 Betten), ein Raum für Häftlinge mit inneren Krankheiten (30–40 Betten) und ein kleiner Raum für Infektionskranke (10 Betten).[532] Ramsauer berichtete über keine späteren Erweiterungen, die die Größe des Häftlingskrankenreviers nennenswert verändert hätten, obwohl im März 1944 die Häftlingszahl auf 880 stieg und im August 1944 den Höchststand von 1.300 erreichte. Ramsauer regulierte die Kapazitäten der Krankenstation aber nicht über Erweiterungen und Ausbau, sondern über verschiedene Methoden der Selektion, auf die wir noch zu sprechen kommen. Dem Häftlingsarzt František Janouch zufolge belief sich die durchschnittliche Zahl der Patienten auf 45 bis 50, die maximale Zahl lag bei 70. Abtransporte nach Mauthausen reduzierten sie auf 18 bis 20 Häftlinge. Ramsauer und Winkler waren bestrebt, den Stand der Krankenzahlen noch unter den mit der Universale AG vereinbarten Prozentsatz von 7,5 zu drücken. Nach der Abberufung von Ludolph und Richter wollten Winkler und Ramsauer im Stammlager Mauthausen offenbar als mustergültig erscheinen. Janouch schätzte die von Ramsauer und Winkler gezogene Grenze auf vier bis für Prozent.[533] Nimmt man den Höchststand an Kranken bei einem maximalen Stand von 1.300 Häftlingen, kommt man tatsächlich auf eine Rate von 5,3 Prozent.

528 Vgl. ZA Roland Decroix, 9.9.1947, TNA, WO 235/578, S. 118.
529 Vgl. ZA Heinrich Kicler, 26.9.1947, TNA, WO 235/579, S. 418.
530 Vgl. Janko Tišler/Christian Tessier: Das Loibl-KZ, S. 112.
531 Vgl. ebd.; Andreas Baumgartner: Die Häftlinge des Loibl-KZ, S. 26.
532 Vgl. ZA Sigbert Ramsauer, TNA, WO 235/579, S. 344.
533 Vgl. Statement of František Janouch, 22.7.1947, TNA, WO 311/364.

Die Ausstattung des Krankenreviers war mehr als spartanisch. Es gab nicht einmal warmes Wasser. Als einzige Möglichkeit, Wasser zu erhitzen, stand den Häftlingsärzten ein elektrisches Gerät zum Abkochen von Operationsbesteck zur Verfügung. Die hygienischen Bedingungen blieben durchgehend schlecht, sowohl unter Richters als auch Ramsauers Herrschaft. Wie der Häftlingspfleger Roland Decroix im Prozess berichtete, fehlte es schon am Nötigsten, nämlich an Bettwäsche. Es passierte oft, dass drei oder vier Patienten dieselben Laken verwenden mussten, wodurch die Betten ständig verschmutzt waren. Die Patienten selbst durften nur einmal in der Woche gewaschen werden, wobei sie von den Häftlingsärzten und -pflegern auf Läuse und Krätze hin untersucht wurden.[534] Neben den miserablen hygienischen Bedingungen waren die Kranken der eisigen Gebirgskälte ausgesetzt. Die Holzbaracke war selbst während der strengen Wintermonate, die am Loibl von Oktober bis April dauern, nicht durchgehend beheizt. In der Nacht und die Hälfte des Tages blieben die Öfen kalt, was bedeutet, dass auch in den Baracken Minusgrade herrschten.[535] Die Verpflegung der Häftlinge spottete jeder Beschreibung. Janouch zufolge begünstigten die notorische Unterernährung sowie der große Vitaminmangel Krankheiten wie Tuberkulose, Blutungen, Geschwüre und Entzündungen. Als Beispiel für die katastrophale, oft ungenießbare Ernährung nannte František Janouch die obligatorische Wassersuppe mit trockenem Gemüse, das zum Teil verdorben war. In der Suppe befanden sich demnach Würmer und sie verströmte einen fauligen Geruch. Die Körper der Kranken reagierten auf die Unterernährung mit Hungerödemen und dem Zusammenbruch der organischen Funktionen. Ramsauer jedoch wies die Beschwerden der Häftlingsärzte über die völlig unzureichende Ernährung zurück. Als die Ärzte für schwer kranke Patienten, die an blutenden Magengeschwüren, akuten Magenkatarrhen, Gelbsucht, hohem Fieber oder Durchfall litten, Diätkost verlangten, weigerte sich Ramsauer, in der Häftlingslagerküche zu intervenieren. Ramsauer soll gesagt haben: *„Häftlinge beanspruchen keine Diät."*[536] Dem Häftlingspfleger Gasior zufolge gab es zumindest bis September 1944 täglich sogenannte Diätkost für fieberkranke Patienten. Die Grießportionen waren aber auch bis dahin auf maximal fünf beschränkt, egal wie viele Patienten sie benötigten.[537]

Das Personal im Häftlingskrankenrevier

Ramsauer betrat das Häftlingskrankenrevier nur zu kurzen Visiten, zum Zwecke der Regulation der Krankenzahlen (Selektionen) und in Notfällen, zu denen er vom Sanitätspersonal gerufen wurde. Ansonsten hielt er sich nach Möglichkeit von der Sanitätsbaracke fern. Er hegte kein Interesse am Befinden der Kranken. In Ramsauers Abwesenheit oblag die Kontrolle des Krankenreviers dem Kapo Johann Danter. Dieser

534 Vgl. ZA Sigbert Ramsauer, TNA, WO 235/579, S. 347.
535 Vgl. ZA Pierre Gaudin, TNA, WO 235/578.
536 Statement of František Janouch, 22.7.1947, TNA, WO 311/364.
537 Vgl. ZA Michel Gasior, 17.9.1947, TNA, WO 235/578, S. 257.

verfügte weder über eine Sanitätsausbildung noch besaß er anderweitige medizinische Kenntnisse. Die Auswahl Danters für diese Funktion entsprach dem indirekten Herrschaftssystem der SS in den Konzentrationslagern. Auch die anderen Häftlingskapos am Loibl waren fast ausschließlich deutscher oder österreichischer Herkunft und als „Kriminelle" kategorisiert. Danter war der gewalttätige und rohe Vorposten von Ramsauers auf Distanz bedachter, ökonomisch-technokratischer persönlicher Herrschaft, sein willfähriges Instrument in den Niederungen der Häftlingsgesellschaft, die Ramsauer persönlich verachtete. Danter wurde von den Häftlingsärzten und Häftlingspflegern als primitiver und brutaler Typ beschrieben, der nur beschränkt zurechnungsfähig gewesen sei und an Epilepsie litt. In regelmäßigen sadistischen Anfällen schlug er – übereinstimmenden Aussagen von Zeugen zufolge – wahllos auf schwer kranke und verletzte Häftlinge ein oder schikanierte sie. Der Häftlingspfleger Roland Decroix beschrieb Danter als Psychopathen, den Ramsauer bewusst schalten und walten ließ.[538] Ramsauer will von den Misshandlungen durch Kapos und SS-Männer später nichts oder kaum etwas gewusst haben. Danter tyrannisierte nicht nur die Häftlingspatienten, sondern drangsalierte auch die Pfleger und die Häftlingsärzte. Entsprechende Beschwerden der Häftlingsärzte bei Ramsauer blieben weitgehend fruchtlos. Als Danter einen anderen Pfleger mit einem Brotmesser attackierte, enthob ihn Ramsauer zwar seiner Funktion als Pfleger, behielt ihn aber als Reinigungskraft und persönlichen Diener.[539] Bis zuletzt fungierte Danter als Kapo des Krankenreviers.

In der Häftlingshierarchie herrschte er über die Häftlingsärzte und die Häftlingspfleger, die im Krankenlager arbeiteten und einquartiert waren. Wie bei der Mehrheit der Häftlinge am Loibl handelte es sich beim Häftlingspersonal in der Krankenbaracke um politische Häftlinge oder solche, die in ihren Herkunftsländern willkürlich von den deutschen Besatzern aufgegriffen worden waren. Im ersten Transport von Mauthausen befanden sich der 44-jährige polnische Arzt Dr. Joseph Krupowicz, der in Frankreich von den Nazis festgenommen worden war, weiters der Kraftfahrer und Krankenpfleger Roland Decroix und der Chemiker Michel Gasior, beide Franzosen. Decroix und Gasior hatten als Krankenpfleger zu fungieren, Gasior war zum Teil auch zu Reinigungsarbeiten in der SS-Krankenstation abgestellt. Die drei bildeten vom Anfang bis zur Auflösung des Lagers den Kernbestand des Häftlingspersonals. Als Arzt war Krupowicz gegenüber Ramsauer für das Häftlingskrankenrevier verantwortlich.[540] Er führte die häufigsten kleineren Operationen an Häftlingen durch, nämlich die Entfernung von kleinen Phlegmonen (eitrigen Entzündungen) und übernahm auch die unmittelbare notdürftige Versorgung von kleineren Verletzungen mit Papierverband, nach der die Häftlinge wieder entlassen wurden. Neben Ramsauer war er der einzige Arzt, der operieren durfte. Tatsächlich erwachte das Interesse Ramsauers an Häftlingspatienten vor

538 Vgl. Translation of Deposition of Roland Decroix, Deposition No. 78, TNA, WO 311/364.
539 Vgl. ZA Sigbert Ramsauer, TNA, WO 235/579, S. 349.
540 Vgl. Exhibit Joseph Krupowicz, Paris 11.7.1945, TNA, WO 235/580.

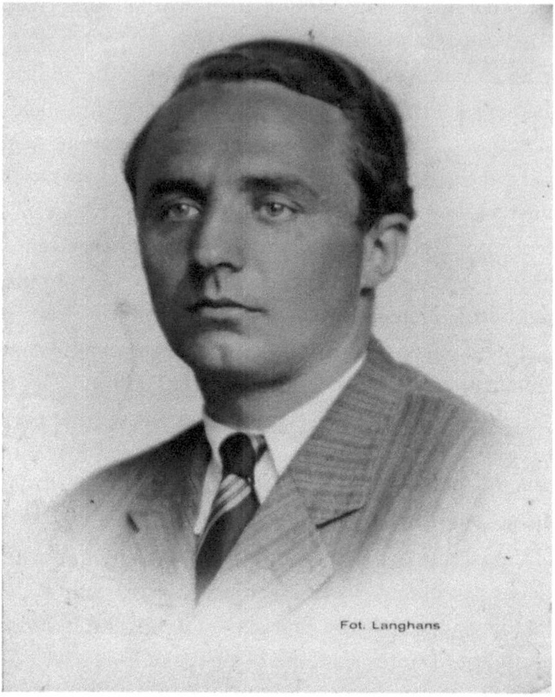

Abbildung 26: Der noch junge tschechische Arzt František Janouch, Prag, 1931. Im April 1944 wurde er vom KZ Mauthausen in das Mauthausen-Außenlager Loiblpass deportiert (Privatarchiv František Janouch).

allem dann, wenn es um chirurgische Fragen ging.[541] Um Erfahrungen zu sammeln, lag Ramsauer viel daran, größere Operationen selbst durchzuführen.

Im Frühjahr 1944 holte Ramsauer zwei weitere Häftlingsärzte aus dem Sanitätslager in Mauthausen auf den Loibl. Den 47-jährigen polnischen Arzt Tadeusz Rokicki schickte Ramsauer im April 1944 in das Nordlager, wo sich die medizinische Versorgung bislang darauf beschränkt hatte, dass Krupowicz zweimal in der Woche in das Nordlager ging, um Kranke zu untersuchen.[542] Doch trotz der hohen Häftlingszahlen ließ Ramsauer im Nordlager auch nun keine gesonderte Häftlingskrankenstation einrichten. Auf die Sondersituation im Nordlager kommen wir später noch zurück. Ferner suchte sich Ramsauer im Mauthausener Sanitätslager persönlich den tschechischen Häftlingsarzt František Janouch aus.[543] Janouch war wegen Unterstützung des tschechischen Widerstandes in Prag verhaftet worden. Er galt als Spezialist für die Behandlung

541 Vgl. ZA František Janouch, TNA, WO 235/578, S. 164.

542 Vgl. ZA Karl Sachse, TNA, WO 235/579, S. 533.

543 Vgl. ZA František Janouch, TNA, WO 235/578, S. 160; Statement of Dr. František Janouch, 22.7.1947, TNA, WO 311/364. Zur Biografie Janouchs siehe František Janouch: Selbst der Teufel würde erröten. Briefe meines Vaters aus der Hölle von Auschwitz und aus dem KZ am Loiblpass. Wien 2006.

innerer Krankheiten und Tuberkulose und hatte mehr als fünf Jahre in Prager Spitälern gearbeitet. Nach dem Krieg leitete Janouch die Prager Poliklinik, wurde Direktor der Zentralen nationalen Versicherung und schließlich stellvertretender Gesundheitsminister der Tschechoslowakei.

Janouch war ab April 1944 im Häftlingskrankenrevier für die Patienten mit inneren Krankheiten zuständig, während Krupowicz weiterhin die chirurgischen Fälle behandelte. Der Spielraum der beiden qualifizierten Ärzte war dabei äußerst eng. Obwohl sie älter als Ramsauer waren, über bessere Qualifikationen und viel mehr Erfahrung verfügten, entschied Ramsauer über die Diagnosen, die stationäre Aufnahme von Patienten, wie sie zu behandeln waren und natürlich auch über den Zeitpunkt ihrer Entlassung. Das Verhältnis der Mediziner zueinander war eine Frage der Herrschaft, nicht der medizinischen Kompetenz. Ramsauer hörte sich Diagnosen der Häftlingsärzte zwar an, kommunizierte mit ihnen aber kaum, sondern änderte Diagnosen und Behandlungsansätze nach eigenem Gutdünken bzw. nach den Anforderungen der SS und der Universale bezüglich der Regulation der Häftlingszahlen.

Janouch berichtete über den routinemäßigen Ablauf der Aufnahme von Häftlingen in die Krankenstation und die „Behandlung" durch Ramsauer:

> *„Die Häftlinge meldeten sich gewöhnlich abends krank. Dr. Krupowicz und ich waren beim Krankenrapport anwesend. Im Großteil der Fälle meldeten sich die Häftlinge einzeln. Jeden Abend meldeten sich durchschnittlich 15 bis 30 Häftlinge krank. Manche hatten Wunden, manche Fieber, andere Durchfall, Gelenksentzündungen, Lungenentzündung etc. Manche Wunden wurden durch unpassende Holzpantoffeln verursacht, denn sie waren entweder zu groß oder zu klein und die Häftlinge hatten keine Socken. Andere Wunden gingen auf Erfrierungen zurück und ganz generell verschlechterten sich die Wunden durch den Mangel an Seife und durch schmutzige Kleidung. Es gab auch Unfälle bei der Arbeit. Manchmal meldeten sich 35 oder 40 Häftlinge pro Tag krank. Ramsauer war bei den abendlichen Krankenrapporten in der Regel nicht anwesend. Einige der Häftlinge, die sich krank meldeten, wurden in das Krankenrevier aufgenommen. Krupowicz und ich entschieden, wer aufgenommen wurde. Oft kam Ramsauer am Morgen, um sich die Patienten anzusehen. Anfangs kam er fast jeden Tag, aber später manchmal nur zwei Mal pro Woche und manchmal nur einmal pro Woche. Seine täglichen Visiten zogen sich über mehrere Monate. Wenn Ramsauer kam, wandte er sich an Krupowicz hinsichtlich der chirurgischen Fälle und an mich hinsichtlich der inneren Erkrankungen. […] Wir mussten Ramsauer die Patienten zeigen und ihre Beschwerden schildern. Dann sah er sich die Kranken sehr schnell an. Manchmal ließ er die Patienten antreten, manchmal ging er zu ihren Betten. Er untersuchte die chirurgischen Fälle gründlicher, aber Patienten mit inneren Erkrankungen betrachtete er nur oberflächlich. Was die chirurgischen Fälle betraf, änderte Ramsauer fast immer unsere Behandlung; in Fällen innerer Erkrankungen tat er dies nur selten."*[544]

544 ZA František Janouch, 11.9.1947, TNA, WO 235/578, S. 162–164.

Ramsauer änderte allerdings nicht nur die Diagnosen und vorgeschlagenen Behandlungsmethoden der Häftlingsärzte. Tatsächlich revidierte er bei den Morgenvisiten häufig deren ohnehin schon höchst selektiven Entscheidungen, welche der kranken Häftlinge in die Station aufzunehmen seien.

Für die Behandlung von Zahnschmerzen zog Ramsauer den französischen Zahnarzt und Häftling Roger Puybouffat heran, der Anfang Mai 1944 von Mauthausen auf den Loibl deportiert worden war. Außer Zähne zu reißen – ohne Betäubung – hatte Puybouffat de facto keine Behandlungsmöglichkeiten. Ab Frühjahr 1944 befahlen Ramsauer und Winkler eine „Zahnkontrolle" bei allen neu aus Mauthausen eintreffenden Häftlingen. Dabei ging es nach späteren Aussagen ehemaliger Häftlinge nicht um das Ziehen fauler oder schmerzhafter Zähne, sondern um die Entfernung von Goldzähnen. Puybouffat musste dabei einem SS-Mann assistieren. Das brutale Vorgehen beim Herausreißen der Zähne wurde offenbar auch praktiziert, um Häftlinge, die sich unerlaubterweise Lebensmittel organisiert hatten, zu bestrafen. Das „Sammeln" von Zahngold war eine in den Außenlagern des KZ Mauthausen übliche Praxis und Prozedur. Das Gold sollte nach Mauthausen gebracht und von dort an das SS-Wirtschafts- und Hauptamt abgeliefert werden. Wie in anderen Lagern dürfte aber auch am Loibl ein beträchtlicher Teil des Goldes von der Lager-SS unterschlagen worden sein. Ramsauer eignete sich laut Krupowicz zumindest die Goldzähne und Kronen der toten Häftlinge am Loibl an.[545] Puybouffats Beteiligung an den für die Häftlinge äußerst qualvollen „Reißaktionen" führte dazu, dass sein Ruf unter den Häftlingen schlecht war.[546] Auch der Häftlingsarzt Joseph Krupowicz und die beiden Pfleger Roland Decroix und Michel Gasior wurden insbesondere von kommunistischen Häftlingen kritisiert. Der französische Kommunist Jean Granger berichtete:

> *„Die französische Widerstandsorganisation im Lager übte Druck auf ihn [Krupowicz] aus, sich um alle zu kümmern und nicht nur um einige Privilegierte [...]. Sie forderten von ihm, für alle Häftlinge den Zugang zum Krankenrevier freizugeben. Aber der Arzt Josef [Krupowicz] und die beiden Krankenpfleger Roland Decroix und Michel Gasior, die beide mit dem ersten Transport an den Loibl gekommen waren, nahmen keine sehr ritterliche Haltung ein. Sie kümmerten sich vor allem um sich selbst, nahmen Heilmittel und Vitamine für sich und ihre Freunde, vergeudeten Medikamente, auch wenn es nur ganz wenige gab. Beide tauschten Heilmittel gegen Zigaretten."*[547]

Tatsächlich befanden sich die Häftlingsärzte in einer äußerst schwierigen und heiklen Situation. Zunächst war ein Arbeitsplatz im Krankenrevier für Häftlinge ein Privileg, welches das eigene Überleben absicherte. Sie blieben von der harten Arbeit im Tunnel

545 Vgl. Exhibit Dr. Joseph Krupowicz, 18.7.1945, TNA, WO 235/580.
546 Vgl. Janko Tišler/Christian Tessier: Das Loibl-KZ, S. 231–233.
547 Zit. nach Janko Tišler/Christian Tessier: Das Loibl-KZ, S. 134.

und auf der Baustelle verschont, waren vor der Witterung geschützt, mussten nicht an Appellen teilnehmen und konnten in den Besitz von knappen und wertvollen Medikamenten gelangen, die über Tauschhandel den illegalen Bezug von Lebensmitteln und Zigaretten ermöglichten. Spezielle Zuwendung wurde offenbar zum Teil nach politischen Einstellungen und nach persönlichen Verbindungen gewährt. Zugleich waren ihre Hilfsmöglichkeiten für Häftlinge durch die äußerst knappen Ressourcen und Kapazitäten der Krankenstation sehr eingeschränkt. Sie konnten daher aufgrund dieser Rahmenbedingungen nur selektiv helfen. Darüber hinaus stand das Häftlingssanitätspersonal einerseits unter der rüden Kontrolle des Häftlingskapos Danter, gegen den es sich kaum wehren konnte. Zudem waren die Ärzte, was Diagnosen und Aufenthalte in der Krankenstation betraf, der Entscheidungsgewalt Ramsauers unterworfen. Einen ebenfalls nur äußerst beschränkten Spielraum gab es für das Häftlingspersonal bei der Verteilung einiger Sorten von Medikamenten. Um irgendwelche Verbesserungen für einzelne Häftlinge zu erreichen, schien aber ein „gutes“ oder zumindest nicht-konfrontatives Verhältnis zu Ramsauer unumgänglich. Ramsauer zwang die Häftlingsärzte zu Handlangern seiner Politik und duldete als deutscher „Herrenmensch“ keine Unbotmäßigkeiten:

> *„Im Verhalten eines Durchschnittshäftlings zu mir, hat es keine Unterschiede gegeben. Ich kann höchstens beurteilen wie die zwei Ärzte, Häftlingsärzte, die ich gehabt habe, sich mir gegenüber benommen haben. Und da würde ich sagen, dass der Franzose vielleicht eine Spur höflicher war als der Tscheche. Aber sie hätten es nicht gewagt unhöflich zu sein, so nebenbei bemerkt. [...] Ist ja klar, was anderes wie ‚Jawohl' hat es ja nicht gegeben. Ist auch klar. Es war ja kein demokratischer Verein, wo die Häftlinge gefragt wurden, ob man sie strafen darf oder nicht.“*[548]

Für die Häftlingsärzte gab es aus Ramsauers Sicht nur eines: Gehorsam. Im Falle von widersetzlichem Verhalten strafte Ramsauer die Häftlingsärzte persönlich. Krupowicz zwang er einmal, zwölf Stunden lang über Nacht und nur leicht bekleidet in Regen und Frost am Lagertor zu stehen.[549] Dieselbe Strafe verordnete er mindestens einmal dem Häftlingszahnarzt Puybouffat. Dennoch gelang es den Häftlingsärzten und -pflegern, das Regime Ramsauers gelegentlich zu unterlaufen. Wenn sie Ramsauer bei Operationen in der SS-Krankenstation zu assistieren hatten, stahlen sie Medikamente und verabreichten sie den Kranken in der Häftlingsstation, ohne sie in die Krankenblätter einzutragen. Krupowicz wies Ramsauers „Einladung“ zurück, dem Häftling Léon Félix eine tödliche Benzininjektion zu verabreichen und versuchte, Ramsauer auch in anderen Fällen von seiner Entscheidung zu töten abzubringen. Der Häftlingspfleger Roland Decroix weigerte sich, jene Patienten zu narkotisieren, die Ramsauer töten wollte. Vor

548 Zit. nach Egon Humer: Der Tunnel, 1992.

549 Vgl. Statement of František Janouch, 22.7.1947, TNA, WO 311/364; ZA Louis Balsan, TNA, WO 235/578.

Deportationen nach Mauthausen gelang es dem Häftlingspersonal manchmal, gefährdete Patienten aus der Krankenbaracke zu schmuggeln und sie nach dem Abtransport wieder in das Revier zu bringen.[550] Insbesondere František Janouch genoss unter den Häftlingen hohes Ansehen, wie Tišler/Tessier berichteten: *„Er war ein guter Arzt und von großer Menschlichkeit. Für jeden Patienten fand er die richtigen Worte, um die Leiden zu lindern und vergessen zu machen. Man kann sagen, dass er als Arzt und Mensch weit über allen anderen stand.“*[551] Da Janouch ein Spezialist für Tuberkulose war, bemühte er sich besonders um diese Patienten, die von Ramsauer dem Tod preisgegeben waren. Ramsauer befahl den Häftlingsärzten wiederholt, Tuberkulosekranken keinerlei Medikamente zu verabreichen. Sie waren ausnahmslos und ohne weitere Behandlung für den Transport nach Mauthausen bestimmt. Aus seiner Erfahrung in Mauthausen wusste Janouch, dass Tuberkulosekranke mit Gas ermordet würden:

> *„Was ich 1943 in Mauthausen selbst gesehen habe, waren Busse mit übermalten Fenstern, in die Häftlinge nur in Leibchen und Hosen gekleidet gebracht wurden. Alle diese Häftlinge waren entweder Tuberkulose-Patienten oder Patienten, bei denen es wahrscheinlich war, dass ihre Krankheiten lange dauern würden. Als Häftling konnte ich die Gaskammer natürlich nicht selbst sehen. Das alles geschah in der Zeit von Oktober 1943 bis April 1944. Ich sah keinen dieser Häftlinge jemals wieder.“*[552]

Ramsauer kannte mit den Tuberkulosekranken kein Erbarmen, obwohl er selbst bereits zweimal an Tuberkulose gelitten hatte – zuletzt nach eigenem Bekunden im Winter 1942/43. Janouch hielt sich, so gut es ging, nicht an Ramsauers Anordnungen. Er schützte Tuberkulosekranke vor Deportationen nach Mauthausen, indem er statt Tuberkulose Bronchopneumonie diagnostizierte. Zur Bekämpfung von Tuberkulose erhielten die Häftlingsärzte – wie auch in anderen Konzentrationslagern – keinerlei wirksamen Medikamente. Janouch versuchte zumindest, die Symptome der Krankheit (etwa schweren Husten oder starke Kopfschmerzen) mit den zur Verfügung stehenden Medikamenten zu lindern:

> *„Ramsauer verbat mir strikt, Medikamente jedweder Art an diese Patienten zu verabreichen, inklusive Aspirin. Wenn er irgendwelche Tabletten gefunden hätte, die für sie vorgesehen wären, hätte er einen Aufstand gemacht. Als er zum Beispiel Codeine für diese Patienten fand, machte er uns heftige Vorwürfe und wiederholte seine Anweisungen. Wir trugen in die Fieberkurven alle Medikamente ein, die die Patienten offiziell bekamen, aber nicht jene, die wir aus dem SS-Krankenrevier gestohlen hatten.“*[553]

---

550 Vgl. ZA Michel Gasior, TNA, WO 235/578, mehrere Stellen; ZA František Janouch, TNA, WO 235/578; Statement of František Janouch, 22.7.1947, TNA, WO 311/364.
551 Janko Tišler/Christian Tessier: Das Loibl-KZ, S. 136.
552 ZA František Janouch, TNA, WO 235/578, S. 198.
553 Ebd., S. 195.

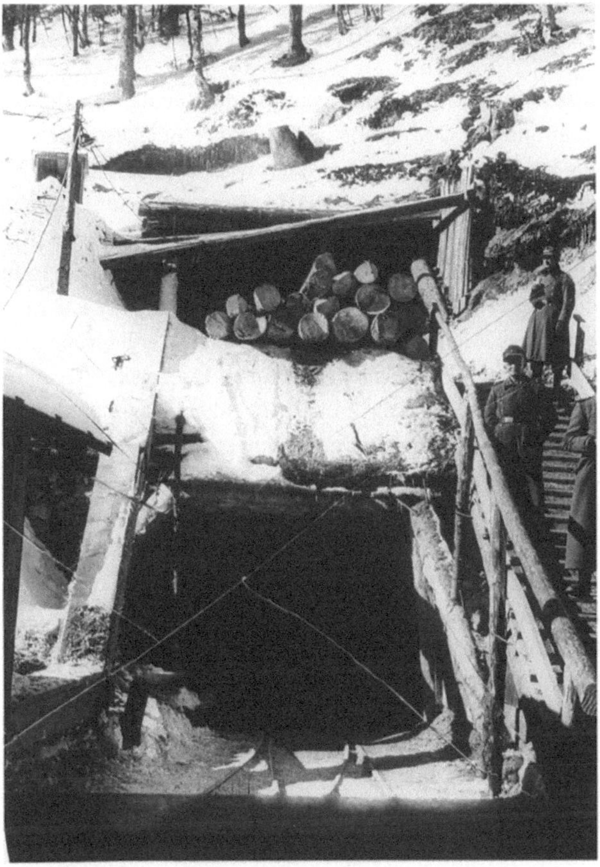

Abbildung 27: Der Eingang zur Tunnelbaustelle auf der Südseite des Konzentrationslagers im heutigen Slowenien, undatiert (KZ-Gedenkstätte Mauthausen | Mauthausen Memorial).

Ein mehrfach bezeugtes Beispiel für das rein instrumentelle Verhalten Ramsauers gegenüber den Häftlingspatienten war, dass er gegen Kriegsende die Ausgabe von Medikamenten an die Bedingung knüpfte, dass ihm Häftlinge auf der Baustelle der Universale AG schwer erhältlich gewordenes Benzin für sein Motorrad stahlen. Schon vorher sollen Decroix und Gasior für Ramsauer Medikamente gegen Benzin getauscht haben.[554] Janouch fasste im Prozess das Verhältnis zwischen Häftlingspersonal und Ramsauer zusammen: „*Im Falle Ramsauers von Verantwortungsgefühl zu sprechen ist geradezu lächerlich. Er maß dem menschlichen Leben nicht denselben Wert bei, wie wir es getan haben.*“[555]

554 Vgl. Statement of František Janouch, 22.7.1947, TNA, WO 311/364; Deposit of Roland Decroix, Deposition No. 78, TNA, WO 311/364; ZA František Janouch, TNA, WO 235/578, S. 185.

555 ZA František Janouch, TNA, WO 235/578, S. 188.

Ramsauers „Medizin“ als Instrument der Häftlingsregulierung

Die Hauptaufgabe Sigbert Ramsauers war also die Regulierung der Häftlingszahlen in der Krankenstation und die Gewährleistung niedriger Ausfallsquoten auf der Baustelle. Das grundlegende strukturelle Instrument dafür war – wie bereits beschrieben – die Beibehaltung der geringen Aufnahmekapazität der Krankenstation. Durch die strukturelle Begrenzung der Kapazitäten war es für Ramsauer bei den abendlichen Krankenrapporten nicht nötig, anwesend zu sein. Er überprüfte die Entscheidungen der Häftlingsärzte meist am folgenden Morgen bei seiner „Visite“. Diese Visite kann als zweites aktives Instrument der Selektion begriffen werden. Was bereits aus Janouchs Schilderung deutlich wurde, bestätigte auch die Aussage des Häftlingspflegers Roland Decroix:[556] Ramsauer kontrollierte nach seinem Auftauchen als Erstes die Zahl des Krankenbestandes, die von den Häftlingsärzten auf einer Wandtafel notiert war. Dann nahm er Joseph Krupowicz einen kurzen Bericht über die neu aufgenommenen Patienten ab. Anschließend sah sich Ramsauer die Patienten oberflächlich an – jene, die gehen konnten, hatten im Behandlungszimmer anzutreten. Bei der „Untersuchung“ der Bettlägerigen interessierte sich Ramsauer vor allem für das Krankenblatt, aus dem die Dauer ihres Aufenthaltes, die Diagnose und der Fieberverlauf hervorgingen. Krupowicz und Janouch schlugen Ramsauer die weitere Behandlung der Patienten vor, die in Folge von Ramsauer angenommen oder eben auch abgelehnt werden konnte. Die wichtigste Entscheidung betraf aber die Frage der Entlassung aus dem Krankenrevier, wen Ramsauer als „fit“ bzw. arbeitsfähig einstufte.

Die Entlassung war das dritte Instrument der Häftlingsregulierung. In 80 Prozent der Fälle entschied Ramsauer, wer wieder zur Arbeit antreten musste. Grundsätzlich konnten auch die Häftlingsärzte Patienten entlassen. Janouch legte aber – sofern es ihm etwa in Abwesenheit Ramsauers möglich war – andere Maßstäbe an. Er entließ Patienten erst, wenn sie drei Tage fieberfrei geblieben und keine Komplikationen aufgetreten waren. Ramsauer tolerierte diese Praxis nur selten.[557] Er warf Patienten aus der Krankenstation, ohne dass ihre Wunden geheilt und ihre Erfrierungen abgeklungen waren oder das Fieber nachgelassen hatte. *„Wenn Ramsauer entschieden hatte, dass ein Patient das Krankenrevier zu verlassen hatte, gab es nichts, was wir daran ändern konnten. Wenn wir in solchen Fällen protestieren, sagte Ramsauer entweder ‚Nein' oder er gab nicht einmal eine Antwort.“*[558] Fatal für die Kranken war das Zusammenwirken von Ramsauer und Winkler. Wenn Winkler – aller Wahrscheinlichkeit nach von Seiten der Universale – gemeldet wurde, dass die Zahl der Häftlinge in einem Arbeitskommando zu gering war, ließ er Ramsauer die fehlenden Arbeitskräfte mit Häftlingen aus der Krankenbaracke auffüllen. In solchen Fällen dürften nur jene Kranke vom Arbeitseinsatz verschont geblieben sein, die nicht mehr selbstständig aus dem Bett kamen.[559]

---

556 Vgl. ZA Roland Decroix, TNA, WO 235/578, S. 119ff.
557 Vgl. ZA Michel Gasior, TNA, WO 235/578, S. 247.
558 Ebd., S. 164.
559 Vgl. ebd., S. 121.

Der französische Häftling Louis Henri Rivière, der sich mit einer schweren Lebensmittelvergiftung im Krankenrevier gemeldet hatte, berichtete im Prozess, dass er tagsüber im Krankenrevier zugelassen war, jedoch trotz eklatanter Sehstörungen für die Nachtschicht auf Befehl von Ramsauer und Winkler zur Arbeit auf die Baustelle musste. Rivière überlebte wie durch ein Wunder, obwohl sich Ramsauer trotz Drängen der Häftlingsärzte – wie in anderen Fällen auch – weigerte, das nötige Medikament zu beschaffen, was binnen weniger Tage bei entsprechendem Willen hätte geschehen können. Rivières Cousin Henri Tournier starb am Loibl genau aus diesem Grund an der Lebensmittelvergiftung, die sich die beiden durch eine verdorbene Fleischkonserve zugezogen hatten.[560]

Die Entlassung von Kranken und Verletzten, die sich kaum auf den Beinen halten konnten, wurde durch Zeugenaussagen im Prozess in vielen Fällen dargestellt – darunter Patienten mit Lungenentzündung, Fieber und gebrochenen Gliedmaßen. Der frühzeitige Hinauswurf aus der Krankenstation diente Ramsauer und Winkler ferner als Mittel der Disziplinierung der Gefangenen und als Kollektivstrafe. Die Zeugen Roland Decroix, Claude Roussineau und František Janouch berichteten beispielsweise, dass Ramsauer nach einem gelungenen Fluchtversuch dreier sowjetischer Häftlinge elf bettlägerige sowjetische Häftlingspatienten, in die winterliche Kälte zur Arbeit geschickt hatte: *„Nachdem der SS-Arzt über das Geschehen informiert worden war, kam er wütend in das Krankenrevier. Ohne jede Rücksicht warf er elf Russen, die von Fieber gebeutelt waren, aus ihren Betten und schickte sie zur Arbeit in den Schneesturm hinaus. Viele von ihnen starben in der Folge.*"[561] Tatsächlich dürften diese sowjetischen Häftlinge nicht am Loibl gestorben sein, sondern in Mauthausen, wohin wenige Tage später 15 und bis Ende Juli weitere 147 Häftlinge sowjetischer Herkunft deportiert wurden.[562]

Die Häftlingsärzte befanden sich auch bezüglich der Entlassungen in einem Dilemma. Wenn sie einzelne Häftlinge zu lange in der Krankenstation hielten, schonten sie zwar ihren gesundheitlichen Zustand, erhöhten damit aber die Gefahr, dass das Krankenblatt des Betreffenden von Ramsauer mit einem „M" (wie „Mauthausen") markiert wurde. Janouch berichtete von dieser schwierigen Entscheidung im Wissen um die möglichen schweren langfristigen gesundheitlichen Folgen, rekonvaleszente Patienten als bereits „arbeitsfähig" einzustufen, wenn ein Transport nach Mauthausen bevorstand.

Bevor wir aber zu den Deportationen als einschneidendes Instrument der Selektion kommen, sind Abschreckung und Terror als Methoden zu betonen, mit denen die Häftlinge davon abgehalten wurden, sich überhaupt in der Krankenstation zu melden.

560 Vgl. ZA Louis Henri Rivière, TNA, WO 235/578, S. 111, 115; ZA Arnulf Gunzer, TNA, WO 235/579, S. 433; Deposit Joseph Krupowicz, 1.7.1945, TNA, WO 235/580.

561 Deposit Claude Roussineau, 15.5.1947, TNA, WO 235/580. Ramsauer bestätigte diesen Rauswurf im Zeugenstand.

562 Es handelte sich aller Wahrscheinlichkeit nach um die Flucht dreier Häftlinge im April 1944. Alle sowjetischen Häftlinge – wohl inklusive der Kranken – wurden nach der Flucht zusammengetrieben und schwer misshandelt (vgl. Janko Tišler/Christian Tessier: Das Loibl-KZ, S. 291).

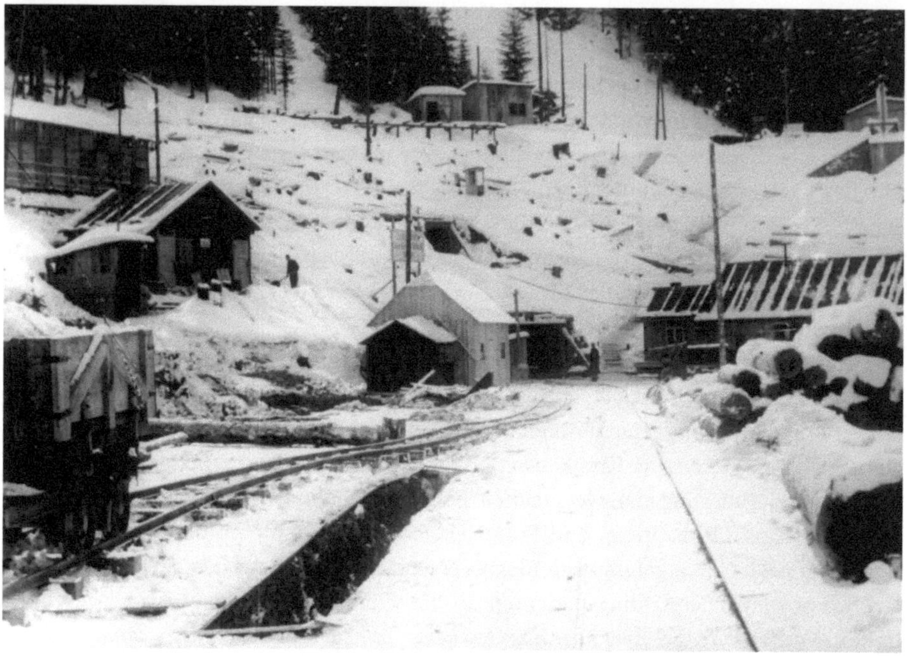

Abbildung 28: Der Eingang zur Tunnelbaustelle auf der im heutigen Kärnten gelegenen Nordseite des Loibl-KZ, undatiert (Muzej novejše in sodobne zgodovine Slovenije).

Schon das Wissen der Häftlinge um die Deportationen von Kranken nach Mauthausen führte dazu, dass sie sich bei auftretenden Krankheiten so lang wie möglich im Arbeitskommando zu halten versuchten. Das traf insbesondere auf Häftlinge zu, die glaubten, an Tuberkulose zu leiden. Denn was Ramsauer später im Prozess nicht wissen wollte, schwebte wie ein Damoklesschwert über den erkrankten Häftlingen: Wer für den Rücktransport nach Mauthausen bestimmt wurde, dessen Überlebenschancen waren dramatisch gesunken. Davon abgesehen wirkten noch andere Faktoren abschreckend: Die Häftlinge wussten, dass sie in der Krankenstation noch weniger in den Essnapf bekamen als im Arbeitskommando – sie befürchteten also einen weiteren körperlichen Verfall. Die Häftlinge wussten außerdem, dass die Häftlingsärzte nur geringe Behandlungsmöglichkeiten hatten, sich eine Krankmeldung also nicht unbedingt „lohnen" würde. Krankmeldungen wegen Verletzungen nach Schlägen und Hieben von SS-Männern oder Kapos waren ohnehin wenig ratsam, da die Häftlinge mit Vergeltung zu rechnen hatten: Weitere Schläge waren damit vorprogrammiert. All diese Aspekte ließen die Häftlinge nur im äußersten Notfall und bei völliger Erschöpfung überhaupt eine Meldung zur Aufnahme in die Krankenstation in Erwägung ziehen. Die Krankmeldung erschien im Bewusstsein der Häftlinge nicht als naheliegender Weg, sondern als riskantes Unternehmen, das schwer zu kalkulieren war. Der ehemalige Häftling des Nordlagers, Pierre Duverdier, erklärte: *„Einmal litt ich an Husten und hatte 40 Grad Fieber. Ich* *meldete mich nicht beim Arzt. Ich wollte nicht in das Krankenrevier, weil die Behandlung ohnehin oberflächlich und das Essen schlecht war.*“[563] Die Häftlinge betrachteten die Krankenstation als einen äußerst ambivalenten Ort der Gefahr, der Ungewissheit und des letzten Auswegs.[564]

Besonders im Nordlager vermieden Häftlinge Krankmeldungen, solange es nur irgendwie ging: *„Niemand meldete sich krank, es sei denn, er war sehr krank, weil jeder wusste, dass Krankmelden Schläge bedeutete*“[565], erklärte der ehemalige Häftling Albert Morin. Im Nordlager litten die Häftlinge unter einem besonderen Regime, denn dort gab es überhaupt keine Häftlingskrankenstation. Zudem war die hygienische Situation noch schlechter als im Südlager, so gab es etwa überhaupt keine Duschen mit Warmwasser.[566] Daher wurde die Verlegung aus dem Süd- in das Nordlager von der SS auch als Strafe eingesetzt.[567] Die Häftlinge im Nordlager konnten sich ab April 1944 zwar an den Häftlingsarzt Rokicki wenden, der in einer Hütte, die wohl auch mit einigen Betten ausgestattet war, für die Erstversorgung von Verletzten zuständig war. Rokicki standen aber noch weniger medizinische Hilfsmittel – Verbandsmaterial oder Medikamente – zur Verfügung als den Häftlingsärzten im Südlager. Beim Morgenappell konnten sich Häftlinge grundsätzlich krankmelden, die Entscheidung, ob ein Kranker in die Krankenstation des Südlagers durfte, fällte dann aber der Rapportführer des Nordlagers, SS-Unterscharführer Karl Sachse.[568] Viele Zeugenaussagen, nicht nur von Häftlingen, bestätigen, dass Sachse jene Häftlinge, die es wagten, sich krank zu melden, beim Rapport schwer misshandelte. Der Häftlingsarzt Rokicki war dem offenen Terror Sachses ebenso ausgesetzt. Dieser hatte ein Gewaltsystem aufgezogen, das fast jeder Häftling bei einer Krankmeldung durchlaufen musste, wollte er von Rokicki behandelt oder in die Krankenstation des Südlagers geschickt werden. Die allermeisten Häftlinge, die sich krankmeldeten, sandte Sachse nach schweren Misshandlungen aber direkt zur Arbeit. Der französische Häftling Charles Garnier berichtete im Prozess über die Methoden Sachses:

> *„Sachse misshandelte Häftlinge jeden Tag, vor allem jene, die krank waren. Gegen Ende Mai oder Anfang Juni 1944 ereignete sich ein Zwischenfall, der den Häftling Pomaski betraf. Er war sehr schwach, musste aber dennoch zur Arbeit ausrücken. Eines Morgens konnte er nicht mehr auf den eigenen Beinen stehen und seine Kameraden mussten ihn stützen. Sachse trat und schlug ihn. Er sagte: ‚Es gibt hier keine Kranken. Es gibt nur*

563 ZA Pierre Duverdier, TNA, WO 235/578, S. 21.
564 Das galt genauso für die Häftlingskrankenreviere in anderen Außenlagern des KZ Mauthausen, im Stammlager und in Gusen und wohl generell für das gesamte KZ-System (vgl. Bertrand Perz: Projekt Quarz. Steyr-Daimler-Puch und das Konzentrationslager Melk. Wien 1991, S. 432).
565 ZA Albert Morin, TNA, WO 235/578, S. 39.
566 Vgl. ZA Karl Sachse, TNA, WO 235/579, S. 527ff.
567 Vgl. ZA Max Skirde, TNA, WO 235/579, S. 589f.
568 Vgl. ZA Karl Sachse, TNA, WO 235/579, S. 526f.; Zeugenaussage Claude Merlane, TNA, WO 235/579, S. 293ff.

Arbeiter oder Tote.' Obwohl Pomaski nicht stehen konnte, wurde er von Sachse geschlagen und musste dann zur Arbeit. Pomaski erlitt die meisten Schläge, während er am Boden lag. Ihm wurde in die Brust und in den Bauch getreten. Die Misshandlung von Pomaski ereignete sich um etwa 6 Uhr morgens. Um 9 Uhr wurde er in einem Lastwagen in das Südlager transportiert.
Ostaszewski war in meinem Kommando. Eines Morgens im Oktober 1944 litt er an Fieber. Der polnische Arzt beabsichtigte, ihn in das Krankenrevier zu schicken, aber Sachse erlaubte es nicht. Am nächsten Tag meldete sich Ostaszewski wieder krank und Sachse gab ihm die Erlaubnis für das Krankenrevier. Aber bevor er dies tat, schüttete er einen Kübel mit eiskaltem Wasser über Ostaszewski. Unmittelbar danach ging Ostaszewski zur Krankenstation. Ich sah ihn nie wieder."[569]

Beide polnischen Häftlinge – Henryk Ostaszewski und Zygmunt Pomaski – starben in der Häftlingskrankenstation im Südlager binnen kurzer Zeit an Lungenentzündung.[570] Der französische Häftling André Millet beschrieb die „medizinische" Funktion Sachses im Nordlager folgendermaßen:

„Was seine medizinischen Funktionen betraf, bestimmte Sachse ohne jeglichen Appell jene Kranken, die in das Krankenrevier im Südlager aufgenommen werden konnten. Die Klassifizierung, die er bei der Vorstellung der Kranken durch den Häftlingsarzt vornahm, war begleitet von einer Lawine von Schlägen mit einem Stock oder einem Knüppel. [...] Ich war selbst Zeuge dieser Vorfälle. Zahlreiche unserer Freunde, die krank und mit Beulen und Phlegmonen übersät waren und sich nicht mehr schleppen konnten, wurden von Sachse gezwungen, ihren Kreuzweg weiterzugehen, ohne medizinische Hilfe und ohne Verbandsmaterial. Sie waren mehr als alle anderen auch den Schlägen der SS-Männer und der Kapos der Arbeitskommandos ausgesetzt, weil sie als Kranke nicht die erforderliche Arbeitsleistung erbringen konnten."[571]

Angesichts dieser aberwitzigen „Behandlung" von kranken Häftlingen, für die Ramsauer als Lagerarzt verantwortlich war, blieben die Krankmeldungen im Nordlager auf einem sehr niedrigen Niveau. Nur vereinzelt ließ Sachse Schwerkranke den kilometerlangen beschwerlichen Fußmarsch durch den Tunnel in das Südlager antreten, wobei manche zusätzlich noch Lasten tragen mussten. Es kam vor, dass Rokicki Gruppen von völlig unbehandelt gebliebenen Kranken, begleitet von einer SS-Eskorte, ins Südlager bringen durfte. Sie waren – nach Aussage von František Janouch – mit ihren Kräften am

569 ZA Charles Garnier, TNA, WO 235/579, S. 320.

570 Vgl. Janko Tišler/Christian Tessier: Das Loibl-KZ, S. 249f. „Offiziell" wurden die beiden Häftlinge bei einem Fluchtversuch erschossen. Beide starben nach Aussagen des Personals des Häftlingskrankenreviers im Krankenrevier an der unterlassenen medizinischen Behandlung und in Folge der beschriebenen Misshandlungen (vgl. Totenliste, Exhibit 6, TNA, WO 235/580; ZA František Janouch, TNA, WO 235/578, S. 171f.).

571 Deposit André Millet, 12.5.1947, TNA, WO 311/364.

Ende. Fast alle Patienten aus dem Nordlager, die in die Häftlingskrankenstation des Südlagers kamen, wiesen Spuren von schweren Misshandlungen auf, einschließlich des Häftlingsarztes Rokicki. Der polnische Häftling Władysław Górzyński, dessen Todesursache bislang unbekannt geblieben ist, starb dem Häftlingspfleger Michel Gasior zufolge am 4. Dezember 1944 wenige Stunden nach seiner Aufnahme in der Krankenstation. Górzyński war durch Sachses Misshandlungen im Nordlager körperlich am Ende.[572] Das Häftlingspersonal wies Ramsauer mehrfach auf den miserablen Zustand der aufgenommenen Patienten aus dem Nordlager hin.[573] Doch Ramsauer hielt sich vom rohen Regime Sachses im Nordlager fern – er ließ sich persönlich dort äußerst selten blicken.

Auf die Beschwerden der Häftlingsärzte hin, dass ihr Kollege Rokicki von Sachse geschlagen werde, wollte Ramsauer Sachse im Nordlager einmal gemaßregelt haben, was Letzterer im Prozess bestätigte.[574] An der Situation, die er selbst so eingerichtet hatte, änderte Ramsauer freilich nichts. Warum hätte Ramsauer Sachses Regime auch ändern sollen? Mit dem geringen Zustrom von Häftlingen aus dem Nordlager in die Krankenstation des Südlagers konnte er nur zufrieden sein. Andererseits könnte man denken, dass Sachses viel bezeugter Sadismus gegenüber den Häftlingen die Arbeitsproduktivität insgesamt nicht gerade erhöht hat und vom ökonomischen Standpunkt aus gesehen nachgerade kontraproduktiv war. Beschwerden der Universale über Sachses Regime gehen aus den Prozessunterlagen jedoch keine hervor. Die „Häftlingsbewirtschaftung" ließ für besonders gewalttätige Aufseher wie Sachse offenbar genügend Spielraum. Solange von der Baufirma keine Klagen an Ramsauers Ohr drangen, hatte er keinen Handlungsbedarf. Bezeichnend ist, dass Ramsauer in seiner ersten Einvernahme durch britische Offiziere im August 1945 die Verantwortung für Misshandlungen von Häftlingen im Nordlager ausschließlich auf Sachse schob. Tatsächlich kam Ramsauer das Regime Sachses durchaus gelegen. Für ihn blieb nichts anderes zu tun, als viele der im Nordlager zu Grunde gerichteten Häftlinge umgehend nach Mauthausen zu schicken.[575] Der Wachposten Friedrich Porschel bezeugte ein Gespräch zwischen Ramsauer und Winkler: *„Als ich Wachdienst bei der Krankenstation hatte, hörte ich Ramsauer zu Winkler sagen, dass er eine Gruppe nach Mauthausen schicken soll, weil die Männer krank und arbeitsunfähig waren. Winkler sagte, er könne nicht alle wegschicken, sondern sie sollten arbeiten, bis es ihnen besser gehe."*[576]

Damit wären wir bei Ramsauers viertem Instrument der „Bewirtschaftung des Menschenmaterials": den Deportationen nach Mauthausen. Die genaue Zahl der Rücktransporte nach Mauthausen ist bis heute unklar. Janko Tišler und Christian Tessier haben neun Rücktransporte von Häftlingen nach Mauthausen für den Zeitraum zwischen

572 Vgl. Statement Michel Gasior, 14.9.1945, TNA, WO 311/364.
573 Vgl. ZA František Janouch, TNA, WO 235/578, S. 188; Deposit Michel Gasior, 14.9.1945, TNA, WO 311/364.
574 Vgl. ZA Karl Sachse, TNA, WO 235/579, S. 539.
575 Vgl. ZA František Janouch, TNA, WO 235/578, S. 202.
576 Statement by Friedrich Porschel, Deposit, TNA, WO 311/364.

Anfang September 1943 bis Ende November 1944 eruiert. Die tatsächliche Zahl der Deportationen lag allerdings weit höher.[577] Schon im Jahr 1943 fanden drei weitere Transporte statt, die in der Liste von Tišler/Tessier nicht enthalten sind. Für den 28. August 1943 registrierte der Lagerschreiber in Mauthausen beispielsweise die Rücküberstellung von 25 Häftlingen.[578] Die Zahl von 25 deutet auf einen Krankentransport hin. Der Häftlingsarzt František Janouch schätzte die Zahl der Häftlinge bei Krankentransporten auf jeweils 25 bis 27.[579] Der SS-Kommandoführer Walter Brietzke gab im Loibl-Prozess zudem an, dass er im Oktober 1943 einen Transport mit 19 Kranken nach Mauthausen gebracht hätte.[580] Andreas Baumgartner und sein Forschungsteam identifizierten später mit Hilfe der Häftlingskarteien insgesamt 23 Transporte, mit denen Häftlinge vom Loibl nach Mauthausen geschickt wurden. Allerdings konnten nicht alle rücküberstellten Häftlinge einzelnen Transporten zugerechnet werden, da in einem Teil der Häftlingskarteien die Daten der Rücküberstellung fehlten. Insgesamt betrug die Zahl der nach Mauthausen deportierten Häftlinge 592.[581]

Festzuhalten ist, dass die Selektion von Häftlingen für den Rücktransport nur zum Teil kranke Häftlinge aus der Häftlingskrankenstation betraf. Für den Abtransport nach Mauthausen wurden auch Häftlinge aus Arbeitskommandos ausgewählt, die auf der Baustelle nicht mehr gebraucht wurden, zu wenig leisteten, die zu flüchten versucht hatten oder in Mauthausen wegen „Arbeitsverweigerung“, „Sabotage“ oder „Schmuggel von Briefen“ mit dem Tode bestraft werden sollten.[582] Bei der Auswahl der „unbrauchbaren“ oder wenig leistungsbereiten Häftlinge („Drückeberger“) dürften Mitarbeiter der Universale ein gewichtiges Wort mitgesprochen haben.[583] Da Ramsauers Kompetenzen mit diesen Selektionen nicht in Verbindung standen, konzentrieren wir uns im Folgenden auf die Selektion in der Krankenstation.

Ramsauer erklärte im Prozess, dass er immer dann einen Krankentransport zusammenstellte, wenn er 20 dafür vorgesehene Häftlingspatienten in der Krankenstation hatte. Außerdem fügte Ramsauer anderen Häftlingstransporten nach Mauthausen Kranke hinzu. Die Zahl von 100 nach Mauthausen zurückgeschickten kranken Häftlingen, die Ramsauer bei einer Einvernahme durch einen britischen Offizier der *War Crimes Investigation Unit* 1946 angab, war mit Sicherheit untertrieben. Ramsauer behauptete dabei, über das weitere Schicksal dieser Häftlinge in Mauthausen keinerlei Kenntnis gehabt zu haben.[584] Im Zuge des späteren Prozessgeschehens war er vor allem

577 Vgl. Janko Tišler/Christian Tessier: Das Loibl-KZ, S. 112–114.

578 Konzentrationslager Mauthausen, Lagerschreibstube, Veränderungsmeldung für den 28.8.1943, 29.8.1943, MM, abgedruckt in: Andreas Baumgartner: Die Häftlinge des Loibl-KZ, S. 100.

579 Vgl. ZA František Janouch, TNA, WO 235/578, S. 169.

580 Vgl. ZA Walter Brietzke, TNA, WO 235/579, S. 505.

581 Vgl. Andreas Baumgartner: Die Häftlinge des Loibl-KZ, S. 25.

582 Laut Lagerkommandant Winkler soll es dafür einen „geheimen Befehl“ aus Mauthausen gegeben haben (vgl. ZA Jakob Winkler, TNA, WO 235/579, S. 464).

583 Vgl. ZA Louis Balsan, TNA, WO 235/578, S. 93; Zeugenaussage Karl Sachse, TNA, WO 235/579, S. 552.

584 Vgl. Statement Dr. Sigbert Ramsauer, 27.6.1946, Klagenfurt, TNA, WO 311/364.

darum bemüht, jegliche Verantwortung für die Krankentransporte und die schlechten Bedingungen, unter denen sie durchgeführt wurden, von sich zu weisen. Er meinte sogar, es sei die Aufgabe der Häftlingsärzte gewesen, die Kranken mit Medikamenten für den Transport auszustatten.[585]

Dem Häftlingsarzt František Janouch zufolge wählte Ramsauer beispielsweise bei allen vier Krankentransporten zwischen April und Ende Juli 1944 zunächst die Tuberkulosekranken und die Tuberkuloseverdächtigen aus, dann all jene, die länger als drei Wochen in der Krankenstation gewesen waren und schließlich alle schwachen Patienten. Die Selektion derjenigen, die gehen konnten, führte Ramsauer im Visitenraum durch. Was die bettlägerigen Patienten betraf, begutachtete Ramsauer lediglich die Fieberkurven am Krankenblatt und entschied anhand dieser Aufzeichnungen. Er versah die Krankenblätter nach Erinnerungen des Häftlingspflegers Michel Gasior mit einem „M“ für Mauthausen oder mit den Buchstaben „TB“ für Tuberkulose. Janouch hielt die Patienten, die selektiert wurden, für nicht transportfähig. Als Beispiel nannte der Häftlingsarzt einen polnischen Häftling, der an schwerem Durchfall und Wassersucht litt und körperlich so geschwächt war, dass er nicht mehr als 37 Kilogramm wog. Seine Chancen, den Transport zu überleben, waren gering. Andere Häftlinge wurden mit Knochenbrüchen, Lungenentzündung, hohem Fieber auf offene LKW geladen und dann mit dem Zug von Tržič nach Mauthausen verbracht.[586]

Der zahlenmäßig größte Rücktransport ereignete sich nach Angaben des Transportführers Karl Sachse am 15. November 1944. Nach der Fertigstellung der größten Arbeiten beim Tunnelbau sollte die Zahl der Häftlinge im Nord- und Südlager stark reduziert werden. Am 14. November wurden 284 Häftlinge selektiert; 95 entstammten dem Nordlager, wiederum etwa 25 stammten aus der Krankenstation.[587] Der Häftlingspfleger Roland Decroix erinnerte sich an die Selektion in der Krankenstation:

„Die Selektion der Häftlinge in der Krankenstation wurde von Ramsauer durchgeführt, die Selektion im Lager von Winkler. Ein großer Teil der Patienten wurden für den Transport selektiert, sogar solche, die nach Ansicht der Häftlingsärzte nicht transportfähig waren. Ramsauer kam in das Krankenrevier, passierte alle Betten und wählte die Patienten namentlich selbst aus. Einige der selektierten Patienten litten an Lungenentzündung, Phlegmonen, Furunkulose, Durchfall und anderen Krankheiten, die im Lager häufig waren. Ich kenne die genaue Zahl der Personen aus der Krankenstation nicht, aber ich weiß, dass der gesamte Transport etwa 280 Deportierte umfasste, von denen nur 44 nach Frankreich zurückkehrten. [...] Einige der Patienten mussten aus dem Krankenrevier auf Stühlen und Bahren hinausgetragen werden. Sie wurden auf Lastwägen geladen und genauso behandelt, wie jene Häftlinge, die noch gehen konnten.

585 Vgl. ZA Sigbert Ramsauer, TNA, WO 235/579, S. 354.
586 Vgl. ZA František Janouch, TNA, WO 235/578, S. 168–170.
587 Vgl. ZA Karl Sachse, TNA, WO 235/579, S. 553.

Die Häftlingsärzte hielten die Patienten nicht für transportfähig, aber Ramsauer äußerte sich dazu nicht und Winkler gab die Befehle. Ich war dabei, als Winkler diese Befehle gab, denen Ramsauer zustimmte. [...] Einige der Kranken waren bereits vor einiger Zeit selektiert worden, andere wurden ad hoc selektiert, als Winkler in das Krankenrevier kam. Die früheren Selektionen hatte auch Ramsauer durchgeführt. Den Patienten wurden die schlechtesten Kleider gegeben, die im Lager vorhanden waren, aber keine Socken und keinerlei Medikamente.“[588]

Nach Aussage des Häftlingsarztes Janouch kam Winkler erst in die Krankenstation, nachdem Ramsauer eine erste Selektion durchgeführt hatte. Winkler soll dann eine höhere Zahl von abzuschiebenden kranken Häftlingen verlangt haben, woraufhin Ramsauer weitere Kranke selektierte. Damit betrachtete Ramsauer die Angelegenheit für sich als erledigt. Am nächsten Tag um fünf Uhr früh, als die Deportation begann, war er nicht anwesend, wie schon bei allen anderen Deportationen zuvor.[589] Er schlief gerne länger. Die Bedingungen des Transports der Kranken kümmerten ihn nicht. Im Schneetreiben und bei klirrender Kälte trieben SS-Männer die Kolonne der in Lumpen gehüllten Häftlinge aus dem Lager. Der Marsch ging zum Bahnhof in Tržič. Ein LKW mit den absolut gehunfähigen Häftlingen rollte hinter der Kolonne her. Ein Überlebender des Transportes und des KZ Mauthausen, der Franzose Jean Briquet, schilderte dem britischen Gericht 1947 die Deportation:

„Ich sah die Personen, die aus dem Krankenrevier kamen. Einige konnten nur unter größten Schwierigkeiten gehen. Der Lagerkommandant, die Blockschreiber und Blockchefs waren bei dem Aufmarsch anwesend. Viele meiner Kameraden wurden geschlagen, weil sie sich nicht schnell genug bewegten. Kranke und andere Häftlinge wurden gleichermaßen mit Fäusten geschlagen, wurden getreten und gestoßen. [...] Die Kranken bildeten die Spitze der Kolonne, zu Fuß in 30 cm tiefem Schnee. Sie kamen nur unter großen Schwierigkeiten voran. Ein Schneesturm war im Gange und wir waren bis auf die Haut durchnässt. Wir verließen das Lager etwa um 5 Uhr 30. [...] Wir marschierten nach Neumarktl, etwa zehn oder elf Kilometer vom Südlager entfernt. Der Marsch nahm cirka vier bis fünf Stunden in Anspruch. Es schneite die ganze Zeit über. Als wir in Neumarktl ankamen, sahen wir SS-Männer vor jedem Haus stehen, das wir passierten. Die Bevölkerung von Neumarktl war uns sehr wohlgesonnen. Soweit es möglich war, gaben sie einigen der Häftlinge Brot oder andere Nahrungsmittel.

Nach der Ankunft am Bahnhof von Neumarktl belegten wir Viehwaggons. In jedem Waggon waren etwa 60 bis 70 Häftlinge. [...] Der Zug fuhr etwa zwei Stunden nach unserer Ankunft los. Die Fahrt nach Mauthausen dauerte zwei Tage. Wir mussten die ganze Fahrt über in den Waggons bleiben. Wir kamen am Morgen des 17. November

588 ZA Roland Decroix, TNA, WO 235/578, S. 123–124.
589 Vgl. ZA Sigbert Ramsauer, TNA, WO 235/579, S. 390.

1944 an. Wir waren in einer sehr schlechten Verfassung, weil wir in Neumarktl völlig durchnässt angekommen waren und die Kleidung während der Fahrt nicht trocknen konnte. Die SS-Wachen ließen die Häftlinge nicht an den Ofen im Waggon. Bei der Ankunft in Mauthausen waren einige unserer Kameraden tot. Andere waren schwer krank und ihr Zustand hatte sich seit der Abfahrt in Neumarktl erheblich verschlechtert. Mir wurde gesagt, dass 20 Häftlinge während des Transports gestorben waren und ich selbst sah Leichen, die aus den Waggons geschafft wurden. Ich sah mindestens drei oder vier Leichen.
Nach der Ankunft im Lager hatten wir einen Appell, der mehrere Stunden dauerte. Wir wurden gezwungen, uns im Freien auszuziehen und für etwa drei Stunden nackt zu stehen, um geduscht und desinfiziert zu werden. [...] Der Boden war mit Schnee bedeckt, aber es schneite nicht mehr. Als die drei Stunden vorbei waren, kamen wir in den Quarantäne-Block von Lager drei. [...] Alles, was wir zu essen hatten zwischen dem Abend des 14. Novembers und unserer Ankunft in Mauthausen war das, was wir am Loiblpass bekommen hatten, einen Laib Brot und eine Fleischbüchse für vier Häftlinge. Das erste Essen, das wir am Abend des 17. Novembers in Mauthausen bekamen, war etwas Brot und ein Stück Wurst. [...] Die meisten der anderen Häftlinge wurden Arbeitskommandos zugeteilt. Der größere Teil von ihnen verließ das Lager am 2. Dezember 1944 nach Auschwitz, wo die meisten von ihnen starben. Der Rest wurde in die Arbeitskommandos des Lagers Melk geschickt. Viele von ihnen starben."[590]

Andreas Baumgartner und sein Forschungsteam konnten feststellen, dass insgesamt mindestens 143 Häftlinge nach ihrer Rücküberstellung in das Stammlager Mauthausen zu Tode gekommen sind. 15 Häftlinge wurden demnach in der Gaskammer der Vernichtungsanstalt Schloss Hartheim ermordet; 16 starben im KZ Gusen. Für weitere elf getötete Häftlinge konnte Gusen als letzter Aufenthaltsort eruiert werden, wo im Frühjahr 1945 ebenfalls körperschwache Häftlinge ermordet wurden. 17 weitere Häftlinge kamen in den Mauthausen-Außenlagern Melk, Ebensee, Linz III, Floridsdorf und Steyr um. Im Falle von 25 Häftlingen blieb der Todesort ungeklärt. Fraglich ist ferner, ob und wie viele Loibl-Häftlinge, die am 2. Dezember 1944 in das KZ Auschwitz verbracht wurden, die Evakuierungsmärsche aus Auschwitz überlebt haben. Von den 110 nach Auschwitz Deportierten kehrten jedenfalls nur drei Häftlinge wieder nach Mauthausen zurück.[591]

590 ZA Jean Briquet, TNA, WO 235/578, S. 212–218. In dem Transport nach Auschwitz befanden sich viele Loibl-Häftlinge (vgl. Andreas Baumgartner: Die Häftlinge des Loibl-KZ, S. 99).
591 Vgl. Andreas Baumgartner: Die Häftlinge des Loibl-KZ, S. 24, 101f.

Die Behandlung von Häftlingen. Über Medikamente, Operationen und Patientenmord

Sigbert Ramsauer verließ am 7. Mai 1945 mit der SS-Mannschaft und dem Großteil der Häftlinge das Südlager in Richtung Kärnten (wenn auch nur kurzfristig). Zur Betreuung von 21 Häftlingspatienten harrten František Janouch und Roger Puybouffat im Häftlingskrankenrevier aus. Janouch konnte sich nun frei im Lager bewegen. Er fand in den Magazinen nicht nur große Mengen von Nahrungsmitteln wie Mehl, Nudeln, Margarine, Fleisch und Kartoffeln. Als er das Magazin Ramsauers in der SS-Krankenstation betrat, stand er in einem *„Raum mit Regalen voll mit Verbandsmaterial, Heilsalben, Desinfektionsmitteln und Medikamenten"*[592].

Für Janouch mag dies der letzte Beweis dafür gewesen sein, dass Ramsauer den Häftlingsärzten Medikamente und Verbandsmaterial vorenthalten hatte, die er in seinem Magazin lagerte. Der Häftlingspfleger Michel Gasior hingegen hatte schon während seiner zeitweiligen Arbeit in der SS-Krankenstation bemerkt, dass Ramsauer über weit mehr Medikamente verfügte, als er gegenüber den Häftlingsärzten vorgab. Was mit diesen Medikamenten geschah, bleibt offen. Nicht nur die Universale vermutete, dass Ramsauer Medikamente unter der Hand verkaufte. Auch der zweite Häftlingspfleger Roland Decroix hielt in einer eidesstattlichen Aussage fest, dass *„Dr. Ramsauer Kisten, vollgepackt mit Medizin, an Adressen von ihm in Österreich sandte."*[593]

Neben den Medikamenten und Heilmitteln, die sich Ramsauer in Klagenfurt, Graz und anderen Orten beschaffte, erhielt er monatlich eine Lieferung aus Mauthausen, die laut Gasior jeweils drei Schachteln im Ausmaß von 1,5 mal 1,5 mal 1 Meter umfasste. Ramsauer teilte den Häftlingsärzten laut Gasior zweimal im Monat bestimmte Kontingente von Tabletten und Chlorethyl sowie Verbandsmaterial aus Papier zu. Die Menge reichte jedoch jeweils nur für fünf bis sechs Tage.[594] Ramsauer erklärte im Prozess, dass er seinen Bedarf an Medikamenten in Mauthausen monatlich bestellt und die Differenz zwischen erhaltener Menge und Bedarf bei seinen eigenen Einkäufen ausgeglichen hatte. Daraus kann man zumindest schließen, dass Ramsauer sehr wohl Möglichkeiten offenstanden, die Menge an verfügbaren Medikamenten zu beeinflussen.[595] Bei den aus Mauthausen gelieferten Medikamenten handelte es sich um einfachste Präparate, wie sie auch dort verwendet wurden: Schlämmkreide, Naturkohle, Aspirin, Prontosil und Schmerztabletten. František Janouch erinnerte sich im Prozess: *„Ramsauer gab uns von Zeit zu Zeit Salben, Bandagen und Tabletten. Aber wir erhielten sehr wenig. Die Ausgabe dieser Dinge erfolgte nicht regelmäßig. Manchmal hatten wir nichts mehr und dann fragten wir um Nachschub. Oft bekamen wir nichts und oft zu wenig. Ramsauer sagte zu uns immer, dass er nicht genug hatte."*[596]

592 ZA František Janouch, TNA, WO 235/578, S. 200.
593 Translation of Deposition of Roland Decroix, TNA, WO 311/364.
594 Vgl. ZA Michel Gasior, TNA, WO 235/578, S. 232, 246.
595 Vgl. ZA Sigbert Ramsauer, TNA, WO 235/579, S. 345.
596 ZA František Janouch, TNA, WO 235/578, S. 185.

Ramsauer betonte im Prozess hingegen, dass er den Häftlingsärzten monatliche Rationen von Medikamenten überließ, darunter auch geringe Mengen des Schmerzmittels Codein.[597] Doch im Häftlingskrankenrevier starben Patienten nicht nur – wie die Fälle Ostaszewski und Pomaski gezeigt haben – an zu später Versorgung und den Folgen von Misshandlungen, sondern auch, weil Ramsauer sich weigerte, spezielle Medikamente zu besorgen. Im Loibl-Prozess wurden zwei entsprechende Todesfälle aufgerollt, wobei davon auszugehen ist, dass die Dunkelziffer höher ist. Obwohl Ramsauer über die Apotheke in Klagenfurt in der Lage gewesen wäre, binnen eines Tages nötige Medikamente zu beschaffen, unterließ er es trotz Bitten der Häftlingsärzte oder stellte telefonische Versuche, das nötige Serum zu bekommen, rasch ein.[598] Der französische Häftling Claude Canietti starb in Folge der medizinischen Unterversorgung an Diphtherie etwa sieben bis acht Tage, nachdem Ramsauer das erste Mal von den Häftlingsärzten Janouch und Krupowicz mit der Diagnose konfrontiert worden war. Der Häftlingsarzt Joseph Krupowicz stellte dazu fest: *„Ich informierte Ramsauer und bat ihn um das nötige Serum. Ramsauer weigerte sich, mir das Serum zu besorgen. Er gab vor, dass es nicht genug Geld gäbe, um es zu kaufen. Als ich insistierte, warf er mich hinaus. Canietti starb einige Tage später wegen fehlender Behandlung.*“[599] Der zweite aufgerollte Todesfall betraf die bereits erwähnte unbehandelt gebliebene Lebensmittelvergiftung des Franzosen Henri Tournier.

Wie bereits angedeutet, hegte Ramsauer nur in spezifischen Fällen Interesse an der Behandlung von kranken Häftlingen. Ramsauer brachte aus Mauthausen und Dachau die Haltung junger SS-Ärzte mit, ausgewählte kranke Häftlinge als Objekte zu sehen, an denen willkürlich Operationen geübt werden konnten.[600] Ramsauer verfügte nach Einschätzung der Häftlingsärzte über wenig chirurgische Erfahrung, als er auf den Loibl versetzt wurde. Bei der SS-Kavallerie in Polen und der Sowjetunion durfte er nur kleine Eingriffe selbstständig durchführen. In Mauthausen dürfte er bei schwereren Operationen nur assistiert haben; selbstständig führte er nach eigenen Angaben 1942 in Mauthausen eine einzige Blinddarmoperation durch. Das war angeblich seine erste Erfahrung eines ernstzunehmenden chirurgischen Eingriffes.[601] Seine Operationserfahrungen aus Dachau verschwieg Ramsauer im Prozess, wohl um seine bislang unbekannte Tätigkeit in Dachau weiter zu verbergen. Die Ernennung zum Lagerarzt des Loibl-KZ gab Ramsauer nun jedenfalls die Möglichkeit, aus dem Schatten der vorgesetzten SS-Ärzte herauszutreten, und ohne Risiko – die Häftlinge galten nur als Menschenmaterial – nach eigenem Ermessen zu operieren. Diese Aussicht war vermutlich auch der Grund dafür, dass sich Ramsauer mit viel Ehrgeiz einen gut ausgestatteten Operationsraum in der SS-Krankenstation einrichten ließ. Wie oft Ramsauer am Loibl

597 Vgl. ZA Sigbert Ramsauer, TNA, WO 235/579, S. 392.
598 Vgl. ZA Sigbert Ramsauer, TNA, WO 235/579, S. 386f.
599 Doctor Joseph Krupowicz, 18.7.1945, Exhibit 20B, TNA, WO 235/580; ähnlich ZA František Janouch, TNA, WO 235/578, S. 173f.
600 Vgl. Hans Maršálek: Mauthausen, S. 159.
601 Vgl. ZA Sigbert Ramsauer, TNA, WO 235/579, S. 375.

tatsächlich operierte, ist kaum abzuschätzen. Er selbst nannte in den Einvernahmen die Zahl von 200 bis 250 chirurgischen Eingriffen, wobei es sich in den meisten Fällen um die Entfernung von Phlegmonen gehandelt habe. An größeren Operationen zählte er drei Blinddarmentfernungen, drei Leistenbrüche, mehrere Amputationen von Fingern und die Operation von Beinbrüchen auf.[602] Die Häftlingsärzte und -pfleger hatten Ramsauer bei diesen Operationen in der SS-Krankenstation zu assistieren. Den Erinnerungen des Häftlingspflegers Roland Decroix zufolge waren die Fähigkeiten Ramsauers als Chirurg unterdurchschnittlich, wenngleich ihm einige Operationen dennoch gut gelangen.[603] Die mangelnden Kenntnisse und die geringe Erfahrung Ramsauers zeigten sich insbesondere bei schwereren Eingriffen, die geradezu experimentellen Charakter annahmen. Der Häftlingsarzt Janouch und der Häftlingspfleger Decroix bezeugten, dass Ramsauer für die Entfernung eines Blinddarms mindestens drei Stunden – statt etwa einer halben Stunde – benötigte, wobei die Entfernung in einem Fall sogar misslang. Für einen Eingriff an einem Häftling, der in Folge einer Schussverletzung einen Schlüsselbeinbruch erlitten hatte, benötigte Ramsauer laut Janouch viereinhalb Stunden – ein erfahrener Chirurg hätte dafür nicht länger als 45 Minuten gebraucht. Auch Janouch schätzte die medizinischen Fähigkeiten Ramsauers in jeder Hinsicht als gering ein. Obwohl Ramsauer für Amputationen von Gliedmaßen in der SS-Krankenstation die dafür nötige Knochensäge nicht zur Verfügung stand, führte er sie – anstatt die Häftlinge in das Krankenhaus in Golnik zu überweisen – selbst durch. Er verwendete etwa für die Amputation eines Armes eine einfache Tischlersäge („Fuchsschwanz").[604] Dass Ramsauer mit untauglichen Mitteln zum Zweck des Versuches Amputationen durchführte, belegt ferner der Fall des italienischen Zivilarbeiters Guiseppe Cagni im Oktober 1944, den Janko Tišler sehr genau recherchierte. Cagni starb nach der dilettantisch durchgeführten Amputation des Beines im Krankenhaus Golnik.[605]

Bezeichnend für den willkürlichen Umgang Ramsauers mit Häftlingspatienten war der Fall des italienischen politischen Häftlings Antonio Ferenzi im Juli/August 1944. Ferenzi hatte sich bei einem Arbeitsunfall im Tunnel einen komplizierten offenen Bruch des Oberschenkels zugezogen. Obwohl der Häftlingsarzt Krupowicz Ramsauer drängte, Ferenzi in ein Krankenhaus einzuliefern, um das schwer verletzte Bein röntgen und sachgemäß behandeln zu lassen, lehnte Ramsauer eine Überstellung ab. In der Häftlingskrankenstation gab es auch keine geeigneten Geräte, um das Bein zu fixieren. Ramsauer kümmerte sich in den folgenden Tagen nicht persönlich um den schwer verletzten Patienten. Als Ferenzi hohes Fieber bekam, sich die Wunde entzündet hatte und die Gefahr einer Blutvergiftung bestand, verlangte Krupowicz von Ramsauer die

602 Vgl. Tactical interrogation Dr. Ramsauer Sigbert, 22.8.1945, Wolfsberg, TNA, WO 310/142; ZA Sigbert Ramsauer, TNA, WO 235/579, S. 395.

603 Vgl. ZA Roland Decroix, TNA, WO 235/578, S. 145, 157.

604 ZA František Janouch, TNA, WO 235/578, S. 186, 188, 201; ZA Roland Decroix, TNA, WO 235/578, S. 144f.

605 Vgl. Janko Tišler/Christian Tessier: Das Loibl-KZ, S. 71f; Erklärung an Eidesstatt, Med. Univ. Dr. Alfred Mach, Bleiberg, 1.10.1947, TNA, WO 235/580.

Amputation des Beines, um Ferenzis Leben zu retten. Ramsauer ließ weitere fünf bis sechs Tage verstreichen. Erst dann, als die Chancen einer erfolgreichen Operation nach Einschätzung von Krupowicz bereits stark gesunken waren, entschied Ramsauer, die Amputation vorzunehmen. František Janouch erklärte sich die Verzögerung durch Ramsauer damit, dass dieser eine hohe Amputation am Bein versuchen wollte.[606] Janouch berichtete im Prozess über die Operation, bei der er anwesend war:

> *„Als der Patient am Operationstisch lag, reinigte ihn Decroix im Bereich der Wunde mit reinem Benzin, aber nicht die Wunde selbst. Dann machten sich Ramsauer und Krupowicz für die Operation bereit. Decroix gab dem Patienten ein Anästhetikum. Ramsauer machte einen Schnitt hinauf in den Beckenbereich und sagte dann: ‚Der Zustand des Patienten ist zu fortgeschritten'. Ich kann mich nicht erinnern, ob Krupowicz irgendetwas darauf antwortete. Ramsauer sagte dann: ‚Es hat keinen Sinn zu operieren'.“*[607]

Ramsauer brach die Operation ab und entschied, Ferenzi durch eine Injektion zu töten. Janouch wandte sich vom Geschehen ab. Der Häftlingspfleger Decroix berichtete im Prozess über den weiteren Verlauf:

> *„Ramsauer nahm eine 20-cm3-Spritze, entweder vom Regal oder vom Tisch, eine Nadel und eine Flasche mit Benzin. [...] Ramsauer spritzte das Benzin in die Herzregion, aber verfehlte das Herz. Ferenzi lebte noch, und da ich fürchtete, dass er aufwachen könnte, erhöhte ich die Äther-Dosis. Als Ramsauer bemerkte, dass Ferenzi noch lebte, und er kein Benzin mehr hatte, nahm er eine Flasche 30-prozentiges Peroxyd. [...] Ramsauer füllte die Spritze und füllte die rechte Lunge und dann die linke Lunge mit Peroxyd. In diesem Moment trat Schaum aus dem Mund Ferenzis. Dann stöhnte Ferenzi drei oder vier Mal und dann starb er ziemlich langsam.“*[608]

Unmittelbar nachdem er Ferenzi die tödliche Spritze verabreicht hatte, soll Ramsauer Krupowicz und Decroix den Befehl erteilt haben, das Becken des Leichnams vom restlichen Körper zu trennen, zu sezieren und zu präparieren. Einen Grund dafür nannte er nicht. Die Häftlingsärzte vermuteten, dass Ramsauer das Becken für anatomische Studien verwenden wollte. Eingedenk der Praktiken in der pathologischen Abteilung des KZ Gusen, wo Ramsauer Ende 1941 seine „KZ-Karriere“ begonnen hatte, keine unwahrscheinliche Vermutung. Krupowicz und Decroix begannen demnach unter der Aufsicht Ramsauers widerwillig mit der Präparierung des Beckens, die jedoch misslang. Ramsauer ließ das Becken ebenso wie die sterblichen Überreste Ferenzis

---

606 Vgl. ZA Roland Decroix, TNA, WO 235/578, S. 136f; Joseph Krupowicz, 18.7.1945, Exhibit 20B, TNA, WO 235/580; Statement of František Janouch, 22.7.1947, TNA, WO 311/364; ZA Michel Gasior, TNA, WO 235/578, S. 239.

607 ZA František Janouch, TNA, WO 235/578, S. 180f.

608 ZA Roland Decroix, TNA, WO 235/578, S. 138.

schließlich – wie die meisten anderen Leichen – am offenen Krematorium des Lagers verbrennen. Der Häftlingsarzt Janouch beharrte im Prozess entschieden darauf, dass der Fall Ferenzi aus medizinischer Sicht keineswegs aussichtslos war. Ramsauer hingegen bestritt im Prozess die Darstellung der Häftlingsärzte und Häftlingspfleger von Grund auf. Ihm zufolge hatte er zwar Ferenzis Bein amputiert, ihn danach aber in das Krankenhaus Golnik bringen lassen. Das damalige medizinische Personal des Krankenhauses konnte für die Darstellung Ramsauers im Prozess jedoch keine stichhaltigen Beweise erbringen, hielt aber fest, dass insgesamt nur ein beinamputierter Patient vom Loibl in das Krankenhaus eingeliefert worden war.[609] Vieles deutet darauf hin, dass es sich bei dem beinamputierten Patienten nicht um Ferenzi, sondern einen anderen Patienten von der Loibl-Baustelle gehandelt hatte – den Recherchen von Janko Tišler zufolge war es der bereits erwähnte italienische Zivilarbeiter Guiseppe Cagni.

Ein zweiter Fall von Patientenmord betraf einen Häftling, der zuvor von Janouch behandelt worden war. Der Belgier Marcel Closset kam im Juni 1944 mit einer Phlegmone am Fuß in das Krankenrevier. Er wurde zunächst von Ramsauer in der SS-Krankenstation operiert. Als Closset, zurück in der Häftlingskrankenstation, einige Tage später hohes Fieber bekam, untersuchte ihn Janouch. Der Häftlingsarzt hegte zunächst Verdacht auf eine Lungenentzündung. Als Closset jedoch über starke Schmerzen im Rücken klagte und sich seine Situation trotz Verabreichung von Sulfonamiden, was Ramsauer erlaubt hatte, nicht verbesserte, ging Janouch davon aus, dass sich in der Zwischenzeit ein Abszess gebildet hatte. Janouch stellte beim Prozess den weiteren Verlauf dar:

> *„Ich zeigte Ramsauer die Stelle, wo meiner Meinung nach sich der Abszess bildete. […] Ich dachte, dass die Schmerzen mit der Phlegmone zu tun hatten und nicht mit der Lungenentzündung. Eine Infektion hatte sich von der Phlegmone ausgebreitet. Unter den Umständen des Lagers war alles, was getan werden konnte, die Weiterbehandlung der Phlegmone. Meiner Ansicht nach konnten wir nur abwarten, wie sich die Beschwerden entwickelten, bis wir entweder mit Sicherheit einen Abszess feststellen könnten, oder bis das Fieber gesunken wäre, sodass sich der Patient erholte. Ramsauer dachte, dass eine Blutvergiftung eingetreten war. Weniger als 14 Tage später waren Ramsauer, Krupowicz, die Häftlingssanitäter und ich im Patientenraum. Ramsauer betrachtete die Fieberkurve und drehte sich dann um. Er murmelte etwas und ging weg. Ich konnte nicht verstehen, was Ramsauer gesagt hatte. Ramsauer verließ den Raum mit Krupowicz und ich folgte ihnen. Ich hörte Krupowicz zu Ramsauer sagen, er solle die Injektion nicht verabreichen. In diesem Moment realisierte ich, dass das Wort, das Ramsauer gemurmelt hatte, ‚Injektion' bedeutet hatte.“*[610]

609 Vgl. ZA Hermann Samonig (richtig: Samonigg), TNA, WO 235/579, S. 435–440; Med. Univ. Dr. Alfred Mach, Erklärung an Eidesstatt, Bleiberg, 1.10.1947, TNA, WO 235/580.

610 ZA František Janouch, TNA, WO 235/578, S. 176f.

Die Entscheidung, Closset mittels Injektion zu töten, fiel etwa drei Wochen nach der Operation.[611] Nach dem Zeugnis von Janouch war Closset bei vollem Bewusstsein und spürte voller Angst, dass sich etwas Negatives für ihn ereignen würde. Closset befand sich laut Janouch keineswegs in einer demoralisierten Verfassung bzw. war auch sein Gesundheitszustand nicht gänzlich aussichtslos. Er hätte jedenfalls nach Meinung von Decroix noch Wochen oder Monate gelebt.[612] Stärkeren Widerstand gegen die bevorstehende Ermordung Clossets wagten die beiden Häftlingsärzte nicht zu leisten. Closset wurde von den beiden Häftlingssanitätern Decroix und Gasior auf einer Bahre in die SS-Krankenstation gebracht. Im Prozess gab es widersprüchliche Aussagen und Beweismittel zur Ausführung der Mordtat. Während Krupowicz in seinem Statement vom Juli 1945 und Janouch, Decroix sowie Gasior im Zeugenstand im September 1947 unter Eid bezeugten, dass Ramsauer mit der tödlichen Herzinjektion seinen Assistenten Kleingünther beauftragt hatte, die dieser in der SS-Krankenstation in Abwesenheit Ramsauers auch ausführte, erklärte Ramsauer im Prozess, Closset eigenhändig die tödliche Injektion verabreicht zu haben. Ebenso wollte Ramsauer nicht das Becken Ferenzis, sondern jenes von Closset seziert haben lassen.[613] Kleingünther stand in Klagenfurt nicht vor Gericht, weil er wegen der Beteiligung an Verbrechen im KZ Mauthausen bereits beim Mauthausener Prozess in Dachau im Sommer 1947 angeklagt worden war. Bei einer Einvernahme im Zusammenhang mit bislang nicht geahndeten Verbrechen im KZ Mauthausen durch die Staatsanwaltschaft am Landesgericht Passau bestritt er 1960, am Loiblpass getötet zu haben.[614] Es ist unklar, ob Kleingünther sich zum Zeitpunkt der Ermordung Clossets noch am Loibl befand. Seine Abberufung vom Loibl datierte er 1960 mit Mai bzw. Mitte 1944. Closset starb am 19. Juni 1944. Bemerkenswert ist dennoch, wie genau Decroix und Gasior die Ermordung Clossets – nach ihrer Darstellung – durch Kleingünther schilderten. Beide gaben im Prozess an, die Anweisung Kleingünthers, dem bei vollem Bewusstsein befindlichen Closset eine Betäubung zu verabreichen, verweigert zu haben. Kleingünther soll laut Decroix daraufhin zu Gasior gesagt haben: *„Wir sind doch keine Juden; wir wissen, wie man richtig tötet.“*[615] Jedenfalls war die Tötung Clossets die einzige direkte Tötung, die Ramsauer verübt haben wollte. Auf die Verteidigungsstrategie Ramsauers im Prozess von 1947 kommen wir später noch zurück.

Nur beim dritten Fall von „Euthanasie“ gab es im Prozess – was die unmittelbare Täterschaft betraf – bloß geringfügig widersprüchliche Aussagen. Gänzlich unbestritten

611 Anwesend bei der Entscheidung Ramsauers war auch Roland Decroix (vgl. ZA Roland Decroix, TNA, WO 235/578, S. 132).

612 Vgl. ebd., S. 177f.

613 Vgl. ZA Sigbert Ramsauer, TNA, WO 235/579, S. 402.

614 Vgl. Beschuldigten-Vernehmung Kleingünther Otto, Stadtpolizei Passau, 29.2.1960, KLA, LGK 14 Vr 1610/45. Kleingünther wurde zunächst zum Tode verurteilt, dann aber zu lebenslanger Haft begnadigt. Er kam 1955 frei.

615 ZA Roland Decroix, TNA, WO 235/578, S. 133; ZA Michel Gasior, TNA, WO 235/578, S. 238; ZA Michel Gasior, TNA, WO 235/578, S. 257.

blieb, dass Sigbert Ramsauer die Ermordung des französischen Häftlings Léon Félix angeordnet hatte. Félix wurde Mitte März 1944 nach einem schweren Arbeitsunfall im Tunnel in die Häftlingskrankenstation gebracht. Er war aus acht Meter Höhe abgestürzt und war gelähmt. Krupowicz diagnostizierte einen Bruch der Wirbelsäule. Roland Decroix erinnerte sich im Zeugenstand: *„Dann sah ich Ramsauer in das Krankenrevier kommen. Er untersuchte den Patienten und ich hörte ihn sagen: ‚Euthanasie'. Als Ramsauer dieses Wort sagte, hatte er sich den Patienten bloß eine Minute lang angesehen. Dr. Krupowicz, Michel Gasior und ich waren anwesend. Ramsauer sprach das Wort ‚Euthanasie' aus und ging weg."*[616] Nachdem die Häftlingspfleger Félix in die SS-Krankenstation gebracht hatten, verließ Decroix den Schauplatz, um Félix nicht anästhetisieren zu müssen. Dies wurde von Otto Kleingünther übernommen. Neben Kleingünther und Ramsauer war schließlich nur mehr der zweite Häftlingspfleger Michel Gasior anwesend. Er berichtete im Prozess: *„Ramsauer nahm eine 20 cm3 Spritze, füllte sie mit Benzin und steckte die Nadel auf. Er suchte nach dem Herz, konnte es aber nicht lokalisieren. Daraufhin befahl er Kleingünther zu übernehmen. Kleingünther war es dann, der die Injektion machte. Kleingünther kam von Mauthausen und er erzählte uns oft, dass er dort 50 Injektionen pro Tag gemacht hatte."*[617] Kleingünther bestritt später auch diese Tat – er wollte Ramsauer bloß assistiert haben. Ramsauer hingegen bestätigte seinen Tötungsauftrag an Kleingünther, ohne freilich von einem eigenen Versuch zu berichten. Mit der ihm eigenen Mischung aus Kühle und Großspurigkeit klärte er das Gericht darüber auf, warum er Kleingünther mit der Injektion betraut hatte, obwohl er sich zuvor über dessen Unfähigkeit ausgelassen hatte. Nolens volens stellte er dabei auch seine Expertise in Sachen Tötungsinjektionen zur Schau:

> *„Ich gab Kleinkinder [sic!] die Anweisung, die Injektion zu machen. Kleinkinder sagte zu mir, dass er solche Injektionen schon verabreicht hatte. Außerdem war ich mit irgendetwas anderem beschäftigt. Kleinkinder erklärte, dass er mit Benzininjektionen in das Herz völlig vertraut war. Ich fragte ihn nicht, wie viele solcher Injektionen er in Mauthausen gemacht hatte. Ich war nicht überrascht, dass solche Injektionen in Mauthausen verabreicht worden waren. Es wäre vielleicht besser gewesen, wenn ich die Injektion dem Patienten selbst gegeben hätte, anstatt es einem Pfleger zu überlassen, den ich als schlampig beschrieben habe. Wie auch immer, es ist belanglos, ob so eine Injektion auf gute oder schlechte Weise ausgeführt wird, weil der Patient unter Narkose steht und nichts spürt. Man sollte in das Herz spritzen, aber wenn man es verfehlt, stirbt der Patient auch, nur später. Wenn man das Herz gänzlich verfehlt, würde es Stunden dauern, bis der Patient stirbt. Aber in diesem Fall würde man eine zweite Injektion in das Herz verabreichen."*[618]

---

616 ZA Roland Decroix, TNA, WO 235/578, S. 130.
617 ZA Michel Gasior, TNA, WO 235/578, S. 237.
618 ZA Sigbert Ramsauer, TNA, WO 235/579, S. 399f.

Ramsauer als Vertretungs-Lagerarzt im KZ Ebensee?

Fünf Tage nach dem Ende des Loibl-Prozesses – am 15. Oktober 1947 – erreichte die britische Ermittlungsstelle für Kriegsverbrechen in Südosteuropa in Klagenfurt eine Briefsendung der Staatspolizei Wien. Im Kuvert fand sich ein Auszug aus der Vernehmung von Bruno Krippl, einem ehemaligen KZ-Wachposten in Mauthausen sowie dem Mauthausener Außenlager in Ebensee. Die Wiener Staatspolizei hatte Krippl bereits am 7. Mai 1947 über Ereignisse in Mauthausen und Ebensee, wo Krippl als Feldwebel im Truppenrevier Dienst versah, befragt. Krippl belastete Sigbert Ramsauer schwer. Erst am 26. September 1947 versandte die Polizeidirektion Wien die Ramsauer betreffende Zeugenaussage Krippls an eine andere Dienststelle mit Verweis auf den laufenden Klagenfurter Prozess gegen Ramsauer und der Bitte um Weiterleitung an die britischen Besatzungsbehörden. Es vergingen weitere vier Wochen, bis die Abteilung für öffentliche Sicherheit der britischen Besatzungsbehörde in Wien die Sendung erhielt. Der diensthabende britische Offizier wunderte sich einigermaßen über die große Verzögerung und sandte das Belastungsmaterial umgehend an die britischen Ermittler in Klagenfurt weiter. Er bot ferner an, wenn nötig weitere Nachforschungen anzustellen. Doch der Prozess gegen Ramsauer war am 10. Oktober schon mit einem Schuldspruch und einer lebenslangen Haftstrafe für Ramsauer zu Ende gegangen. Die britischen Ermittler bedankten sich für die Übersendung des Materials und ließen ihren Wiener Kollegen wissen, dass kein weiterer Handlungsbedarf mehr bestehe.[619]

Ramsauer hatte bei den Einvernahmen und im Prozess nicht nur seine Dienstzeit im KZ Neuengamme verschwiegen, auch zu einer – wenn auch kurzfristigen – Tätigkeit im KZ Ebensee hatte Ramsauer kein Wort verloren. Demgegenüber erklärte Bruno Krippl, ein in Villach gebürtiger 61-jähriger Wiener Straßenbahnschaffner, vor der Wiener Staatspolizei, dass Ramsauer während seiner Zeit als Lagerarzt im KZ Loibl kurzfristig auch als Vertreter des Lagerarztes im KZ Ebensee, Dr. Wilhelm Jobst, Dienst versehen hatte. Krippl stellte den Einsatz Ramsauers im KZ Ebensee in den Kontext massenhafter Tötungen von Häftlingen, ohne aber den zeitlichen Rahmen näher zu bestimmen:

„Wie ich durch Offiziersdiener erfahren habe, wurde anlässlich einer Inspizierung erklärt, dass im KZ-Ebensee um 600 Häftlinge, die krank waren, zu viel seien. Dr. Jobst, welcher mit der Ermordung dieser Häftlinge nichts zu tun haben wollte, soll dies bei dieser Besprechung auch erklärt haben. [...] Tatsache ist, dass Dr. Jobst kurze Zeit nach diesem Vorfall auf eine Inspektionsreise abkommandiert wurde. Als sein Vertreter kam der SS-Hauptsturmführer Ramsauer, ca. 30 Jahre alt, welcher in Klagenfurt beheimatet ist. Ramsauer war Lagerarzt im KZ-Loibl in Kärnten. Während des Aufenthaltes des Ramsauer im KZ-Ebensee stiegen die Todesmeldungen, wie ich aus der täglichen Liste im Truppenrevier

619 Vgl. Bundespolizeidirektion Wien, 26.9.1947; Public Safety Branch HQ Vienna Area, Alleged trial of Dr. Ramsauer, 13.10.1947 (handschriftliche Anmerkungen auf letzterem Dokument), TNA, WO 310/142.

ersehen konnte, sehr stark an. Es starben in dieser Zeit täglich 30–40 KZ-Häftlinge, wogegen früher durchschnittlich 5 Häftlinge im Tag starben. Da das Krematorium nicht mehr nachkommen konnte, wurden ca. 200 Leichen in der Nähe einer Baracke verscharrt. Ich habe die Toten selbst nicht gesehen und habe daher auch nicht Kenntnis aus eigener Anschauung, woran die Häftlinge gestorben sind. Laut dem Totenschein, welcher von Ramsauer unterschrieben werden musste, verstarben die meisten Häftlinge angeblich an akuter Herzschwäche und allgemeiner Sepsis.“[620]

Wie ist diese Aussage zu bewerten? In welchem Kontext wurde sie getätigt? Aus dem erhaltenen Schreiben der Bundespolizeidirektion geht der Kontext nicht hervor. Bruno Krippl äußerte sich mehrere Monate, bevor der Prozess gegen Ramsauer begann. Er machte sie offensichtlich nicht im Kontext der britischen Erhebungen gegen Ramsauer. Zugleich war Dr. Wilhelm Jobst, der von Mai 1944 bis Kriegsende Lagerarzt im KZ Ebensee war, bereits im Zuge des Mauthausen-Hauptprozesses in Dachau zwischen 29. März und 13. Mai 1946 von einem US-Militärgericht für Verbrechen im KZ Ebensee zum Tode verurteilt worden. Der Antrag von Jobst auf Überprüfung des Urteils mündete in eine Bestätigung des Todesurteils durch den Oberkommandierenden der amerikanischen Streitkräfte, General Lucius D. Clay, Anfang Mai 1947. Einige Todesurteile waren im Zuge der Überprüfung aber in lebenslange Haftstrafen umgewandelt worden. Im Fall des SS-Mannes Otto Striegl gewährte Clay einen temporären Aufschub der Todesstrafe, um neues Beweismaterial vorzulegen. Es ist möglich, dass Krippl die Entlastungsaussage auf ein letztes Betreiben von Jobsts Angehörigen, die bereits im Juli 1946 mehrere Gnadengesuche eingebracht hatten, tätigte. Jobst wurde am 28. Mai 1947 hingerichtet.[621] Doch wie kam Krippl ausgerechnet auf Ramsauer, einen von elf Lagerärzten und 33 SS-Sanitätsdienstgraden im Lagerkomplex Mauthausen, als Vertreter Jobsts im KZ-Ebensee? Wohl nicht zufällig.

Betrachtet man die Zeugenaussagen von Loibl-Häftlingen, so fällt auf, dass Ramsauer immer wieder für längere Zeiträume – im Ausmaß von bis zu drei Wochen – nicht im Häftlingskrankenrevier auftauchte oder für die Häftlingsärzte nicht erreichbar war.[622] Es ist deshalb durchaus möglich, dass Ramsauer Vertretungsdienste in anderen Mauthausen-Außenlagern wie Ebensee übernommen hat. Vom Zeitraum her müsste Ramsauers möglicher Aufenthalt in Ebensee auf März/April 1945 zu datieren sein: Das Krematorium wurde in Ebensee im Juli 1944 in Betrieb genommen. Als die Zahl der toten Häftlinge ab Februar 1945 dramatisch anstieg, ging die Lagerleitung dazu über, zusätzlich zu den Verbrennungen im Krematorium hunderte Leichen in Massengräbern

620 Auszug aus der am 7.5.1947 aufgenommenen Niederschrift mit Bruno Krippl, TNA, WO 310/142.

621 Vgl. Florian Freund: Der Dachauer Mauthausenprozess, S. 63f; Deputy Judge Advocate's Office, 7708 War Crimes Group, HQ European Command, APO 178, United States vs Hans Altfuldisch et al, Case No.000.50.5, S. 69f., online unter: https://www.jewishvirtuallibrary.org/jsource/Holocaust/dachautrial/50.pdf (abgerufen am 17.2.2024).

622 Vgl. ZA František Janouch, TNA, WO 235/578, S. 193; ZA Robert Theeten, TNA, WO 235/578, S. 266.

zu verscharren.[623] Jobst betonte im Mauthausen-Prozess, dass er im April 1945 nicht in Ebensee war.[624] Ramsauer wiederum erwähnte in den vielen späteren Einvernahmen nur einmal en passant, dass er das KZ Ebensee neben dem Loibl-Lager als einziges weiteres Mauthausen-Außenlager kannte.[625] Ob und wann auch immer Ramsauer in Ebensee „wirkte": Die schweren Vorwürfe von Krippl blieben für ihn ohne Folgen. Weder britische noch US-amerikanische, noch österreichische Ermittler gingen der Anschuldigung nach. Der US-Prozess zum KZ Ebensee – ein Nachfolgeprozess des großen Mauthausenprozesses – wurde vom 9. Juli bis 5. August 1947 in Dachau verhandelt.[626] Aus dem Visier der amerikanischen Untersuchungsbehörden war Ramsauer schon vorher getreten – durch die Ausscheidung des Loibl KZ aus dem gesamten Mauthausen-Komplex und die Übergabe des Falles an die Briten.

Zwischenresümee zu Ramsauers KZ-Karriere

Ein britischer Ermittler fragte Ramsauer am 22. August 1945 im Anhaltelager Wolfsberg am Ende einer Einvernahme, wie er heute über die Konzentrationslager denke. Ramsauer antwortete lapidar: *„Man gewöhnt sich daran."*[627]

Als Ramsauer im November 1941 von der SS-Kavallerie im Osten abberufen wurde, hatte er bereits ein Jahr lang an der Knechtung und Vernichtung der „äußeren Feinde" NS-Deutschlands mitgewirkt; dort waren bereits alle zivilisatorischen Schranken gefallen. Ramsauer kam mit dieser Erfahrung von massenhafter systematischer Entrechtung und Gewalt an jüdischen und anderen Zivilist*innen sowie Widerstandskämpfer*innen und Partisan*innen in Polen und der Sowjetunion an die „innere Front" – die Konzentrationslager im Deutschen Reich – zurück. In untergeordneter Position war Ramsauer zwischen Dezember 1941 und April 1942 als SS-Arzt in den Konzentrationslagern Mauthausen und Gusen im Einsatz und erlebte die massenhafte Ermordung von KZ-Häftlingen im Rahmen der „Aktion 14f13" mit. Nach verschiedenen Aussagen von Häftlingen legte Ramsauer dabei auch selbst Hand an. Vermutlich bereits als Standortarzt wurde Ramsauer in das KZ Neuengamme geschickt, just als die Haftbedingungen dort massiv verschlechtert wurden und die Sterblichkeit sprunghaft anstieg, nicht zuletzt ebenfalls durch die „Aktion 14f13", in deren Rahmen körperschwache, insbesondere sowjetische Häftlinge von den SS-Ärzten selektiert und durch Benzininjektionen ermordet wurden. Auch für das KZ Neuengamme liegt eine Zeugenaussage vor, wo-

623 Vgl. Florian Freund: Arbeitslager Zement, S. 329, 335. Insgesamt starben in Ebensee bis zur Befreiung 7.626 und an den Folgen der Haft weitere 651 Häftlinge. Siehe Florian Freund: Die Toten von Ebensee. Analyse und Dokumentation der im KZ umgekommenen Häftlinge 1943–1945. Wien 2010.

624 Vgl. Deputy Judge Advocate's Office, 7708 War Crimes Group, HQ European Command, APO 178, United States vs Hans Altfuldisch et al, Case No.000.50.5, S. 69f., online unter: https://www.jewishvirtuallibrary.org/jsource/Holocaust/dachautrial/50.pdf (abgerufen am 17.2.2024).

625 Vgl. Tactical Interrogation of Dr. Ramsauer Sigbert, Wolfsberg, 22.8.1945, TNA, WO 310/142.

626 Im Prozess 000-50-5-5 (US vs. Hans Joachim Geiger) wurden elf Angeklagte verurteilt.

627 Ebd.

nach Ramsauer daran tatkräftig mitgewirkt haben soll. Ramsauer selbst verschwieg seinen Dienst in Neuengamme nach 1945 tunlichst. Die nächste Station war das KZ Dachau, wo er sich von August 1942 bis März 1943 aufhielt – in der letzten Phase wahrscheinlich als Tuberkulose-Patient im SS-Lazarett. Im KZ Dachau hatte Ramsauer Gelegenheit, an medizinischen Versuchen an Häftlingen mitzuwirken und etwas nachzuholen, das ihm bislang weitgehend vorenthalten geblieben war: Operationen an Häftlingen durchzuführen, um seine offenbar mehr als dürftigen medizinischen Kenntnisse an lebenden und entrechteten Objekten zu vertiefen. Im März/April 1943 kehrte Ramsauer nach Mauthausen zurück. Als Arzt im Sanitätslager, das mittlerweile zu einem Sterbelager für ausgezehrte Häftlinge umfunktioniert worden war, vollzog Ramsauer an einem Brennpunkt des Lagersystems Mauthausen die Reorientierung der Häftlingsbehandlung durch die SS mit: von der „Vergeudung" hin zur ökonomisierten Bewirtschaftung von Häftlingskontingenten für den Arbeitseinsatz in der Rüstungsindustrie und an Baustellen durch restlose Ausbeutung, selektives Sterbenlassen und Töten. Bei all dem erwies sich Ramsauer in der Sache immer als gelehriger, karrierebewusster und in der Sache anpassungsfähiger Schüler, wenngleich er im privaten und persönlichen Bereich aufgrund seiner selbstherrlichen Haltung offenbar stets für Querelen mit SS-Kameraden oder Vorgesetzten gut war. Als er im Juli 1943 als Lagerarzt in das Außenlager Loibl geschickt wurde, war dies gewiss ein Karrieresprung, wenngleich auch an der Peripherie des Systems, zugleich nahe seiner Klagenfurter Heimat. Ramsauers Muster des widerspruchslosen, karrierebewussten Einfügens in die Vorgaben der SS bei gleichzeitigem persönlichem Querulantentum setzte sich am Loibl nahtlos fort – mit dem Unterschied, dass Ramsauer nun selbst herrschte.

Ramsauers Funktion als Lagerarzt im Loibl-KZ betraf in erster Linie die Regulierung des Arbeitseinsatzes der Häftlinge mit den paradox erscheinenden Mitteln der medizinischen Unterversorgung, der Selektion, der Deportation und der Tötung. Mit den Aufgaben eines Arztes in herkömmlichem Sinn hatte diese Funktion nicht das Geringste zu tun. Er betrachtete die Häftlinge als bloßes Menschenmaterial oder, wie er selbst sagte, als *„minderwertig"*[628]. Er sorgte durch eine für die Häftlinge unberechenbare Gestaltung des Häftlingssanitätswesens für eine physisch und psychisch geradezu terroristisch wirkende Disziplinierung der Häftlinge; er gewährleistete damit die restlose Ausbeutung ihrer Arbeitskraft. Schließlich war er für Selektionen und den Rücktransport der ausgepressten Körper in das Stammlager Mauthausen zuständig, wodurch Platz für die Zufuhr neuer Häftlinge geschaffen wurde. In der letzten Funktion war Ramsauer nicht alleine tätig. Auch Lagerkommandant Winkler beteiligte sich an Selektionen, ebenso Vorarbeiter der Universale, SS-Männer, die Arbeitskommandos führten oder auch Funktionshäftlinge (Kapos), die allesamt unliebsame oder überschüssige Häftlinge über den Weg der Deportation loswerden konnten, ohne selbst in größerem Ausmaß zu töten. Als Lagerarzt herrschte Ramsauer über den letzten, äu-

628 Zit. nach Egon Humer: Der Tunnel, 1992.

ßerst ambivalenten Zufluchtsort für schwer kranke oder verletzte Häftlinge: das Krankenrevier im Südlager. In seiner Macht stand es, wie mit kranken und verletzten Häftlingen umgegangen wurde. Er war es, der schlussendlich über die Arbeitsfähigkeit der Häftlinge entschied, über ihre rudimentäre medizinische Behandlung oder Nicht-Behandlung, darüber ob, wann, wie und zu welchem Zweck chirurgische Eingriffe an Häftlingen vorgenommen wurden, wer nach Mauthausen zurückgeschickt wurde und nicht zuletzt, wen er tötete oder töten ließ. Ramsauers Herrschaft am Loibl war nicht nur von Rassismus und ökonomischem Kalkül geleitet, sondern schien – wie die Hinweise auf den Medikamentenhandel zeigten – darüber hinaus auch korrupt gewesen zu sein. Davon abgesehen nutzte Ramsauer – innerhalb des 1942/43 neu installierten ökonomischen Paradigmas der Häftlingsbehandlung – das ihm zur Verfügung stehende „Menschenmaterial" als Versuchsobjekt zur Vertiefung seiner chirurgischen Kenntnisse. Was die Tötung kranker Häftlinge betraf, so erklärte Sigbert Ramsauer nach 1945, aus humanistischen Gründen „Euthanasie" praktiziert zu haben, um schwer verletzten oder kranken Häftlingen einen „schönen Tod" zu bereiten. In Wirklichkeit war das Empfinden der Häftlinge keine Kategorie in Ramsauers Denken. In allen drei skizzierten Tötungsfällen waren die Überlebenschancen der Häftlinge – bei entsprechender Behandlung – durchaus gegeben. Auch hier ging es einzig und allein um die rasche, umstandslose und billige Beseitigung von unnütz gewordenem „Menschenmaterial" oder, wie es Ramsauer 1990 selbst sarkastisch ausdrückte: *„An den hypokratischen Eid habe ich aber sicher nicht gedacht dabei."*[629]

629 Ebd.

Die Verhaftung

> *„Und dann, dann ist in den Zeitungen überall gestanden, wer SS-Angehörige versteckt, hat mit Todesstrafe zu rechnen. Na ja, dann hab ich mich gemeldet."*

Am Montag, dem 7. Mai 1945, – es befanden sich noch 1.115 Häftlinge im Lager[630] – begann die chaotische Auflösung des Loibl-KZ mit der Freilassung der ersten französischen und polnischen Deportierten. Wenige Tage zuvor, am 4. Mai, hatten Partisan*innen nach Belagerung und Kämpfen die Häftlinge aus dem vom Loibl Südlager etwa 20 km entfernten Gestapo-Gefängnis in Begunje befreit. Parallel dazu wurde mit der Kapitulation des Deutschen Reiches die Loiblpass-Straße und der Tunnel zum Nadelöhr eines gewaltigen Flüchtlingsstroms: Tausende Menschen, vor allem Wehrmachtsteile, SS und die mit ihnen verbündeten Ustaša-Angehörigen und Weißgardisten flüchteten vom Balkan und versuchten, in letzter Minute die westalliierten Truppen zu erreichen, um jugoslawischer oder sowjetischer Kriegsgefangenschaft zu entgehen. Der Lager-SS entglitt in den ersten Maitagen sukzessive die Macht.[631] Die Partisan*innen hatten die Loibl-Häftlinge über die Lage informiert. So kam es am Loibl nicht zu einer direkten Befreiungsaktion durch die Partisan*innen, sondern zu einer sukzessiven Machtübernahme durch die Widerstandsgruppen unter den Häftlingen im Lager.

Sowohl im Süd- als auch im Nordlager hatten französische Häftlinge, vor allem Kommunisten, geheime Widerstandsorganisationen gebildet, die sich um die Sammlung und Weitergabe von Informationen über den Kriegsverlauf sowie die Unterstützung schwacher, kranker und junger Häftlinge durch Lebensmittel, Zigaretten und moralischen Beistand bemühten. Janko Tišler, der bis 1944 als Zivilarbeiter häufig auf der Baustelle tätig war, berichtet von der Existenz einer politischen Organisation *(Résistance)* und einer Hilfsorganisation *(Solidarité)*. Alle Häftlinge, die er als Organisatoren aufzählt, waren vor ihrer Verhaftung Funktionäre der französischen KP und/oder Mitglied in der Nationalen Befreiungsfront (*Comité Français de la Libération Nationale* – CFLN) gewesen.[632]

Die politische Seite des Häftlingswiderstandes bestand vor allem in der Herstellung von Kontakten zu Zivilarbeitern auf den Tunnelbaustellen bzw. zu slowenischen Zivilist*innen bei Arbeitseinsätzen in Tržič, wodurch ermutigende Informationen über die Erfolge der *Résistance* und über das Vordringen der Alliierten unter die Häftlinge gelangen sollten. Die soziale Seite des Widerstandes bestand darin, der Enthumanisierung entgegenzuwirken, wie Jacques Beteille es ausdrückte: *„[A]ber später, da hat es die So-*

---

630 Vgl. Josef Zausnig: Der Loibl-Tunnel, S. 130.

631 Zur Auflösung des Lagers vgl. Janko Tišler/Christian Tessier: Das Loibl-KZ, S. 396–436; Peter Gstettner: Die Legende von der Selbstbefreiung Kärntens. Alte Töne und neue Varianten des „Gedankenjahrs 2005". In: DÖW (Hg.): Jahrbuch 2006. Wien 2006, S. 80–105.

632 Vgl. Janko Tišler/Christian Tessier: Das Loibl-KZ, S. 262f.

lidarität gegeben. Das sage ich Ihnen. Aber am Anfang nicht. Weil, wir waren wie Tiere, die gejagt wurden, wir schauten nicht links, noch rechts.“[633]

Die gegenseitige Unterstützung innerhalb der Häftlingsgesellschaft dürfte sich am Loibl, wie auch in anderen Konzentrationslagern, sehr stark entlang nationaler und politischer Kriterien entwickelt haben. Louis Breton, der im April 1944 von Mauthausen in das Nordlager kam, berichtete: *„Die Losung war: Jedem geschwächten Franzosen am Arbeitsort beistehen, ihm bei der Arbeit nach Möglichkeit helfen, damit er wieder zu Kräften kommt, so wenig Arbeit wie möglich verrichten und dabei doch beschäftigt wirken, um Repressalien zu vermeiden.*“[634]

Neben den Kooperationen der französischen Häftlinge entwickelten 1944 auch polnische Häftlinge im Nordlager eine ähnliche Häftlingsorganisation. Akteure der beiden Organisationen bildeten schließlich ein Lagerkomitee, das sich in den Aborten, im Waschraum oder hinter den Baracken zu Absprachen traf.[635]

Innerhalb der nationalen Organisationsmuster gab es jedoch auch politische und soziale Differenzen. So berichteten französische kommunistische Häftlinge später, dass französische Funktionshäftlinge, etwa im Krankenrevier, ihre Spielräume überwiegend zugunsten von Häftlingen aus der sozialen Oberschicht genutzt hätten.[636] Zu diesen „privilegierten“ Häftlingen wurde auch Louis Balsan (1911–1982) gezählt, ein französischer Offizier, der der einer Industriellenfamilie entstammte, als Bobfahrer 1932 und 1936 an den olympischen Winterspielen teilgenommen hatte und 1942 als Mitglied eines französisch-britischen Spionagezirkels in Frankreich von der Gestapo festgenommen worden war.[637] Balsan war mit dem ersten Transport im Juni 1943 auf den Loibl gekommen und fungierte zeitweise als Barackenschreiber, was ihm den Zugang zu zusätzlichen Lebensmittelrationen ermöglichte, die er wiederum den Häftlingspflegern in der Krankenbaracke zur Verteilung übergab. Balsan hatte außerdem Zugang zu Aufzeichnungen der SS über das Geschehen im Lager und verfügte über Kontakte zu slowenischen Zivilist*innen.[638]

Eine weitere für die Selbstbehauptung der Häftlinge im Lager und die Strafverfolgung der Täter außerordentlich wichtige Figur war der tschechische Häftlingsarzt Dr. František Janouch, der offenbar uneingeschränkt hohes Ansehen unter den Häftlingen genoss.[639]

Am 5. Mai wurde das letzte Mal am Tunnel gearbeitet, am 7. Mai erklärte ein Komitee der Häftlinge – bestehend u. a. aus Emile Pasquier, Georges Loirat, Pierre Gaudin, Gaston Charlet, Robert Theeten, František Janouch und Louis Balsan – während eines Appells dem Lagerkommandanten Jakob Winkler die Übernahme der Lagerverwaltung. Dies wurde von Winkler angesichts der politischen Lage bereits hingenommen.

633 Interview mit Jacques Beteille, Interviewerin: Julia Montredon, Châteaugiron, Frankreich, 22.7.2002, MM, MSDP, 5/2/327.
634 Zit. nach Janko Tišler/Christian Tessier: Das Loibl-KZ, S. 266.
635 Vgl. ebd., S. 267f.
636 Vgl. ebd., S. 134.
637 Vgl. Louis Balsan an Major Davies, 2.2.1947, TNA, WO 304/363.
638 Vgl. ebd., S. 125, 377.
639 Vgl. František Janouch: Selbst der Teufel würde erröten.

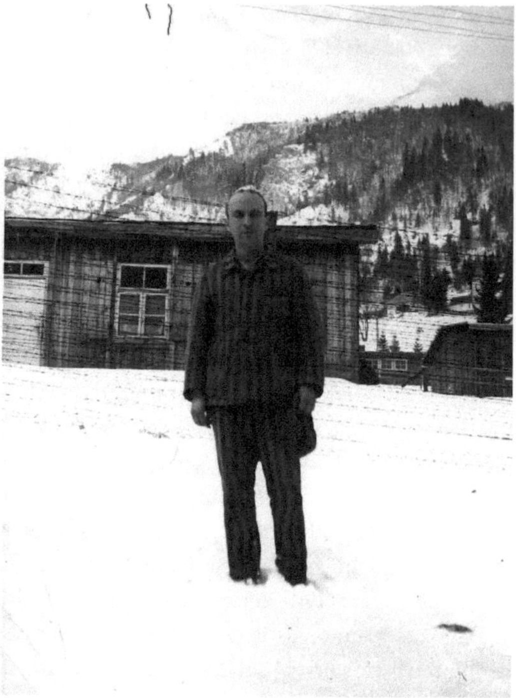

Abbildung 29: Louis Balsan in Häftlingskleidung, KZ-Loiblpass Süd, Winter 1944/45 (Privatarchiv Aimée Balsan).

Am Nachmittag verließ der Großteil der Häftlinge zu Fuß und unter Begleitung von etwa 40 SS-Männern das Lager in Richtung Feistritz im Rosental.[640]

Bei Feistritz traf die Kolonne auf Partisaneneinheiten der slowenischen Befreiungsfront (*Osvobilna fronta*, OF) bzw. der jugoslawischen Armee, die wiederum von einer Häftlingsgruppe, die sich in der Nacht aus der Kolonne abgesetzt hatte, alarmiert worden waren. Die Partisanen überwältigten und entwaffneten die SS-Männer und sorgten somit für die endgültige Befreiung der Loibl-Häftlinge.[641] Ein Teil der französischen Deportierten, vor allem Kommunisten und einige wenige Gaullisten, meldeten sich sofort freiwillig zur Partisanenarmee. Sie bildeten in der Einheit *Kokra* die etwa 120 Mann starke Brigade *Libertè* unter dem Kommando von Maurice Colin.[642] Eine

640 Vgl. Josef Zausnig: Der Loibl-Tunnel, S. 130. Nach der Darstellung von Zausnig verblieben 103 Jugoslawen sowie 21 transportunfähige Kranke noch im Lager.

641 Vgl. Janko Tišler/Christian Tessier: Das Loibl-KZ, S. 421f.

642 Die Brigade *Libertè* wurde am 20.5.1945 durch das Internationale Rote Kreuz evakuiert. Tagebuch Louis Balsan, Eintrag 20.5.1945. Eine Kopie des Originaltagebuchs – im Besitz der Familie Balsan – wurde uns, gemeinsam mit einigen anderen Dokumenten, dankenswerterweise von Anice Clement zugesandt, die parallel zu unserem Projekt an ihrem Dokumentarfilm *Un tunnel pur le Reich* arbeitete. Für die Übersetzung des Tagebuchs danken wir Katharina Wegan, Wien.

zweite Brigade mit dem Namen *Stary* setzte sich aus 75 polnischen Häftlingen, 17 Russen und einigen anderen Häftlingen zusammen.[643] Ein anderer Teil der Häftlinge, die sich aus gesundheitlichen, politischen oder privaten Gründen nicht den Partisan*innen anschließen wollten, marschierte am 8. Mai gegen Mittag, von einer Ehrenformation der Partisan*innen verabschiedet, Richtung Villach weiter. Genau zu diesem Zeitpunkt traf in Feistritz eine aus Tarvis kommende Voraustruppe der britischen Armee unter dem Kommando von Major Vladimir Peniakoff ein.[644] Die britischen Soldaten trafen zum ersten Mal auf Überlebende eines Konzentrationslagers, wie Peniakoff in seinen Erinnerungen festhielt:

> *„Wir begegneten einer Abteilung von dreihundert menschlichen Wesen: barfuß, in grauweiß gestreifter Kleidung, mit geschorenen Köpfen, grauen Gesichtern und hervortretenden Knochen. Leichen in Viererreihen. Mühsam schleppten sie sich weiter und versuchten eine militärische Ordnung zu wahren. Aber sie wirkten wie ein Zug von Gespenstern. Als sie sich unserer Abteilung näherten, die ich hatte halten lassen, weil ich nicht begriff, was mir da entgegenkam, erhoben sie krächzende Stimmen. Es sollte ein Lied werden, aber es war kaum ein Flüstern, die Marseillaise – und doch nur ein Röcheln. Es waren französische politische Gefangene. Und das hatten ihre Wächter in einem Konzentrationslager aus ihnen gemacht. ‚Wenn das das wirkliche Deutschland ist‘, dachte ich, ‚dann haben wir noch lange Zeit zu tun, um es zu bessern.‘“*[645]

Angehörige von Peniakoffs Einheit fotografierten die denkwürdige Szene in Feistritz – fast 70 Jahre später entdeckte Alain Lavigne, Sohn des Loibl-Häftlings Jacques Lavigne (1907–1976), der sich unter den Befreiten befand, einige dieser Aufnahmen im Fundus der britischen Veteranenorganisation *Friends of Popski's Private Army*.[646]

Ramsauer und Winkler harrten indes noch eine letzte Nacht im Lager aus. Marija Dovžan, die zuletzt für die Zivilarbeiter des Lagers gekocht hatte, sagte später, sie hätte Ramsauer am 7. Mai in seinem weißen Arztkittel auf einer Bank in der Nähe des Krankenreviers sitzen gesehen.[647] Er vergegenwärtigte sich wohl gerade seine Lage, die für ihn – das war ihm sicherlich klar – nichts Gutes verhieß. Die kommenden drei Wochen sollten de facto sein letztes „Kriegsabenteuer“ darstellen: Flucht, Gefangennahme, erneutes Entkommen und Versteck und schließlich seine endgültige Verhaftung am 25. Mai 1945. Was sich in dieser Phase abgespielt hat, lässt sich grob über Aussagen von

643 Vgl. Janko Tišler/Christian Tessier: Das Loibl-KZ, S. 429.
644 Die Spezialeinheit trug die formale Bezeichnung „No. 1 Demolition Squadron“ – bekannt wurde sie allerdings unter dem Namen „Popski's Private Army“.
645 Vladimir Peniakoff: Geisterarmee. Popskis verwegene Jagd. München 1951, S. 555.
646 Vgl. Alain Lavigne: Les photos perdues du Loiblpass. Paris, August 2013, online unter: https://campmauthausen.org/ressources/archives/dossiers/photos-perdues-Loibl/ (abgerufen am 22.2.2024). Wir danken Alain Lavigne herzlichst für die Überlassung des Fotomaterials, das Teilen seiner Rechercheergebnisse und nicht zuletzt für seine tatkräftige Hilfe bei der Organisation aller Druckgenehmigungen.
647 Vgl. Janko Tišler/Christian Tessier: Das Loibl-KZ, S. 407.

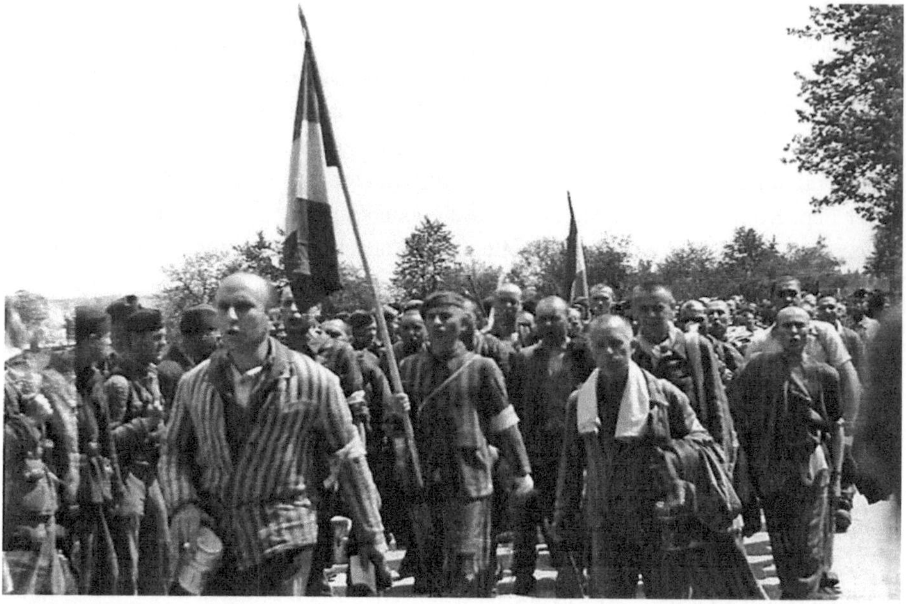

Abbildung 30: Partisan*innen und befreite Loibl-Häftlinge mit Louis Balsan (vorne links) an der Spitze des Zuges in Richtung Villach am frühen Nachmittag des 8. Mai 1945 bei Feistritz im Rosental (Friends of Popski's Private Army).

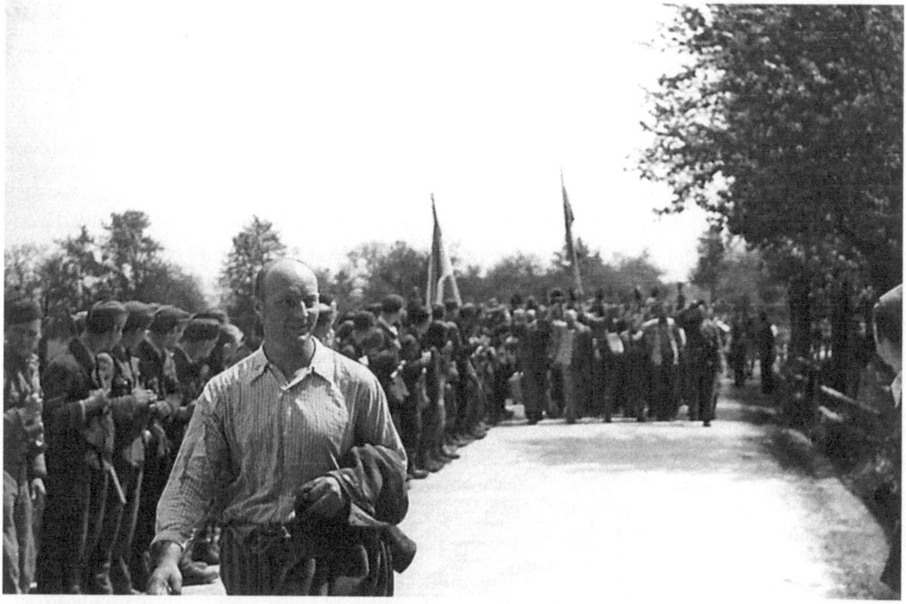

Abbildung 31: Der befreite Loibl-Häftling Charles Garnier beim Abschied von den Partisan*innen nahe bei Feistritz im Rosental, 8. Mai 1945 (Friends of Popski's Private Army).

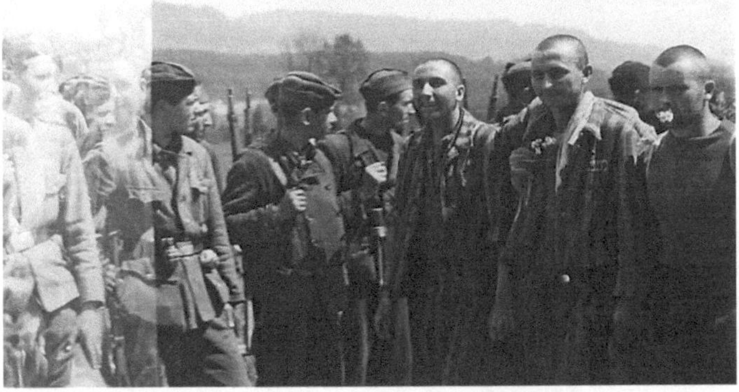

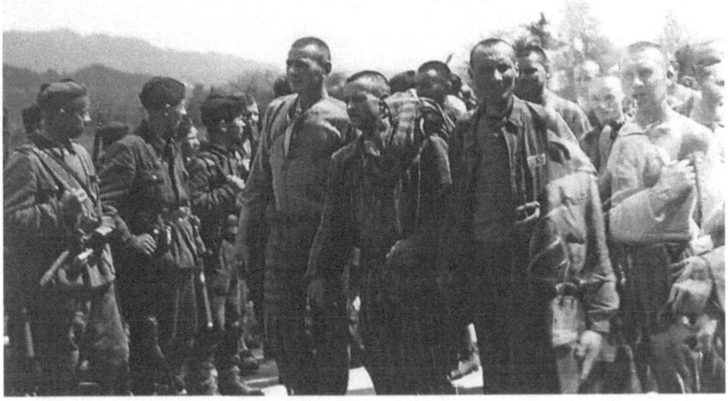

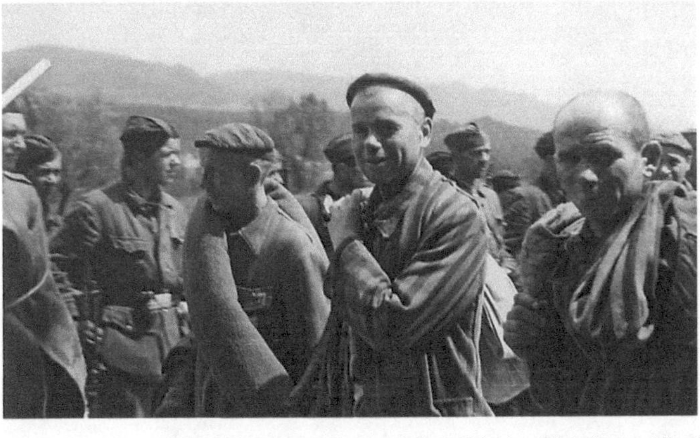

Abbildung 32, 33, 34: Loibl-Häftlinge treffen auf die britische Einheit von Vladimir Peniakoff, das *No. 1 Demolition Squadron* der 8. Armee, besser bekannt unter dem Namen *Popski's Private Army*, 8. Mai 1945. Die Fotos, Teil einer Serie, wurden 2013 von Alain Lavigne – Sohn des Loibl-Häftlings Jacques Lavigne (1907–1976), Häftlingsnummer 26965 – während der Recherchen zu seinem Vater entdeckt (Friends of Popski's Private Army).

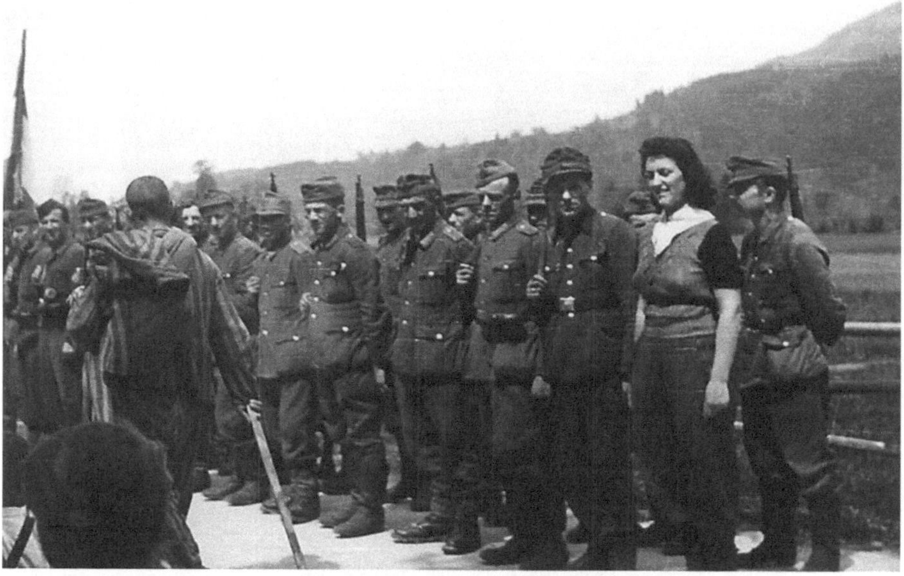

Abbildung 35: Ehrenspalier der Partisan*innen für die befreiten Loibl-Häftlinge, Rosental, 8. Mai 1945 (Friends of Popski's Private Army).

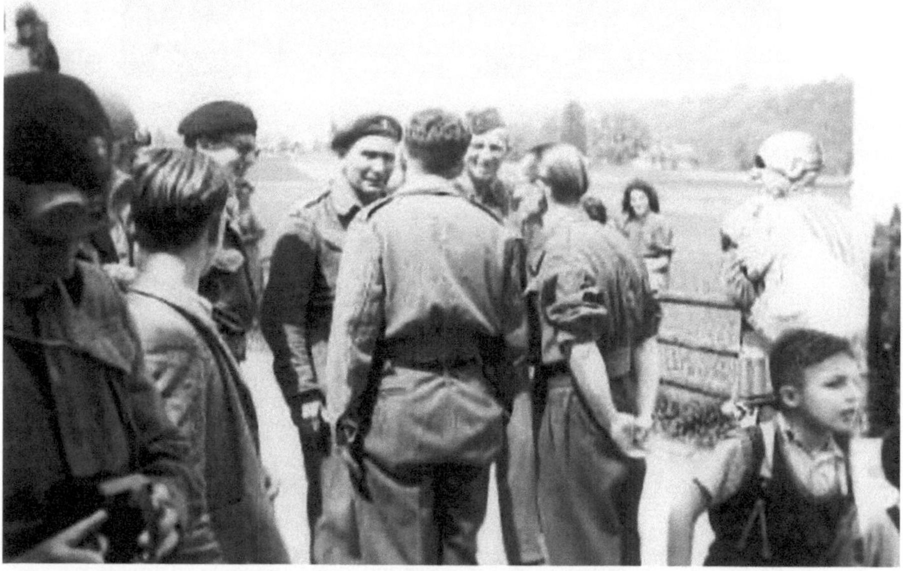

Abbildung 36: Major Vladimir Peniakoff „Popski“ mit britischen Armeeangehörigen und Partisan*innen, Rosental, 8. Mai 1945 (Veteranen Archiv "Special Forces – Roll of Honor").

Zeitzeugen rekonstruieren. Die wichtigste Quelle hierfür ist das Tagebuch des ehemaligen französischen Loibl-Häftlings Louis Balsan, der bei der Festnahme Ramsauers eine zentrale Rolle spielte. Sein Tagebuch dokumentiert nicht nur in eindrucksvollen Schilderungen die Tage der Befreiung, sondern vor allem auch, wie er sich vor seiner Rückkehr nach Frankreich gemeinsam mit den britischen Militärbehörden auf Ramsauers Spuren heftete und mit großer Beharrlichkeit an dessen Festnahme arbeitete.[648] Auszüge aus diesem Tagebuch, das im deutschen Sprachraum bis auf wenige Passagen im Buch von Janko Tišler kaum bekannt ist, werden in diesem Kapitel ausführlicher zitiert. Die Geschichte von Ramsauers Verhaftung wird hier also vor allem aus der Perspektive Balsans dargestellt, der mit diesem Dokument eindringlich die Bedeutung von Ramsauers Festnahme für die ehemaligen Häftlinge vor Augen führt. Mit der Übergabe eines von Balsan zusammengestellten Dossiers über das Loibl-KZ an Offiziere der britischen Armee am 18. Mai hatte Balsan auch dafür gesorgt, dass Ramsauer von den Briten als Kriegsverbrecher gesucht wurde.[649] Insofern kann er als zentraler Impulsgeber und Initiator für die spätere Strafverfolgung Ramsauers betrachtet werden.

Ramsauer und Winkler verließen das Lager gemeinsam mit der noch verbliebenen SS-Kompanie am 8. Mai zwischen 10 und 11 Uhr vormittags. Der ehemalige Lagerschreiber Karl Weber hielt dazu fest: *„Doktor Ramsauer, in SS-Uniform, fuhr auf einem Motorrad und stellte die Verbindung sicher. Auf der Straße nahm er seine Dekorationen ab. Das letzte Mal habe ich ihn in UnterLoibl gesehen.“*[650]

Ramsauer kam nicht weit. Beim Versuch, die von den Partisanen kontrollierte Hollenburger Draubrücke zu überqueren, wurde er – mittlerweile bereits in Zivilkleidung – von einem ehemaligen Loibl-Häftling, der sich den Partisan*innen angeschlossen hatte, erkannt, in Folge gefangen genommen und in die Volksschule in Feistritz verbracht, wo die Partisan*innen vorübergehend Gefangene festhielten.[651] Da es bis zum 15. Mai im Ferlacher Raum noch zu heftigen Kämpfen zwischen Partisan*innen, SS und Ustaša kam, übernahm eine Brigade von Freiwilligen, bestehend aus ehemaligen Deportierten, in Absprache mit der Partisaneneinheit *Kokra* die Bewachung der Gefangenen. Louis Breton, ebenfalls zur Brigade gehörend, vermerkte zu den Ereignissen am 8. Mai:

> *„Die Partisanen schickten uns alle zu dieser kleinen Ortschaft. Unsere gefangenen SS-Leute wurden unter Partisanenbewachung in der Schule untergebracht. Den eben gegründeten Kampftruppen wurden Quartiere zugewiesen, ebenso den anderen Franzosen, die nach einer kurzen Betreuung möglichst rasch in die Heimat gebracht werden*

648 Wie in einem Bericht von C. J. Dawson vermerkt, trug Louis Balsan mit seinen Informationen auch zur Ausforschung und Verhaftung des SS-Wachmannes Friedrich Porschel bei: C. J. Dawson, Investigation Branch Report on SS-Arbeitslager Loiblpass, 13.6.1945, TNA, WO310/142.

649 Vgl. Tagebuch von Louis Balsan, Freitag, 18.5.1945, Privatarchiv Familie Balsan.

650 Zit. nach Janko Tišler/Christian Tessier: Das Loibl-KZ, S. 407.

651 Vgl. Interview mit Janko Tišler, zit. nach Josef Zausnig: Der Loibl-Tunnel, S. 131.

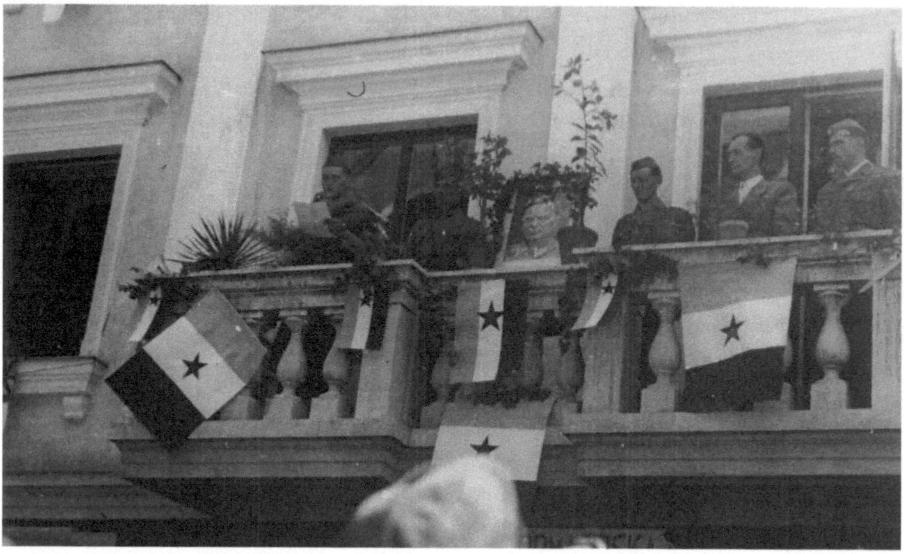

Abbildung 37: Die Brigade *Liberté*, Tržič, Mai 1945. Am Balkon von links nach rechts: Charles Garnier und der Kommandant der französischen Brigade Maurice Colin, unidentifizierte Person, der kärntner-slowenische Partisanenführer Karel Prušnik-Gašper und Karel Globočnik-Silni (KZ-Gedenkstätte Mauthausen | Mauthausen Memorial).

sollten. [...] Wir sind zuerst in die Schule gegangen, wo unsere SS-Leute saßen. Wir haben ihnen alle ihre Kleider abgenommen und sie gegen unsere gestreiften Anzüge getauscht. In unseren Sträflingsgewändern sahen sie weit weniger brillant aus."[652]

Wie aus den Tagebuchaufzeichnungen Balsans hervorgeht, überstellten die Partisaneneinheiten die verhafteten SS-Männer, unter ihnen auch Ramsauer, nach Beendigung der Kämpfe von der Feistritzer Volksschule in ein Lager in Faak, wo Balsan mit der Brigade *Liberté* am 19. Mai damit begann, die Personalien der inhaftierten SS-Männer aufzunehmen. Enthusiastisch vermerkte Balsan einen Tag später in seinem Tagebuch:

„*Abfahrt nach Klagenfurt, um Hauptmann Dawson von der Verhaftung von Ramsauer und anderen SSlern zu berichten. Ankunft in Klagenfurt gegen zehn Uhr. Wir erklären, dass Ramsauer und 24 SSler in den Händen der Tito-Franzosen sind und wir am Vortag ihre Identität aufgenommen haben. Ich schlage vor [...] die Expedition nach Eisentratten gegen vier Uhr abzuwarten und am Rückweg das detaillierte Verhör mit Ramsauer und Konsorten für den nächsten Tag vorzubereiten.*"[653]

652 Zit. nach Janko Tišler/Christian Tessier: Das Loibl-KZ, S. 423.
653 Tagebucheintrag Louis Balsan, Samstag, 20.5.1945.

Louis Balsan, der sich nicht der Brigade *Liberté* angeschlossen hatte, kooperierte bis zu seiner Rückkehr nach Frankreich am 7. Juni eng mit der 78. Infanteriedivision der 8. britischen Armee (*British Troops Austria*, BTA), welche die militärische Besetzung von Kärnten übernahm. Außerdem meldeten sich Gaston Charlet, Maurice Felix, Jean Charlet de Sauvage, Charles Garnier und Albert Wolff, um den Briten bei der Identifizierung und Festnahme von Tätern zu helfen. Balsans Verbindungsmann zu den britischen Besatzungsstellen war Captain C. J. Dawson von der *Special Investigation Branch* (SIB), einer Abteilung der britischen Militärpolizei, die zu diesem frühen Zeitpunkt für die Ausforschung von Kriegsverbrechern zuständig war.

Louis Balsans Freude über Ramsauers Festnahme fand allerdings ein rasches Ende. Ramsauer war es gelungen, die sich überstürzenden politischen Ereignisse des vorangegangenen Tages zu nutzen. Am 19. Mai hatte Tito auf Druck der Briten ein Abkommen unterzeichnet, wonach sämtliche jugoslawische Truppen Kärnten bis zum 21. Mai, 7 Uhr morgens, zu verlassen hatten, was auch bedeutete, dass die Kriegsgefangenen der jugoslawischen Partisanentruppen nach Jugoslawien abgezogen würden. Aus diesem Grund wurde Balsans Vorschlag, zuerst in Eisentratten, dem Wohnort von Ramsauers Familie, eine Hausdurchsuchung und erst anschließend ein Verhör durchzuführen, wieder verworfen. Stattdessen machten sich Balsan und Dawson auf den Weg in Richtung Faak, um Ramsauer festzunehmen:

„Angekommen in St. Jakob erfahren wir, dass das Lager von Faak am Morgen von den Engländern besetzt wurde, die SSler unter der Bewachung von Tito-Truppen weggefahren sind, aber ein englischer Offizier gefordert hätte, dass Dr. Ramsauer mit den kranken zivilen Gefangenen bleiben sollte. Wir stürzten nach Faak, um die Spur von Ramsauer aufzunehmen. Nach vielfältigen Schritten in zahlreichen englischen Einheiten kommen wir zu dem Schluss, dass Ramsauer sehr früh am Morgen das Lager verlassen haben musste, in einer Wehrmachtsuniform ohne Abzeichen, mit einer Armbinde des Roten Kreuzes und in Begleitung eines Krankentransports mit 15 Zivilisten.“[654]

Die Recherchen zum Verbleib Ramsauers nahmen den gesamten restlichen Tag in Anspruch. Gegen 21 Uhr beschloss die Gruppe, noch in derselben Nacht nach Eisentratten, dem vermuteten Zufluchtsort Ramsauers, zu fahren, und dort nach ihm zu suchen.

„Wir, Dawson, drei Polizisten, Jean Charlet de Sauvage, Albert und ich fahren mit einem Jeep und einem 1,5 Tonnen schweren Lastwagen nach Eisentratten weiter. Ankunft gegen halb zwei Uhr Früh in Eisentratten. Wir finden in einem kleinen Haus ein junges Mädchen, die uns gern zu dem kleinen Dorf führt, wo der Hof steht, in dem die Ramsauers untergebracht sind. Wir steigen eineinhalb Stunden über einen kaum begehbaren Weg zum

654 Ebd.

Gipfel hinauf. Wir dringen in das Haus ein und durchsuchen es von oben bis unten. Hier sind nur Herr und Frau Schmid [Heinrich und Hermine Schmid], Ramsauers Schwiegereltern, und die zwei Ramsauer-Töchter. Ich finde hier eine große Holzkiste, die im Lager am Loiblpass hergestellt worden war und deren Adresse ich einige Zeit vorher aufgemalt hatte. Bei dieser Gelegenheit hatte Ramsauer, der ungeduldig gewartet hatte, mir einen Faustschlag auf den Kopf verpasst. Wir erfahren, dass sich Frau Ramsauer in Gmünd aufhält, in einem Hotel mit Dr. Samer und seiner Frau (Gasthof Sorgo). Wir begeben uns zu diesem Hotel und finden im Zimmer der Samers Frau Ramsauer, die wir bitten, sich anzuziehen, um mit uns auf ein Gespräch mitzukommen. Hauptmann Dawson spricht mit ihr zwei Stunden. Diese Frau scheint kein Gewissen zu haben und drückt ihr Bedauern darüber aus, dass die Nazis sie über den Ausgang des Krieges, den sie gern gewonnen hätte, getäuscht hätten. Sie verteidigt ihren Mann, den sie in Titos Gefangenschaft wähnt, und erklärt, dass er immer äußerst gut mit den Gefangenen (!) umgegangen sei und nur gezwungenermaßen als Arzt im Konzentrationslager tätig war (!). […] Ohne dass sie gefragt worden wäre, erklärt sie, dass ihr Mann nie Injektionen verabreicht oder Gefangene geschlagen hätte, sondern er, im Gegenteil, seine Seele jenen verschrieben hätte, eine Tatsache, die ihm Vorwürfe seiner Vorgesetzten eingetragen hätte. […] Hauptmann Dawson nimmt sie nach Klagenfurt mit und Albert, Jean Charlet und ich selbst fahren zurück ins Kriegsgefangenenlager, um uns ein paar Stunden auszurasten."[655]

Das Ramsauer-Anwesen in Gamschitz nahe bei Eisentratten, das Balsan hier beschrieb, umfasste damals zwar schon ein großes Stück Land und Wald, das Haus selbst war allerdings nicht mehr als eine kleine Almhütte, die nun offenbar dem gesamten Familienverband als abgelegene Zufluchtsstätte diente – wohl aufgrund der Beengtheit der Hütte übernachtete Ramsauers Frau Liselotte im Gasthof. Die Schmids hatten offenbar mit dem Vorrücken der Roten Armee auf Wien die Hauptstadt verlassen, um das Kriegsende in der abgeschiedenen und weniger gefährlichen Provinz bei ihrer angeheirateten Verwandtschaft zu überstehen. Es dürfte sich bei dieser Zusammenkunft um das letzte Treffen zwischen den beiden Familien gehandelt haben.

Louis Balsan gönnte sich keine lange Rast. Aus dem Tagebuch wird ersichtlich, wie er – obwohl von der KZ-Haft stark geschwächt – all seine Kräfte mobilisierte, um Ramsauer zu finden. Bereits am nächsten Tag begab er sich frühmorgens, nach ein, zwei Stunden Schlaf, wieder nach Klagenfurt, um gemeinsam mit Dawson und in Anwesenheit von Liselotte Ramsauer die Stadtwohnung der Familie zu durchsuchen. Die beiden Ermittler fanden und konfiszierten einige von Häftlingen gefertigte Holzskulpturen, sowie ein auf der Wand hängendes Bild vom Loiblpass mit einer persönlichen Widmung Jakob Winklers anlässlich Weihnachten 1944 – eine Widmung, die wiederum Balsan im Auftrag Winklers zu malen gehabt hatte. Diese eher nebenbei erwähnte Begebenheit wirft ein bezeichnendes Licht auf die Persönlichkeit Ramsauers: Wie viele Nationalsozialisten, von

655 Ebd.

denen Simon Wiesenthal fälschlicherweise annahm, sie schliefen schlecht, hatte Ramsauer kein Problem mit den von ihm mitverursachten Kriegsverbrechen: Bilder der verschiedenen Orte des Grauens hingen fein säuberlich an Wohnzimmerwänden oder waren eingeklebt in Alben, vielfach versehen mit launigen Kommentaren. Ramsauer präsentierte ein derartiges Erinnerungsstück an das Loibl-KZ, eine von einem französischen Häftling angefertigte Schnitzarbeit, noch 1990 im Filminterview mit Egon Humer.

Für das französisch-britische Ermittlerduo erbrachte die Hausdurchsuchung allerdings wenig Brauchbares. Sie fanden keine weiteren Fotografien – etwa von Lagerkommandant Winker. Balsan mutmaßte, dass Liselotte sämtliche Fotos und Dokumente verbrannt hatte, denn er fand Überreste verkohlten Papiers im Ofen.[656] Wenige Tage später, am 24. Mai, kehrte Balsan im Zuge der Ermittlungen mit Dawson auf den Loibl zurück. Der Besuch ließ viele Erinnerungen hochkommen. Balsan hielt die Besichtigung des Schauplatzes seiner Qualen eindrücklich fest:

> *„Nicht ohne Emotionen schreite ich durch das Lagertor. Der Wachposten war völlig abgebrannt, ebenso die Blöcke 1 und 5. Das Feuer musste heftig gewütet haben, denn viele Stangen, an denen die Stacheldrahtumzäunung befestigt war, sind verkohlt. Wir gehen zuerst auf den Appellplatz und ich erkläre dem General, dass wir hier oft stundenlang vor dieser traurigen Berglandschaft gestanden haben und dieser Platz zum Großteil an einem Tag gebaut wurde: am Pfingstsamstag 1945. [...]*
> *Wir verlassen das Lager durch das Tor, das zu den SS-Blöcken führt. Wir treten in die Baracke von Winkler und finden dort ein Bleistift-Portrait, das eine vergrößerte Fotografie von ihm zeigt, und ein recht gutes Foto von ihm, das wir mitnehmen. [...] Von hier aus gehen wir die Baracke mit den Werkstätten und der Polizeiküche entlang, um auf das Revier der SS zuzusteuern. Wir treten ein und ich zeige ihm den Operationssaal, wo unsere Kameraden ermordet wurden. Wir gehen ebenso in die Wohnung von Ramsauer, aber es gibt nichts zu seiner Identifikation, was wir hätten mitnehmen können. Ich zeige ihm gleichfalls das Zimmer, in dem ich die Adressen auf die Kisten malte, die Ramsauer verschickte, da, wo er mir eines Tages einen Faustschlag auf den Schädel verpasste, weil der Abstand zwischen den Buchstaben seiner Meinung nach nicht genau passte. Danach steigen wir zum Krematorium hinauf und sehen im Vorbeigehen einen der Wachtürme, den ich selbst gebaut habe. [...] Nicht ohne große Emotionen steige ich, gefolgt vom General, zum Krematorium hinunter. Ich stelle mich stramm hin, salutiere und nehme meine Kappe ab. Der General macht es ebenso, wie auch die beiden jugoslawischen Offiziere. Ich erkläre ihnen, wie man bei der Einäscherung vorging, die ich selbst oft machte. Der Tote wurde hinuntergetragen, oft in einer Brottrage, und auf den Scheiterhaufen geworfen, der in einem aus Steinen gemauerten Loch folgendermaßen aufgebaut wurde: 1. ein Ballen Stroh zum Anzünden des Scheiterhaufens; 2. zwei Eisenschienen, an die Steinmauern gelegt, die die Holzscheite trugen; 3. aneinandergereihte*

656 Vgl. Tagebucheintrag Louis Balsan, Montag, 21.5.1945.

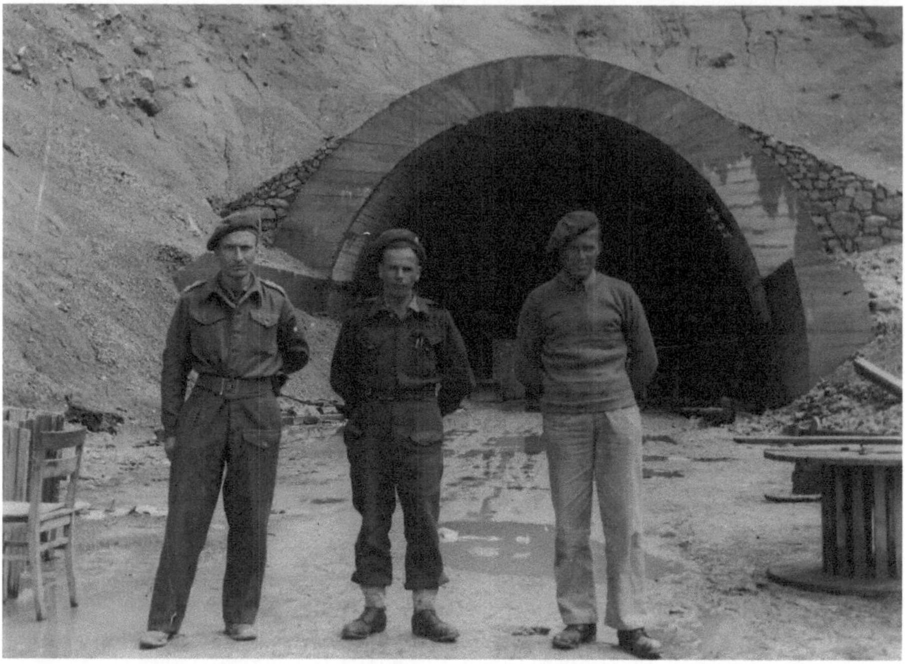

Abbildung 38: Louis Balsan (links) und Désiré Picard in britischer Uniform mit einer weiteren, nicht identifizierten Person vor dem Nordportal des Loibl-Tunnels, Mai 1945 (Privatarchiv Aimée Balsan).

Holzscheite einmal in diese Richtung, einmal rechtwinklig darauf, und darauf legte man den nackten Körper, das Gesicht zum Boden. Ich erkläre dem General, dass man, sobald die Installation fertig war, den Scheiterhaufen mit Benzin übergoss, der vom SS-Krankenpfleger angezündet wurde. Danach konnte man vom Lager aus diese traurigen Rauschschwaden aufsteigen sehen und der Geruch vom Menschenfleisch unserer Kameraden, die gerade verbrannten, stieg in unsere Nasen.
Auf dem Rückweg nahmen wir den Weg, den Tsotsorija angelegt hatte. Ich hatte ihm zuvor den Ort gezeigt, wo Tsotsorija ermordet worden war, und ich erklärte, dass dieser arme Russe, der im Krieg von der Explosion einer Handgranate getroffen worden war, Gegenstand der Verhöhnung des Kommandanten gewesen war, der sich über ihn lustig machte und ihn schließlich dazu einsetzte, den Weg rund um das Lager mit angeschleppten Steinen anzulegen und zu pflastern. Ich war es, der seinen Körper zum Krematorium getragen hatte. Ich erinnere mich, dass ich während seines Transports zu seinem Gedächtnis betete und diesen Weg gewählt hatte, den er selbst angelegt hatte, um ihm eine letzte Ehre zu erweisen.“[657]

657 Tagebucheintrag Louis Balsan, Montag, 24.5.1945.

Die fieberhafte Suche Balsans nach Ramsauer ging weiter, führte allerdings zu keinen Ergebnissen. Er blieb vorerst noch verschollen. Welchen Weg Ramsauer inzwischen genommen hatte, erschließt sich ansatzweise aus einem Interview mit Ramsauers späterem Forstarbeiter, dem er seine Fluchtversion auf das Anwesen in Eisentratten in groben Zügen geschildert hatte:

„Und wegen seiner ganzen Geschichte, haben wir soweit nix geredet ... da wie er den Partisanen entkommen ist, ja, das hat er mir erzählt. Sie sind damals von oben, vom Loibl, weg, und dann, ich weiß nicht wo das war, [...] da haben sie ihn schon fast gehabt. [...] Dort ist er jedenfalls bei einem Haus losgekommen. Da hat jemand gesagt, da kriegt wer ein Kind im oberen Stock – und die haben ja nicht gewusst, dass das der Arzt Ramsauer war – und er hat geholfen, und dann hat er dort die Flucht ergriffen. Na ja, ich war nicht dabei, aber jedenfalls ist er da losgekommen von den Partisanen.
‚Da hab ich ein Mordsglück gehabt', hat er da zu mir gesagt. Dann ist er zu Fuß da hinten über Villach hereingekommen, auf die Wirtschaft, auf ihre Hütte. Oben waren ja sein Vater und seine Mutter."[658]

Am 28. Mai ging in Dawsons Büro in Klagenfurt ein Anruf ein. Ein Offizier der in Spittal stationierten 88. *Field Security Section* erklärte, dass Ramsauer in Eisentratten festgenommen und in ein britisches Kriegsgefangenenlager in Spittal überstellt worden war.[659] Die *Field Security Section* hatte in den vorangegangenen Wochen bereits mehrere erfolgreiche Suchaktionen nach SS-Männern in den Wäldern um Eisentratten durchgeführt.[660] Bezüglich des Verhaftungsdatums gibt es allerdings zwei widersprüchliche Angaben. Balsan nennt in seinen Tagebuchaufzeichnungen den 27. Mai, während der *Security Arrest Report* die Verhaftung Ramsauers mit dem 25. Mai datiert.[661]

Auf den Anruf hin beschlossen Dawson und Balsan, Ramsauer am nächsten Tag zu verhören. Balsan beschrieb die Zusammentreffen und Verhöre Raumsauers in den folgenden drei Tagen minutiös:

„Dienstag, 29. Mai 1945
[...] Gegen 16 Uhr kommt Dawson an, begleitet von Frau Ramsauer. Wir führen sie nach Gmünd zurück und erfahren dort, wie Ramsauer verhaftet wurde. Er wurde am Sonntag, den 27. Mai, verhaftet, als er nach Eisentratten zurückkehrte. Nachdem er vor Tito geflohen war, hielt er es für notwendig, Dr. Samer in Gmünd eine Nachricht zu schicken, um ihm zu sagen, dass er gerne wüsste, wo sich seine Frau aufhielt, und dass er zu den englischen Behörden hinunter käme, sobald es sein Gesundheitszustand (tu-

658 Interview mit Josef St., Interviewerin: Lisa Rettl, Eisentratten, 5.3.2009.
659 Vgl. Tagebucheintrag Louis Balsan, Montag, 24.5.1945.
660 Vgl. 88 F.S. Section, 78 Division, Security Intelligence Report (Austria) No. 1. Period from 8 May to 16 May 1945, TNA, WO 170/7112.
661 Vgl. Security Arrest Report Ramsauer Siegbert, 25.5.1945, TNA, WO 310/142.

berkulös?) ihm erlaubte. Die englischen Offiziere, die das Hotel in Gmünd besetzten, standen schon in Kontakt mit Frau Ramsauer, und, als sie das erfuhren, ließen sie Ramsauer am Berg holen und im Kriegsgefangenenlager von Spittal festnehmen.
Wir kehren nach Spittal zurück, um ihn zu sehen. Wir stellen fest, dass das Gefangenenlager von meinen Freunden des Regiments Kensington, die am selben Tag von Longstop Barracks hierher verlegt wurden, bewacht wird. Hauptmann Cullen stellt sich uns zu Verfügung und wir treffen Ramsauer, der, nachdem er versucht hatte, sich ins Spital einzuschleichen, zurückgebracht wurde und sich inmitten von Zivilisten, die aus unterschiedlichen Gründen verhaftet wurden, befindet. Wir beschließen, sein Verhör auf nach das Abendessen zu verschieben und gehen in die Messe der Kensingtoner essen. Sobald wir die Mahlzeit beendet haben, verhören wir Ramsauer und verlangen von ihm genauere Angaben zu Mauthausen. Er weicht den wiederholten Fragen aus und es wird nahezu unmöglich, von ihm klare Antworten zu diesem Thema zu bekommen. Wir gehen zur Bar in der Messe zurück, wo der Oberst uns einen Whisky spendiert.

Mittwoch, 30. Mai 1945
Um zehn Uhr verhören wir Ramsauer von Neuem. Wir versuchen, genaue Angaben von ihm über Winkler zu bekommen, aber er vermeidet im Allgemeinen Anschuldigungen. Was seine Handlungen als Arzt betrifft, gibt er zu, dass [Léon] Félix eine Petroleum-Injektion erhielt, da sein Zustand sehr schlecht war: Er wäre gelähmt geblieben. Er sagt, in solchen Fällen und wenn er in eine Spezialklinik hätte geschickt werden können, hätten nur 50 Prozent solcher Verunglückten überleben können. Er erklärt, dass er ihm die Injektion ins Herz gab, nachdem er ihn unter dem Vorwand einer Operation hatte einschlafen lassen, und dass er ihn einen Brief an seine Familie schreiben ließ vor dieser ‚Exekution'.
Er erklärt, dass nur zwölf Personen am Loiblpass umgekommen wären. Ich antworte ihm, dass die Zahl sich in Wirklichkeit auf 34 beläuft. Er scheint sich seiner Verantwortung nicht bewusst zu sein und besteht darauf, dass er als Arzt immer seine Pflicht getan hätte. Schließlich ersucht er uns um genaue Angaben über sein Schicksal. Wir erklären, dass er automatisch in seiner Funktion als SS-Offizier verhaftet wird, und dass er Gegenstand eines Gerichtsverfahrens sein wird, auf das er sich vorzubereiten hat und dass seine Angaben der Wahrheit entsprechen müssen, ansonsten würde er sich noch mehr belasten, wenn sie nicht mit den Angaben anderer Personen zu diesem Gegenstand übereinstimmen. Er hofft, dass ich zu seinen Gunsten aussagen werde, er, so sagt er, wäre immer sehr gut mit den Häftlingen umgegangen (na dann, Prost!). Er fragt, ob er in der Zwischenzeit nicht seine Aufgaben in einem Krankenhaus in Spittal erfüllen könnte. Er fügt hinzu, dass er nicht die Absicht hätte zu fliehen, er wäre sogar bereit, dafür sein Ehrenwort zu geben. Hauptmann Dawson antwortet, dass eine solche Entscheidung nur vom Lagerkommandanten gefällt werden kann, aber er glaubt nicht, dass Ausnahmen für Gefangene wie ihn gemacht werden können. Ramsauer ersucht daher, ob man nicht seines Gesundheitszustandes Rechnung tragen könne und besteht da-

bei auf seine Fiebrigkeit und Tuberkulose. Er sagt, dass wenn er in einem Spital wäre, könnte er bessere Nahrung bekommen. Er findet die Nahrung anscheinend unzureichend. Wir antworten ihm, dass wir seinen Fall besprechen werden und dass er, wenn er krank ist, das Schicksal der kranken Häftlinge erfahren würde. Schließlich bittet er darum, dass seine Frau ihn besuchen käme, was derzeit zumindest unmöglich erscheint. Ich erstelle eine Liste mit seinen wesentlichen Dingen, die er fordert, und sage ihm, dass wir sie ihm, wenn möglich, eventuell aus seinem Domizil bringen können. Wir erklären ihm, dass seine Frau zu Hause in bestem Zustand bei den Kindern ist und sie glücklich darüber ist, dass er nicht von Tito erschossen wurde. Als er mir die Liste mit den notwendigen Dingen gibt, kann ich mich nicht zurückhalten zu lächeln und füge ein paar Kleinigkeiten hinzu mit der Bemerkung, dass ich anscheinend viel besser wüsste, was er brauchte als er. Er lächelte gleichfalls. […]

Donnerstag, 31. Mai 1945
[…] Wir fahren nach Eisentratten weiter, wo wir bei der jungen Frau halten, die uns anderntags, oder besser gesagt: andernnachts, den Weg gezeigt hatte. Albert [Wolff] und der englische Chauffeur steigen in Laggen hinauf, die Uniform und die persönlichen Dinge von Ramsauer zu holen. Frau Ramsauer bittet nicht einmal um die Erlaubnis, Nahrungsmittel an ihren Ehemann mitschicken zu dürfen. Nur ihre Schwiegermutter erschien sehr erregt. Die Ramsauer-Kinder spielen in einer Ecke des Zimmers.“[662]

Mit dem 25. Mai 1945 beginnt Ramsauers Leben als Häftling, eine Lebensphase, die bis Anfang April 1954 andauern sollte. Die erste Station in britischem Gewahrsam war das Internierungslager Wolfsberg, wo die britische Militärregierung NS-Funktionäre aus Kärnten und der Steiermark sammelte.

662 Tagebucheinträge Louis Balsan, 29., 30. und 31.5.1945.

„Justice may be done." Der britische Loibl-Prozess am Landesgericht Klagenfurt

„... habe ich ununterbrochen versucht, ich glaube mit Erfolg, dem Gerichtshof zu suggerieren, kein Todesurteil."

Weichenstellungen

Im Oktober 1941 reihten US-Präsident Theodore Roosevelt und der britische Premierminister Winston Churchill die Bestrafung von NS-Verbrechen unter die wichtigsten Kriegsziele ein, noch ohne sich über den Modus im Klaren zu sein.[663] Als in der Folge immer mehr Kriegsgräuel bekannt wurden, begannen die Alliierten, sich über die Art und Weise der Strafverfolgung Gedanken zu machen. Im Oktober 1943 riefen die USA und Großbritannien die *United War Crimes Commission* (UNWCC) ins Leben. Die UNWCC begann mit dem Sammeln der Namen mutmaßlicher Verantwortlicher und Täter. Ein wesentlicher Fortschritt auf interalliierter Ebene gelang, als Roosevelt, Churchill und Stalin sich Ende Oktober 1943 in Moskau darauf einigten, die beispiellosen deutschen Verbrechen nicht ungesühnt bleiben zu lassen. Die deutschen Täter und Verantwortlichen von Kriegsverbrechen sollten nicht mehr so leicht davonkommen, wie es nach dem Ersten Weltkrieg der Fall war.[664] Die Alliierten ließen keinen Zweifel daran, dass sie die Täter bis in den hintersten Winkel der Erde verfolgen und dafür sorgen würden, dass Recht über sie gesprochen würde.[665] In Moskau wurde festgelegt, wer die Prozesse führen sollte. Deutsche Staatsbürger, denen Kriegsverbrechen vorgeworfen werden konnten, sollten an jene Länder ausgeliefert werden, in denen sie ihre Taten verübt hatten. Im Falle Großbritanniens bedeutete dies, dass sich das britische Kriegsverbrecherprogramm darauf konzentrierte, Verbrechen gegen britische Staatsangehörige zu verfolgen. Bezogen auf Österreich brachte die Moskauer Konferenz die alliierte Entscheidung, Österreich als unabhängigen Staat wiederherzustellen. Österreich wurde in der Moskauer Deklaration aus strategischen Gründen als erstes Opfer der Angriffspolitik NS-Deutschlands bezeichnet, das befreit werden sollte. Damit sollte antideutscher Patriotismus in Österreich angestachelt werden. Erwartet wurde aber auch, dass die Österreicher*innen aufgrund ihrer Mitverantwortung für den Nationalsozialismus einen eigenen Beitrag zur Befreiung leisten sollten. Diese

663 Vgl. Donald Bloxham: Pragmatismus als Programm. Die Ahndung deutscher Kriegsverbrechen durch Großbritannien. In: Norbert Frei (Hg.): Transnationale Vergangenheitspolitik. Der Umgang mit deutschen Kriegsverbrechern in Europa nach dem Zweiten Weltkrieg. Göttingen 2006, S. 140–179, hier S. 141.

664 Vgl. Annette Weinke: „Alliierter Angriff auf die nationale Souveränität?" Die Strafverfolgung von Kriegs- und NS-Verbrechen in der Bundesrepublik, der DDR und Österreich. In: Norbert Frei (Hg.): Transnationale Vergangenheitspolitik, S. 37–93, hier S. 43.

665 Vgl. Norbert Frei: Nach der Tat. Die Ahndung deutscher Kriegs- und NS-Verbrechen in Europa – eine Bilanz. In: ders. (Hg.): Transnationale Vergangenheitspolitik, S. 7–36, hier S. 9.

Trennung Österreichs von Deutschland war für die alliierte Strafverfolgung von Kriegsverbrechen in Österreich nicht unwesentlich.

Im Frühjahr 1945 fiel auf Betreiben der USA die Entscheidung, gegen die Hauptverantwortlichen ein Internationales Hauptkriegsverbrechertribunal abzuhalten, das auch dazu dienen sollte, der Weltgemeinschaft die Faktizität der kaum vorstellbaren deutschen Verbrechen vor Augen zu führen. Dieses alliierte Tribunal gegen die deutschen Hauptkriegsverbrecher begann am 20. November 1945 in Nürnberg und zog zwölf weitere Prozesse der USA nach sich. Hinsichtlich der nationalen Strafverfolgung gaben sich die vier Besatzungsmächte in Deutschland mit dem Gesetz Nr. 10 des Alliierten Kontrollrates vom 20. Dezember 1945 die Möglichkeit, in ihren jeweiligen Besatzungszonen Prozesse gegen Personen durchzuführen, *„die sich Kriegsverbrechen, Verbrechen gegen den Frieden oder gegen die Menschlichkeit schuldig gemacht haben“*[666].

Die oberste britische Behörde für die Verfolgung von Kriegsverbrechen war das *Judge Advocate General's Department* (JAG) im Kriegsministerium – also eine Institution der Militärgerichtsbarkeit. Die rechtliche Grundlage für das britische Programm bildete ein *Royal Warrant* („königlicher Erlass“) vom 18. Juni 1945. Er erlaubte es, britische Militärgerichte außerhalb Großbritanniens einzurichten. Dementsprechend wurde bei den britischen Truppen in Österreich ein Büro des JAG zur Ahndung von Kriegsverbrechen gegen Angehörige der Alliierten eingerichtet.[667] Die Verfolgung von Kriegsverbrechern in der britischen Besatzungszone in Österreich fiel in den Aufgabenbereich des stellvertretenden *Judge Advocate* bei den britischen Streitkräften im Mittelmeerraum (*Deputy Judge Advocate General*, DJAG), der in Caserta stationiert war. Für den praktischen Vollzug wurde im Jänner 1946 eine *War Crimes Investigation Group* von Caserta nach Österreich entsandt. Zuvor führten Offiziere der bereits erwähnten *Special Investigation Branch* (SIB), einer Spezialeinheit, die der britischen Militärpolizei unterstand, sowie Offiziere der *Field Security Section* (FSS) Ermittlungen zu Kriegsverbrechen und Kriegsgräueln in Kärnten und der Steiermark durch. Im Juni 1947 wurde aus der *War Crimes Investigation Group* schließlich die *War Crimes Group South East Europe* gebildet. Sie residierte in der Ortschaft Kirschentheuer bei Ferlach.[668] In der Einheit waren einige aus Österreich stammende Offiziere als Fahnder und Übersetzer tätig, die sich als Flüchtlinge schon während des Krieges zur britischen Armee gemeldet hatten. Einer von ihnen war der damals 25-jährige Wiener Siegfried Gruber. Er hatte sich zur *War Crimes Group* versetzen lassen, um den *„Kampf gegen das Unrecht weiterzuführen“*[669]. Siegfried Gruber erinnert sich, dass die Fahndungsgruppe

666 Norbert Frei: Nach der Tat, S. 13.

667 Vgl. Katrin Hassel: Kriegsverbrechen vor Gericht. Die Kriegsverbrecherprozesse vor Militärgerichten in der britischen Besatzungszone unter dem Royal Warrant vom 18. Juni 1945 (1945–1949). Baden-Baden 2009, S. 103f.

668 Vgl. Bestandsbeschreibung War of 1939–1945: Rear Headquarters British Troops in Austria: War Crimes Group (SEE): Case Files, TNA, WO 305 to WO 310.

669 Interview mit Siegfried Gruber, Interviewer: Peter Pirker, Wien, 26.4.2010.

in Kirschentheuer in einem ehemaligen Heim der SS-Organisation Lebensborn ihre Zentrale hatte. Er fungierte damals als Übersetzer bei Verhören, übertrug Vernehmungsprotokolle ins Englische und begleitete die ermittelnden Offiziere bei der Suche nach Beschuldigten. An eine Aufgabe kann er sich noch gut erinnern: Er übersetzte das Eröffnungsplädoyer des Staatsanwaltes im Prozess zum Loibl-KZ ins Deutsche.[670] Die Fahndungsgruppe war eine illustre Gesellschaft. Sie setzte sich zusammen aus Geheimdienstoffizieren, ehemaligen Angehörigen der Sabotageorganisation *Special Operations Executive* (SOE) und Offizieren, die im Zivilberuf Journalisten oder Juristen waren. Die Suche nach Kriegsverbrechern führte die Fahnder in verschiedene Teile Österreichs, nach Frankreich, Italien und Deutschland. In Kirschentheuer, direkt am Fuße des Loiblpasses, bereiteten die Fahnder auch den Prozess gegen die SS-Männer und Kapos des Loibl-KZ vor. Insgesamt gab es in der britischen Besatzungszone 15 britische Kriegsverbrecherprozesse, wobei der Loibl-Prozess mit zwölf Angeklagten der größte war.[671]

Die Verfolgung von Kriegsverbrechen durch die Alliierten wies in Österreich gegenüber Deutschland einige Besonderheiten auf. Da die Alliierten das Land als „erstes Opfer des Nationalsozialismus" betrachteten, räumten sie der autochthonen Justiz mehr Spielraum zu eigenständigem Vorgehen ein. Die österreichische provisorische Regierung erließ daher am 8. Mai 1945 mit dem Verbots- und Vergeltungsgesetz sowie am 26. Juni 1945 mit dem Kriegsverbrechergesetz eigene Normen zur Verfolgung von NS-Täter*innen. In allen vier Besatzungszonen entstanden österreichische Volksgerichte, die in den beiden ersten Jahren ihrer Existenz durchaus gründlich ans Werk gingen.[672] Im Unterschied zu Deutschland waren die Volksgerichte ermächtigt, auch NS-Verbrechen an alliierten Soldaten und Zivilist*innen zu untersuchen. Trotzdem war parallel zur österreichischen Justiz die militärische Rechtsprechung der Besatzungsmächte in Geltung. Sie behielten sich das Recht vor, eigene Prozesse durchzuführen sowie die öster-

670 Vgl. Betrifft angebliche Misshandlungen und Morde im Arbeitslager Loiblpass, Eröffnungsrede der Staatsanwaltschaft, TNA, WO 310/142.

671 Insgesamt führte der JAG 358 Prozesse mit etwa 1.100 Angeklagten in Europa durch (vgl. Hermann Kaienburg: Die britischen Militärgerichtsprozesse zu den Verbrechen im Konzentrationslager Neuengamme. In: KZ-Gedenkstätte Neuengamme (Hg.): Die frühen Nachkriegsprozesse (Beiträge zur Geschichte der nationalsozialistischen Verfolgung in Norddeutschland, Band 3). Bremen 1997, S. 56–64; Meinhard Brunner: Ermittlungs- und Prozessakten britischer Militärgerichte im Public Record Office. In: Justiz und Erinnerung, (2001), Heft 4, S. 12–19, hier S. 14f.; Christian Rabl: Mauthausen vor Gericht. Nachkriegsprozesse im internationalen Vergleich (Mauthausen-Studien, Band 13). Wien 2019, S. 118–126). Zum britischen Loibl-Prozess siehe auch die unpublizierte Dissertation von Josef Villa: Die Verfolgung von Kriegsverbrechen im KZ Loibl durch ein britisches Militärgericht (1947). Eine Analyse der interalliierten Spannungsfelder in institutioneller und rechtlicher Hinsicht sowie die medial-gesellschaftliche Wirkung des britischen Militärgerichtsverfahrens zu den NS-Verbrechen am Loibl. Phil. Diss., Universität Wien 2017.

672 Vgl. Winfried R. Garscha/Claudia Kuretsidis-Haider: „Der Export der Rüter-Kategorien". Eine Zwischenbilanz der Erfassung und Analyse der österreichischen Gerichtsverfahren wegen nationalsozialistischer Gewaltverbrechen. In: D. De Mildt (Hg.): Staatsverbrechen vor Gericht. Festschrift für Christian Frederik Rüter zum 65. Geburtstag. Amsterdam 2003, S. 73–117, hier S. 74; Annette Weinke: „Alliierter Angriff auf die nationale Souveränität?", S. 65.

reichische Justiz und ihre Prozesse zu kontrollieren.[673] In Kärnten und der Steiermark traten das Verbots- und Kriegsverbrechergesetz erst Ende Jänner 1946 in Kraft, da Großbritannien die provisorische Regierung unter Karl Renner erst im Oktober 1945 anerkannt und zunächst eine eigene Entnazifizierung der Justiz durchgeführt hatte.[674] Insbesondere die Ermordung notgelandeter Flieger oder die Misshandlung von britischen Soldaten in Kriegsgefangenschaft ahndete das britische Kriegsministerium bis 1948 selbst. Daneben führten Gerichte der britischen Militärregierung Prozesse wegen Gräueltaten an nicht-alliierten Staatsbürger*innen (*atrocities*) durch. Ein Beispiel dafür waren Verfahren zu den sogenannten Endphaseverbrechen, in deren Zentrum die Ermordung ungarischer Juden und Jüdinnen im Zuge der Todesmärsche in der Steiermark standen. Der Leiter der Justizabteilung der britischen Besatzungsbehörden, Lord Claud Schuster, traute der österreichischen Polizei und Justiz in solchen Fällen eine gerechte Ahndung aufgrund fehlender Kapazitäten nicht zu. Außerdem befürchtete er, dass die Richter zu ängstlich und zu schwach agieren würden.[675]

Aber auch die britischen Ermittlungen zu Kriegsverbrechen und Kriegsgräueln litten – ähnlich wie in Deutschland – angesichts der Vielfalt an begangenen Verbrechen unter einem Mangel an Ermittlern.[676] Deshalb empfahl die zuständige Verfolgungsbehörde in Caserta im April 1946 eine Konzentration auf die Aufklärung von Verbrechen gegen britische Staatsangehörige.[677] Obwohl die Misshandlung und der Mord an alliierten politischen Häftlingen im Loibl-KZ auf der Liste der zu untersuchenden Kriegsverbrechen stand, blieb lange unentschieden, wie mit dem Fall umgegangen werden sollte, denn im Loibl-KZ waren keine britischen, sondern überwiegend französische Staatsangehörige inhaftiert gewesen.[678]

Wie kam es also überhaupt zur britischen Anklageerhebung?

Britische Ermittler befragten Sigbert Ramsauer Anfang März 1946 im Anhaltelager Wolfsberg zur nationalen Zusammensetzung der Häftlinge im Loibl-KZ. Ramsauer untertrieb die Häftlingszahlen (er nannte die Gesamtzahl von 1.000) und gab den Ermittlern hinsichtlich der nationalen Zugehörigkeit der Häftlinge ein völlig verzerrtes Bild. Ramsauer erklärte, 150–200 Häftlinge seien Franzosen, 150 Polen, 30–40 jugoslawischer Herkunft und einige wenige tschechischer Herkunft gewesen. Beim Rest – also mindestens 600 – habe es sich um politische und „kriminelle" Häftlinge aus Deutsch-

673 Vgl. Siegfried Beer: Aspekte der britischen Militärgerichtsbarkeit in Österreich 1945–1950. In: Claudia Kuretsidis-Haider/Winfried R. Garscha (Hg.): Keine „Abrechnung". NS-Verbrechen, Justiz und Gesellschaft in Europa. Leipzig 1998, S. 54–65, hier S. 57.

674 Vgl. Gabriele Stieber: Die Briten als Besatzungsmacht in Kärnten 1945–1955. Klagenfurt 2005, S. 195; Eleonore Lappin: Die Ahndung von NS-Gewaltverbrechen im Zuge der Todesmärsche ungarischer Juden durch die Steiermark. In: Claudia Kuretsidis-Haider/Winfried R. Garscha (Hg.): Keine „Abrechnung". NS-Verbrechen, Justiz und Gesellschaft in Europa. Leipzig 1998, S. 54–65, hier S. 33f.

675 Vgl. Siegfried Beer: Aspekte der britischen Militärgerichtsbarkeit, S. 61; Eleonore Lappin: Die Ahndung, S. 37.

676 Vgl. Donald Bloxham: Pragmatismus als Programm, S. 158f.

677 Vgl. Informal Routing Slip. GHQ, CMF, War Crimes Policy, 5.4.1946, TNA, WO 310/5.

678 Vgl. Crimes against Slave workers of Allied nationality, [2.3.1946], TNA, WO 310/1.

land und Österreich gehandelt. Sowjetische Häftlinge hatte es den Aussagen Ramsauers zu Folge am Loiblpass gar keine gegeben.[679] Ramsauers Zahlen standen in keinem Verhältnis zur tatsächlichen Zusammensetzung der Häftlinge. Die überwiegende Zahl der Häftlinge waren französischer (767) und polnischer (457) Herkunft, danach kamen sowjetische (169) und jugoslawische (76) Häftlinge; erst an fünfter Stelle folgten Häftlinge, die Staatsangehörige NS-Deutschlands (69) gewesen waren.[680]

Es steht zu vermuten, dass Ramsauer mit seinen Angaben bereits darauf abzielte, vor ein österreichisches Gericht gestellt zu werden. Dies kam für die Briten allerdings nicht in Frage, weil eine beträchtliche Zahl von Staatsangehörigen der Alliierten betroffen war. Die Verfolgungsbehörde in Caserta fragte in London aber nach, ob der Fall nicht den französischen Ermittlungsbehörden übergeben werden sollte, da die Mehrzahl der alliierten Häftlinge Franzosen waren.[681] Die Antwort fiel eindeutig aus: Da von der französischen Untersuchungskommission für Kriegsverbrechen geglaubt wurde, sie könne in Österreich nicht ermitteln und der Loiblpass sich zudem in der britischen Besatzungszone befand, sollte die Untersuchung in den Händen der britischen Ermittlungsbehörde bleiben.[682] Doch damit war noch nicht die Entscheidung gefallen, dass die Briten auch selbst Anklage gegen Ramsauer, andere SS-Männer sowie einige Funktionshäftlinge erheben würden.

Bis Februar 1947 vertraten die britischen Ermittler in Kärnten den Standpunkt, dass der Fall nach Abschluss der Erhebungen zur Prozessführung an ein französisches Gericht übergeben werden sollte.[683] Ab Juni 1946 stand die britische Fahndungsabteilung laufend mit den britischen Verbindungsstellen zur französischen Armee in Paris sowie mit Louis Balsan, der innerhalb der französischen Armee der maßgebliche Partner war, in Kontakt. Als Balsan im Jänner 1947 die britischen Ermittler bei Befragungen in Kärnten zum Loibl-KZ unterstützte, wurde die Gelegenheit genutzt, um die bisherige Strategie zu überdenken. Der für die Ermittlungen zum Loibl-KZ zuständige britische Offizier Major Roy R. Cooke einigte sich mit Balsan darauf, dass der Prozess im Frühsommer 1947 in Kärnten unter britischer Führung und mit einem französischen Offizier als Mitglied des Gerichtes durchgeführt werden sollte.[684] Zehn Beschuldigte befanden sich zu diesem Zeitpunkt bereits in britischem Gewahrsam im Anhaltelager Wolfsberg. Der ehemaliger Lagerführer Jakob Winkler befand sich noch in französischer Gefangenschaft in Baden-Baden und einige weitere Beschuldigte waren in US-Gewahrsam in Dachau. Die britischen Untersuchungsbehörden in Kärnten und Balsan bemühten sich nun aber, bei den französischen Behörden die Überstellung Winklers nach Wolfsberg sowie die Ko-

679 Vgl. JAG Branch, HQ British Troops in Austria, CMF to DJAG, GHQ, CMF, Subject: Loibl Pass Camp, 7.3.1946, TNA, WO 310/142.

680 Vgl. Andreas Baumgartner: Die Häftlinge des Loibl-KZ, S. 12.

681 Vgl. GHQ Central Mediterranean Forces to A-3, GHQ, Subject: Ill-treatment of Political Prisoners – Loibl Pass Tunnel Camp, 16.3.1946, TNA, WO 310/142.

682 Vgl. A-3 to DJAG, 21.3.1946, TNA, WO 310/142.

683 Vgl. JAG Branch, HQ BTA, CMF, to JAG Branch, H.Q. BAOR, Subject: War Crimes, 1.8.1946, TNA, WO 304/286.

684 Vgl. JAG Branch BTA an JAG London, 13.2.1947, TNA, WO 311/364.

operation der USA zu erwirken.[685] Balsan legte größten Wert darauf, dass Winkler der Prozess gemeinsam mit Ramsauer und den restlichen Loibl-Beschuldigten in Klagenfurt gemacht wurde, anstatt in einem separaten Verfahren als Einzelner vor ein französisches Gericht in Rastatt[686] gestellt zu werden.[687] Nur so könne eine angemessene Gesamtbeurteilung des Loibl-KZ erfolgen, war Balsan überzeugt.[688]

Während von französischer Seite offenbar keine Einwände gegen einen Prozess in Klagenfurt kamen, verhielt es sich auf US-amerikanischer Seite anders. Die USA hatten im Rahmen der sogenannten Dachauer Prozesse im Mai 1946 mit einem umfangreichen Programm an Gerichtsverfahren wegen Verbrechen im gesamten Lagersystem Mauthausen begonnen. Vom amerikanischen Standpunkt aus gehörten die Verbrechen im KZ Loibl zum Mauthausen-Komplex und sollten deshalb auch in diesem Kontext verhandelt werden. Ein zentrales Argument dafür war, dass einige der Beschuldigten – Ramsauer war ein Beispiel – nicht nur im Außenlager am Loibl, sondern auch im KZ Mauthausen, im KZ Gusen und anderen Außenlagern Dienst versehen hatten und dort möglicherweise in Verbrechen involviert gewesen waren.[689] Insbesondere die Offiziere der *War Crimes Group* in Kärnten drängten aber darauf, dass der Prozess in der Kärntner Landeshauptstadt Klagenfurt geführt werde, die nahe am Loiblpass liegt.[690]

Die Anklagebehörde in London entschied sich binnen weniger Tage dafür, das Verfahren nicht an die USA abzutreten.[691] Die Gegenargumente lassen erkennen, dass die Briten es für bedeutsam hielten, den Prozess in Klagenfurt abzuwickeln. Lieutnant Colonel Barratt erklärte, dass es weder britische noch US-amerikanische Opfer im Loibl-KZ gegeben habe, aber *„viele der Beschuldigten Einwohner Kärntens“*[692] seien. Darüber hinaus befänden sich vier Fünftel der Hauptbeschuldigten in britischen Händen. So nachvollziehbar das Anliegen war, so verwunderlich scheint der erste Teil der Begründung. Betrachtet man die Liste der beschuldigten SS-Männer, so war Sigbert Ramsauer der Einzige, der aus Kärnten stammte oder hier ansässig war.[693] Lediglich unter den Mitarbeitern der Universale AG am Loibl, gegen die Belastungsmaterial wegen Misshandlungen und Ähnlichem vorlag, befanden sich einige Kärntner. Doch ob sie überhaupt

685 Vgl. Military Deputy, JAG an Monsieur Touffart, Director du Service de Recherches des Crimes du Guerre, Paris, 15.2.1947, TNA, WO 311/364.

686 Die Rastätter Prozesse unter dem französischen Besatzungsgericht Tribunal Genéral gehören mit den Nürnberger Prozessen zu den wichtigsten durchgeführten Kriegsverbrecherprozessen, bei denen allerdings vor allem Täter aus kleineren Konzentrationslagern angeklagt waren.

687 Vgl. Major R. Steele, British Army Staff France, British Forces in France to British War Crimes Liaison Branch, 3.4.1947, TNA, WO 304/363.

688 Vgl. Louis Balsan an Major Davies, War Crimes Liaison Officer, Baden-Baden, 2.4.1947, TNA, WO 304/363.

689 Vgl. British Liaison Detachment, Deputy Theater Judge Advocate's Office, War Crimes Group, APO 178 United States Army an JAG London, 18.3.1947, TNA, WO 311/364.

690 Vgl. Telegram from JAG VW BTA to Troopers for Judvocate, TNA, WO 311/364.

691 Vgl. The Judge Advocate General, London an Officer Commanding, British Liaison Detachment, War Crimes Group, APO 178, U.S. Army, 28.3.1947, TNA, WO 311/364.

692 Ebd.

693 Vgl. JAG Branch, HQ British Troops in Austria, CMF an Judge Advocate General, London, 20.10.1946, TNA, WO 311/364.

angeklagt würden, stand im März 1947 noch keineswegs fest.[694] Der wesentliche Beweggrund dürfte gewesen sein, dass die Briten in Kärnten ansonsten keine großen Kriegsverbrecherprozesse oder Prozesse wegen Kriegsgräuel vorbereiteten. Alle weiteren acht britischen Sondergerichtsverhandlungen unter dem *Royal Warrant* in Kärnten (überwiegend in Völkermarkt gehalten) betrafen nur einen oder zwei Angeklagte, die keine höherrangigen Nationalsozialisten gewesen waren.[695] Das Loibl-KZ war außerdem das einzige damals bekannte Außenlager des Mauthausen-Komplexes in der britischen Besatzungszone. Umso wichtiger dürfte es der britischen Besatzungsbehörde erschienen sein, der Kärntner Bevölkerung die in ihrer Nähe – am Loiblpass – begangenen, als „deutsch" klassifizierten Verbrechen und deren rechtsstaatliche Ahndung vor Augen zu führen.[696] Der Prozess sollte, wie alle anderen Gerichtsverfahren der Briten auch, pädagogische Wirkungen auf die politischen Parteien und die Bevölkerung entfalten.[697]

Obwohl die USA den Briten jede Unterstützung hinsichtlich der Bereitstellung von Zeugen und Informationen versicherten, finden sich in den britischen Verfahrensakten keine Hinweise auf eine entsprechende Weitergabe von Erkenntnissen aus den bisherigen Mauthausen-Prozessen. Für Sigbert Ramsauer sollte sich die Entscheidung der Briten, das Loibl-KZ außerhalb der Mauthausen-Verfahren aufzurollen, letztlich als vorteilhaft erweisen. Seine Tätigkeit in Mauthausen, Gusen oder (möglicherweise) gar Ebensee blieb im britischen Prozess vollständig ausgeklammert. Vermutlich hat diese Entscheidung Ramsauer vor der Todesstrafe bewahrt. Denn wären die Verbrechen im Loibl-KZ im Rahmen der Mauthausen-Prozesse verhandelt worden, hätte das Gericht zumindest die Aktivitäten Ramsauers in Mauthausen und Gusen miteinbezogen. Ramsauer wäre dann wohl kaum mit einer lebenslänglichen Haftstrafe davongekommen. Ramsauer selbst sah die Ursache für das – auch aus seiner Sicht – milde Urteil freilich anderswo, nämlich in der Kraft seiner Suggestion, wie er 1990 Egon Humer erklärte:

> *„Und zweitens habe ich ununterbrochen versucht, ich glaube mit Erfolg, dem Gerichtshof zu suggerieren, kein Todesurteil. In Englisch, in Französisch, in Deutsch, immer wieder dasselbe gedacht: ‚No death sentence', ‚Kein Todesurteil'. […] Ich habe ununterbrochen dasselbe gedacht, in drei Sprachen. Und zwar nicht leise bittend oder zu Gott betend, sondern wirklich suggestiv, in der Überzeugung, das müsste helfen. Und wie ich ‚lifelong imprisonment' gehört habe, ist mir beachtlich leichter geworden. Weil das habe ich sowieso nicht ernst genommen, das ‚lifelong'."*[698]

694 Vgl. Deputy Judge Advocate General, HQ British Troops in Austria, CMF an Judge Advocate General, London, 10.4.1947, TNA, WO 311/364.

695 Vgl. Meinhard Brunner: Ermittlungs- und Prozessakten, S. 14f. Der Kärntner Gauleiter Friedrich Rainer war etwa an Jugoslawien ausgeliefert worden. Ihm wurde in Ljubljana der Prozess gemacht (vgl. Alfred Elste/Michael Koschat/Hanzi Flipič: NS-Österreich auf der Anklagebank, Klagenfurt/Celovec 2000).

696 Diesem Prinzip folgten auch die entsprechenden britischen Prozesse in Deutschland (vgl. Katrin Hassel: Kriegsverbrechen vor Gericht, S. 142).

697 Vgl. Siegfried Beer: Aspekte der britischen Militärgerichtsbarkeit, S. 60.

698 Zit. nach Egon Humer: Der Tunnel, 1992.

Ermittlungen mit Hindernissen

Die Initialzündung für die britischen Ermittlungen zum Loibl-KZ kam von den überlebenden französischen Häftlingen. Ihre Aktivitäten nach der Befreiung setzten den Widerstand im Lager nahtlos fort, nun im Sinne der Aufklärung genauso gegen das Verdecken und Vergessen wie auf die Herstellung rechtsstaatlicher Verhältnisse.

Noch am Loibl hatte Louis Balsan aus Unterlagen der SS in der Schreibstube die Namen der getöteten Häftlinge abgeschrieben. Die Liste wurde später beim Prozess als Beweismittel eingebracht. Wie wir gesehen haben, war Balsan maßgeblich an der Suche nach Sigbert Ramsauer und dessen Festnahme beteiligt.

Die Sicherung von Beweisen war bereits Ende Mai 1945 von den britisch-jugoslawischen Spannungen überschattet und beeinträchtigt. Louis Balsan kehrte am 26. Mai 1945 mit dem britischen Hauptmann Landry auf den Loiblpass zurück, um das Süd- und Nordlager zu fotografieren. Sie durchquerten den Tunnel, doch sie erhielten – anders als noch wenige Tage zuvor – auf der slowenischen Seite keine Erlaubnis mehr, die Grenze zu übertreten, um das Südlager zu dokumentieren. Landry fertigte zwar Fotografien vom Nordlager an, diese sind in den britischen Akten aber nicht enthalten.[699] Nach der Verhaftung und der ersten Einvernahme Ramsauers kehrte Louis Balsan mit einem Auto, das ihm von den Briten zur Verfügung gestellt wurde, am 7. Juni nach Paris zurück. Als französischer Offizier setzte er die Ermittlungen zum Loiblpass nun in Frankreich fort. So dürften auch die ersten wichtigen Niederschriften des Häftlingsarztes Joseph Krupowicz und des Häftlingspflegers Michel Gasior über Sigbert Ramsauer auf seine Initiative hin entstanden sein. Krupowicz legte am 1. Juli 1945 in Paris Zeugnis über das Wirken Ramsauers im Loibl-KZ ab. Er lastete Ramsauer die Verantwortung für die Ermordung von Léon Félix, Marcel Closset und Antonio Ferenzi mittels Injektionen an, wonach Ferenzi von Ramsauer selbst und Félix sowie Closset von Ramsauers Assistenten Otto Kleingünther getötet worden seien. Darüber hinaus machte Krupowicz Ramsauer für den Tod von Claude Canietti und Henri Tournier verantwortlich, da er ihnen ein lebensrettendes Medikament vorenthalten habe. Er beschuldigte Ramsauer ferner der Unterlassung medizinischer Versorgung kranker Häftlinge und ihrer Deportation nach Mauthausen im Wissen, dass sie dort getötet würden. Ramsauer habe zudem nie gegen das Quälen der Häftlinge protestiert. Er warf Ramsauer ferner vor, die Verbrennung eines sowjetischen Häftlings (Patlomy Tsotsorija), der auf Befehl Winklers niedergeschossen worden war, veranlasst zu haben, obwohl dieser noch lebte. Krupowicz hielt außerdem fest, dass sich Ramsauer die Goldzähne und Goldkronen von toten Häftlingen angeeignet habe und führte an, dass Ramsauer die Ausfolgung von unerlässlichen Medikamenten verweigert und diese stattdessen in Klagenfurt verkauft habe.[700]

699 Vgl. Tagebuch Louis Balsan, Eintrag Samstag, 26.5.1945, Privatarchiv Familie Balsan, Paris; Janko Tišler/Christian Tessier: Das Loibl-KZ, S. 209.

700 Vgl. Doctor Joseph Krupowicz, Paris, 18.7.1945, TNA, WO 235/580.

Am 14. September 1945 sagte der Häftlingspfleger Michel Gasior in Marseille aus. Er belastete Ramsauer in den Fällen Léon Félix, Closset und Ferenzi ganz ähnlich wie Krupowicz, ebenso was die Transporte nach Mauthausen betraf. Gasior legte Ramsauer am stärksten zur Last, dass er die Gräuel gegenüber den Häftlingen des Nordlagers trotz zahlreicher Hinweise toleriert und es zugelassen hatte, dass die Häftlinge mit 39 oder 40 Grad Fieber arbeiten mussten.[701]

Von Balsans Ermittlungen unabhängig wurde Sigbert Ramsauer im britischen Internierungslager Wolfsberg am 22. August 1945 erstmals ausführlich zu seiner Biografie, seiner SS-Karriere und seinem Dienst als KZ-Arzt befragt, und zwar im Zuge der Routine-Befragungen aller internierter Nationalsozialist*innen. Zum Teil wurden die mitunter falschen, irreführenden und verharmlosenden Aussagen Ramsauers bereits in den vorangegangenen Kapiteln zitiert. Bezogen auf das Loibl-KZ war Ramsauer bestrebt, die Bedingungen für die Häftlinge in einem guten Licht erscheinen zu lassen und das Lager vom Stammlager Mauthausen und anderen KZ positiv abzuheben. Sein Hauptargument war, dass die Häftlinge am Loibl für die Arbeit im Tunnel benötigt wurden und schon deshalb gut behandelt worden wären. Als weiteren Aspekt, der sich günstig für die Häftlinge ausgewirkt habe, nannte Ramsauer die Nähe der jugoslawischen Partisanen, vor denen sich die SS-Wachen gefürchtet hätten. Die Zahl der Toten im Loibl-KZ bezifferte er mit 25 bis 30 Personen, davon seien zehn bis 15 von ihnen als „auf der Flucht erschossen" klassifiziert worden. Er selbst wollte nur die toten Körper gesehen haben, die Todesumstände aber weder erfahren noch selbst erfragt haben. Die restlichen Toten seien an natürlichen Todesursachen wie Unfällen und Krankheiten gestorben. Am ausführlichsten äußerte sich Ramsauer zum KZ Mauthausen, allerdings mit der Perspektive eines angeblich unbeteiligten Beobachters. Er bestätigte, dass alle zeitgenössischen Zeitungsberichte über die Verbrechen in Mauthausen zutrafen, relativierte zugleich aber, dass der Lageralltag weniger schrecklich war, als es nun in Zeitungsberichten erschiene. Ramsauer bestätigte ebenfalls, dass es im KZ Dachau medizinische Versuche gegeben hatte. Die Vergasung von Juden sei erfolgt, so wurde Ramsauer wörtlich zitiert, *„um das jüdische Problem zu lösen"*[702]. Am Loiblpass seien Gräueltaten gegen Häftlinge aber nicht passiert, betonte Ramsauer abschließend noch einmal und hob die positive Rolle von Lagerkommandant Winkler hervor. Zu tiefergehenden Nachfragen, basierend etwa auf Balsans Informationen vom Mai 1945, kam es seitens des Vernehmungsoffiziers nicht.

Der Interviewer schätzte Ramsauer als eine autoritäre Persönlichkeit ein, die der SS beigetreten war, weil ihm die Uniform Respekt vor lokalen Behörden und Zivilisten verschaffte. Er hielt Ramsauer für einen nach wie vor überzeugten Nationalsozialisten. Seine Angaben bewertete er insgesamt als wenig zuverlässig. Ramsauer machte auf ihn

701 Vgl. Translated copy, Aussage Michel Gasior, Marseille, 14.9.1945, TNA, WO 311/364.

702 Übersetzung aus dem Englischen. Im Original: „The gasing of Jews was done 'to solve the Jewish problem'" (Tactical interrogation of Ramsauer, Sigbert, Wolfsberg, 22.8.1945, TNA, WO 310/142).

einen hochmütigen Eindruck. Der Interviewer empfahl – ohne, dass weitere Befragungen nötig seien – eine strenge Internierung.[703]

Zu diesem Zeitpunkt gab es von Seiten der britischen Militärregierung oder des JAG noch keinen expliziten Auftrag, die Ereignisse im Loibl-KZ zu untersuchen. Einen solchen erhielt das SIB erst am 10. September 1945. Hintergrund waren aber wiederum nicht die Berichte Balsans oder anderer französischer Zeugenaussagen, sondern eine Anzeige des ehemaligen Vorarbeiters der Universale AG am Loiblpass, Julius Schummi, bei der österreichischen Polizei, in der er seinen ehemaligen Vorgesetzten auf der Baustelle, Viktor Kamper, beschuldigte, Häftlinge bei der Arbeit misshandelt zu haben. Ein Hinweis auf entsprechende Ermittlungen ist ein Brief von Dr. Ing. Richard Fill, der die Baustelle auf der Nordseite des Loiblpasses geleitet hatte, an Louis Balsan von Mitte Oktober 1945. Fill verwies in dem Schreiben auf seine Bemühungen, das Leben für die Häftlinge auf der Baustelle erträglicher zu machen und bat Balsan, einen für die Universale AG insgesamt und im Besonderen für ihn günstigen Bericht über die Verhältnisse auf der Baustelle zu schreiben.[704]

Die britische Militärregierung dürfte zwischenzeitlich die Ermittlungen zum Loiblpass an sich gezogen haben. Doch das SIB war offensichtlich überlastet. Corporal C. J. Finch, der mit der Aufgabe betraut war, begann mit den Befragungen erst Mitte November 1945.[705] Erster Anhaltspunkt für Finch war die Anzeige Schummis. Bei einer Befragung in Schummis Heimatgemeinde Liebenfels (Bezirk St. Veit) beschuldigte dieser seinen ehemaligen Chef Kamper, Häftlinge während der Arbeit getreten und geschlagen zu haben. Außerdem bezeugte er die Erschießung von vier politischen Häftlingen des Nordlagers durch SS-Wachen im November und Dezember 1943.[706] Zwei Tage später befragte Finch in Glödnitz (Bezirk St. Veit) Jakob Huber, der als Mineur der Universale am Loibl gearbeitet hatte. Huber belastete Kamper ganz ähnlich und erklärte, zwischen Oktober 1943 und Jänner 1944 die Erschießung von drei Häftlingen durch die SS mitverfolgt zu haben. Er machte dafür neben Kamper den Kommandanten des Loibl-KZ und den SS-Führer des Nordlagers verantwortlich, an deren Namen er sich aber nicht erinnerte.[707] Finch machte Kamper schnell ausfindig. Kamper war bereits am 10. August – offenbar auf Grund der Anzeige Schummis – von der österreichischen Polizei festgenommen worden und befand sich nun in einem Krankenhaus in Spittal/Drau. Kamper bestritt die Vorwürfe gegen ihn entschieden und führte sie auf Arbeitskonflikte zurück, für die sich Schummi und Huber revanchieren wollten. Zugleich bezeugte er Misshandlungen der Häftlinge durch Kapos. Von Erschießungen wollte er lediglich gehört haben.[708] Der nächste Weg führte Finch in das Büro

703 Vgl. Tactical interrogation of Ramsauer, Sigbert, Wolfsberg, 22.8.1945, TNA, WO 310/142.
704 Vgl. Dr. Ing. Richard Fill an Louis Balsan, Klagenfurt, 14.10.1945, Privatarchiv Familie Balsan, Paris.
705 Vgl. C. J. Finch, ‚B' Section, S.I.B., C.M. Police, C.M.F., 16.12.1945, TNA, WO 310/142.
706 Vgl. Statement of Schummi Julius, 22.11.1945, TNA, WO 310/142.
707 Vgl. Statement of Huber Jacob, 24.11.1945, TNA, WO 310/142.
708 Vgl. Viktor Kamper an British Military Court, Spittal, 28.11.1945, TNA, WO 310/142.

der Universale AG in Klagenfurt. Er befragte den Bauleiter Richard Fill zu den Vorwürfen gegen seinen Tunnelmeister Kamper. Fill bestätigte, dass Kamper die Oberaufsicht über alle Arbeiter innegehabt hatte. Geschlagen worden seien die Häftlinge aber nicht von Kamper persönlich, sondern von den Kapos. Nur in einem Fall wollte Fill gehört haben, dass ein Häftling auf der Nordseite erschossen worden wäre. Seiner Ansicht nach trugen für alle Misshandlungen und Erschießungen ausschließlich die SS-Wachen und die SS-Führer die Verantwortung – namentlich nannte Fill Winkler, Gruschwitz, Brietzke und Sachse, der besonders brutal gewesen sein soll.[709] Fills Kollegen Rupert Breitfuss, der auf der nördlichen Baustelle einen administrativen Job ausgeführt hatte, befragte Finch am selben Tag im Büro der Universale. Breitfuss bezeugte Misshandlungen von Häftlingen durch die SS-Wachen und Kapos und betonte die besondere Brutalität von SS-Oberscharführer Zorn, SS-Oberscharführer Brietzke und SS-Unterscharführer Sachse. Er hatte ferner tote Häftlinge gesehen, die – so hatte er es gehört – erschossen worden waren. Auch Breitfuss entlastete Kamper und wies die alleinige Verantwortung den SS-Wachen zu. Abschließend betonte er das brutale Regime des ersten Lagerkommandanten Ludolph, der auf Betreiben der Universale abgelöst worden sei.[710]

Schließlich befragte Finch den ehemaligen Häftling und Lagerschreiber des Loibl-KZ, Karl Weber, der nun in Klagenfurt als „Chefreporter" der von der britischen Armee herausgegebenen Zeitung *Carinthian News* bzw. *Kärntner Nachrichten* fungierte. Auch er brach eine Lanze für Kamper und sprach die Angestellten der Universale AG von jeder Verantwortung für die Misshandlungen und Erschießungen von Häftlingen frei. Diese sei ausschließlich den SS-Führern und SS-Wachen anzulasten.[711] Die britische Zeitung hatte im Jahr 1945 häufig über Konzentrationslager der Nationalsozialisten in Europa berichtet und sogar einmal gemeldet, dass ein „KZ am Nordpol entdeckt" worden war – interessanterweise hatte sie jedoch kein einziges Mal über das KZ am Loiblpass berichtet. Der Loiblpass kam in der Zeitung nur einmal vor: In einer Sonntagsbeilage durfte der in Kärnten viel gerühmte Heimatdichter Josef Friedrich Perkonig Landschaftsimpressionen über den Loiblpass ausbreiten. Perkonig inszenierte in mystisch verbrämter Sprache eine düstere Landschaftsromantik, freilich ohne die Konzentrationslager zu erwähnen.[712] Dass die Briten ausgerechnet Perkonig – einen Parteigänger der NSDAP, der sich schon vor 1938 Deutschland angedient hatte – zu Wort kommen ließen und gleichzeitig das KZ am Loibl verschwiegen, während bri-

709 Vgl. Statement of Dr. Ing. Fill Richard, Klagenfurt, 30.11.1945, TNA, WO 310/142.
710 Vgl. Statement of Mr. Breitfuss Rupert, Klagenfurt, 30.11.1945, TNA, WO 310/142.
711 Vgl. Statement of Weber Karl, Klagenfurt, 4.12.1945, TNA, WO 310/142.
712 Vgl. Josef Friedrich Perkonig: Der Loibl. In: Kärntner Nachrichten, 28.10.1945, S. 3. Zu Perkonig vgl. Klaus Amann: „...des heimatlichen Speckes Sänger...". Literaturmythen aus Kärnten. In: Werner Koroschitz/Lisa Rettl (Hg.): „Heiss umfehdet, wild umstritten." Geschichtsmythen in Rot-Weiß-Rot. Klagenfurt/Celovec 2005, S. 141–154; Christoph Penning: Josef Friedrich Perkonig – der zwiespältige Kärntner. In: Rolf Düsterberg (Hg.): Dichter für das „Dritte Reich" (Biografische Studien zum Verhältnis von Literatur und Ideologie, Band 4). Bielefeld 2018, S. 45–82.

tische Fahnder mit unzureichenden Mitteln Nachforschungen zum KZ anstellten, zeigt einmal mehr die Ambivalenz britischer Besatzungspolitik in Kärnten.

Zurück zu den Ermittlungen: Sigbert Ramsauer erwähnten die Universale-Bediensteten unisono nicht. Die Befragungen von Finch scheinen sehr eng an der ursprünglichen Anzeige von Schummi orientiert gewesen und nicht darüber hinausgegangen zu sein. Die Ermittlungen erbrachten im Wesentlichen Entlastungen der Angestellten der Universale AG und enthielten keine näheren Details und konkrete Angaben zu einzelnen am Loiblpass begangenen Verbrechen. Finch folgte den Darstellungen der Universale-Mitarbeiter und führte Schummis Anzeige auf persönliche Konflikte mit seinem Vorgesetzten zurück. Als Ergebnis seiner Untersuchung führte er an, dass Winkler, Gruschwitz und Brietzke für die Misshandlungen und Morde am Loiblpass verantwortlich seien. Als ihren zuletzt bekannten Aufenthaltsort hatte er ein Kriegsgefangenenlager in Rimini ermittelt. Damit scheinen seine Untersuchungen vorläufig beendet worden zu sein. Verglichen mit Ende Mai 1945 war der Stand der britischen Erkenntnisse über das Loibl-KZ Ende des Jahres frappierend schlecht.

Generell verliefen die britischen Untersuchungen zu Kriegsverbrechen in der Steiermark und Kärnten alles andere als optimal. Deshalb rief der zuständige Ankläger Col. J. E. M. Cunning (DJAG) Repräsentanten der betroffenen britischen Stellen in Österreich sowie einen der Ermittler, nämlich den ehemaligen Österreicher Capt. Charles Kennedy,[713] zu einer Konferenz nach Caserta. In der Diskussion wurde festgehalten, dass das Wissen über Kriegsverbrechen in Österreich unzureichend sei, weil die Informationen aus verschiedenen Quellen an keiner zentralen Stelle zusammengeführt würden. Das traf auf das Loibl-KZ ganz offensichtlich zu. Bezeichnend war, dass in der Konferenz zwar Verbrechen gegen alliierte Soldaten in Kriegsgefangenenlagern zur Sprache kamen, das Loibl-KZ als offenes Problem aber gar nicht erwähnt wurde. Auf der Konferenz wurde beschlossen, dass alle Hinweise auf Kriegsverbrechen (also Verbrechen gegen Angehörige der Alliierten) künftig an den DJAG zu melden seien und in Caserta die weitere Vorgangsweise festgelegt würde. Strikt von Kriegsverbrechen unterschieden wurden jene Verbrechen, die von Deutschen oder Österreichern an Landsleuten oder nicht alliierten Staatsangehörigen begangen worden waren. Diese Fälle (*atrocities*) sollten (mit Ausnahme des Falles Eisenerz[714]) an die österreichische Justiz abgetreten werden. Zur Umsetzung der neuen Politik setzte der DJAG in Österreich ein eigenes Büro für die Untersuchung von Kriegsverbrechen (*War Crimes Investigation*

713 Kennedys Geburtsname lautete Leo Hillman. Er stammte aus Wien und war 1938 nach Großbritannien geflohen. Ende März 1945 führte er in Wien einen der wenigen erfolgreichen Einsätze des britischen Kriegsgeheimdienstes *Special Operations Executive* durch (vgl. Peter Pirker: Subversion deutscher Herrschaft, S. 420–422, S. 507–511; Peter Pirker: „...a credit to the British army and to his own country, which is Austria“. Dokumente zu Leo Hillmans Kampf gegen den Nationalsozialismus. In: DÖW (Hg.): Jahrbuch 2014. Wien 2014, S. 231–257).

714 Bei Eisenerz waren britische Ermittler auf ein Massengrab ungarischer Juden gestoßen, die von Österreichern getötet worden waren. Die Briten gingen im Jänner 1945 von 7.000 Ermordeten aus (vgl. Minutes of a War Crimes Conference held at the Office of the DJAG, GHQ, on Friday, 25 January 1946, TNA, FO 1020/467; Eleonore Lappin: Die Ahndung S. 54–65).

Section) ein, das ihm direkt unterstand.[715] Damit war ein entscheidender Schritt vorwärts getan.

Am 13. Februar 1946 reagierte der DJAG auf den Ermittlungsbericht von Finch und fasste den bisherigen Kenntnisstand zusammen. Demnach habe die Universale AG für die Tunnelarbeiten am Loibl politische und kriminelle Häftlinge herangezogen. Als mutmaßliche Verantwortliche für Misshandlungen und Erschießungen waren die SS-Männer Winkler, Gruschwitz, Britzke, Ludolph, Zorn und Sachse angeführt. Unklar war allerdings die Herkunft der Häftlinge geblieben und somit die Entscheidung offen, wie die Verbrechen zu kategorisieren seien und wer die juristische Ahndung zu übernehmen habe. Mit diesen Nachforschungen beauftragte der DJAG nun sein neues Büro in Kärnten.[716] Die Order aus Caserta führte zur bereits erwähnten Befragung Ramsauers im März 1946 über die Herkunft der KZ-Häftlinge am Loibl. Ramsauer wurde nun aber auch direkt auf Misshandlungen und Tötungen im Loibl-KZ angesprochen. Er selbst gab die Tötung eines französischen Häftlings durch eine Benzininjektion zu und erklärte, Zeuge von vielen schweren Prügelstrafen geworden zu sein. Viele Häftlinge seien schwer erkrankt, nachdem sie gezwungen worden waren, über Nacht nackt unter freiem Himmel zu stehen. Mit namentlichen Beschuldigungen hielt sich Ramsauer zurück. Als einzigen Täter nannte er Karl Sachse und gab eine Beschreibung von ihm.[717]

In der Zwischenzeit hatte Major B. B. Hall von der neu gegründeten Abteilung für die Untersuchung von Kriegsverbrechen in der britischen Besatzungszone die Aussage eines ehemaligen Arbeiters der Universale erhalten, der Kenntnis über die Erschießung von acht Häftlingen hatte. Außerdem sei der SS-Mann Josef Zorn in Klagenfurt gesehen worden. Hall suchte nach ihm und bat den DJAG um Informationen über den Aufenthalt von Sachse, der sich offenbar in alliierter Gefangenschaft befand. Was weitere Ermittlungen betraf, gab Hall zu bedenken, dass es derzeit aufgrund der hohen Schneelage unmöglich sei, näher als drei Kilometer an den Loiblpass heranzukommen. Außerdem seien die Tunnelarbeiten von der jugoslawischen Seite aus administriert worden.[718] Tatsächlich blockierte nicht nur der Schnee einen Lokalaugenschein – auch die fehlende Kooperation zwischen den britischen Besatzungsbehörden und Jugoslawien schränkte Halls Aktionsradius beträchtlich ein.

Erst nach der Entscheidung des DJAG vom 21. März 1946, die Ermittlungen zum Loiblpass nicht an die französische Kriegsverbrecherkommission abzutreten, kam Bewegung in die Sache. Verantwortlich für die Fortschritte war Captain Roy R. Cooke, der den Loibl-Fall im April oder Mai 1946 übernahm. Er begann, weitere Einvernah-

715 Vgl. Minutes of a War Crimes Conference held at the Office of the DJAG, GHQ, on Friday, 25 January 1946, TNA, FO 1020/467.

716 Vgl. D.J.A.G., GHQ CMF, 13.2.1946, Subject: Ill-treatment of Political Prisoners – Loibl Pass Tunnel Camp, TNA WO 310/142.

717 Vgl. Major B.B. Hall, Officer IC War Crimes Section, JAG Branch, BTA, 7.3.1946, Subject: Loibl Pass, TNA, WO 310/142.

718 Vgl. Major B.B. Hall, Officer IC War Crimes Section, JAG Branch, BTA an DJAG, GHQ, CMF, 27.2.1946, Ill-treatment of Political Prisoners – Loibl pass Tunnel Camp, TNA, WO 310/142.

men durchzuführen. So stieß er auf den Magazineur des Südlagers, Hans Dolringer, der nicht nur die Misshandlungen von Häftlingen bezeugte, sondern nach Balsan als Erster auch Ramsauer belastete – wenn auch unspezifisch: *„Es war ein im Lager gut bekanntes Faktum, dass Dr. Ramsauer sehr hart zu den Häftlingen war und sich nicht um die Kranken kümmerte“*[719], gab er zu Protokoll. Mitte Mai listete Cooke jene fünfzehn bisher mit Mord, Misshandlungen und Benzininjektionen belasteten SS-Männer und Kapos auf, deren Aufenthaltsort bislang unbekannt war. Er schrieb sie beim Hauptquartier der britischen Armee in Österreich, allen *Field Security Sections* und Grenzposten sowie der britischen Armee in Deutschland, den britischen Verbindungsstellen in Frankreich und bei der *US-Army* sowie zahlreichen Internierungslagern zur Fahndung aus.[720]

Die Benachrichtigung der französischen Armee in Innsbruck brachte auch Louis Balsan wieder ins Spiel. Anfang Juni 1946 suchte er die britische Militärmission in Paris auf und übergab den Briten neuerlich Belastungsmaterial zum Loibl-KZ. Allem Anschein nach handelte es sich um die Aussagen von Krupowicz und Gasior gegen Ramsauer vom Mai bzw. September 1945 sowie einen Bericht, der die Zahl der Toten mit 34 Personen bezifferte, eine knappe Übersicht über die Zusammensetzung der Häftlinge, die brutalen Lebensbedingungen sowie eine Liste mit den Namen von 32 Angehörigen des Lagerpersonals. Balsan hatte einzelnen SS-Männern strafrechtlich relevante Vorwürfe wie Mord, Misshandlung und weitere Straftaten zugeordnet. Ferner nannte er die Gruppe der Kapos und die Gruppe der Ingenieure der Universale als Verantwortliche für Misshandlungen und die schlechten Arbeitsbedingungen.[721]

Mit den Informationen aus Paris gewappnet, befragte der Ermittler Captain J. A. German, *„ein Riese von einem Mann, der keinen Spaß verstand, wenn er einen Nazi erwischte“*[722], am 27. Juni 1946 neuerlich Sigbert Ramsauer im Internierungslager Wolfsberg. Ramsauer reduzierte die Zahl der Toten im Loibl-KZ gegenüber seiner Aussage des Vorjahres auf 20 bis 25. Die Toten seien unter seinen Anweisungen und seiner Aufsicht im Lager verbrannt worden. Etwa acht Häftlinge seien – Ramsauer zitierte Lagerkommandant Winkler – „auf der Flucht“ erschossen worden. Er gab an, allenfalls zweimal „Euthanasie“ durch Injektionen verübt zu haben. In beiden Fällen sei nach seinem medizinischen Wissen der Tod unausweichlich gewesen: *„Darum, und um die Schmerzen und die Todesangst zu beenden, habe ich Euthanasie praktiziert“*[723], behauptete Ramsauer.

719 Statement of Hans Dolringer at HQ JAG BTA, 22.5.1946, TNA, WO 311/364.

720 Vgl. Captain Roy R. Cooke, Officer IC War Crimes Section, JAG Branch, BTA, 21.5.1946, War Criminals – Loibl Pass Tunnel, TNA, WO 310/142; HQ British Army of the Rhine, BAOR/37711/1873/A(PS4), 12.6.1946, TNA, WO 304/363.

721 Vgl. Loibl Pass, TNA, WO 310/142. Aus dem Zusammenhang ist zu vermuten, dass es sich bei dem Dokument um eine Übertragung des Berichts von Balsan handelt (vgl. British Military Mission to France an HQ British Army of the Rhine, 22.6.1946, Statements on SS Arbeitslager Loibl-Pass at Mauthausen, TNA, WO 309/274).

722 Interview mit Siegfried Gruber, Wien, 26.4.2010, Interviewer: Peter Pirker.

723 Statement, taken down with Dr. Ramsauer Sigbert, 27.6.1946, TNA, WO 311/364. Die Zitate aus den britischen Akten in diesem Kapitel wurden von Peter Pirker ins Deutsche übersetzt.

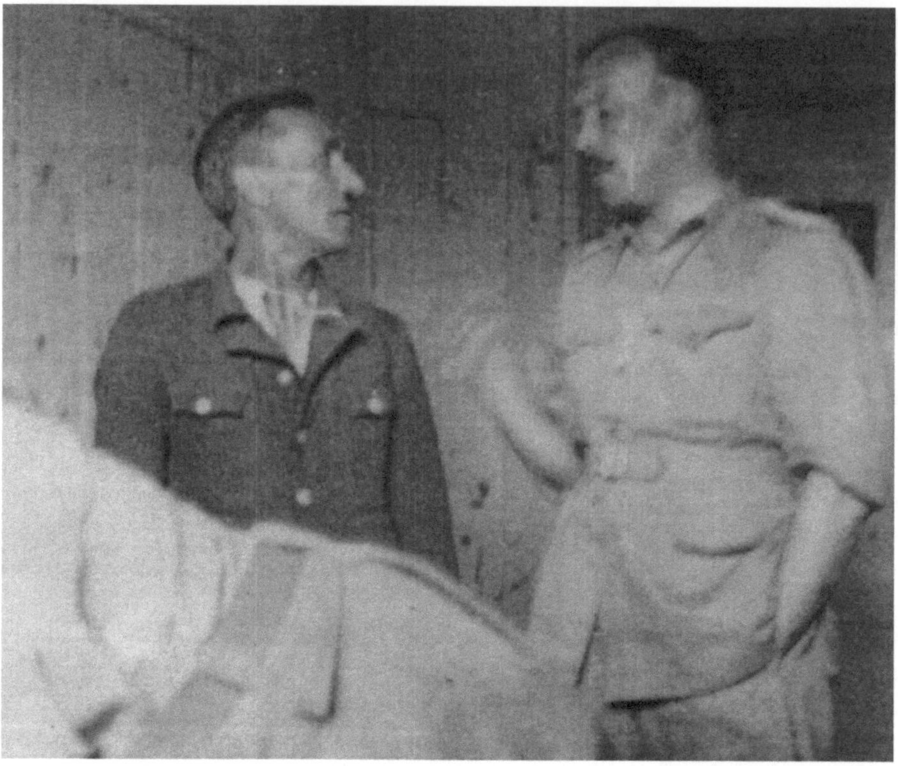

Abbildung 39: Der britische Ermittler der *War Crimes Group South East Europe* Captain J. A. German (rechts), hier mit dem ehemaligen Kommandanten des KZ Loibl Jakob Winkler im Internierungslager Wolfsberg, 1947 (Muzej novejše in sodobne zgodovine Slovenije).

Erstmals wurde Ramsauer von Captain German auch mit den Deportationen von Kranken nach Mauthausen konfrontiert. Er bezifferte ihre Zahl auf 100 und nannte als Grund, dass ihre Genesung am Loibl innerhalb eines annehmbaren Zeitraums nicht möglich war. Über das weitere Schicksal dieser Häftlinge wollte Ramsauer nichts gewusst haben. Ramsauer realisierte aber offenbar, dass ihm nun ernsthafte Probleme erwachsen konnten, denn er belastete erstmals mehrere andere SS-Männer wegen der Misshandlung von Häftlingen, darunter Karl Sachse, Paul Gruschwitz, Sebstaian Binder, Walter Britzke und Ernst Mayer. Diese Aussage wurde später als Beweismittel der Anklage in den Prozess eingebracht. Ramsauer wurde zu dieser Zeit in Wolfsberg in einer abgesonderten Haftbaracke festgehalten. Eine Überprüfung Anfang September 1946 führte zu einigen Entlassungen aus der Sonderverwahrung; Ramsauer musste mit sieben weiteren, offenbar ebenfalls schwer belasteten Nationalsozialisten dort verbleiben.[724] Captain German führte – vermutlich im selben Zeitraum – eine Vernehmung des zweiten in Wolfs-

724 Vgl. HQ BTA an 373 POW Camp [Wolfsberg], 17.9.1946, TNA, WO 310/2.

berg befindlichen ehemaligen SS-Mannes vom Loibl-KZ durch, nämlich SS-Unterscharführer Friedrich Porschel. Porschel bezeugte gegenüber German die Erschießungen von zwei Häftlingen durch SS-Unterscharführer Otto Delwig und SS-Rottenführer Emil Augustin. Auch diese Aussage sollte später als Beweismittel der Anklage dienen.[725]

Bis Juni 1946 war Ramsauer offensichtlich der einzige höherrangige SS-Mann vom Loibl-KZ, der in Wolfsberg einsaß und den Briten für Einvernahmen zur Verfügung stand.[726] Weitere Aussagen von mutmaßlichen Tätern lagen bislang nicht vor. Die größte Schwierigkeit für die Ermittler bestand darin, deutscher und österreichischer Zeugen und Beschuldigter habhaft zu werden, die sich verstreut in verschiedenen Kriegsgefangenen- und Internierungslagern in Italien, Österreich und Deutschland oder auf freiem Fuß befanden.[727] Während die Suche nach den ausgeschriebenen Beschuldigten lief, bemühte sich die *War Crimes Investigation Section* bei der jugoslawischen Kommission für Kriegsverbrechen in Belgrad um die Erlaubnis, ein Untersuchungsteam auf die südliche Seite des Loiblpasses schicken zu dürfen. Cooke erhielt diese Erlaubnis Ende September/Anfang Oktober 1946.[728] Über die Ergebnisse dieses Lokalaugenscheins ist den britischen Akten nichts zu entnehmen. Dennoch kann man sagen, dass Ende Oktober 1946 vor allem aufgrund der Hilfe von Balsan die britischen Ermittlungen hinsichtlich der Loibl-Täter ein gutes Stück weitergekommen waren. Cooke beantragte bei der obersten Anklagebehörde, dem *Judge Advocate General* in London, 29 Personen des KZ-Personals vom Loiblpass auf die Kriegsverbrecherliste der UNWCC zu setzen. Die Auslieferung von SS-Hauptsturmführer Jakob Winkler und zweier weiterer SS-Männer aus französischer Internierung war im Laufen. Die Kooperation mit der jugoslawischen Kriegsverbrecherkommission hatte ergeben, dass sich fünf der Beschuldigten in jugoslawischen Händen befanden – auch ihre Auslieferung war von den Briten beantragt worden. Zur weiteren Vorgangsweise schlug Cooke vor, Louis Balsan nach Kärnten einzuladen, um die letzten Vernehmungen gemeinsam durchzuführen, bevor der Loibl-Fall den französischen Behörden zur Prozessführung übergeben werde.[729] Balsan kam im Jänner/Februar 1947 nach Klagenfurt und führte mit Cooke einige Befragungen durch. Aus dieser Zeit stammt etwa eine Aussage des ehemaligen SS-Wachmanns Franz Kessner, der nun ebenfalls im Internierungslager Wolfsberg einsaß. Kessner bezeugte die Erschießung mehrerer Häftlinge. Zum Teil nannte er auch die Täter. Kessner wusste ebenso von der Tötung eines französischen Häftlings mittel Benzininjektion durch Ramsauer.[730]

---

725 Vgl. Statement of Porschel Friedrich, TNA, WO 311/364.

726 Vgl. Consolidated List of War Criminals confirmed or suspect held in Brit Zone Austria, 10.6.1946, TNA, FO 1020/2862.

727 Vgl. JAG Branch, HQ BTA an JAG Branch, HQ BAOR, 1.8.1946, TNA, WO 235/583.

728 Vgl. D.J.A.G., GHQ CMF an The Yugoslav State War Crimes Commission, Belgrade, 7.10.1946, TNA, WO 310/142.

729 Vgl. JAG Branch, HQ BTA an Judge Advocate General, London, SS-Arbeitslager Loibl Pass, 20.10.1946, TNA, WO 311/364.

730 Vgl. Statement of Franz Kessner, Wolfsberg, 6.2.1947, TNA, WO 311/364.

Parallel zum Aufenthalt Balsans in Kärnten begann in Frankreich die systematische Sammlung von Niederschriften ehemaliger Loibl-Häftlinge. Der Großteil davon wurde im Jänner 1947 getätigt. Einer der britischen Ermittler in Kärnten, der gebürtige Österreicher A. C. Brown, war nach Frankreich gefahren, um Aussagen aufzunehmen.[731] Zum Teil erfolgten die Niederschriften auch durch Offiziere der *War Crimes Investigation Branch* der britischen Armee in Frankreich. Dabei wurden den Befragten zur Identifizierung Fotos der SS-Männer vorgelegt. Zum anderen Teil handelte es sich um schriftliche Darstellungen mit beglaubigten Unterschriften. Involviert in die Sammlung war außerdem die Organisation der ehemaligen französischen Mauthausen-Häftlinge *Amicale des déportés de Mauthausen*.[732] Von der Form her waren die Aussagen auf einzelne Beschuldigte zugeschnitten – es ging um den Nachweis von individueller Schuld. Sigbert Ramsauer wurde nach den bereits vorliegenden Zeugnissen des Häftlingsarztes Krupowicz und des Häftlingspflegers Gasior nun auch vom zweiten Häftlingspfleger Roland Decroix und einigen weiteren Häftlingen, die Patienten im Krankenrevier gewesen waren, mit konkreten Taten schwer belastet. In den britischen Akten finden sich etwa 40 dieser unvereidigten Niederschriften.

Neben Balsan übernahmen zwei weitere ehemalige Häftlinge im Jahr 1947 bedeutende Aufgaben bei den Ermittlungen und Einvernahmen: Charles Garnier und François Chaffin. Charles Garnier war im Alter von 46 Jahren aus politischen Gründen von Paris nach Mauthausen verschleppt worden. Nach der Befreiung hatte er sich wie Louis Balsan in den Wirren der Umbruchstage der britischen Armee zur Identifizierung des SS-Personals des Loibl-KZ zur Verfügung gestellt. Wie wir gesehen haben, war diese Absicht zunächst von wenig Erfolg gekrönt gewesen. Im Februar 1947 griff die britische Fahndungsbehörde auf Charles Garnier zurück. Als ziviler Ermittler wurde er der Ermittlungsgruppe angeschlossen und mit zwei britischen Offizieren[733] beauftragt, den Lagerkommandanten Jakob Winkler in Baden-Baden zu vernehmen. Garnier hatte im Nordlager des Loibl-KZ eine schwere Prügelstrafe durch SS-Oberscharführer Brietzke überlebt und war von Lagerkommandant Winkler sechs oder sieben Mal persönlich ins Gesicht geschlagen worden.[734] Bei dieser Einvernahme wurde Winkler das erste Mal genau zum Loibl-KZ befragt. Schauplatz des Verhörs am 4. März 1947 war das Hotel „Baadischer Hof". Garnier fragte Winkler, der in Handschellen und in Häftlingskleidung vorgeführt worden war und sich zunächst wenig auskunftsbereit gezeigt haben soll, ob er sich erinnere, ihn geschlagen zu haben. Winkler

731 Der Geburtsname des Ermittlers war Karl Braun. Er stammte aus Wien (vgl. Interview mit Siegfried Gruber, Wien, 26.4.2010).

732 Vgl. Janko Tišler/Christian Tessier: Das Loibl-KZ, S. 437.

733 Einer der beiden Vernehmungsoffiziere war der Exil-Österreicher Capt. Carl Kaiser, der wie Charles Kennedy (Leo Hillman) nach einem Fallschirmeinsatz für die *Special Operations Executive* (SOE) in Österreich im April 1945 nun als Fahnder der *War Crimes Investigation Unit* arbeitete. Zur Biografie Kaisers vgl. Peter Pirker: Subversion deutscher Herrschaft, S. 233f.; Elisabeth Lebensaft/Christoph Mentschl: „Are you prepared to do a dangerous job?" Auf den Spuren österreichischer und deutscher Exilanten im britischen Geheimdienst SOE. Wien 2010.

734 Vgl. Zeugenaussage Charles Garnier, TNA, WO 235/579, S. 325.

bejahte. Die Vernehmung dauerte mit einer längeren Pause insgesamt fünfeinhalb Stunden. Am Ende unterzeichnete Winkler eine eidesstattliche Aussage, mit der er sich schwer belastete:

„Insbesondere war ich verantwortlich, dass die Internierten gezwungen waren, unter sehr schlechten Bedingungen zu arbeiten, d.h. dass die Arbeit viel zu schwer war im Verhaeltnis zu der Ernaehrung, die die Internierten bekamen, sowie zu der unzureichenden Bekleidung bei der kalten Temperatur der Jahreszeit. Ich war verantwortlich dafuer, dass die Internierten geschlagen wurden, wenn sie nicht die gewuenschte Arbeitsleistungen vollbrachten. Ich war verantwortlich dafuer, dass Menschen durch Ueberanstrengung und Erschoepfung starben in meinem Lager.“[735]

Winkler übernahm ferner die Verantwortung für den Tod eines Häftlings seines Arbeitskommandos sowie für die Deportation jener Häftlinge nach Mauthausen, die dort umgebracht werden sollten. Winkler wurde in der Vernehmung offenbar mit der Möglichkeit eines Todesurteils konfrontiert. Dazu sagte er: *„Sollte ich zu Tode verurteilt werden aufgrund meiner Verantwortung fuer die Geschehnisse im Lager, so moechte ich lieber als Soldat erschossen werden als gehaengt.“*[736] Die Anklage legte das Dokument dem Gericht später als Beweismittel vor.

Das Ergebnis dieser Vernehmung überbrachte Garnier vermutlich persönlich der *War Crimes Investigation Section* in Kärnten. Jedenfalls war er gemeinsam mit seinem ehemaligen Mithäftling François Chaffin wenige Tage später in Kärnten, um als Ermittler einem zweiten seiner ehemaligen Peiniger und Verantwortlichen für Todesschüsse auf Mithäftlinge gegenüberzutreten. Garnier und Chaffin befragten im Internierungslager Wolfsberg SS-Oberscharführer Brietzke, den Arbeitskommandoführer auf der Nordseite der Tunnelbaustelle. Sowohl Garnier als auch Chaffin waren von Brietzke mit einem Gummischlauch schwer misshandelt worden. Garnier war aber auf etwas anderes aus: auf ein Geständnis Brietzkes, einen Häftling ermordet zu haben. Doch Brietzke, der später von seinem Verteidiger als „guter Deutscher und Nationalsozialist“ bezeichnet werden sollte, lehnte eine schriftliche Aussage ab – wie schon bei einer Einvernahme etwa einen Monat zuvor durch Charles Kennedy.[737] Der 34-jährige Walter Brietzke hatte eine ähnliche Karriere wie Ramsauer hinter sich, wenn auch eher im kämpfenden Fußvolk der NS-Bewegung. 1933 der SS beigetreten, wurde er 1939 zur Waffen-SS abkommandiert und nahm am Angriff auf Polen, Frankreich und Russland teil. Im Juli 1941 verwundet, machte er schließlich als SS-Wache im KZ Mauthausen und dann – in etwas höherem Rang – am Loibl die sogenannte Heimatfront zum Ort der Unerbittlichkeit gegen den Feind, wie man seine SS-Karriere im Duktus seines spä-

735 Deposition of Jakob Winkler, 4.3.1947, TNA, WO 304/363.
736 Ebd.
737 Vgl. ZA Walter Brietzke, TNA, WO 235/579, S. 491, S. 503f.

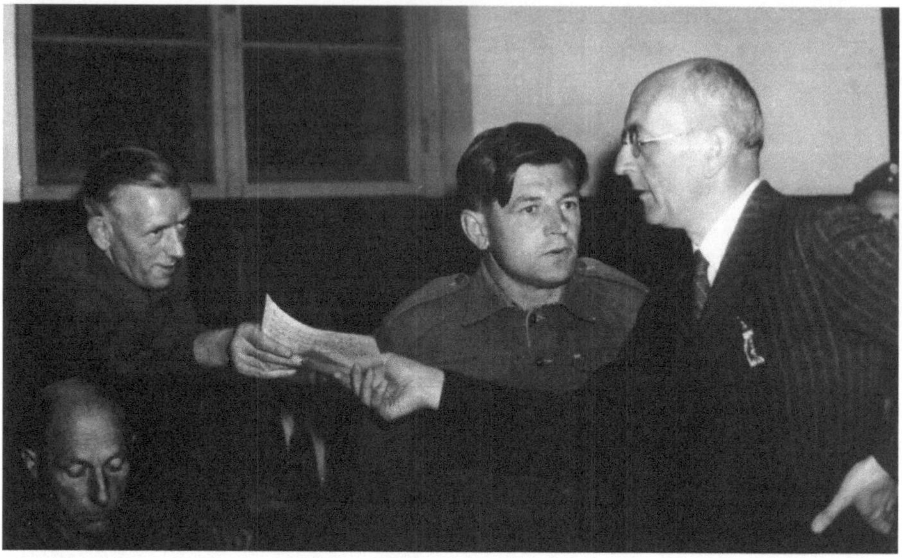

Abbildung 40: Die ehemaligen Loibl-Häftlinge François Chaffin in Uniform (Mitte) und Jean Barbier (links sitzend) bei Prozessbeginn in Klagenfurt, 4. September 1947 (Muzej novejše in sodobne zgodovine Slovenije).

teren Klagenfurter Verteidigers Dr. Roman Fux zusammenfassen kann.[738] Brietzke kooperierte weder mit den britischen noch den französischen Fahndern.

Eine noch offene Frage beschäftigte Major Cooke im April 1947, als er die Berichte der französischen Zeugen sichtete. Wie sollte mit der Involvierung der Universale AG in das Geschehen im Loibl-KZ umgegangen werden? Manche französischen Häftlinge vertraten hierzu eine klare Position. Eindrücklich formuliert hatte sie bereits Louis Balsan in einem Antwortbrief an den leitenden Universale-Mitarbeiter Richard Fill, der ihn im Oktober 1945 gebeten hatte, einen günstigen Bericht über das Verhalten der Mitarbeiter der Universale zu verfassen. Balsan enttäuschte Fill. Während er Fill zwar persönlich ein korrektes und menschliches Verhalten gegenüber den Häftlingen beschied, wollte Balsan die Universale AG als von der Sklavenarbeit der Häftlinge profitierendem Unternehmen nicht aus der Verantwortung entlassen. Balsan schrieb:

„Als Mitglied einer alten französischen Industriellenfamilie kann ich mir nicht vorstellen, dass französische, englische oder amerikanische Industrielle, in ähnlichen Umständen wie den Ihren, akzeptiert hätten, Arbeitskräfte aus dem Zuchthaus unter Bedingungen zu beschäftigen, in denen es die Universale getan hatte, und Zeuge, und vielfach Komplize von Folterungen zu sein, die uns angetan wurden und viele unserer Kameraden getötet oder gesundheitlich geschädigt haben; ohne jene hinzuzuzählen, die in ei-

738 Vgl. Closing speech on behalf of the accused Brietzke, TNA, WO 235/581.

nem erbärmlichen Zustand nach Mauthausen zurückgeschickt wurden, um dort zu sterben [...]."[739]

Balsan erinnerte Fill daran, dass „*die Art, wie die Deportierten behandelt wurden, eine der dunklen Seiten der Menschheitsgeschichte bleiben wird, die sich nicht mit den abscheulichsten Phasen der antiken Sklaverei vergleichen lassen*"[740]. François Chaffin war ebenfalls daran gelegen, zumindest einige Mitarbeiter der Universale vor Gericht zu bringen. Chaffin listete in einem Bericht, der ausschließlich Mitarbeitern der Universale gewidmet war, sieben Angestellte der Firma auf, die er für das äußerst harte Arbeitsregime, Schläge, Denunziationen bei SS-Männern und Komplizenschaft mit ihnen sowie andere schlechte Behandlung der Häftlinge im Arbeitseinsatz verantwortlich machte. Er verlangte deren Arrest und Anklage.[741]

Cooke zögerte. Er sandte Chaffins Bericht an das *War Office* in London. Verglichen mit den Vorwürfen gegen die SS schienen Cooke die Taten der Universale-Angestellten nicht dramatisch gewesen zu sein („*on the whole ... not great*"). Das Schlimmste, was man sagen könne, sei „*dass sie als Sklaventreiber*" agierten, die von ihrer Firma bezüglich der Behandlung der Häftlinge eine „*carte blanche*"[742] erhalten hatten. Was ihn erschrak, waren ganz generell die Arbeitsbedingungen für die Häftlinge. Cooke dachte daran, dem Verhältnis zwischen der Universale AG, der SS und dem NS-Staat prinzipiell auf den Grund zu gehen und bat den obersten Ankläger für Kriegsverbrechen um Rat, ob Anklage gegen die Firma für die Annahme eines Vertrages erhoben werden könnte, von dem sie wusste, dass er nur unter Bedingungen erfüllt werden konnte, die einem Verbrechen gegen die Menschlichkeit gleichkamen. Cooke machte weitere Ermittlungen bei der Universale AG von den Vorschlägen aus London abhängig. Die Antwort aus London lautete: Angestellte der Universale AG, denen Misshandlungen von Häftlingen vorgeworfen wurden, waren wie die SS-Aufseher individuell zu behandeln und im Falle ausreichender Beweise anzuklagen. Was die Eröffnung eines Falles gegen die Universale AG als Firma betraf, hielt der JAG eine Anklage für die Zustimmung zu einem Vertrag, Sklavenarbeiter unter inhumanen Bedingungen anzustellen, für prinzipiell möglich. Die Bestimmungen des Vertrages könnten einen solchen Prozess vielleicht rechtfertigen. Angeklagt werden könnten dann aber nur zeichnungsberechtigte Personen, also etwa der Firmenchef oder die leitenden Direktoren, nicht aber untergeordnete Angestellte. Von diesen Gesichtspunkten sollten die weiteren Ermittlungen zur Firma und die Vorbereitung des Prozesses geleitet sein.[743] Die Antwort aus London dürfte Cooke nicht gerade ermutigt haben, weiter in diese Richtung zu ermitteln. Die

739 Louis Balsan an Dr. Ing. Richard Fill, Paris, 2.2.1946, Privatarchiv Familie Balsan, Paris.
740 Ebd.
741 Vgl. Statement Chaffin Francois, 16.3.1947, TNA, WO 311/364.
742 Deputy Judge Advocate General, HQ BTA, CMF an Judge Advocate General, London, 10.4.1947, TNA, WO 311/364.
743 Vgl. The Judge Advocate General to Officer i/c JAG's Branch, HQ BTA, 24.4.1947, TNA, WO 311/364.

in den Prozessakten befindlichen Vertragsdokumente waren nicht von einem der am Loiblpass beschäftigten leitenden Angestellten unterzeichnet; vermutlich war dies in der Wiener Zentrale geschehen.[744] In den britischen Akten finden sich keine weiteren Belege dafür, dass Anstrengungen unternommen worden wären, die beiden Unterzeichner der Verträge oder den verantwortlichen Direktor der Firma ausfindig zu machen. Zu einer Anklageerhebung gegen die Universale AG kam es jedenfalls nicht. Auch Angestellte der Universale sollten sich nicht unter den Angeklagten befinden. Dasselbe gilt für den Unterzeichner des Vertrages auf Seiten der „Staatlichen Bauleitung für den Bau des Loibltunnels", den Klagenfurter Oberbaurat Max Schmid. Er geriet offenbar überhaupt nicht ins Visier der britischen Fahnder. Anton Göbl, Gesamtbauleiter der Universale am Loibl, sowie Joseph Seidenglanz, Baustellenleiter auf der Südseite, traten vielmehr als Zeugen der Verteidigung Jakob Winklers vor Gericht auf. Max Schmid äußerte sich erst im September 1947 – während des Prozesses – knapp auf eine Anfrage von Ramsauers Rechtsanwalt Friedrich Kittinger und erklärte betont zurückhaltend, *„dass sich in den noch vorhandenen Akten nichts findet, was irgendwie für den Prozess von Bedeutung sein könnte"*[745]. Erst der Verteidiger Winklers sollte die Verträge als Beweismittel der Verteidigung in der Schlussphase des Prozesses einbringen. Der Grund dafür war, dass im Vertrag eine Zusatzverpflegung für die Häftlinge festgelegt worden war. Real war dies allerdings lediglich Papierwerk geblieben.

Tatsächlich war die Aussparung von Angestellten privater Firmen aus dem Prozess keineswegs durchgängige Praxis der britischen Ahndung von Kriegsverbrechen. Im Verfahren zum Außenlager Schandelah des KZ Neuengamme wurden beispielsweise mehrere Ingenieure und Betriebsangehörige angeklagt, die beim dort betriebenen Ölschieferabbau beschäftigt waren.[746] In Kärnten jedoch blieb die Universale AG unbehelligt.[747]

Im Mai 1947 kam mit Robert Theeten ein weiterer ehemaliger Häftling nach Klagenfurt. Theeten war Sekretär des französischen Verbandes der politisch Verfolgten. Gemeinsam mit François Chaffin war er bei der Befragung von zumindest einem der weiteren mittlerweile festgenommenen Beschuldigten zugegen, dem Kapo und Blockältesten Max Skirde. Skirde gab dabei zu, François Chaffin und andere Häftlinge regelmäßig mit Händen, Füßen und Gummischläuchen malträtiert zu haben.[748] Chaffin und Theeten legten zudem in Ergänzung zu ihren bereits in Frankreich verfassten Berichten in Klagenfurt nun ausführliche Beweisaussagen zu einzelnen Beschuldigten ab.[749]

744 Eine Unterschrift ist entzifferbar: August Friesel.

745 Oberbaurat Max Schmid an RA Dr. Friedrich Kittinger, 11.9.1947, TNA, WO 235/580.

746 Vgl. Hermann Kaienburg: Die britischen Militärgerichtsprozesse, S. 59.

747 Vgl. dazu ausführlich Alyn Beßmann/Peter Pirker/Lisa Rettl: KZ-Häftlinge als Akteure der Strafverfolgung von NS-Tätern. Ein Vergleich britischer Justizverfahren zu Verbrechen im KZ-Neuengamme und im Außenlager Loibl/Ljubelj des KZ Mauthausen. In: Alliierte und NS-Kriegsverbrechen (Beiträge zur Geschichte der nationalsozialistischen Verfolgung in Norddeutschland, Band 19). Hamburg 2020, S. 82–108.

748 Vgl. Statement taken from Max Skirde, Klagenfurt, 2.6.1947, TNA, WO 311/364; Statement of Max Skirde, Landesgericht Klagenfurt, 4.6.1947, TNA, WO 311/364.

749 Vgl. Statement by Robert Theeten, Klagenfurt, 31.5.1947, TNA, WO 311/364.; Statement by F. Chaffin,

Zugleich erhielten die britischen Ermittler erstmals eine brauchbare Aussage eines österreichischen Zeugen. Der ehemalige Innsbrucker Polizist und nunmehrige Bankangestellte Friedrich Spiel, am Loibl zur Bewachung der Häftlinge eingesetzt,[750] war nicht etwa festgenommen worden, sondern machte seine Angaben vor Innsbrucker Polizisten aus freien Stücken. Er berief sich bezüglich seiner Aussage auf das gute Verhältnis zu den Häftlingen, insbesondere auf Louis Balsan. Spiel schilderte die Befehlslage der SS-Wachen, machte Aussagen zu drei Erschießungen, nannte zahlreiche „Bestrafungen" und Misshandlungen wegen mangelnder Arbeitsleistung durch Winkler und beschrieb die schlechte Versorgung der Häftlinge. Spiel belastete auch Ramsauer schwer. Er beschuldigte ihn, kranke Häftlinge zur Arbeit gezwungen zu haben, gab an, dass Ramsauer Häftlinge auch aus nichtigen und persönlichen Gründen geschlagen habe, Narkosen bei Operationen verweigert habe und einer sadistischen Neigung gefolgt sei, unnötige Operationen und Amputationen an Häftlingen durchzuführen.[751] Spiels Aussage wurde für die Vorbereitung des Prozesses herangezogen, er selbst wurde schließlich zum einzigen österreichischen Zeugen der Anklage.

Anfang Juni 1947 erhielt die War Crimes Group in Klagenfurt ein Schreiben der Bundespolizeidirektion Wien, worin die Ermittlungen zu Sigbert Ramsauer zusammengefasst und auch seine KZ-Stationen Mauthausen, Neuengamme und Dachau aufgelistet waren. Für die Prozessvorbereitung spielten diese erweiterten Informationen keine Rolle mehr: „*No action*"[752] wurde auf dem Schreiben angemerkt. Ramsauer sollte beim Prozess ausschließlich mit Vorwürfen zu seiner Tätigkeit im Loibl-KZ konfrontiert werden.

Von den 29 im Oktober 1946 aufgelisteten Beschuldigten hatten die britischen Fahnder bis Juli 1947 nur zwölf in Wolfsberg versammeln können, darunter auch Jakob Winkler, der aus Baden-Baden überstellt worden war. Einige andere Beschuldigte standen den Briten für eine Anklage nicht mehr zur Verfügung. Der erste Lagerkommandant Julius Ludolph etwa war für Verbrechen in anderen Außenlagern des KZ Mauthausen bereits von einem US-Gericht zum Tode verurteilt und im Mai 1947 hingerichtet worden. Ramsauers Assistent Otto Kleingünther stand vor einer Anklage bei einem der Mauthausen-Folgeprozesse in Dachau, der Anfang September 1947 durchgeführt werden sollte.[753] Fünf Beschuldigte befanden sich in Gewahrsam Jugoslawiens –

Klagenfurt, 2.6.1947, TNA, WO 311/364.

750 Anfang Juni 1943 setzte sich das Polizei-Wachkommando in Podljubelj (Sankt Anna) aus 60 Polizisten zusammen. Die ersten 29 Polizisten waren vom Kommando der Schutzpolizei Graz am 19.5.1943 gestellt worden und stammten fast alle aus Graz. Sie wurden zunächst offenbar von Polizisten des SS-Polizei-Regiments 19, außerdem vom Kommando der Schutzpolizei Klagenfurt verstärkt (vgl. 6. Kompanie, Gebührnisbescheinigung für Pol.-Wachkommando, St. Anna u. d. Loibl, BArchB, R 20/139). Schließlich stellte das Polizeisicherungskommando Alpenland, das auch eine Dienststelle in Klagenfurt hatte, die etwa 130 Mann starke Polizeitruppe am Loibl. Siehe auch Janko Tisler/Christian Tessier: Das Loibl-KZ, S. 77–80.

751 Vgl. Extract from a Statement made by Spiel Friedrich, Innsbruck, 21.5.1947, TNA, WO 311/364.

752 Bundespolizeidirektion Wien, Abt. I, 2.6.1947, Investigation of Ramsauer Sigbert, TNA, WO 310/142.

753 Kleingünther wurde am 9.9.1947 für schuldig befunden und zum Tode verurteilt. Seine Tätigkeit am

auf ihre Auslieferung wartete Großbritannien vergeblich.[754] Über den Verbleib der restlichen SS-Männer hieß es weiterhin: „*Whereabouts: unknown.*"[755]

Immerhin schien die Beweislage zu den zwölf dingfest gemachten Beschuldigten ausreichend zu sein, um einen Prozess zu eröffnen. Die Zeit drängte, und man war in der Planung des Verfahrens ohnehin in Verzug. Ursprünglich war der Prozess für den frühen Sommer geplant gewesen, nun hieß es nur noch: so rasch wie möglich. Mehr als zwei Jahre nach Kriegsende war es tatsächlich hoch an der Zeit, den Prozess zu eröffnen. Nicht nur in Großbritannien war die öffentliche Meinung zu Kriegsverbrecherprozessen mittlerweile am Kippen. Oppositionsführer Winston Churchill trommelte im Zusammenhang mit dem britischen Kriegsverbrecherprogramm bereits, „*aufgeschobene Gerechtigkeit sei überhaupt keine Gerechtigkeit*"[756]. In Großbritannien nahm der Druck zu, das Kriegsverbrecherprogramm, das ursprünglich schon 1946 abgeschlossen werden hätte sollen, zu einem raschen Ende zu bringen. Bereits im November 1946 beschloss die britische Regierung, das Kriegsverbrecherprogramm sukzessive herunterzufahren. In Österreich und Deutschland machte sich dieser Stimmungswandel noch deutlicher bemerkbar: Je länger die Prozessführung aufgeschoben wurde, desto stärker konnte die Legitimität des britischen Verfahrens in Frage gestellt werden und als „Siegerjustiz" der Besatzungsmacht erscheinen.

Den britischen Akten ist ferner zu entnehmen, dass Jugoslawien – vor dem Hintergrund der österreichischen Staatsverhandlungen – heftige Kritik an den britischen Besatzungsbehörden übte. Jugoslawien warf den Briten vor, nicht nur vereinbarte Ermittlungen jugoslawischer Fahndungsteams in Österreich zu behindern, sondern selbst sehr wenig zu tun, um Kriegsverbrecher zu finden und auszuliefern. Diese Kritik erstreckte sich auch auf die Ahndung von NS-Verbrechen durch die österreichische Justiz. Jugoslawien forderte von den britischen Behörden vehement die Auslieferung von Personen, die in Wolfsberg festgehalten wurden und die in Jugoslawien Kriegsverbrechen begangen haben sollen.[757] Im Juli 1947 wurde in Ljubljana außerdem der Prozess gegen Friedrich Rainer, den ehemalige Gauleiter von Kärnten, Chef der Zivilverwal-

Loibl war jedoch nicht Gegenstand des Prozesses. Seine Strafe wurde später zu lebenslanger Haft umgewandelt und am 14.2.1955 wurde er entlassen (vgl. Ernst Klee: Das Personenlexikon zum Dritten Reich. Wer war was vor und nach 1945 Frankfurt am Main 2007; Christian Rabl: Mauthausen vor Gericht, S. 120).

754 In Slowenien kam es erst 1957 zu einem Prozess gegen den SS-Mann Jože Vavpotič, der für die Erschießung eines namentlich nicht bekannten französischen Häftlings für schuldig befunden und zu zehn Jahren Haft verurteilt wurde (vgl. Christian Rabl: Mauthausen vor Gericht, S. 184–186; Janko Tišler/Christian Tessier: Das Loibl-KZ, S. 92–94).

755 JAG Branch, HQ British Troops in Austria, CMF an Judge Advocate General, London, 20.10.1946, TNA, WO 311/364.

756 Donald Bloxham: Pragmatismus als Programm, S. 159. Laut Bloxham „*manifestierte sich eine anglozentrische Wahrnehmungsblockade in Bezug auf den Extremcharakter der NS-Massenverbrechen.*"

757 Ramsauer und die anderen SS-Männer des Loibl-KZ befanden sich nicht darunter. Über ihre Anklage durch die Briten war offenbar Einigkeit erzielt worden (vgl. Political Representation in Vienna, Austria, Federative People's Republic of Yugosalvia an Allied Commission for Austria (British Element), 28.2.1947, TNA, FO 1020/776; Alfred Elste/Michael Koschat/Hanzi Flipič: NS-Österreich auf der Anklagebank, S. 61).

tung in den besetzten Gebieten Kärntens und Krains sowie Oberster Kommissar in der „Operationszone Adriatisches Küstenland“, öffentlichkeitswirksam in Szene gesetzt.[758] Die *War Crimes Group* in Kärnten stand also bei eigenen geringen Kapazitäten aus verschiedenen Gründen unter Druck, den Loibl-Prozess – immerhin der größte britische Prozess in Österreich – rasch zu beginnen, um der Kritik den Wind aus den Segeln zu nehmen.

Im Juli mussten die Ermittler einen Rückschlag in der Prozessplanung hinnehmen. Einer der geplanten Hauptbelastungszeugen gegen Ramsauer, der ehemalige Häftlingsarzt Joseph Krupowicz, sagte seine Teilnahme als Prozesszeuge aus privaten Gründen ab.[759] Von Krupowicz lag zwar eine klare Niederschrift gegen Ramsauer vor, diese war aber nicht unter Eid getätigt worden und deshalb von geringerem Gewicht als eine persönliche Aussage vor Gericht. Erst unter diesem negativen Vorzeichen suchten die Fahnder Kontakt zum zweiten Häftlingsarzt vom Loibl, dem Tschechen František Janouch. Janouch, mittlerweile Chefarzt der Nationalen Arbeiterversicherung in Prag, sagte am 22. Juli in Prag erstmals vor einem britischen Offizier aus. Das mehrseitige Dokument gehört zu den eindrücklichsten Zeugnissen über das Loibl-KZ, insbesondere was die „medizinische“ Herrschaft Ramsauers, die „Euthanasie“-Fälle und die „Selektionen“ für die Rücktransporte nach Mauthausen betrifft.[760]

Ende Juli 1947 legte die britische Ermittlungsbehörde in Kärnten dem JAG in London das gesammelte Beweismaterial (noch ohne die Aussagen Janouchs) zur Begutachtung vor und ersuchte – aus eigenem Zeitmangel – die Londoner Behörde um die Formulierung der Anklagen zu den einzelnen Beschuldigten. Auch in diesem Schreiben wurde die Dringlichkeit einer raschen Prozessführung betont.[761] An sich hielten die Ermittler den Fall für eine klare Sache – *„pretty plain sailing“*[762]. Unsicherheiten gab es noch, was die Prozessführung betraf. Fraglich war, ob die Beschuldigten in einem „Massenprozess“ vor das Militärgericht gestellt werden sollten oder in zwei, nach der Schwere der Delikte getrennten Verfahren. Die Ermittler beabsichtigten eine sehr große Zahl von Zeugen aus Frankreich nach Klagenfurt zu laden – auf einer entsprechenden, aber undatierten Liste finden sich mehr als 60 Personen. Ein Grund dafür war, dass ein Teil der französischen Niederschriften keine große Beweiskraft gegen konkrete Beschuldigte aufwies. Von einem persönlichen Auftreten im Zeugenstand erhofften sich die Fahnder, dass die Zeugen beweiskräftigere Aussagen liefern würden.[763]

758 Vor dem Kriegsgericht in Ljubljana standen insgesamt 14 hochrangige Nationalsozialisten, unter ihnen sechs Österreicher, die für die Besatzungspolitik in Slowenien zwischen 1941 und 1945 maßgeblich verantwortlich waren (vgl. ebd.).
759 Krupowicz galt als *„essential wittnes“* (War Crimes, Loibl Pass Camp, TNA, WO 311/364).
760 Vgl. Statement of František Janouch, 22.7.1947, TNA, WO 311/364.
761 Vgl. War Crimes Group SEE, an JAG, London, 26.7.1947, TNA, WO 310/142.
762 Ebd.
763 Vgl. War Crimes, Loibl Pass Camp, TNA, WO 311/364.

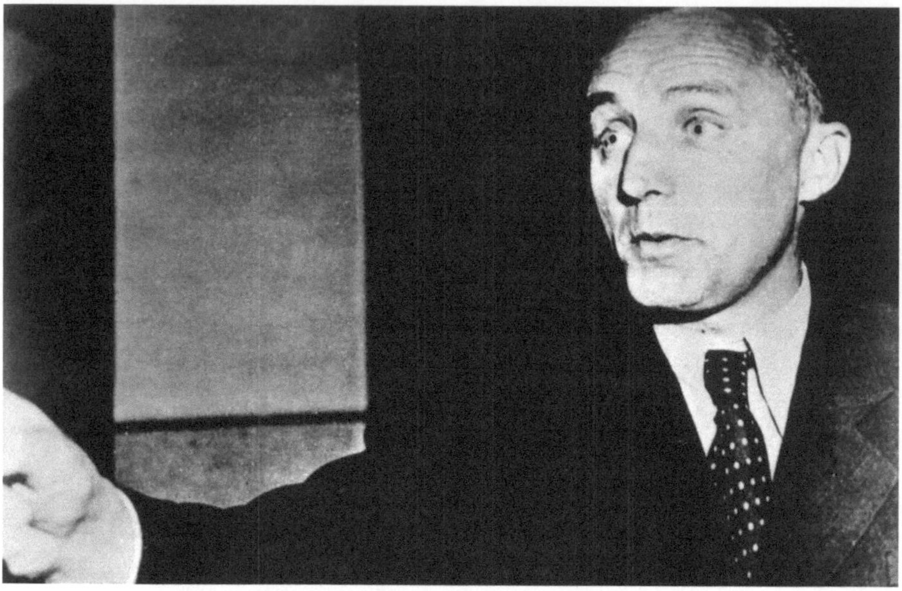

Abbildung 41: Der ehemalige Häftlingsarzt und spätere Leiter der Prager Poliklinik František Janouch, geb. am 20. September 1902, gehörte zu den wichtigsten Belastungszeugen gegen Ramsauer (Muzej novejše in sodobne zgodovine Slovenije).

Als die Offiziere der *War Crimes Group* die Aussage Janouchs erhielten, waren sie nachhaltig beeindruckt. Sie setzten sich umgehend mit der britischen Militärmission in Prag in Verbindung, um Janouch als Zeugen für den Prozess zu gewinnen.[764] Wenige Tage später traf die Begutachtung des Falles mit der Formulierung der Anklagen aus London ein. Die vorgelegten Beweismittel rechtfertigten es für den JAG bereits, die zwölf Beschuldigten in einem gemeinsamen Prozess zur Verantwortung zu ziehen. Die oberste Justizbehörde der britischen Armee schlug zwei Anklagepunkte vor: Erstens gegen alle Beschuldigten, ein Kriegsverbrechen begangen zu haben, indem sie zwischen Juni 1943 und Mai 1945 in Verletzung der Gesetze und Gebräuche des Krieges an der Misshandlung von Häftlingen alliierter Nationen im Arbeitslager am Loiblpass beteiligt waren; zweitens gegen die Beschuldigten Jakob Winkler, Sigbert Ramsauer, Walter Brietzke, Karl Sachse und Paul Gruschwitz, ein Kriegsverbrechen begangen zu haben, indem sie an der Tötung von Häftlingen alliierter Nationen im Arbeitslager am Loiblpass beteiligt waren.

Die zentrale militärische Anklagebehörde im Londoner Kriegsministerium empfahl aufgrund der vorliegenden Niederschriften die Vorladung von insgesamt 18 Zeugen – der einzige Österreicher darunter war der bereits genannte ehemalige Lager-Wachmann Friedrich Spiel aus Innsbruck. Die Niederschriften von acht weiteren Zeugen –

764 Vgl. War Crimes Group SEE an British Military Mission, Prague, 6.8.1947, TNA, WO 310/142.

unter anderem des Häftlingsarztes Krupowicz – sollten als Beweismittel eingebracht werden. Im Falle der beschuldigten SS-Männer Otto Bindrich, Robert Flaig, Franz Kessner und des Kapos Johann Gärtner schien der Londoner Behörde die Beweislage aber noch zu schwach. Mit den Klagenfurter Ermittlern – Captain Cooke war zu Beratungen nach London gereist – war bereits vereinbart, einige der französischen Zeugen vor dem Prozess noch einmal genauer und im Einzelnen zu den Beschuldigten zu befragen. Die Behörde im *War Office* bemängelte ferner, dass der beschuldigte Kapo Max Skirde sich bislang nur selbst belastet hatte, von Zeugen aber noch keine Aussagen über ihn vorlagen. Auch dieser Mangel wurde noch vor dem Prozess behoben, indem unter ehemaligen französischen Häftlingen Aussagen über Skirde gesammelt wurden. Die Beschuldigten SS-Männer Gruschwitz, Bindrich und Flaig waren zu diesem Zeitpunkt noch nicht befragt worden – auch ihnen sollten noch Aussagen vor dem Prozess ermöglicht werden.[765] Allerdings wollte offenbar nur SS-Unterscharführer Otto Bindrich, Kommandoführer im Nordlager, eine Stellungnahme abgeben, die als Beweismittel für den Prozess aufgenommen wurde. Demnach konnte sich Bindrich nicht erinnern, selbst Misshandlungen durchgeführt zu haben. Er machte seine Aussagen dazu von Zeugenbelastungen abhängig und belastete vor allem jene SS-Männer, die den Briten für eine Anklage nicht zur Verfügung standen. Seine Aussage zeigt beispielhaft die Schwierigkeiten für die Ermittler, die den Nachweis für konkrete Misshandlungen zu erbringen hatten: *„Ich kann mich nicht erinnern, jemanden geschlagen zu haben. Sollten aber Zeugen dafür auftreten, bin ich gewillt, es zuzugeben“*[766], hieß es in Bindrichs Niederschrift.

Entschieden wurden in London nun auch, dass angesichts der Größe des Prozesses ein sogenannter *Judge Advocate* nach Kärnten entsandt werden sollte. Die Londoner Anklagebehörde wählte für diese richterliche Funktion ohne Beschlussfähigkeit den beim obersten britischen Gericht zugelassenen Rechtsanwalt Frederick Honig aus, der als Experte bei der strafrechtlichen Ahndung von Kriegsverbrechen galt. Seine Aufgaben bestanden darin, den Prozess zu leiten, die Laienrichter in allen Rechts- und Verfahrensfragen zu beraten und dem Gericht bei der Beweisaufnahme und der Beweiswürdigung zu helfen. Der *Judge Advocate* nahm zwar nicht an der Urteilsberatung teil, gab dem Gericht vor dem Urteilsspruch aber einen Überblick (*summing up*) über die Rechts- und Beweislage. Er verfügte, anders als die meisten Militärrichter, auch über eine juristische Ausbildung.[767]

Die Fahnder der *War Crimes Group* in Kärnten bemühten sich im Juli und August weiter um eine Stärkung der Beweislage durch Ausforschung weiterer Zeugen, die selbst Opfer von Misshandlungen der Angeklagten geworden waren. Mit Jean Briquet

765 Vgl. Frederick Honig: Kriegsverbrecher vor englischen Militärgerichten. In: Schweizerische Zeitschrift für Strafrecht, Jahrgang 62 (1947), Heft 1, S. 20–33, hier S. 30.
766 Niederschrift von Bindrich Otto, 22.8.1947, TNA, WO 235/380.
767 Vgl. Hermann Kaienburg: Die britischen Militärgerichtsprozesse, S. 56; Katrin Hassel: Kriegsverbrechen vor Gericht, S. 141.

konnten sie einen wichtigen Zeugen ausfindig machen, der einen Rücktransport nach Mauthausen überlebt hatte. Ein besonderer Eindruck auf das Gericht wurde auch von Roland Lecoutre erwartet, der erst kürzlich aus einem Sanatorium entlassen worden war, in dem er sich seit der Rückkehr nach Frankreich im Mai 1945 von Misshandlungen im Loibl-KZ erholt hatte. Am bedeutendsten war jedoch mit Sicherheit, dass sich der Häftlingsarzt František Janouch bereit erklärte, im Prozess gegen Ramsauer und Winkler auszusagen. Weitere von Janouch genannte tschechische Zeugen berücksichtigten die britischen Ermittler jedoch nicht.[768]

Der Prozess

Der Prozessbeginn wurde schließlich für Dienstag, 2. September 1947, im großen Saal des Landesgerichts Klagenfurt festgelegt; die Dauer der öffentlichen Verhandlung auf vier bis sechs Wochen anberaumt.[769] Die Zusammensetzung des Militärgerichtes oblag dem Hauptquartier der britischen Armee in Österreich. Es bestellte Lieutnant Colonel D. F. Yate-Lee zum Gerichtspräsidenten sowie Major J. Longbottom, Captain J. D. Lofting sowie die beiden französischen Armeeangehörigen Capitaine Baudet und Capitaine Canet zu Richtern.[770] Die Anklage übernahm Major W. H. Gondie, der Leiter der Rechtsabteilung der *War Crimes Group South East Europe* in Ferlach.[771]

Den Verteidigern der Angeklagten blieb für die Prozessvorbereitung mit ihren Mandanten nur wenig Zeit. Erst am 28. August 1947 bestellte die Kärntner Rechtsanwaltskammer in Klagenfurt über Auftrag der britischen Zivilverwaltung sieben Verteidiger für die Angeklagten.[772] Zwei Tage später wurden die zwölf Angeklagten von Wolfsberg in das Gefängnis am Landesgericht Klagenfurt überstellt.[773] Jeder der Angeklagten bzw. ihr Verteidiger bekam vor Verhandlungsbeginn Kopien der Anklageschrift und der Beweisstücke sowie die schriftlichen Aussagen aller von der Staatsanwaltschaft geladenen Zeugen ausgehändigt. Umgekehrt war dies hingegen nicht der Fall. Der Staatsanwalt war bis zu den Eröffnungsplädoyers der Verteidiger nicht über deren Strategien im Bilde.[774]

Eine Sonderstellung bei der Prozessvorbereitung nahm Sigbert Ramsauer ein. Vermutlich war es sein Vater, der schon längerfristig die Kanzlei des Rechtsanwalts Dr. Friedrich Kittinger mit der Verteidigung seines Sohnes beauftragt hatte. Kittinger sollte allerdings nicht persönlich im Gerichtssaal auftreten – er bemühte sich vor allem um die weitere Suche nach Entlastungszeugen. Die Verteidigung im Gerichtssaal übernahm der damals noch junge Jurist Dr. Heribert Melion. Der Grund dafür war einfach:

768 Vgl. War Crimes Group, SEE an JAG, London, Loibl Pass Evidence, 13.8.1947, TNA, WO 311/364.
769 Vgl. War Crimes Group, SEE an A-2, HQ BTA, 13.8.1947, TNA, WO 310/142.
770 Vgl. TNA, WO 235/578.
771 Vgl. Organigramm War Crimes Group South East Europe, TNA, FO 1020/776.
772 Vgl. Kärntner Rechtsanwaltskammer Klagenfurt, Gz. 28747, 28.8.1947, TNA, FO 1020/2862.
773 Vgl. WCG SEE an HQ Civil Affairs, Klagenfurt, 21.8.1947, TNA, WO 310/142.
774 Vgl. Katrin Hassel: Kriegsverbrechen vor Gericht, S. 141; Frederick Honig: Kriegsverbrecher, S. 29.

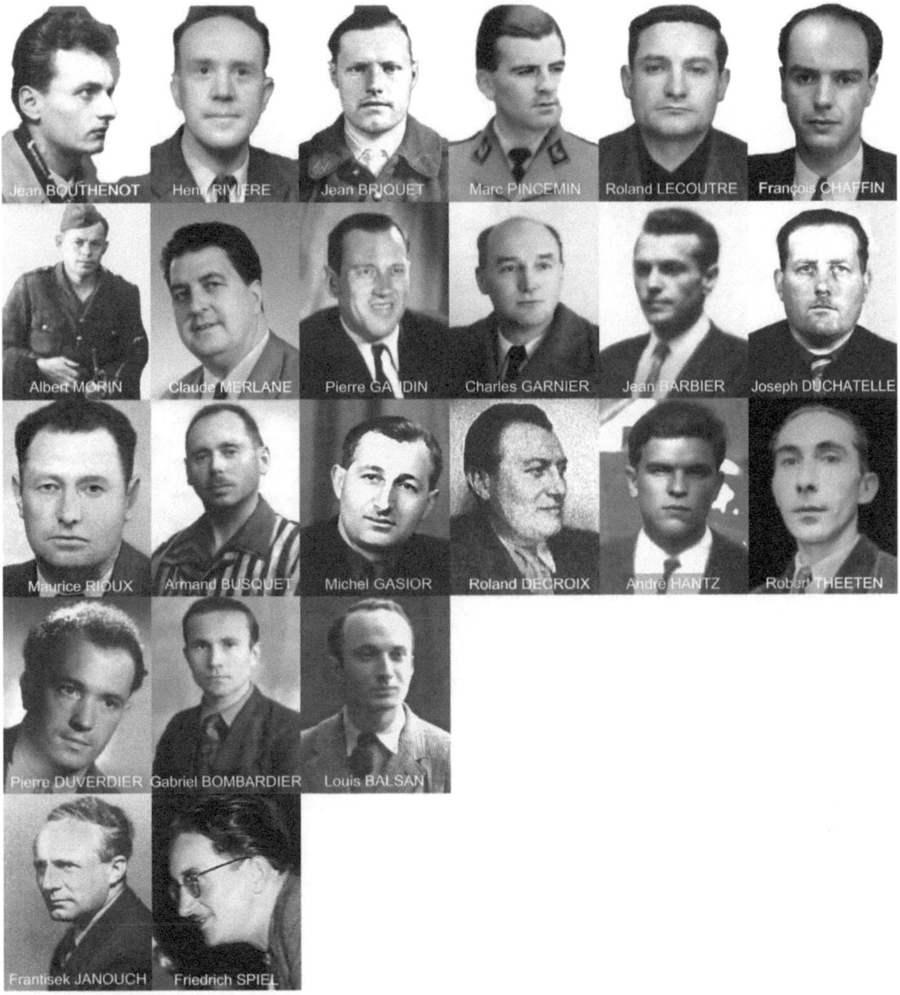

Abbildung 42: In den oberen vier Fotoreihen die 21 französischen Zeugen der Anklage, unten der einzige tschechische bzw. österreichische Belastungszeuge der Anklage nach einer Zusammenstellung von Alain Lavigne, Paris, undatiert (Sammlung Alain Lavigne, mit freundlicher Druckgenehmigung aus verschiedenen Archiven, darunter Amicale de Mauthausen, Service Historique de la Défense von Vincenne et Caen sowie aus diversen Familienarchiven).

Melion sprach exzellent Englisch und war in der Lage, die Verteidigung Ramsauers in der Muttersprache des Anklägers und der meisten Richter zu führen. Die Sonderstellung der Verteidigung Ramsauers erschließt sich ebenfalls aus der Zahl der aufgebotenen Entlastungszeugen. Kittinger und Melion konnten immerhin zehn Personen in den Zeugenstand rufen – weit mehr als die Verteidiger der restlichen Angeklagten. Abgemildert wurde die kurze Vorbereitungszeit für die Verteidiger durch den Prozessablauf.

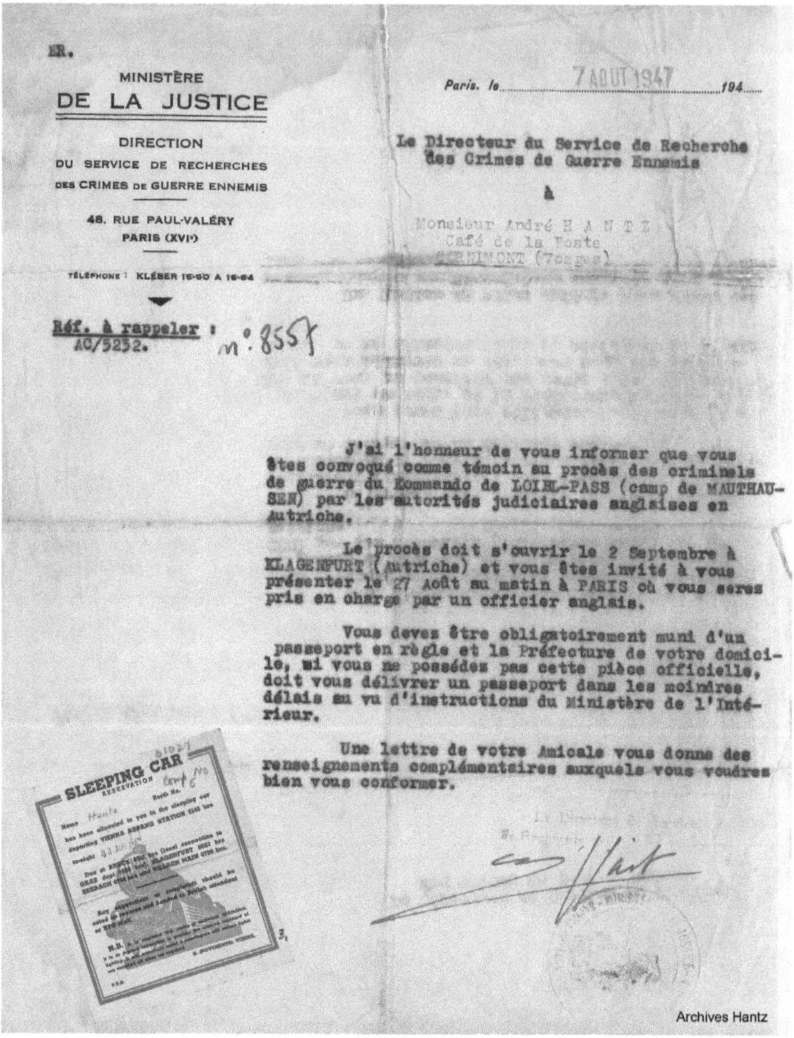

ER.

MINISTÈRE
DE LA JUSTICE

DIRECTION
DU SERVICE DE RECHERCHES
DES CRIMES DE GUERRE ENNEMIS

48, RUE PAUL-VALÉRY
PARIS (XVIe)

TÉLÉPHONE : KLÉBER 16-60 A 16-64

Réf. à rappeler : AC/5232. n° 8557

Paris, le 7 AOUT 1947

Le Directeur du Service de Recherche des Crimes de Guerre Ennemis

à

Monsieur André H A N T Z
Café de la Poste
REMIREMONT (Vosges)

J'ai l'honneur de vous informer que vous êtes convoqué comme témoin au procès des criminels de guerre du Kommando de LOIBL-PASS (camp de MAUTHAUSEN) par les autorités judiciaires anglaises en Autriche.

Le procès doit s'ouvrir le 2 Septembre à KLAGENFURT (Autriche) et vous êtes invité à vous présenter le 27 Août au matin à PARIS où vous serez pris en charge par un officier anglais.

Vous devez être obligatoirement muni d'un passeport en règle et la Préfecture de votre domicile, si vous ne possédez pas cette pièce officielle, doit vous délivrer un passeport dans les moindres délais au vu d'instructions du Ministère de l'Intérieur.

Une lettre de votre Amicale vous donne des renseignements complémentaires auxquels vous voudrez bien vous conformer.

Abbildung 43: Offizielle Vorladung des Zeugen André Hantz durch das französische Justizministerium, Paris, 7. August 1947 (Familienarchiv Jean-Paul Hantz).

Übersetzung:
Ich habe die Ehre, Ihnen mitzuteilen, dass Sie von den englischen Justizbehörden in Österreich als Zeuge für den Prozess gegen die Kriegsverbrecher des Kommandos Loibl-Pass (Lager Mauthausen) vorgeladen wurden.
Der Prozess soll am 2. September in Klagenfurt (Österreich) eröffnet werden und Sie werden gebeten, sich am 27. August morgens in Paris einzufinden, wo Sie von einem englischen Offizier abgeholt werden.
Sie müssen unbedingt einen gültigen Reisepass besitzen und die Präfektur Ihres Wohnortes muss Ihnen, falls Sie kein offizielles Dokument besitzen, aufgrund der Anweisungen des Innenministeriums so schnell wie möglich einen Reisepass ausstellen.
In einem Brief Ihres Verbandes folgen ergänzende Informationen, die Sie bitte befolgen.

Ihre Hauptarbeit begann erst nach den Aussagen der Belastungszeugen, die schließlich 20 Tage in Anspruch nehmen sollte.

In der dritten Augustwoche wurde die Einreiseerlaubnis für die insgesamt 21 französischen Zeugen ausgestellt. Sie trafen geschlossen am 31. August, über Wien kommend, in Klagenfurt ein.[775] Unter den Zeugen befanden sich auch all jene, die an den Ermittlungen beteiligt gewesen waren. Mit dem Koch Roland Lecoutre und dem vor dem Krieg als Chauffeur tätigen Albert Morin waren zudem zwei Aktivisten aus dem kommunistischen Widerstand präsent, die sich in der Brigade *Liberté* am 8. Mai den Partisanen angeschlossen hatten.

Die Unterbringung der französischen Zeugen, des Gerichtspersonals, der erwarteten Delegationen der USA, der Sowjetunion, Frankreichs und Jugoslawiens sowie von mindestens zehn Presse-Korrespondenten stellte die britische Armee in Kärnten vor die nicht geringe Herausforderung, adäquate Quartiere bereitzustellen. Als einziges brauchbares Hotel stand das Hotel Moser am Neuen Platz zur Verfügung. Dort reservierte die britische Armee 40 Betten für das Prozesspersonal sowie 25 Zimmer für die ausländischen Delegationen, also den Großteil des Gebäudes, das normalerweise als Transitunterkunft für britische Offiziere verwendet wurde.[776]

Die *War Crimes Group* maß dem Prozess internationale Bedeutung bei und rechnete mit großem in- und ausländischem Medieninteresse. Entsprechend genau wurden die Regeln für die mediale Berichterstattung festgelegt. Der britische Informationsdienst beantragte Mitte August bei der *War Crimes Group „in Anbetracht des Nachrichten- und Propagandawertes des Prozesses für die österreichische Bevölkerung"*[777] um Zulassung von Grammophonaufnahmen für Radiosendungen sowie Filmaufnahmen für die anglo-amerikanischen Nachrichten.

Eine grundsätzliche Erlaubnis für Übertragungen hatte die zuständige Abteilung der Alliierten Kommission für Österreich – unter Vorbehalt der Zustimmung der *War Crimes Group* – bereits gegeben.[778] Doch die *War Crimes Group* reagierte – nach Anweisung aus London – restriktiv. Ton- und Filmaufnahmen während des Prozesses wurden nicht genehmigt, nachdem es bei ähnlichen Prozessen nicht näher erläuterte Probleme gegeben hatte. Foto- und Filmaufnahmen innerhalb des Gerichtssaales ließ sie nur vor Beginn des Verfahrens zu.[779] Die vorliegenden Fotografien wurden also unmittelbar vor Beginn des Prozessgeschehens aufgenommen.

Die Sitzordnung für die Öffentlichkeit im Gerichtssaal war genau festgelegt. Für die Presse blieben insgesamt 32 Sitzplätze reserviert. Die besten Plätze erhielten die

775 Dies legen verschiedene französischsprachige Schriftstücke nahe, u. a. das Zugticket von André Hantz. Britische Dokumente nennen den 1. September als Anreisetag (vgl. War Crimes Group, SEE, an ACA (BE), Vienna, Transportation for War Crimes Witnesses, 8.8.1947, TNA, WO 310/142).

776 Vgl. 138 Inf Bde/Carinthia Area an HQ BTA ‚Q', 14.8.1947, TNA, WO 310/142.

777 No. 2 Information Services Zone Unit (Britischer Informationsdienst) an Major R. R. Cook, WCG SEE, Klagenfurt 16.8.1947, TNA, WO 310/142 (Übersetzung Peter Pirker).

778 Vgl. ebd.

779 Vgl. WCG SEE, an No. 2 I.S.Z.U., 18.8.1947, TNA, WO 310/142.

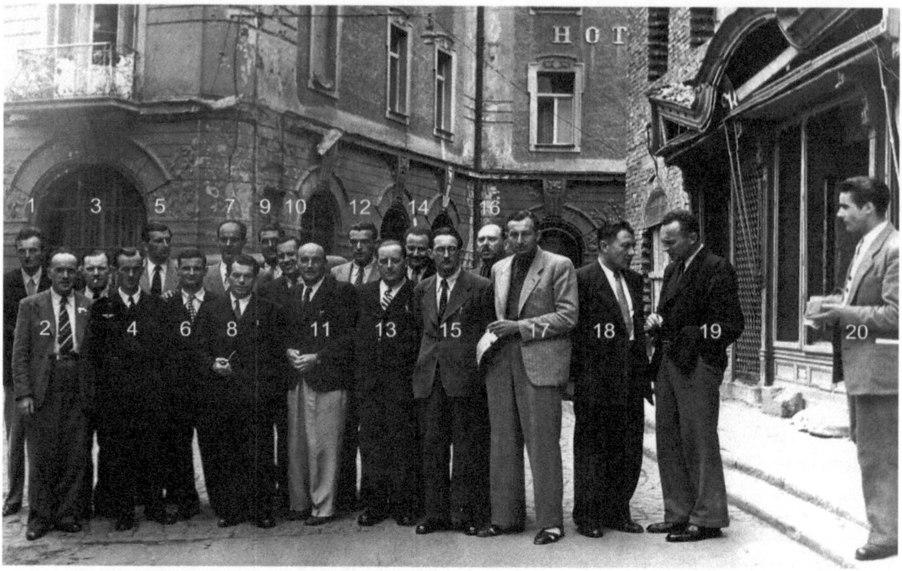

Abbildung 44: Gruppenfoto eines Großteils der Zeugen nach einer namentlichen Identifizierung durch Alain Lavigne vor dem Hotel Moser in Klagenfurt, September 1947 (Sammlung Alain Lavigne).

1 Jean Bouthenot
2 Henri Rivière
3 Jean Briquet
4 Aspirant Bonnichon
5 Marc Pincemin
6 Roland Lecoutre
7François Chaffin
8 Albert Morin
9 Claude Merlane
10 Pierre Gaudin
11 Charles Garnier
12 Jean Barbier
13 Joseph Duchatelle
14 Maurice Rioux
15 Friedrich Spiel
16 Armand Busquet
17 Michel Gasior
18 Roland Decroix
19 František Janouch
20 André Hantz

österreichischen Reporter. Sie saßen links vor dem Gericht unmittelbar hinter der Anklagebank. Ihnen gegenüber nahmen die Angeklagten mit ihren Verteidigern Platz. In der Mitte befand sich der Zeugenstand. Die ersten Reihen des Publikumsbereichs im Rücken des Zeugenstandes waren für die alliierte Presse reserviert, erst dahinter saßen die internationalen Prozessbeobachter. Anschließend gab es Platz für das Publikum.

Zehn Tage vor Beginn des Prozesses verfasste die Öffentlichkeitsabteilung der britischen Armee in Klagenfurt einen ausführlichen Artikel, der als Grundlage für die Vorabinformation der Medien durch die britische Besatzungsbehörde diente. Im Aufmacher wurde der Fokus nicht, wie man erwarten würde, auf die Angeklagten oder deren Taten gelegt, sondern auf die Prominenz der Zeugen und die Tatsache, dass es sich um den größten britischen Kriegsverbrecherprozess in Österreich handelte. Louis Balsan, Mitglied des französischen olympischen Bobteams im Jahr 1932 (Lake Placid) und 1936 (Garmisch Patenkirchen), führte die Riege der Zeugen an. Als weiterer Prominenter wurde François Chaffin genannt, der allerdings, nicht wie medial dargestellt, Boxer bei

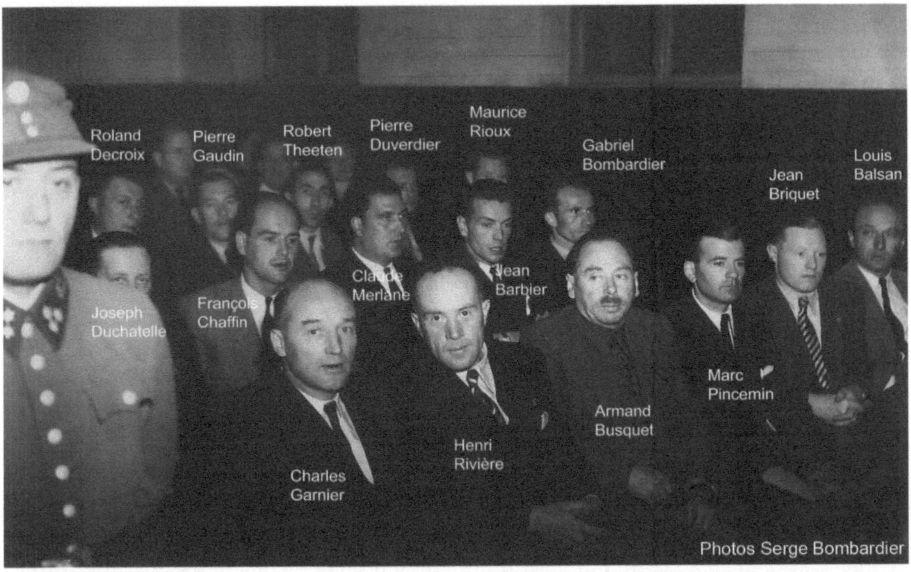

Abbildung 45: Die Zeugenbank im Klagenfurter Landesgerichtssaal zu Prozessbeginn, u. a. mit Robert Theeten, Pierre Duverdier, Gabriel Bombardier und Louis Balsan, Klagenfurt, 4. September 1947 (Muzej novejše in sodobne zgodovine Slovenije, bearbeitete Reproduktion © Alain Lavigne).

den olympischen Spielen, sondern vor dem Krieg lediglich Amateurboxer gewesen war;[780] ferner Robert Theeten, der der Öffentlichkeit als Sekretär des französischen Verbandes der politisch Verfolgten präsentiert wurde. Sigbert Ramsauer wurde als einziger österreichischer Staatsbürger unter den Angeklagten näher vorgestellt – alle anderen wurden der Öffentlichkeit kurz und bündig als „Reichsdeutsche" bekannt gemacht. Dass mit dem ehemaligen Kapo Johann Gärtner ein zweiter – wenn auch minderbelasteter – Österreicher angeklagt war, blieb außen vor.[781] Ramsauer drohte wie dem Kommandanten beider Loibl-Lager, Jakob Winkler, dem Kommandanten der SS auf der Nordseite Paul Gruschwitz, dessen Stellvertreter Walter Brietzke und dem Rapportführer des nördlichen Häftlingslagers, Karl Sachse, im Falle eines Schuldspruches die Todesstrafe. Als Hauptinteresse des Prozesses nannte die Öffentlichkeitsabteilung der britischen Armee, *„das Nazi-Schema genau zu ergründen und ein weiteres Beispiel der kalten, berechnenden Grausamkeit der Amok laufenden deutschen Logik zu zeigen"*[782].

780 Als Zeitzeuge berichtete Chaffin später auch über Boxkämpfe im KZ-Loiblpass (vgl. dazu Doriane Gomet: Destructive Practices, Life-Saving Practices. Corporal Activities in Mauthausen (1938–1945). In: Aloma. Revista de Psicologia, Ciències de l'Educació i de l'Esport, Jahrgang 32 (2014), Heft 2, S. 33–45).

781 Gärtner war zwar in Kempten (Deutschland) geboren, lebte aber in Wien. Er bezeichnete sich bei einer Einvernahme am 25.4.1947 als österreichischer Staatsbürger (vgl. Interrogation of Gartner Johann, 25.4.1947, TNA, WO 311/364). Dennoch wurde er auch in der Anklageschrift als deutscher Staatsbürger bezeichnet.

782 French Olympic Aces as War Crimes Trial Stars, TNA, WO 310/142.

Über weite Strecken beschrieb der Artikel die unmenschlichen Arbeits- und Lebensbedingungen für die Häftlinge. Ausdrücklich positiv hervorgehoben wurde die solidarische Haltung der slowenischen Zivilarbeiter sowie der Einwohner*innen der Stadt Tržič den Häftlingen gegenüber. Der Text betonte ferner den Unterschied zwischen den SS-Wachen und der „österreichischen Gendarmerieeinheit", die den äußeren Wachring um die Baustellen gebildet hatte.[783] Von Letzterer hätten die ehemaligen Häftlinge eine *„exzellente Meinung*", hieß es weiter – was sich aus den gesammelten Niederschriften der französischen Zeugen in dieser Eindeutigkeit sicher nicht belegen ließ. Weiters hieß es, viele österreichische Polizisten, die dieser sogenannten Gendarmerieeinheit angehört hatten, würden im Prozess aussagen – auch dies sollte nicht den Tatsachen entsprechen. Die Rolle der Universale AG wurde nur am Rande thematisiert. Sie firmierte in dem Kommuniqué einfach als „Hoch Tiefbau A.G.", wurde also nicht einmal beim Namen genannt. Der österreichische Hintergrund der Firma blieb ebenso ausgespart, wie die zum Teil heftigen Vorwürfe gegen österreichische Mitarbeiter, die von den ehemaligen Häftlingen während der britischen Untersuchungen zu Protokoll gegeben worden waren. Über Ramsauer erfuhr die Öffentlichkeit ebenfalls wenig: Die Medienabteilung der britischen Armee wies lediglich darauf hin, dass Ramsauer aus einer ziemlich bekannten Kärntner Familie stammte und dass er zwölf Jahre Studium benötigt hatte, um sich als Arzt zu qualifizieren. Im Anschluss daran wurde irrtümlicherweise behauptet, dass Ramsauers Assistent Otto Kleingünther kürzlich für die Ermordung von Häftlingen durch Benzininjektionen im KZ Mauthausen gehängt worden sei. Der Satz: *„Er soll diese Methode von Ramsauer gelernt haben*", wurde in einem Korrekturdurchgang wieder ausgeklammert. An dem Textentwurf sticht vor allem die Tendenz ins Auge, die Taten am Loiblpass einer deutschen Verantwortung zuzuschreiben, die Beteiligung von Österreichern oder gar Kärntnern auszulassen oder zu beschönigen. Ramsauers Verortung in einer bekannten Kärntner Familie wurde durch den Hinweis auf seine lange Studiendauer, aus der seine schlechten Qualifikationen abzuleiten waren, konterkariert. Es handelte sich bei ihm quasi um einen missratenen Spross Kärntens. Völlig unerwähnt blieb in dem langen Artikel ferner, dass die Administration der Bauarbeiten und damit des ganzen Zwecks des KZ-Betriebs in Klagenfurt geleistet worden war. Der Tunnelbau am Loibl wurde somit von Beginn an nicht als eine Angelegenheit der Kärntner Nationalsozialisten präsentiert, obwohl die Bauarbeiten vom Kärntner Gauleiter Friedrich Rainer nachdrücklich betrieben worden waren. Die Schuld wurde vielmehr durch die Betonung der reichsdeutschen Herkunft von elf der zwölf angeklagten Täter nach Deutschland verschoben.

Mit dieser sehr öffentlichkeitswirksamen, spezifischen Wertung erleichterte die britische Besatzungsbehörde die bald folgende Kärntner Amnesie zum Loibl-KZ. Der Duktus des Kommuniqués spiegelt die britische „Erziehungs"-Politik in Kärnten wider. Es ging auch bei dieser Gelegenheit darum, die nach wie vor stark deutschnational

783 Dabei handelte es sich sehr wahrscheinlich um eine Einheit der Polizeisicherungskompanie „Alpenland", zu der u. a. Polizisten und Gendarmen aus Tirol eingezogen worden waren.

und nationalsozialistisch orientierten Kärntner*innen positiv auf eine österreichische Identität einzustimmen. Schon im Juni 1945 hatten britische Beobachter in Kärnten bemerkt: *„Den Österreichern beizubringen Österreicher zu sein, wird mühsam. Noch wichtiger und vielleicht sogar mühsamer wird es, ihnen beizubringen, nicht Deutsche zu sein.“*[784] Aus dem Pressekommuniqué der britischen Besatzungsbehörde lässt sich also ein klares strategisches Identitätsangebot herauslesen: Österreich wurde positioniert als freundlicher Konterpart zum kalten, unmenschlich kalkulierenden deutschen Wesen, personifiziert in den SS-Gestalten vom Loibl-KZ, denen die hier begangenen Verbrechen anzulasten seien. Die Darstellung des britischen Kommuniqués, wonach Ramsauer der einzige Österreicher unter den Angeklagten war, wurde von den Kärntner Medien nur allzu bereitwillig übernommen. Auch die Betonung, dass sich die aus Österreichern bestehende Gendarmeriekompanie am Loibl *„durch ihr anständiges Verhalten hervorgetan“*[785] hätte, fand Anklang. Wie sich zeigt, bezog die gesamte Vorberichterstattung der Kärntner Medien ihre Informationen ausschließlich aus der britischen Quelle. Zum Teil wurden sie im Sinne des britischen Kommuniqués sogar noch weiter akzentuiert. So hieß es im britischen Text noch, dass die Entscheidung für den Bau des Loibltunnels *„auf höchster Ebene“* getroffen wurde. Im Artikel der sozialdemokratischen *Neuen Zeit* wurde daraus *„von höchster deutscher Stelle“*, die konservative *Volkszeitung* schrieb *„von der deutschen Regierung“*. Von sich aus hatten die Kärntner Medien das Loibl-KZ seit Kriegsende keines einzigen Artikels für wert befunden. Nun begann für einige Wochen immerhin eine breite, wenn auch spezifisch geprägte Berichterstattung. Im Rückblick nimmt sich diese durch den britischen Prozess bedingte Phase wie eine Insel im Meer der Kärntner Loibl-Amnesie bis herauf in die 1990er-Jahre aus – doch dazu später mehr.

Die britischen Kriegsverbrecherprozesse unter dem *Royal Warrant* folgten einer genauen und einheitlichen Struktur. Rechtlich gesehen, wichen sie nur in ganz wenigen Punkten von der allgemeinen Praxis britischer Strafgerichte ab. Begonnen wurde mit der Verlesung der Anklageschrift und der Namen der Angeklagten. Es folgten das Eröffnungsplädoyer des Anklägers und die Behandlung der Beweise des Anklägers inklusive der Einvernahme der Belastungszeugen und ihrer Befragung durch den Ankläger sowie die Kreuzverhöre. Danach war die Verteidigung nach demselben Prinzip am Zug. Im nächsten Abschnitt hielten die Verteidiger ihre Schlussplädoyers, gefolgt vom Schlussplädoyer des Anklägers. Abgeschlossen wurden die Verhandlungen durch eine Zusammenfassung des Falles durch den *Judge Advocate* für das Gericht. Daraufhin zogen sich die Richter zur Beratung zurück. Der letzte Akt bestand in der Verlautbarung der Schuldsprüche und der Verkündung der Strafen. Damit das Urteil rechtskräftig werden konnte, bedurfte es schließlich noch einer Überprüfung des Verfahrens durch

784 Periodical Intelligence Review Austria, No. 2, 21.6.1945, TNA, WO 204/1303.
785 Die Neue Zeit, 26.8.1947, S. 1. Ähnliche Artikel erschienen in der Volkszeitung, 2.9.1947, S. 2 und (abgeschwächt) im Volkswillen, 26.8.1947, S. 1.

den Gerichtsherrn, also der höchsten britischen Militärbehörde in Österreich. Ein Berufungsrecht für die Angeklagten war im britischen Militärstrafrecht nicht vorgesehen. Die Angeklagten hatten allerdings das Recht, binnen 14 Tagen nach Ende des Verfahrens um eine Herabsetzung des Strafmaßes oder um eine Absehung der Strafe anzusuchen.[786]

Am Dienstag, den 2. September 1947, 10.00 Uhr begann der Prozess mit der Eidleistung der Angehörigen des Gerichts und der Übersetzer sowie der Verlesung der Anklagepunkte. Danach bekannten sich alle Angeklagten für „nicht schuldig" im Sinne der Anklage. Den Verteidigern wurde daraufhin eine Vertagung angeboten, auf die sie verzichteten. Die folgende Tabelle gibt einen Überblick zum Prozessverlauf. Ersichtlich wird daraus, dass zwei Phasen die Verhandlung prägten: Die Einvernahme der Zeugen der Anklage durch Ankläger und Verteidiger nahm 15 Prozesstage in Anspruch. Die zweitlängste Phase war die Verteidigung Ramsauers, die sich über fast sechs Prozesstage zog. Im Folgenden konzentrieren wir uns auf den Fall Ramsauer und streifen die restlichen Angeklagten nur am Rande.

Tabelle 1: Der Verlauf des britischen Loibl-Prozesses in Klagenfurt

01.09.1947	Eröffnung
	Eröffnungsplädoyer des Anklägers
01.09.1947 – 22.09.1947	Einvernahme der 25 Zeugen der Anklage, Kreuzverhöre, Eingabe der Beweismittel der Anklage
22.09.1947 – 29.09.1947	Entlassung der Angeklagten Flaig und Kessner aus Mangel an Beweisen; Eröffnungsplädoyer von Ramsauers Verteidiger, Einvernahme von Ramsauer und 10 Zeugen der Verteidigung, Kreuzverhöre, Vorlage von Beweismitteln
29.09.1947 – 30.09.1947	Einvernahme und Kreuzverhör von Winkler und 3 Zeugen der Verteidigung, Vorlage von Beweismitteln
01.10.1947	Einvernahme und Kreuzverhör Brietzkes
	Einvernahme und Kreuzverhör von Paul Gruschwitz
02.10.1947 – 03.10.1947	Eröffnungsplädoyer des Verteidigers von Sachse, Einvernahme und Kreuzverhör von Sachse sowie 3 Zeugen der Verteidigung, Vorlage von Beweismitteln
03.10.1947	Einvernahme und Kreuzverhör von Bindrich
	Eröffnungsplädoyer des Verteidigers von Hugo Köbernik, Einvernahme und Kreuzverhör von Köbernik und eines Zeugen
03.10.1947 – 06.10.1947	Eröffnungsplädoyer des Verteidigers von Porschel, Skirde und Gärtner, Einvernahmen der Angeklagten und Zeugen, Vorlage von Beweismitteln
06.10.1947	Einvernahme einer Zeugin der Verteidigung Ramsauers
08.10.1947	Schlussplädoyers der Verteidiger, Aufnahme von Beweismitteln (u. a. der Lagervertrag)
09.10.1947	Schlussplädoyers der Verteidiger, Schlussplädoyer des Anklägers
10.10.1947	Zusammenfassung des Falls durch den *Judge Advocate*, Urteilssprüche des Gerichts, Bitten der Verteidiger um Milde, Verkündung der Strafen

786 Vgl. Frederick Honig: Kriegsverbrecher, S. 33; Katrin Hassel: Kriegsverbrechen vor Gericht, S. 142f.

Der Ankläger Major W. H. Goudie betonte zu Beginn des Prozesses, dass es nicht nur von Bedeutung sei, dass Gerechtigkeit geschehe, sondern auch, dass dies allen Beteiligten klar werde. Deshalb erklärte er ein wesentliches Prinzip der britischen Justiz, das auch für die Militärgerichtsverfahren galt: Der Staatsanwalt musste jedem einzelnen Angeklagten seine individuelle Schuld nachweisen, während es für die Angeklagten umgekehrt nicht nötig war, Beweise für ihre Unschuld zu erbringen: *„Es ist für die Staatsanwaltschaft nötig, die Richtigkeit der Beweisführung über jeden wesentlichen Zweifel erhaben zu beweisen,"*[787] erklärte der Staatsanwalt. Es galt also die „Vermutung der Unschuld", eine Kardinaltugend der englischen Gerichtspraxis.[788] Die rechtlichen Voraussetzungen waren im Loiblprozess also andere als etwa bei dem US-Prozess gegen die Lager-SS von Mauthausen, wo den Angeklagten der Vorwurf gemacht worden war, ein Verbrechen *„in Verfolgung eines gemeinschaftlichen Vorhabens"* begangenen zu haben, um die Ermordung von zehntausenden Häftlingen ahnden zu können.[789] Goudie ging nach diesen Erklärungen auf die verhältnismäßig geringe Zahl an Todesopfern im Lager am Loiblpass ein. Er führte dies auf die Deportation von Häftlingen in das Stammlager Mauthausen zurück, deren Tod beschlossen worden war oder die durch die Arbeitsbedingungen oder erlittene Brutalitäten arbeitsunfähig geworden waren. Was die Anklagen wegen Beteiligung an der Tötung von Häftlingen am Loibl betraf, so wollte Goudie beweisen, *„dass jeder von diesen Angeklagten durch seine Handlungen und sein Benehmen direkt und persönlich für den Tod eines oder mehrerer Häftlinge des Loiblpass-Lagers verantwortlich ist."*[790] Als Erstes ging Goudie auf den Angeklagten Ramsauer ein, der ganz links auf der Anklagebank saß. Goudie stellte seine Hauptzeugen vor, den Häftlingspfleger Roland Decroix und den Häftlingsarzt František Janouch, bevor er den Gegenstand seiner Beweisführung erläuterte:

> *„Aufgrund ihrer und der Aussagen anderer Zeugen werde ich beweisen, dass er [Ramsauer] sich verbrecherischer Vernachlässigung der medizinischen Behandlung der Insassen schuldig gemacht hat. Diese Vernachlässigung seiner ärztlichen Pflicht war von so krasser Natur, dass sie nur mit Absicht geschehen sein kann. Ausserdem werde ich beweisen, dass diese Vernachlässigung den Tod von mehr als einem Individuum herbeiführte und dass er sich in einer ganzen Reihe von Fällen weigerte, die notwendige Behandlung der kranken Häftlinge durchzuführen. Zusätzlich zu den Vernachlässigungen und Behandlungsverweigerungen werde ich beweisen, dass sich seine Schuld noch ver-*

787 Eröffnungsrede des Staatsanwaltes, TNA, WO 310/142. Das Protokoll der Verhandlung liegt in englischer Sprache vor. Die Übersetzungen dieses und der folgenden Zitate ins Deutsche stammen von Peter Pirker.

788 Vgl. Frederick Honig: Kriegsverbrecher, S. 29.

789 Der englische Fachterminus dafür war *„Common Design"*. Damit wurde es möglich, massenhaften Mord auch dann zu verfolgen, wenn es *„aus der Natur der Verbrechen kaum möglich war, jedem einzelnen Angeklagten im Detail eines oder mehrere Verbrechen nachzuweisen"* (Florian Freund: Der Dachauer Mauthausenprozess, S. 53).

790 Eröffnungsrede des Staatsanwaltes, TNA, WO 310/142.

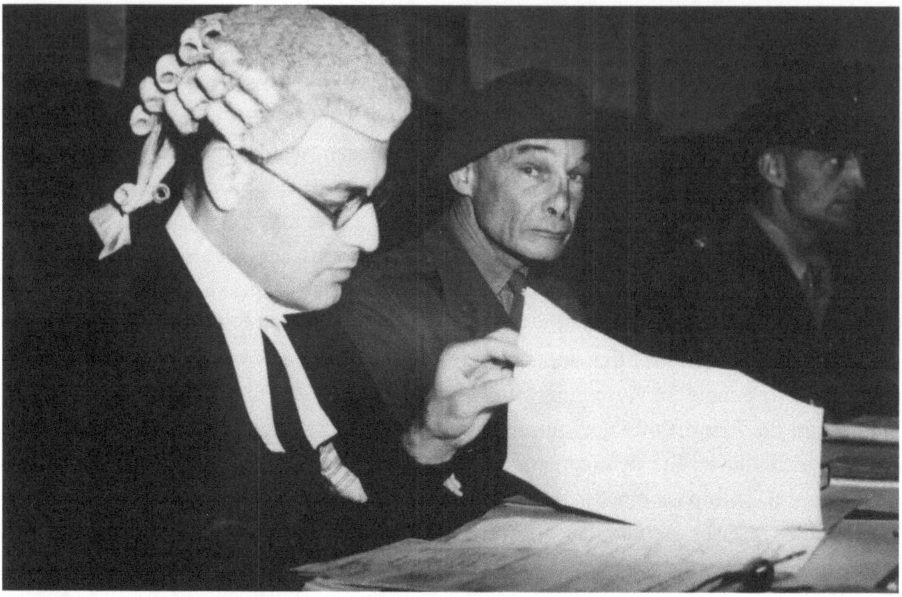

Abbildung 46: Die Mitglieder des britischen Militärgerichts: Judge Advocate Frederick Honig (in Uniform) und Gerichtspräsident Lieutnant Colonel D. F. Yate-Lee mit Perücke, Klagenfurt, 4. September 1947 (Muzej novejše in sodobne zgodovine Slovenije).

größert. Ich werde dem Gericht beweisen, dass er direkt für die Verabreichung von Benzininjektionen an die Patienten in seiner Obhut verantwortlich ist, was natürlich den unausweichlichen Tod dieser Patienten zur Folge hatte."[791]

Die Zeugenaussagen insbesondere des Häftlingspersonals im Krankenrevier des Südlagers wurden bereits im Abschnitt über Ramsauers Wirken im Loibl-KZ geschildert. Sie bezeugten ausführlich die vorgebrachten Anklagepunkte. Widersprüche in Detaildarstellungen tauchten hinsichtlich der persönlichen Verabreichung von Benzininjektionen durch Ramsauer im Fall der getöteten Häftlinge Ferenzi und Closset auf. Dies sollte ein Punkt sein, bei dem der Verteidiger Ramsauers, Heribert Melion, einhakte.

Melion richtete seine Verteidigung, die er zunächst in englischer, dann in deutscher Sprache vortrug, auf zwei Ebenen aus.

Den ersten Anklagepunkt der Vernachlässigung der Häftlinge beabsichtigte Melion vollständig zu entkräften, ja sogar das Gegenteil zu beweisen. Zunächst betonte Melion die Umstände von Ramsauers Wirken im Loibl-KZ – nämlich die strikte Unterordnung seines Mandanten unter die Befehle aus dem Stammlager Mauthausen. Dies betraf insbesondere die Rücktransporte von längerfristig kranken Häftlingen. Ebenso

791 Ebd.

sei es Ramsauer strikt verboten gewesen, kranke Häftlinge in zivile Krankenhäuser in Klagenfurt oder Golnik zu überstellen. Der Verweis auf Befehle von Vorgesetzten war nach dem *Royal Warrant* allein zwar keinesfalls ein Strafausschließungsgrund, konnte aber bei einem Schuldspruch als Strafmilderungsgrund wirken.[792] Doch damit begnügte sich Melion nicht. Selbstbewusst behauptete er, durch Aussagen von Zeugen beweisen zu können, dass Ramsauer entgegen den Befehlen aus Mauthausen die medizinische Betreuung der Häftlinge im Lager aus eigenem Antrieb drastisch verbessert hätte. Obwohl er von der Universale A.G. und den NS-Behörden keinerlei Unterstützung bekam, hätte Ramsauer selbstständig und erfolgreich die gute Ausstattung der Krankenstation mit Instrumenten und Medikamenten bewerkstelligt. Dafür wollte Melion auch Zeugen aufbieten. Was die Behandlung einzelner Patienten betraf, die nach Angaben der Zeugen der Anklage wegen Vernachlässigung und mangelnder Behandlung gestorben waren, behauptete Melion, medizinische Experten in den Zeugenstand rufen zu lassen, die im Einzelfall das Gegenteil beweisen würden. Diese Experten sollten auch darlegen, dass Ramsauer fachlich zu Recht den Behandlungsvorschlägen der Häftlingsärzte nicht gefolgt war. Mit Hilfe des Häftlingskrankenbuches, das die Häftlinge vor der Vernichtung bewahrt hatten, wollte Melion zeigen, dass Ramsauers Behandlungsmethoden *„absolut modern"*[793] waren. Der junge Rechtsanwalt ging sogar so weit zu behaupten, die durchschnittliche medizinische Versorgung der Häftlinge am Loiblpass sei verglichen mit den Militärspitälern der Jahre 1943, 1944 und 1945 *„absolut üblich und normal"*[794] gewesen. Das Buch belege auch, dass Ramsauer 240 erfolgreiche Operationen von Phlegmonen durchgeführt habe. Die von der Anklage vorgebrachten Fälle der Vernachlässigung und frühzeitigen Entlassungen aus der Krankenstation beträfen nur ein halbes Prozent aller Krankheitsfälle, die Melion insgesamt mit 2.000 bezifferte.

Was die Tötung von Häftlingen durch Ramsauer betraf – Melion verwendete dafür von Beginn an bewusst den Terminus „Euthanasie" – hielt er fest, dass Ramsauer zwei Tötungen zugegeben habe, die Zeugen der Anklage seinem Mandanten aber drei Fälle zur Last legten. Melion – und später Ramsauer im Zeugenstand – erklärten, dass Janouch, Decroix und Gasior die Fälle Closset und Ferenzi in ihren Darstellungen vermengt hätten. Ramsauer habe Ferenzi zwar ein Bein amputiert, ihn dann aber nicht getötet, sondern vielmehr in das Krankenhaus in Golnik bringen lassen. Auch dafür wollte Melion Zeugen aufbieten. Zum Zustand jener Häftlinge, die Ramsauer entschieden hatte per Benzininjektionen zu töten, sollten fachlich ausgewiesene Zeugen darlegen, dass es sich um unheilbare Patienten gehandelt habe, die binnen kurzer Zeit gestorben wären. Ramsauer habe *„Euthanasie mittels Injektionen nur angewandt, um den Patienten schreckliche Schmerzen sowie den Todeskampf zu ersparen"*[795].

792 Vgl. Frederick Honig: Kriegsverbrecher, S. 26.
793 Dr. Melion, Opening Speech for Defence, TNA, WO 235/579.
794 Ebd.
795 Ebd.

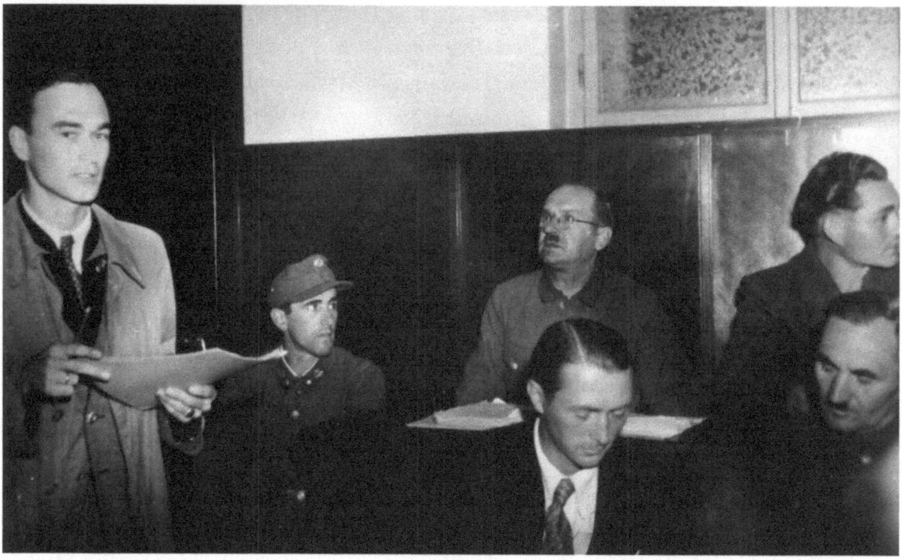

Abbildung 47: Stehend (links) Ramsauers Rechtsanwalt Dr. Heribert Melion, in der ersten Reihe Sigbert Ramsauer und Jakob Winkler, in der zweiten Reihe (Mitte) Friedrich Porschel, Klagenfurt, 4. September 1947 (Muzej novejše in sodobne zgodovine Slovenije).

Im Übrigen war Melion bemüht, Ramsauers Tätigkeit am Loiblpass vom Geschehen im Häftlingslager und auf der Baustelle zu isolieren:

> *„Dr. Ramsauer selbst hatte nichts mit der Baustelle zu tun. Außerdem war er abgesehen von seinen medizinischen Tätigkeiten selten im Häftlingslager. Er kann deshalb kaum selbst Beobachtungen gemacht haben und war auf Berichte angewiesen. Es wird hier bewiesen werden, dass Dr. Ramsauer bei Misshandlungen sofort intervenierte, wenn er Kenntnis von solchen Prügel erlangte, und dass er sich bemühte solche Vergehen einzustellen."*[796]

In der anschließenden fast drei Gerichtstage dauernden Vernehmung hielt sich Ramsauer im Wesentlichen an die Verteidigungsstrategie Melions, die darauf ausgerichtet war, die Glaubwürdigkeit der Belastungszeugen durch detaillierte Gegendarstellungen zu unterminieren. Seine Bemühungen, die SS-Krankenstation aufzurüsten und zusätzliche Medikamente zu besorgen, stellte Ramsauer in den Kontext der Betreuung der Häftlingspatienten. Was seine Bestrafung der Häftlingsärzte Krupowicz und Puybouffat betraf, stellte Ramsauer sein Handeln als ordnungsgemäß dar. Insgesamt unterschied er bei Gewalt gegenüber Häftlingen zwischen vorschriftsgemäßer „Bestrafung" und „Misshandlung". Viel Aufwand betrieb Ramsauer, um die von Belastungszeugen geäu-

796 Ebd.

ßerten Vorwürfe persönlich ausgeübter Gewalt zu entkräften. Ebenso ausführlich legte Ramsauer dar, dass er den Häftling Ferenzi zwar operiert, ihn nach der Amputation des Beines aber in das Krankenhaus Golnik überstellen habe lassen, wo Ferenzi schließlich gestorben sei. Damit standen in diesem Fall die Aussagen des Häftlingspersonals jenen Ramsauers diametral gegenüber. In den Tötungsfällen Félix und Closset bestätigte er, auf „Euthanasie" entschieden und diese bei Closset auch selbst vollzogen zu haben. Félix wurde nach übereinstimmenden Aussagen auf Anweisung von Ramsauer durch Kleingünther getötet. Indem Ramsauer die Tötung Ferenzis bestritt, reduzierte er die persönliche Tötung auf einen Häftling. Beides – das Bestreiten der Ausübung persönlicher Gewalt und der Tötung Ferenzis – sollte den Eindruck einer Distanz zu direkten Verletzungen oder Morden an Häftlingen erwecken. Vom Staatsanwalt zur Praxis der Benzinjektionen befragt, behauptete Ramsauer, einen generellen Befehl des Mauthausener SS-Standortarztes Dr. Krebsbach befolgt zu haben. Auf Nachfrage erklärte Ramsauer, es habe sich um einen mündlichen Befehl gehandelt. An genaue inhaltliche Details konnte er sich nicht erinnern. Auf die Frage, was er unter „Euthanasie" verstehe, erklärte Ramsauer: *„Ich verstehe unter Euthanasie die Pflicht des Arztes, einem Patienten sterben zu helfen, wenn ich als Arzt ihm nicht helfen kann zu leben. Am Loiblpass lag die Entscheidung hinsichtlich der Frage, ob einem Patienten Sterbehilfe gegeben werden sollte, bei mir.*"[797] Insgesamt versuchte Ramsauer, seine medizinische Expertise hervorzukehren und jene der Häftlingsärzte in Frage zu stellen. Er präsentierte sich als Fachmann und das medizinische Metier als orientierungsgebend für sein Handeln. Manche seiner Aussagen erweckten unter dieser Prämisse zwar den wenig vorteilhaften Eindruck von Arroganz, distanzierter Kühle und Abgebrühtheit, allerdings war Ramsauer auch darum bemüht, sich auf diese Weise aus dem Klüngel der gewalttätigen, von der Anklage zum Teil als sadistisch veranlagt dargestellten SS-Männer absetzen.

Zu den Gewaltverhältnissen im Lager gab sich Ramsauer ahnungslos. So meinte er zwar, dass sich kranke oder verletzte Häftlinge gewöhnlich zu spät krankgemeldet hatten, führte diesen Umstand aber auf einen persönlich begründeten Unwillen der Häftlinge zurück. Ähnlich stellte Ramsauer frühzeitige Entlassungen aus der Krankenstation dar, die auf eigenen Wunsch der Häftlinge erfolgt seien, damit sie vorteilhafte Arbeitsplätze auf der Baustelle nicht verloren. Zur Strategie der Distanzierung von der SS passte auch, dass Ramsauer zu seiner NS-Karriere eingangs erklärte, im Jahr 1940 zur Waffen-SS eingezogen worden zu sein. Erst im Kreuzverhör durch den Staatsanwalt gab Ramsauer zu, schon 1938, allerdings erst *„nach dem ‚Anschluss'*"[798], der SS beigetreten zu sein. Die Tatsache, dass er bereits seit 1933 der SS angehörte, verschwieg Ramsauer geflissentlich. In diesem Punkt zeigte sich eine Schwäche der britischen Ermittlungen, die anderslautende Informationen der Bundespolizeidirektion Wien nicht aufgenommen hatten.

797 Aussage Sigbert Ramsauer, 25.9.1947, TNA, WO 235/580, S. 397.
798 Ebd., S. 409.

Doch die von Melion groß angekündigte Verteidigungsstrategie schwächelte sehr rasch. Ramsauers Rechtsanwälte konnten – abgesehen von Ramsauers eigener Zeugenaussage – die zahlreich angekündigten Fachleute zur Entlastung ihres Klienten in den folgenden Prozesstagen nicht aufbieten.[799] Zumal Heinrich Kicler, ein Wiener Hilfspolizist, der als Pfleger in der SS-Krankenstation tätig gewesen war und von den Entlastungszeugen am ausführlichsten aussagte, kaum als medizinischer Experte gelten konnte. Kicler betonte zwar, dass Ramsauers Behandlung der Häftlinge *„über jeden Zweifel erhaben"*[800] gewesen sei, zugleich stellte er aber fest, mit den Häftlingen nichts zu tun gehabt zu haben. Er war bei der Tötung von Häftlingen durch Injektionen in der SS-Krankenstation zwar anwesend, konnte aber keine eigenständige Beurteilung der Fälle geben. Die Behauptung der Verteidigung, dass Ferenzi nicht getötet worden war, konnte Kicler nicht stärken, da er sich zwar an eine Beinamputation, aber weder an den Namen des Häftlings noch an andere Identitätsmerkmale, noch an eine Einlieferung in das Spital in Golnik erinnerte. Der einzige Arzt, den Melion in den Zeugenstand rufen konnte, war Dr. Hermann Samonigg, der aus dem Anhaltelager Wolfsberg beigestellt wurde, und zwischen 1941 und 1945 die chirurgische Abteilung des Krankenhauses Golnik geleitet hatte. Er erinnerte sich zwar daran, dass ein Patient nach einer Beinamputation vom Loiblpass in das Spital eingeliefert worden war, doch weder hatte Samonigg den Patienten gesehen, noch konnte er dessen Identität klären. Zu anderen Behandlungsfällen Ramsauers äußerte sich Samonigg nicht.[801] Erst gegen Ende des Prozesses bot Melion eine ehemalige Angestellte des Spitals, Irma Vidic, als Zeugin auf. Auch sie konnte die Identität des beinamputierten Patienten nicht belegen. Sie sagte zwar tendenziell für Ramsauer aus, doch ihre Glaubwürdigkeit war bald erschüttert, weil sie Ramsauer, obwohl sie angab, ihn zu kennen, unter den Angeklagten nicht identifizieren konnte. Als sie dazu aufgefordert wurde, verwechselte sie offenbar links mit rechts. Statt auf Ramsauer zu zeigen, der von ihr aus gesehen als erster links auf der Anklagebank saß, wies sie auf den Angeklagten Bindrich, der auf der äußersten rechten Seite platziert war. Ähnlich unbestimmt zur Identität des beinamputierten Patienten und dem Zeitpunkt seiner Einlieferung blieb die von Melion eingebrachte schriftliche Aussage von Med. Univ. Dr. Alfred Mach, der als Assistent von Samonigg im Kranken-

799 Die Neue Zeit berichtete, dass das Gericht die Einvernahme eines medizinischen Sachverständigen als unwesentlich abgelehnt habe. Dazu gibt es in den Prozessakten keinerlei Hinweise (vgl. Neue Zeit, 30.9.1947, S. 2).

800 Aussage Heirich Kicler, 26.9.1947, TNA, WO 235/580, S. 397.

801 Samoniggs Aussage fiel sehr zurückhaltend aus. Ein Grund für seine Vorsicht könnte gewesen sein, dass er selbst von Jugoslawien der Verübung von Kriegsverbrechen bezichtigt wurde. Jugoslawien verlangte seine Auslieferung (vgl. List of persons whose arrest or extradiction has been requested from the British authorities by the Yugoslav War Crimes Commission in Vienna, [Februar 1947], TNA, FO 1020/776). Samonigg war am 19.4.1943 im Zusammenhang mit dem NS-Sterilisierungsprogramm von der Reichsstatthalterei Kärnten zum Operateur der „erbkranken" Bevölkerung in Slowenien bestimmt worden (vgl. Helge Stromberger: Villacher Opfer der NS-Medizin. In: Hans Haider: Nationalsozialismus in Villach. Villach 2005, S. 83–90). Samonigg konnte schon 1948 die Leitung des Krankenhauses Spittal/Drau übernehmen. Vgl. dazu auch https://www.khspittal.com/ueber-uns/geschichte (abgerufen am 2.2.2024).

haus Golnik tätig gewesen war. Im Gerichtssaal erscheinen wollte oder konnte Mach nicht.[802] Ebenso ambivalent verliefen die Aussagen weiterer Entlastungszeugen. Die Behauptung der Verteidigung, Ramsauer habe in Klagenfurt zusätzliche Medikamente und Instrumentarien zur Behandlung der Häftlinge besorgt, konnte durch den Apotheker Arnulf Gunzer, den Händler Karl Fial und den Angestellten der Sozialversicherung Anton Kuschnig nicht erhärtet werden. Sie bestätigten zwar Einkäufe Ramsauers, welche Verwendung die Medikamente aber gefunden hatten, blieb durch ihre Aussagen ungeklärt. Zudem musste Gunzer, ein alter Schulfreund Ramsauers, im Verhör zugeben, dass die Beschaffung von speziellen Medikamenten in dringenden Fällen binnen eines Tages aus Wien möglich gewesen wäre.

Im Abschlussplädoyer bemühte sich Melion, Widersprüche zwischen Aussagen und im Vorfeld des Prozesses getätigten Niederschriften der Zeugen aufzuzeigen. Mangels eigener Gegenbeweise war er darauf angewiesen, die Glaubwürdigkeit der Belastungszeugen in Zweifel zu ziehen. Neben den erwähnten Widersprüchlichkeiten konnte er sich dabei aber über weite Strecken nur auf die Aussagen Ramsauers stützen. Melion konzentrierte sich insbesondere auf den ehemaligen tschechischen Häftlingsarzt František Janouch. Er warf ihm und anderen Zeugen der Anklage Absprachen vor dem Prozess in Klagenfurt vor, insbesondere was den Fall Ferenzi betraf. Die Tötung von Ferenzi sei durch die Zeugen der Anklage jedenfalls nicht *„über begründeten Zweifel erhaben“*[803] bewiesen worden.

Die Bestrafung der Häftlingsärzte durch Ramsauer stellte Melion als vorteilhaft für diese dar: Die Alternative wäre eine Meldung nach Mauthausen gewesen. Ramsauer habe die geringste der möglichen Strafen gewählt und gegen Misshandlungen der Häftlinge durch die SS-Männer stets interveniert. Durch die Beschaffung von zusätzlichen Medikamenten habe Ramsauer sogar indirekt das Leben vieler Häftlingspatienten gerettet. Noch einmal betonte Melion die strenge Befehlslage aus Mauthausen – insbesondere hinsichtlich der Deportationen in das Stammlager, die im Prozess eine prominente Rolle einnahmen. Schließlich ging Melion auf die am schwersten wiegenden Vorwürfe gegen Ramsauer ein: die Tötungen mittels Benzininjektionen. In den zwei Ramsauer zweifelsfrei zur Last gelegten Tötungsfällen strich Melion die angebliche Absicht Ramsauers hervor, die unheilbar kranken Häftlinge von ihren extremen Schmerzen zu befreien – eine Darstellung, die von den Belastungszeugen vehement bestritten worden war. Melion stellte die Entscheidungen Ramsauers vor allem in den Kontext aktueller britischer Debatten um die Euthanasiefrage. Basierend auf britischen Medienberichten vom Juli 1947 erklärte Melion, dass bei einer Umfrage in Großbritannien zwei Drittel der Befragten sich für die Legalisierung der Euthanasie in unheilbaren Fällen ausgesprochen hätten. Melion grenzte Ramsauers Handlungen aber

802 Med. Univ. Dr. Alfred Mach, Erklärung an Eidesstatt, Bleiberg, 1.10.1947, TNA, WO 235/580. Mach war praktischer Arzt in Bleiberg bei Villach.

803 Closing speech on behalf of the accused Ramsauer, Exhibit 45, TNA, WO 235/581.

von der britischen Debatte ab, die ausnahmslos davon ausging, dass der Patient und die Familienangehörigen ihre Zustimmung zur Durchführung von Euthanasie geben müssten. Melion bezeichnete dies als widersinnig: *„Ein Arzt, der einen Patient fragt, ob er ihm eine tödliche Dosis verabreichen darf, versetzt den Patienten naturgemäß in noch größere Todesangst. Deshalb kann meiner Ansicht nach das Thema Euthanasie, betrachtet von Ärzten, nur verfolgt werden, wenn der Arzt alleine die volle Verantwortung übernimmt.“*[804] Ein solches Euthanasiegesetz könne es aber nicht geben, weil der Arzt dadurch zu Herr über Leben und Tod würde. Wenn ein Arzt aber illegal Euthanasie verübe, so Melion, sei er ohne Zweifel schuldig und müsse sich den Konsequenzen stellen. Obwohl sich Ramsauer zu Beginn der Verhandlung als unschuldig erklärt hatte, tat Melion nun das Gegenteil: *„Deshalb steht es für den Verteidiger fest, dass sich Dr. Ramsauer in zwei Fällen den Konsequenzen seines Handelns stellen muss und dass er nach dem Gesetz schuldig ist.“*[805] Im selben Atemzug schränkte Melion die Schuld Ramsauers aber ein: Entscheidend sei das Ausmaß der Schuld. Melion verwies auf das österreichische Strafrecht, nachdem für eine Verurteilung der Nachweis einer feindseligen Intention nötig sei. Im Falle Ramsauers sei davon aber nicht zu sprechen. Ramsauer wollte – so Melion – bloß den Patienten sterben helfen, als es keine Möglichkeit mehr gab, ihr Leben zu retten. Dafür könne Ramsauer nicht als Mörder verurteilt werden. Im Anschluss stellte Melion dieser „helfenden“ Intention Ramsauers die „grausamen“ Ärzte in anderen Konzentrationslagern gegenüber. Er zählte einige Beispiele auf, betonte deren grauenvolle Mordtaten und wies darauf hin, dass diese zu lebenslangen oder langjährigen Haftstrafen verurteilt worden waren. Schließlich erklärte er dem Gericht, Ramsauer ließe sich nicht mit dem Klagenfurter Psychiater Dr. Franz Niedermoser auf eine Ebene stellen, der 1946 von einem österreichischen Volksgericht für die Tötung zahlreicher Psychiatriepatienten zum Tode verurteilt worden war.

Der Staatsanwalt fasste in seinem unmittelbar darauffolgenden Plädoyer die Beweislast gegen Ramsauer in einzelnen Fällen des Anklagepunktes „Misshandlung“ zusammen. Er unterteilte sie in vier Kategorien: 1) körperliche Misshandlung von Häftlingen 2) frühzeitige Entlassungen von kranken Häftlingen aus dem Krankenrevier 3) Vorenthaltung von Medikamenten 4) Deportationen nach Mauthausen 5) direkte Verantwortung für den Tod zumindest zweier Häftlinge durch Vernachlässigung ärztlicher Pflichten in der Krankenstation (der Staatsanwalt unterschied dies ausdrücklich von vorsätzlichem Mord) sowie Verantwortung für die generelle Vernachlässigung ärztlicher Pflichten insbesondere im Nordlager. Unter dem zweiten Anklagepunkt – Mord – fasste Major Goudie noch einmal gestrafft die Beweise in den Fällen Félix, Closset und Ferenzi zusammen. Im Fall Félix war für den Staatsanwalt klar bewiesen, dass es sich um Mord handelte. Ramsauers Motive könnten bloß als Milderungsgründe gelten, nicht aber als Verteidigung. Im Fall Closset bezeichnete Goudie die Beweise der Zeu-

804 Ebd.
805 Ebd.

gen der Anklage als ziemlich stichhaltig. Die Entscheidung Ramsauers sei von Janouch bezeugt worden, die Tötung durch Decroix. Demnach habe Ramsauer die Injektion befohlen; Kleingünther habe sie ausgeführt. Auch die Tötung Ferenzis durch Ramsauer hielt Goudie durch die einander ergänzenden und bestätigenden Angaben von Janouch, Gasior und Decroix, der Ferenzi die Anästhesie verabreicht hatte, für ausreichend bewiesen. Die Behauptung von Ramsauer und seinem Verteidiger, Ferenzi sei im Krankenhaus Gallenfels gestorben, hielt Goudie für unglaubwürdig. Die Beweise der Verteidigung bezeichnete er als *„unglaublich vage"*[806], die, wenn überhaupt, bloß gezeigt hätten, dass ein unbekannter Mann, möglicherweise vom Loiblpass, im Krankenhaus gestorben sei, nachdem sein Bein amputiert worden war. Goudie hielt dem entgegen, dass die Todeserklärung Ferenzis, die Balsan aus den Lagerakten gestohlen hatte, den Loiblpass als Todesort angab und auch den genauen Zeitpunkt des Todes enthielt.

Abschließend wandte sich Goudie der Verteidigungsstrategie Melions zu, nämlich Ramsauers Tötungen als „Euthanasie" zu verkaufen. Goudie entlarvte die Argumentation Melions forsch als Finte und Ablenkungsmanöver. Da es keine zivilisierte Nation gäbe, die das Töten von Patienten legalisiert hätte, schloss er die Rede von „Euthanasie" als Verteidigungsargument gegen eine Mordanklage aus. Lediglich unter ganz bestimmten, außergewöhnlichen Umständen könne das Gericht in Erwägung ziehen, ob mildernde Umstände vorliegen. Goudie lehnte es grundsätzlich ab, eine Definition von „Euthanasie" zu geben. Er beschränkte sich darauf, Bedingungen anzuführen, die selbst unter Befürwortern der „Euthanasie" als unabdingbare Voraussetzungen für die Tötung eines Patienten gelten würden. Er nannte etwa sorgfältige Beratungen von medizinischen Experten und den selbst geäußerten Wunsch des Patienten, sein Leiden zu beenden. Davon könne im Falle Ramsauers keine Rede sein. Deshalb verbat es sich Goudie, Ramsauers Tötungen als „Euthanasie" zu bezeichnen. Er bezeichnete die Strategie Melions und Ramsauers als eine Beleidigung der Intelligenz des Gerichts und seiner humanitären Instinkte. Seiner Ansicht nach hatte Ramsauer nichts anderes als *„kaltblütigen und vorsätzlichen Mord"*[807] verübt, der als solches betrachtet und bestraft werden sollte.

Zum Vergleich die Schlüsse der Plädoyers des Staatsanwaltes im Falle der anderen des Mordes beschuldigten Angeklagten: Lagerkommandant Winkler war für Goudie *„über jeden begründeten Zweifel"*[808] mitverantwortlich für Ramsauers Injektionen und trug die volle Verantwortung für die Ermordung jener Häftlinge, die unter dem Vorwand „auf der Flucht" oder wie der Häftling Tsotsorija auf seine direkte Anweisung von SS-Männern erschossen worden waren. Den Arbeitskommandoführer des Nordlagers Brietzke hielt er ebenfalls zweifelsfrei für überführt, an der Tötung von Häftlingen be-

806 Closing speech for the prosecution, TNA, WO 235/581.
807 Ebd.
808 Ebd.

teiligt gewesen zu sein und zumindest eine Erschießung selbst ausgeführt zu haben. Der Lagerkommandant des Nordlagers Gruschwitz war für ihn klar mitverantwortlich am Tod eines namentlich unbekannten erschossenen polnischen Häftlings und der beiden schwer kranken Häftlinge Zygmunt Pomaski und Henryk Ostaszewski, die nach Misshandlungen durch Rapportführer Sachse im Krankenrevier gestorben waren. Zuletzt wandte sich Goudie Rapportführer Sachse zu. Ihm habe er nachweisen können, dass er Pomaski und Ostaszewski nicht nur medizinische Betreuung vorenthalten, sondern sie derart schwer misshandelt hatte, dass sie an den Folgen gestorben waren. Generell muss festgehalten werden, dass es der Anklage nur in einem Bruchteil der damals bekannten Todesfälle gelang, Beweise für die genauen Todesumstände zu liefern.

Nun war der *Judge Advocate* am Zug, um die Beweislage der Anklage und die Entlastungsversuche der Verteidigung für die Laienrichter zusammenzufassen und zu bewerten. Honig erläuterte noch einmal den Terminus *„concerned in"* („beteiligt an"). Für einen Schuldspruch war nicht bloß die unmittelbare Tatausführung einer Misshandlung oder die Tötung eines Opfers, sondern auch die Anleitung oder Befehlsführung hinreichend. Neben diesen objektiven Faktoren musste ferner die subjektive Seite für einen Schuldspruch erwiesen sein, also die Absicht des Täters zu misshandeln und zu töten. Er muss die möglichen Konsequenzen seines Handelns vorhergesehen haben. Anschließend wies Honig die Richter darauf hin, dass das „Arbeitslager" am Loiblpass zwar zum Hauptlager Mauthausen gehöre, im gegenständlichen Verfahren aber ausschließlich Ereignisse im Loibl-Lager verhandelt würden:

> *„An dieser Stelle muss ich Sie ermahnen, aus ihren Gedanken alles Wissen auszublenden, das Sie über Mauthausen aus Zeitungen, Broschüren oder anderen Quellen bezogen haben. Die Beschuldigten sind nicht für in Mauthausen begangene Verbrechen angeklagt, und was in Mauthausen vor sich ging, ist für diesen Fall ganz unwesentlich, außer wenn es Transporte betrifft, die nach Mauthausen geschickt wurden, oder Befehle, die in Mauthausen gegeben wurden bzw. Angelegenheiten, die in irgendeiner Weise allgemein durch Mauthausens beeinflusst sein können."*[809]

Mit Bezug auf die Aussagen Winklers betonte Honig, dass das Loibl-Lager dem Stammlager Mauthausen in einem beträchtlichen Ausmaß untergeordnet war. Andererseits gab er zu bedenken, dass Winkler und Ramsauer als SS-Hauptsturmführer im Range kommandierender Offiziere gewirkt hatten.

Der *Judge Advocate* wog dann in jedem einzelnen Fall die Beweisführung ab. Nach den Minderbeschuldigten wandte sich Honig den des Mordes beschuldigten SS-Männern zu.

Als schließlich der Fall Ramsauer an der Reihe war, wies Honig zunächst auf Aussagen Ramsauers hin, die sich im Verlaufe der Einvernahmen als unwahr oder irreführ-

809 The Loibl pass case – summing up, TNA, WO 235/581.

rend herausgestellt hatten, etwa was den Beitritt zur SS betraf. Was die Behandlung der Häftlinge anging, wies Honig das Gericht auf das hohe Pflichtgefühl hin, das von einem Angehörigen der medizinischen Zunft erwartet werden könnte. Ramsauer sei etwa mit Sachse nicht gleichzustellen. Honig wollte aber auch die schwierigen Bedingungen (etwa Medikamentenmangel) berücksichtigt wissen, mit denen ein Arzt in einem Lager wie am Loiblpass konfrontiert gewesen sei. An dieser Stelle können aus den langen Ausführungen Honigs nur einige Aspekte wiedergegeben werden. Im Anklagepunkt der Vernachlässigung von Patienten griff Honig zunächst Ramsauers Befehl an die Häftlingsärzte heraus, Tuberkulose-Patienten keine Medikamente zu verabreichen. Die Beweise der Anklage schienen hier eindeutig zu sein. Für fragwürdig hielt Honig die Darstellung Ramsauers, die Selektion kranker Häftlinge sei von Mauthausen vorgegeben worden. Er warf die Frage auf, ob die generelle Abwesenheit Ramsauers beim Abtransport der Häftlinge mit seinen Pflichten als Arzt vereinbar war. Honig stellte fest, dass Ramsauer die frühzeitige Entlassung aus der Krankenstation zumindest im Fall von sieben sowjetischen Häftlingen zugegeben habe. Er erinnerte die Richter daran, dass Ramsauer bewusst war, dass sich Häftlinge aus dem Nordlager stets bereits in einem fortgeschrittenen Stadium ihrer Krankheit befanden, wenn sie in die Krankenstation kamen. Die von den Zeugen der Anklage vorgebrachten Fälle von misshandelten Häftlingen, die in die Krankenstation aufgenommen werden mussten, waren so zahlreich, dass Honig darauf verzichtete, auf einzelne Fälle einzugehen. Die Aussage Ramsauers, nur ganz wenige Misshandlungen bemerkt zu haben, schien ihm unglaubwürdig. Honig wog dann die Beweise zu den Todesfällen ab. Hinsichtlich der Verweigerung von Medikamenten legte er dar, dass Ramsauer zwar versucht hatte, für den Häftling Canietti in Klagenfurt telefonisch ein Medikament zu bekommen, weitere Möglichkeiten aber nicht in Betracht gezogen hatte.

Schließlich ging Honig zu den Mordfällen über. Nach Darstellung der Verteidigung handelte es sich bei der Tötung des Häftlings Léon Félix um einen klassischen Fall von „Euthanasie“. Honig erklärte dem Gericht dagegen, dass es bislang keine Position zur Frage der „Euthanasie“ gebe, die auf eine Befragung des Patienten verzichten würde. Auch für ihn war die Darstellung der Tötungen als „Euthanasie“ völlig abwegig: „*Wenn ein Arzt es übernimmt, nach einer Untersuchung von fünf Minuten zu entscheiden, dass eine Person getötet werden soll, ist das sicherlich nicht das, was gemeinhin unter dem Begriff ‚Euthanasie' verstanden wird.*“[810] Zur Beurteilung der Schuldfrage schloss Honig das „Euthanasie“-Argument der Verteidigung also völlig aus. Honig ließ den Richtern aber offen, die Umstände der Tötung von Félix als mildernd für das Strafausmaß zu berücksichtigen, auch wenn seine Wortwahl in die Gegenrichtung tendierte: „*Sie können es als Strafmilderung erwägen, wenn Sie glauben, dass die angewandte Methode den Umständen entsprechend richtig war und dass der Patient tatsächlich den Tod dem Leben vorgezogen haben würde, und wenn Sie, unter all den Umständen, glauben, dass die tötende*

810 Ebd.

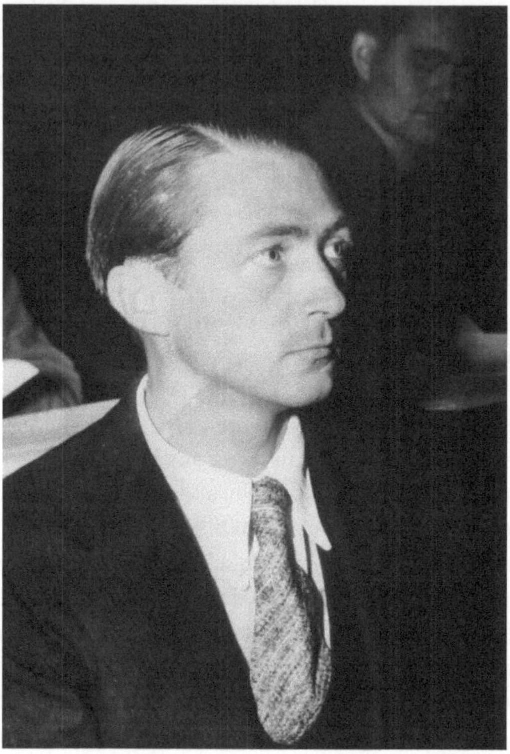

Abbildung 48: Sigbert Ramsauer vor dem britischen Militärgericht, Klagenfurt, 4. September 1947 (Muzej novejše in sodobne zgodovine Slovenije).

Person aus hohen Motiven handelte und sein Handeln von edlen Gedanken angeleitet war."[811] Nach dieser grundsätzlichen Klarstellung zum Thema „Euthanasie" ging Honig auf den Fall Closset ein. Er wies darauf hin, dass der Entlastungszeuge Ramsauers, dessen ehemaliger Pfleger Kicler, seine Aussagen im Kreuzverhör nicht spezifizieren hatte können. Honig stellte seinem Auftritt also kein gutes Zeugnis aus. Auch wenn es im Detail voneinander abweichende Aussagen der ehemaligen Häftlinge gab, schien ihre Version glaubwürdiger zu sein. Ähnlich verhielt es sich im Fall Ferenzi. Die Verteidigung konnte Honig nicht von der Version Ramsauers überzeugen, wonach Ferenzi im Krankenhaus Golnik gestorben sei. Auch hier wies Honig auf den zweifelhaften Auftritt von Ramsauers Entlastungszeugin Vidic hin. Erwähnenswert ist noch die Erklärung, die Honig dem Gericht bezüglich des Verweises Winklers auf die Befehlslage aus Mauthausen gab. Honig bezog sich auf das britische Militärstrafrecht, wonach die Befolgung eines Befehls nicht an sich ein Strafausschließungsgrund war. Wenn der höhere Befehl gegen allgemein anerkannte Grundsätze des Kriegsrechts oder Völkerrechts verstieß,

811 Ebd.

konnten sich die Beschuldigten nicht auf die Befehlslage ausreden. Die Richter hatten für den Fall, dass sie Winklers – und auch Ramsauers – Verweise auf Mauthausener Befehle als glaubwürdig erachteten, zu entscheiden, ob diese Befehle Unrecht waren oder nicht. Anzumerken bleibt, dass die Tötung von kranken Menschen selbst in NS-Deutschland nicht legal war, strafrechtlich gesehen also den Tatbestand von Mord erfüllte.[812] In einer abschließenden Bemerkung verwies Honig noch einmal auf die kommandierenden Positionen Winklers und Ramsauers im Loibl-Lager.

Am Freitag, den 10. Oktober 1947, um 13.15 Uhr vertagte das Gericht die Verhandlung und zog sich zur Beratung der Urteile zurück. Etwa drei Stunden später trat es wieder zusammen. Der Präsident des Gerichts verkündete die Urteilssprüche. Sigbert Ramsauer wurde als Erster genannt: Er war in beiden Anklagepunkten – Misshandlung und Mord – für schuldig befunden worden. Dasselbe traf auf Winkler, Brietzke und Sachse zu. Gruschwitz sprach das Gericht im Anklagepunkt der Misshandlung für schuldig, von der Mordanklage aber frei. Die wegen Misshandlung angeklagten SS-Männer Bindrich, Porschel und Köbernik wurden ebenso für schuldig befunden wie die beiden Häftlingskapos Skirde und Gärtner.

Nach einer neuerlichen, einstündigen Beratung verkündete der Gerichtspräsident um 17.25 Uhr die Strafen: Ramsauer erhielt eine lebenslange Haftstrafe, was wohl eher überraschend kam. Offenbar hatten die Richter die Patientenmorde als weniger von niedrigen Beweggründen geleitet beurteilt als die Erschießung von Häftlingen, denn Winkler und Brietzke wurden mit dem Tod durch den Strang bestraft. Sachse erhielt zwanzig Jahre, Gruschwitz zwölf Jahre Haft. Die weiteren Strafen: Bindrich fünf Jahre, Porschel drei Jahre, Köbernik neun Jahre, Skirde sechs Jahre und Gärtner vier Jahre. Die beiden Angeklagten Kessner und Flaig waren bereits während des Verfahrens aus Mangel an Vorwürfen seitens der Staatsanwaltschaft entlassen worden. Damit war die Gerichtsverhandlung geschlossen. Der Prozessverlauf wurde in der Folge vom *Deputy Judge Advocate* überprüft, der die Beweislage für die Schuldsprüche als ausreichend erachtete. Zur Kontrolle der gefällten Strafen wurde der Fall an den obersten britischen Militärbefehlshaber in Österreich weitergereicht. Dieser bestätigte die Ergebnisse des Verfahrens am 22. Februar 1948.[813]

Zu ergänzen ist, dass die *War Crimes Group* während des Prozesses gegen Ramsauer u. a. am 25. September 1947 in der Klagenfurter Jäger-Kaserne[814] einen – bislang unbekannt gebliebenen – zweiten Kriegsverbrecherprozess zum Loibl-KZ eröffnete. Angeklagt waren für die Misshandlung von Häftlingen in diesem Verfahren der SS-Mann Si-

812 Das Mordprogramm folgte einem „Ermächtigungsschreiben" Hitlers, gesetzliche Grundlage gab es keine (vgl. Wolfgang Neugebauer: Die Aktion „T4". In: Wert des Lebens. Gedenken – Lernen – Begreifen. Begleitpublikation zur Ausstellung des Landes OÖ in Schloss Hartheim 2003. Linz 2003, S. 63–73).

813 Vgl. Deputy Judge Advocate General, HQ BTA an C-i-C, BTA, 16.2.1946, TNA, WO 235/580; Synopsis of Case, TNA, WO 235/578.

814 Ursprünglich „Landwehrkaserne", ab 1938 „Jäger-Kaserne"; 1967 Umbennung in „Windisch-Kaserne" (nach Generalmajor der Wehrmacht Alois Windisch). 2023 erfolgte die Umbenennung in Georg-Goess-Kaserne.

mon Stickler und der von der SS als „Berufsverbrecher" kategorisierte Häftlingskapo August Staab – beide waren deutscher Herkunft.[815] Die britische Fahndungsgruppe hatte die Anwesenheit der französischen Zeugen in Klagenfurt dazu genutzt, Aussagen über die beiden in Wolfsberg internierten Männer zu sammeln.[816] Dieser Prozess wurde noch schneller vorbereitet als der große Loibl-Prozess, sollte er doch unmittelbar nach dem Ende der Zeugeneinvernahmen der Anklage im Hauptprozess beginnen. Die *War Crimes Group* wählte schließlich neun Zeugen aus dem ersten Verfahren auch für den zweiten Prozess aus. Dieser dauerte nur wenige Tage. Beide Angeklagten wurden am 1. Oktober für schuldig befunden; Staab erhielt vier Jahre Gefängnis, Stickler drei Jahre.[817]

Damit war in den beiden britischen Loibl-Prozessen gegen die kommandierenden SS-Hauptsturmführer des Lagers, Winkler und Ramsauer, gegen drei der höchstrangigen SS-Männer im Lager auf der Nordseite des Tunnels, gegen weitere sechs Angehörige der Lager-SS und drei Häftlings-Kapos Recht gesprochen worden. Das Strafausmaß fiel – abgesehen von den beiden Todesstrafen – verglichen mit den US-Prozessen und auch den frühen österreichischen Nachkriegsprozessen keineswegs hart aus. Ramsauer war als kommandierender SS-Hauptsturmführer für drei nachgewiesene Morde und schwere Misshandlungen durch Pflichtverletzungen als Arzt, die in mindestens zwei Fällen zum Tod geführt hatten, für schuldig befunden worden und mit einer lebenslangen Haftstrafe davongekommen. Als inhaltlich zentrales Ergebnis ist festzuhalten, dass das Gericht der Verteidigung Ramsauers, im Sinne von Sterbehilfe gehandelt zu haben, eine deutliche Absage erteilt hatte. Die Strafen reihten sich damit in die milde Praxis der britischen Militärgerichte gegenüber deutschen und österreichischen Kriegsverbrechern ein, insbesondere dann, wenn die Opfer keine eigenen Staatsbürger waren.[818] Die vergleichsweise milden Urteile hatten aber auch mit der sorgsamen Anwendung britischer Rechtsprinzipien zu tun, wie sich Siegfried Gruber, damals Sergeant der *War Crimes Group* in Ferlach, erinnerte: *„Die Schwierigkeit war, einem SS-Mann ‚beyond reasonable doubt' zu beweisen, dass er zu einem bestimmten Zeitpunkt an einem bestimmten Ort einen Häftling erschlagen hat, besonders zwei Jahre nach Kriegsende. Wir waren zum Teil auch frustriert, denn wir wollten Resultate sehen, was nicht ganz gelungen ist."*[819] Warum, mit ganz wenigen Ausnahmen, andere als französische

815 Vgl. War Crimes Group SEE an HQ, BTA A-2, 22.9.1947, TNA, WO 311/364; JAG London, United Nations Charges against German War Criminals, Accused Rottenführer Simon Stickler, Michael Staab, 22.9.1947, TNA, WO 310/142.

816 Die neun Niederschriften befinden sich im Akt TNA, WO 310/142.

817 Vgl. From War Crimes Group SEE to War Office, 2.10.1947, TNA, WO 311/364.

818 Vgl. Donald Bloxham: Pragmatismus als Programm, S. 174. Vgl. auch Josef Villa: Die Verfolgung von Kriegsverbrechen, S. 254. Er kam in einem Vergleich der Urteile des Loibl-Prozesses mit anderen britischen Militärprozessen in Österreich und Deutschland zum Ergebnis, dass sie als „milde" klassifiziert werden können. Im Vergleich mit Urteilen der US-amerikanischen Mauthausen-Prozesse können die Loibl-Urteile ebenfalls nicht als „streng", sondern als „durchschnittlich" bis „moderat" bezeichnet werden (vgl. ebd., S. 258).

819 Interview mit Siegfried Gruber, Interviewer: Peter Pirker, Wien, 26.4.2010.

Belastungszeugen nicht auftraten, geht aus den britischen Akten nicht eindeutig hervor. Zu vermuten sind pragmatische (Zeit) und politische Hintergründe, Letzteres insbesondere was das Fehlen von slowenischen und sowjetischen Zeugen betrifft.

Im Jahr 1948 stellte Großbritannien die Tätigkeit der *War Crimes Group South East Europe* in der britischen Besatzungszone ein. Es galt, Österreich und Deutschland in das Bündnis gegen die Sowjetunion einzugemeinden. Die Verfolgung von Kriegsverbrechern gehörte einem vergangenen Konflikt an, der im frühen Kalten Krieg schnell begraben wurde. Die noch ungesühnten Verbrechen im Loibl-KZ, etwa die Ermordung sowjetischer Gefangener, fielen damit in die Zuständigkeit der österreichischen Justiz. Sie blieben – wie wir später noch sehen werden – ungesühnt, und zwar auf ganz eigentümliche Weise.

Das Bild Ramsauers in den Kärntner Medien

Nach diesem Blick in den Gerichtssaal stellt sich die Frage, wie die Kärntner Öffentlichkeit den Prozess wahrgenommen hat und welches Bild die Kärntner Medien von Sigbert Ramsauer gezeichnet haben. Nach der ersten ausführlichen Vorabinformation der österreichischen Medien durch die britische Besatzungsbehörde über das Loibl-KZ und die Angeklagten folgten offensichtlich keine weiteren Pressekommuniqués aus britischer Hand. Aus dem Gerichtssaal berichteten nun die eigenen Reporter der Kärntner Tageszeitungen. Auffällig ist zunächst, dass die Kärntner Medien Ramsauer eine ähnliche Sonderstellung einräumten, wie es in dem britischen Kommuniqué geschehen war. Auch sie tendierten dazu, Ramsauer von der restlichen Lager-SS abzugrenzen. Am augenscheinlichsten wurde dies in einer spezifischen Schilderung des Aussehens der Angeklagten. Die *Volkszeitung* (ÖVP) schrieb am Tag nach der Eröffnung des Prozesses: „*Typische SS-Figuren mit brutalem Aussehen. Stumpf und finster vor sich hinstarrend, nehmen sie auf den zwei Reihen der Anklagebank Platz. Lediglich der ehemalige Lagerarzt, Dr. Ramsauer, zeichnet sich von seinen Mitangeklagten durch sein Gesicht ab, das einem Kindergesicht gleicht.*“[820] Ähnliches war in der *Neuen Zeit* (SPÖ) zu lesen: „*Rechter Hand sitzen hinter den sieben Verteidigern in zwei Reihen die Angeklagten, beiderseits von Polizisten flankiert. Unter ihnen bemerkt man einige charakteristische SS-Gesichter, brutal und unsympathisch, denen man die zur Last gelegten Verbrechen ohne weiters zutraut. Andere dagegen, wie Dr. Ramsauer, scheinen gar nicht in diesen Rahmen zu passen.*“[821]

Betrachtet man das abgebildete Foto der Angeklagten heute, so erscheinen alle Angeklagten als unauffällige Typen, nämlich sorgfältig rasierte Männer, manche mit Schnauzbärtchen und Nickelbrille. Die Wahrnehmung ihrer Physis als brutal und unsympathisch dürfte auf eine spezifische Disposition zurückzuführen sein, durch die

820 Volkszeitung, 3.9.1947, S. 1.
821 Die Neue Zeit, 4.9.1947, S. 1.

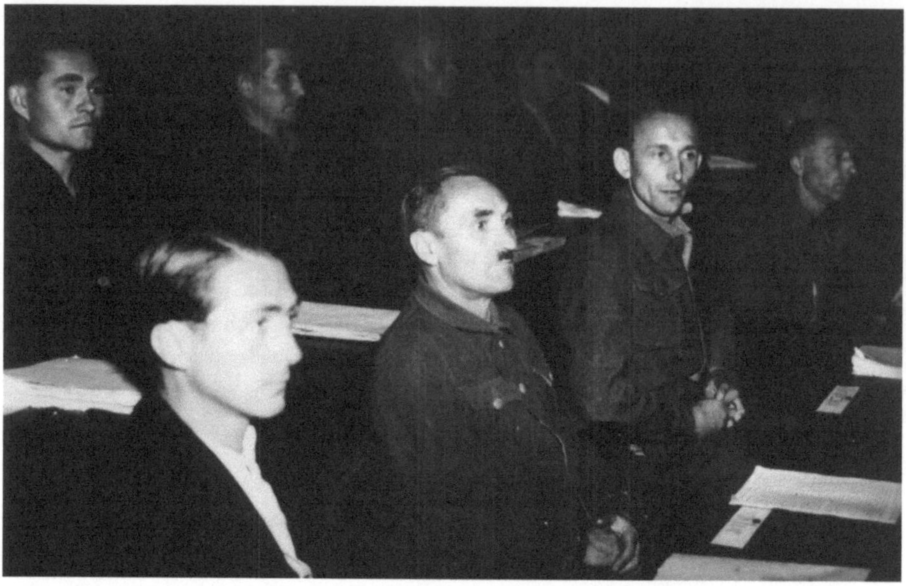

Abbildung 49: Angeklagte im Loibl-Prozess, in der ersten Reihe von links nach rechts: Sigbert Ramsauer, Jakob Winkler, Walter Brietzke und Paul Gruschwitz, Klagenfurt, 4. September 1947 (Muzej novejše in sodobne zgodovine Slovenije).

sich die postnationalsozialistische Gesellschaft die nunmehr ungeheuerlich erscheinenden Verbrechen in den Konzentrationslagern vom Leibe hielt. Die Brutalität der nationalsozialistischen „Volksgemeinschaft" wurde auf absonderliche, finstere Gesellen projiziert, die nichts mit dem Rest der Normalbevölkerung zu tun gehabt hätten. Doch die Wirklichkeit war auch auf der Baustelle am Loiblpass eine andere gewesen. Die Häftlinge waren inmitten von Hunderten Zivilarbeitern versklavt worden, vor den Augen Dutzender Wachen der Gendarmerie, unter der Anleitung von Ingenieuren und Vorarbeitern der Universale AG. Die Baustelle war von Kärntner Behörden administriert und von Kärntner Zulieferbetrieben versorgt worden. Die mehr oder weniger involvierten Einheimischen übten nun – unter gewaltsam veränderten politischen Vorzeichen – im „Normalbetrieb" weiter ihre Berufe als Maurer, Mineure, Baustellenleiter, Polizisten oder Beamte aus. In einer angeblich typisch brutalen Physis von SS-Männern isolierte man den Schrecken, an dem viele teilgehabt hatten. An Ramsauers zartem Gesicht schien sich diese Einstellung zu brechen, man wunderte sich, wie so einer – einer von uns – zu den *„SS-Mördern vom ‚Karawanken-KZ'"*[822] gehören konnte.

Doch die Verwunderung führte nicht dazu, den Angeklagten Ramsauer einer genaueren Analyse zu unterziehen: Man wäre auf die „Normalität" seiner deutschnationalen Kärntner Herkunft mit militaristischen, rassistischen und antisemitischen In-

822 Volkszeitung, 2.9.1947, S. 2.

gredienzien gestoßen. Ramsauer wurde in den Kärntner Zeitungen selten als SS-Hauptsturmführer bezeichnet; in manchen Beiträgen kam es sogar zu einem sprachlichen Ausschluss Ramsauers aus der SS – so hieß es in einem fett gedruckten Anreißer der *Neuen Zeit*, dass *„bekanntlich elf SS-Leute und der Arzt des KZ-Lagers am Loiblpaß“*[823] angeklagt seien. Ähnlich formulierten der *Volkswille* (KPÖ) und die *Volkszeitung*: *„Angeklagt sind der Kommandant, der Arzt und zehn SS-Angehörige“*[824]. Auch wenn sich in der *Neuen Zeit* während der Einvernahme der Angeklagten oberflächliche biografische Angaben zu einigen Angeklagten fanden – Ramsauers Vergangenheit blieb ein unbeschriebenes Blatt. Über den Lagerkommandanten Winkler, der im Zivilberuf Gärtner gewesen war, wusste man zu berichten, dass er schon 1939 (richtig: 1929) der SS beigetreten war; über Brietzke, dass er NSDAP- und SS-Mitglied war und sich 1943 freiwillig für das Loibl-Kommando gemeldet hatte oder dass Rapportführer Sachse erblich insofern „belastet“ sei, weil *„seine Mutter im Irrenhaus starb“*[825]. Über Ramsauer wurde in den großen Parteizeitungen nichts dergleichen berichtet: Weder sein früher Beitritt zur SS (1933), noch seine Herkunft aus dem großdeutschen Kärntner politischen Milieu, noch die diesbezügliche klare politische Verortung seines Vaters. Einzig seine geringe medizinische Kompetenz fand die Aufmerksamkeit der großen Kärntner Medien. Hinweise auf das lange Studium Ramsauers hatten sich schon im britischen Kommuniqué gefunden. Daraus folgerte die *Volkszeitung*: *„Dr. Ramsauer ist der Typ des Arztes, der im Krieg und vielleicht gerade durch den Krieg sein Studium vollenden konnte.“*[826] Noch deutlicher, aber mit einer gewissen Nachsicht, formulierte es die *Neue Zeit* in einer redaktionellen Anmerkung: *„Kurz und schlecht, er wurde auf die Menschheit losgelassen, wie die überwiegende Mehrzahl der Truppenärzte, die gerade eine Spritze halten konnten.“*[827] So erschien Ramsauers Wirken als ein kriegsbedingtes Produkt seiner Zeit, das ihm nicht persönlich angelastet werden konnte. Der einzige von allen Zeitungen übernommene Hinweis auf eine entsprechende Vorgeschichte Ramsauers betraf jene Zeugenaussagen, wonach Ramsauer im Zuge der Ermordung Ferenzis erklärt habe, *„diese ‚Experimente‘ des Öfteren an russischen Partisanen durchgeführt“*[828] zu haben. Die Zeitungen bezeichneten Ramsauer in diesem Zusammenhang als *„Fachmann“* und *„Spezialisten“*. Ramsauers insbesondere auf den Widerstand gegen NS-Deutschland fokussierte Aggression wurde noch einmal wiedergegeben, als die Zeitungen folgende von Zeugen überlieferte am Loibl getätigte Aussage zitierten: *„Ich bin hier, um zu studieren, und nicht um diese Banditen zu behandeln.“*[829] Daran anschließende Fragen wurden nicht aufgeworfen.

823 Neue Zeit, 3.9.1947, S. 1.
824 Volkszeitung, 2.9.1947, S. 2; Volkswille, 26.8.1947, S. 1.
825 Die Neue Zeit, 30.9.1947, S. 2; ebd., 2.10.1947, S. 2; ebd., 3.10.1947, S. 2.
826 Volkszeitung, 25.9.1947, S. 3.
827 Die Neue Zeit, 25.9.1947, S. 3.
828 Vgl. ebd.; Volkszeitung, 13.9.1947, S. 3; Die Neue Zeit, 17.9.1947, S. 2.
829 Volkswille, 20.9.1947, S. 8.

Die Prozessberichterstattung basierte weitgehend auf der direkten Wiedergabe der Aussagen der Zeugen der Anklage und der Verteidigung bzw. der Angeklagten selbst. Während der langen Phase der Einvernahme der ehemaligen Häftlinge wurden die Leser*innen mit zahlreichen Einzelheiten der Verbrechen am Loiblpass konfrontiert. Ramsauers Wirken wurde dabei in ungeschönter Form dargestellt. Dies spiegelte sich in den Schlagzeilen der *Neuen Zeit* und des *Volkswillen* wieder: *„Das Mordsystem der SS-Wache am Loibl. Ein Arzt und ehemaliger Häftling belastet Ramsauer"*[830], *„Entsetzliche Operationsmethoden"*[831], *„Martyrium der Kranken im Loibl-Paß-Lager"*[832], *„Dr. Ramsauer sprach das Todesurteil – Euthanasie"*[833]. Zurückhaltender titelte die *Volkszeitung*: *„Euthanasie am Loiblpaß – Zeugenaussage im Loiblpaß-Prozeß belastet Dr. Ramsauer"*[834], *„Als die Benzininjektion mißlang ... spritzte Dr. Ramsauer Wasserstoffsuperoxyd in die Lunge"*[835]. Bemerkenswert ist, dass die Morde Ramsauers sowohl in der *Volkszeitung* als auch in der *Neuen Zeit* stets in der Diktion der Verteidigung als *„Euthanasie"* bezeichnet wurden, lediglich der auflagenschwächere kommunistische *Volkswille* schrieb von *„Injektionsmorden"* und *„,Euthanasie'-Morden"*[836]. Noch deutlicher wurde die Zurückhaltung der *Volkszeitung* und der *Neuen Zeit* insbesondere zu jenem Zeitpunkt, als die Verteidigung Ramsauers begann. Die *Neue Zeit* nannte die Ausführungen Ramsauers etwa *„Aufklärungen"*[837], was die Anschuldigungen der Belastungszeugen erheblich relativierte. Anders als bei den Darstellungen der ehemaligen Häftlinge zuvor übernahm die *Neue Zeit* die Aussagen Ramsauers in direkter Rede, was auch sprachlich den Anschein einer „Richtigstellung" erweckte. Ramsauer erschien nun als ein Arzt, der sich tatsächlich um die Häftlinge bemüht und gegen Misshandlungen protestiert hatte. Gescheitert sei dieses noble Ansinnen an den unzureichenden Medikamentenlieferungen aus Mauthausen, an den Befehlen von „oben" und der allgemein schwierigen Versorgungslage im Krieg. Der Wahrheitsgehalt von Ramsauers Darstellungen wurde in den beiden großen Parteizeitungen nicht hinterfragt; vielmehr wurde ihm attestiert, Widersprüche in Zeugenaussagen aufgedeckt zu haben. Nur der *Volkswille* kommentierte die Unglaubwürdigkeit von Ramsauers Verteidigungsstrategie: *„Die ihm von mehreren Zeugen zur Last gelegten Mißhandlungen und ärztlichen Vernachlässigungen kranker Häftlinge versucht Ramsauer durch eine phantastisch anmutende Verteidigung zu rechtfertigen."*[838]

Wenig überraschend blendete die Berichterstattung der großen Parteizeitungen die positive Rolle der slowenischen Partisan*innen als Zufluchtsort für entflohene Häft-

830 Die Neue Zeit, 12.9.1947, S. 2.
831 Die Neue Zeit, 11.9.1947, S. 2.
832 Die Neue Zeit, 10.9.1947, S. 2.
833 Volkswille, 10.9.1947, S. 2.
834 Volkszeitung, 10.9.1947, S. 2.
835 Volkszeitung, 11.9.1947, S. 2.
836 Volkswille, 24.9.1947, S. 1; ebd., 10.10.1947, S. 8.
837 Die Neue Zeit, 24.9.1947, S. 2.
838 Volkswille, 25.9.1947, S. 2.

linge und als latentes Bedrohungspotenzial für die SS völlig aus. Dies gelang umso leichter durch die seitens der *War Crimes Group* eingeschränkte Zeugenauswahl sowie die juristischen Prinzipien der Prozessführung. Da sich die mediale Berichterstattung über das Loibl-KZ ausschließlich an das Prozessgeschehen anlehnte, konnte die Integration des Loibl-KZ in das Kärntner NS-System (Verwaltung, Wirtschaft, Polizei) ebenso unbeleuchtet bleiben, wie die verdienstvolle Sabotage der Widerstandskämpfer*innen im Jahr 1942, die immerhin eine Verzögerung des Tunnelbaus mit sich gebracht hatte. Ihre Hilfeleistungen für die Häftlinge und der Anteil der Partisan*innen an der (Selbst-)Befreiung der Häftlinge im Mai 1945 fiel ebenso unter den Tisch. Ein eigenständiges Interesse der Medien an weitergehender (Selbst-)Aufklärung hatte sich nicht entwickelt: Vor dem politischen Hintergrund, dass die partisanenfeindliche Berichterstattung in Kärnten im Sommer 1947 eine wahre Hochblüte erlebte, wäre eine positive Erwähnung der Partisan*innen im Zusammenhang mit dem Loibl-KZ aus dem Rahmen gefallen. Interessanterweise nahm aber auch die slowenischsprachige Presse in Kärnten den Prozess nicht zum Anlass einer ausführlichen Berichterstattung. Die linksorientierte slowenische Presse konzentrierte sich bereits auf den lange erwarteten und im Oktober folgenden Volksgerichtsprozess gegen den hochrangigen Kärntner NS-Funktionär Alois Maier-Kaibitsch, der für die Deportationen von Kärntner Slowen*innen im Jahr 1942 verantwortlich war. Doch auch die von den Briten herausgegebene slowenischsprachige Zeitung *Koroška Kronika* berichtete nur über den Prozessauftakt, danach kam nichts mehr. Offensichtlich hatte die britisch geleitete Redaktion kein Interesse, den Kärntner Slowen*innen das Loibl-KZ näher vor Augen zu führen. In ähnlich reduzierter Form schrieb über den Prozess nur die Tageszeitung *Unterkärntner Nachrichten*. In diesem Fall war dies freilich wenig verwunderlich, denn das Blatt positionierte sich als Sprachrohr ehemaliger Nationalsozialist*innen. Hier wurde bloß festgehalten, dass sich sämtliche Angeklagten zu Beginn des Prozesses als nicht schuldig bekannt hatten.[839]

Über die Urteilsverkündung am 10. Oktober berichtete die *Neue Zeit* unter der Schlagzeile *„Zweimal ‚Tod durch Strang'"* am ausführlichsten. Als einzige Zeitung beschrieb sie die Reaktionen der Verurteilten: *„Die Verurteilten nahmen ihre Urteile mit Ruhe entgegen, einzig Brietzke wollte beim Verlassen des Saales nicht auf eine ‚Heldengeste' verzichten."*[840] Ebenso als einzige Zeitung nahm sie ferner eine Gesamtbewertung des Prozesses vor, der – so die *Neue Zeit* – *„korrekt"* und *„leidenschaftslos"* geführt worden sei. Wohlgestimmt vermerkte der Artikel, dass die Anzahl der Todesurteile unter dem erwarteten Ausmaß geblieben sei. Der Autor war so zur Überzeugung gekommen, *„dass hier wirklich Recht gesprochen wurde"*. Betont wurde noch, dass im Prozess *„wirk-*

839 Siehe Klösch Christian: „Mein letzter Stolz ist, ich war auch dabei!" Ein Sittenbild zur Kontinuität nationalsozialistischer Mentalitäten und persönlicher Seilschaften im Kärnten der Zweiten Republik. In: Helmut Kramer/Karin Liebher/Friedrich Stadler (Hg.): Österreichische Nation – Kultur – Exil und Widerstand. In memoriam Felix Kreissler. Wien 2006, S. 325–367.

840 Die Neue Zeit, 11.10.1947, S. 1.

lich auch die kleinsten Einzelheiten erschöpfend behandelt worden" seien. Man war offensichtlich der Ansicht, das Thema Loibl-KZ sei nun endgültig abgehakt und keine weitere Auseinandersetzung mehr nötig. Entgegen der anfänglich intensiven Berichterstattung erwähnte die *Volkszeitung* die Urteile nur mehr in einer kurzen Notiz. Die Beschäftigung mit dem Nationalsozialismus war schon zuvor in den Hintergrund getreten. Die Schlagzeile des 11. Oktober 1947 galt der Rede von ÖVP-Staatssekretär Ferdinand Graf am zweiten Landesparteitag der Kärntner Volkspartei: *„Ehre, Freiheit, Vaterland*" gab Graf als Werte für die Zukunft aus und Landesparteiobmann Hermann Gruber postulierte: *„Der Feind steht radikal links!*"[841] Graf sollte sich schon bald vehement für die Haftentlassung Ramsauers einsetzen. Gruber wiederum, der 1939 selbst die Aufnahme in die NSDAP beantragt hatte, stellte mittlerweile ehemaligen hochrangigen NS-Funktionären „Persilscheine" aus. Er war maßgeblich dafür verantwortlich, dass die ÖVP in Kärnten den Nationalsozialismus keineswegs „liquidierte", wie es im Parteiprogramm hieß, sondern vielmehr das deutschnationale, als bürgerlich apostrophierte rechte Lager in die Partei integrierte. Er machte ehemalige Nationalsozialisten in der ÖVP salonfähig.[842]

Nach sechs Wochen durchaus intensiver Berichterstattung über das Loibl-KZ zogen die politischen Eliten Kärntens den Schlussstrich: Das Loibl-KZ wurde gedächtnispolitisch gut verräumt, die Baracken des Nordlagers auf der österreichischen Seite des Loiblpasses abgerissen und die verbleibenden Überreste der Natur zum Überwuchern überlassen.[843] Es folgte eine Phase radikaler Amnesie. Mitte der 1960er-Jahre sollten Ermittlungsbeamte der Kärntner Justiz nicht einmal mehr wissen, dass es am Loiblpass ein KZ gegeben hatte. Wer durch den Loibltunnel nach Slowenien fuhr, wurde von dieser Kärntner Geschichte nicht behelligt. Die Gedenkstätte auf der slowenischen Seite konnte nur heißen, dass es sich um eine slowenische Geschichte handelte. Nur durch zufällige Funde in den Kärntner Untergeschossen konnte man unvermutet auf das Loibl-KZ treffen, so wie es der Schriftsteller Alois Hotschnig den Protagonisten seines Romans *Ludwigs Zimmer* bei der Räumung eines Kellers tun ließ:

> *„Ein Lastwagen fuhr an den Haufen heran, und es war schon fast alles verladen, als dem Mann auf der Ladefläche des Wagens ein prall gefüllter Sack aus den Händen glitt und mir vor die Füße fiel. Achtlos stieß ich ihn mit dem Schuh von mir weg, dabei brach er auf, Papier quoll heraus, und die Arbeiter waren noch nicht aus dem Haus, lag es schon ausgebreitet vor mir auf dem Tisch. Zunächst war ich nur an den Fotos interes-*

---

841 Volkszeitung, 11.10.1947, S. 1, 2.

842 Vgl. Alfred Elste/Dirk Hänisch: Kein Kreuz mit dem Hakenkreuz. Die Kärntner Parteien und ihr Umgang mit dem Nationalsozialismus nach 1945. Klagenfurt/Celovec 1998, S. 138.

843 Unsere Analyse fand Bestätigung durch eine weitere Untersuchung der medialen Resonanz von drei Kärntner Tageszeitungen zum Loibl-KZ durch Josef Villa im Rahmen seiner Dissertation. Er hielt fest, dass *„diese Berichterstattung über den Prozess einen nur sehr geringen bewusstseinsbildenden Effekt hatte und somit auch nicht als ‚pädagogische Unterstützung' bei der Entnazifizierung in Kärnten angesehen werden kann.*" (Josef Villa: Die Verfolgung von Kriegsverbrechen, S. 269).

siert, die ich unter all den Zetteln herausgesucht hatte. Das Rosental, Maria Elend, St. Jakob, Rosenbach. Bahnhöfe, Scheunen und immer wieder der Wald um die Dörfer herum. Feistritz, Unterbergen, das Loibltal und die Karawanken, der Loibl-Paß und der Tunnel, durch den ich immer wieder nach Slowenien gefahren war. So lange veränderte ich die Position der Bilder zueinander, bis ich sie endlich als Wegmarken einer Strecke erkannte, die von Landskron ausging und am Loibl zu Ende war. Der Großteil meines Fundes war verfaultes Papier aus der Zeit des Krieges und aus den Jahren danach. Herausgerissene Seiten aus Büchern, handschriftliche Zeitungsausschnitte mit Berichten über diesen Tunnel und über ein Arbeitslager der Waffen-SS, von dessen Existenz ich erst durch diese Artikel erfuhr. Häftlinge aus diesem Lager haben den Tunnel gebaut, las ich jetzt. [...]. Wer nach Mauthausen kam oder ins Krankenrevier, auf die Ambulanz, wurde vom Lagerarzt vor Ort bestimmt. Schönes Sterben, sagte er Jahre später, Injektionen ins Herz mit Benzin. Es ging alles sehr schnell, Transport in das Krankenrevier, Narkose und Injektion. Auf dem Scheiterhaufen wurden die Toten verbrannt.“[844]

Der Prozess aus Sicht des französischen Zeugen André Hantz

Mit der Neuauflage dieses Buches und über den Kontakt zu Alain Lavigne, Sohn des Loibl-Überlebenden Jacques Lavigne, erhielten wir die Gelegenheit, an dieser Stelle bis dato unveröffentlichte Lebenserinnerungen eines französischen Häftlings im Kontext des Prozessgeschehens miteinzubeziehen. Der langjährigen und hartnäckigen Arbeit Alain Lavignes ist es zu verdanken, dass nunmehr von allen französischen Häftlingen, die als Zeugen beim Loibl-Prozess auftraten, Fotos vorliegen, deren Verwendung und Nachdruck uns freundlicherweise ebenfalls gestattet wurde:

„Es hat fast 4 Jahre gedauert, um die französischen Zeugen auf den in Klagenfurt aufgenommenen Fotos zu identifizieren. Einige von ihnen kannte ich, aber es war bis vor kurzem nicht möglich, wirklich jedem Gesicht einen Namen zuzuordnen. Da die Akten der Amicale de Mauthausen nicht immer Fotos enthalten, musste ich in den Archiven des SHD (Historischer Dienst des französischen Verteidigungsministeriums) von Vincennes und Caen suchen, mich an Archive verschiedener Departements wenden, die Gedenkstätte für die Deportierten von Mayenne aufsuchen, auf Friedhöfen recherchieren und die Familien ausfindig machen. Das war das Schwierigste und gelang dank der unschätzbaren Hilfe der Mitglieder der Amicale, insbesondere Christian Tessier, manchmal auch mit Hilfe lokaler Historiker wie Noël Grandemange.“[845]

844 Alois Hotschnig: Ludwigs Zimmer. Köln 2000, S. 137f.
845 Alain Lavigne: Les 23 témoins. Introduction. In: ders.: L’identification des témoins au procès des SS du Loibl Pass à Klagenfurt en 1947. Paris 2023, unveröffentlichtes Manuskript, 46 Seiten, Privatarchiv Alain Lavigne, Paris, bzw. auch Lisa Rettl und Peter Pirker (Übersetzung Lisa Rettl).

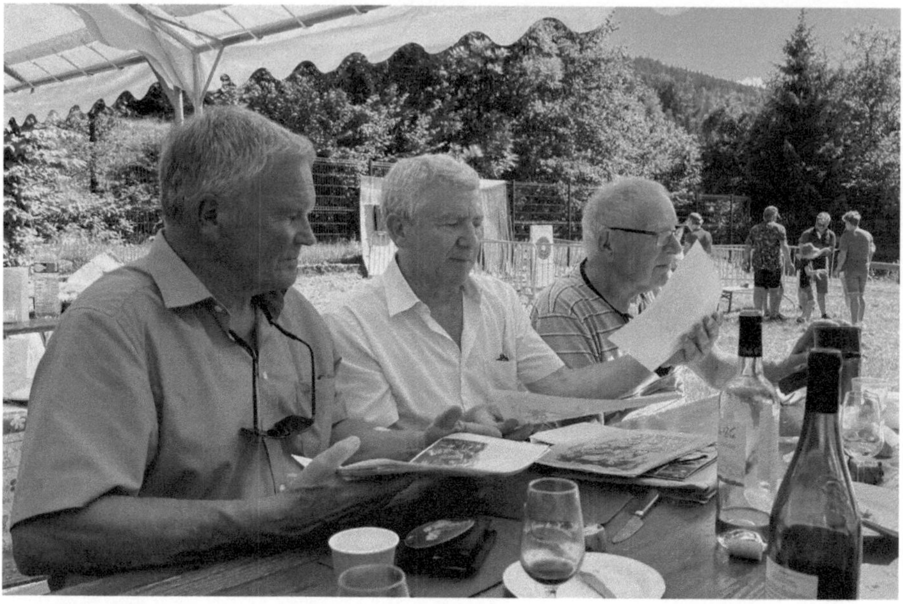

Abbildung 50: Von links nach rechts: Jean-Paul Hantz, Alain Lavigne und Noël Grandemange bei der Gedenktafelenthüllung für den ehemaligen Loibl-Häftling André Hantz, Xoulces, 8. Juli 2023 (Sammlung Alain Lavigne, © Marie Lavigne).

Waren es ab den 1950er-Jahren also vor allem die ehemaligen französischen Häftlinge, die als Akteure der Erinnerung auftraten und uns davor bewahrten, dass das KZ am Loibl vollständig im Nebel des österreichischen Vergessens versank, so lässt sich für die Gegenwart konstatieren, dass nunmehr die Kinder und Enkelkinder ehemaliger Loibl-Häftlinge einen wichtigen und wesentlichen Beitrag zur Bewahrung und Erforschung dieses Themenkomplexes leisten.

Bislang folgten wir in dieser Biografie sehr stringent den Spuren Ramsauers. Hier, in diesem Kapitel, gestatten wir uns und den Leser*innen einen Exkurs, um auch die Perspektive der Opfer in Hinblick auf das Prozessgeschehen miteinzubeziehen. Mit den Lebenserinnerungen von André Hantz – er selbst nimmt in der Präambel zu seinem Text bewusst Abstand vom Begriff „Memoiren" – liegt ein außergewöhnliches, seltenes Dokument vor: Es ermöglicht uns, ein historisches Geschehen, das bislang nur in der formalisierten Sprache des Gerichts bzw. der involvierten behördlichen Institutionen fassbar war, nun aus der Perspektive des damals jüngsten Prozesszeugen zu beleuchten:

„Literarische Ambitionen liegen mir fern. Ich hatte kein Schicksal, das einen so hochtrabenden Titel verdient: ‚Meine Memoiren'. Das überlasse ich denjenigen, deren Schicksal eine Spur in der Welt hinterlassen hat. Ich wünsche mir nur, dass meine Kinder und vor allem meine Enkelkinder, wenn sie Lust dazu haben, sich vorstellen können, woher

sie kommen und welche verschiedenen Epochen ihr Vater und Großvater durchlebt hatte. Hier findet ihr eine Reihe von Anekdoten aus dem Leben eines (fast) Achtzigjährigen, die teils banal, teils skurril, teils schmerzhaft sind. [...] Es ist immer vermessen zu behaupten, dass dies die Wahrheit ist, aber es ist meine Wahrheit."[846]

Das französischsprachige Originaldokument (Typoskript), das hier in deutscher Übersetzung nur in einem kurzen Auszug abgedruckt wird – nämlich im Kontext des Prozessgeschehens – umfasst insgesamt 196 Seiten, die André Hantz im Jahr 2001 im Alter von 77 Jahren verfasste. 65 Seiten dieses Gesamtkonvoluts sind dem Themenkomplex rund um seine Verhaftung, Deportation und Inhaftierung in Mauthausen bzw. am Loibl gewidmet, wo er mit dem ersten Transport im Juni 1943 eintraf und insgesamt 23 Monate verblieb – zunächst sechs Monate im Süd-, anschließend 17 Monate im Nordlager.

Weitere fünf Seiten seines autobiografischen Dokuments umfassen seine Erinnerungen an das Prozessgeschehen. Um diesen Text besser einordnen zu können, stellen wir einige kurze biografischen Angaben zu André Hantz voran.[847]

Hantz wurde am 9. November 1924 in Xoulces geboren, ein kleines Dorf, das zur Landgemeinde Cornimont gehört und im Departement Vosges bzw. in der Lorraine im Nordosten Frankreichs liegt. Seine Eltern betrieben in Cornimont (Travexin) ein kleines Café sowie eine Greißlerei mit einem angeschlossenen Kohlenhandel – vor diesem Hintergrund wird auch deutlich, warum André Hantz seinem Vater 1947 „unabkömmlich" schien, als dieser seinen Sohn via Telegramm bat, vorzeitig von Klagenfurt nach Frankreich zurückzureisen.[848]

Nach den Grundschuljahren in Cornimont besuchte André Hantz zunächst das *Collège Gerardmer* und studierte anschließend in Nancy, um hier eine Lehrerausbildung zu absolvieren. Er feierte mit drei Kommilitonen gerade sein *baccalauréat blanc*, also die letzte Prüfung vor der Staats-, bzw. Diplomprüfung, als er mit seinen Freunden im Zuge einer deutschen Razzia am 2. März 1943 in einem Lokal aufgegriffen und verhaftet wurde – im Rahmen jener Ereignisse, die in Frankreich als *Rafle de Nancy* („Die Razzien von Nancy") bekannt sind: 300 Personen wurden zwischen 2. und 5. März 1943 von den Nationalsozialisten wahllos verhaftet und deportiert, darunter auch der 18-jährige André Hantz, der zunächst von der Haftanstalt „Charles III" in Nancy in das Lager Royallieu in Compiègne nördlich von Paris verlegt wurde. Von hier aus wurde er

846 André Hantz: Preambule. In: André Hantz: Mémoires de vie. Cornimont 2001 (manuscrit inédit), S. 1 (Übersetzung aus dem Französischen: Lisa Rettl).

847 Eine französischsprachige Kurzbiografie über André Hantz stammt von Alain Lavigne, dem sich die hier erfassten biografischen Daten verdanken und der dieses Kapitel dankenswerterweise auch lektorierte. Sämtliches Bildmaterial wurde uns von der Familie Hantz für diese Publikation zur Verfügung gestellt.

848 Nach den Erinnerungen des Sohnes von André Hantz – Jean-Paul Hantz – hatte sich sein Großvater bei der Arbeit verletzt, als er ein Bierfass in den Keller des Cafés hinunterließ: Das Fass war ihm auf den Fuß gefallen und hatte einen Bruch verursacht, sodass er seinen Sohn André um vorzeitige Rückkehr bat (vgl. E-Mail Korrespondenz Jean-Paul Hantz/Alain Lavigne/Lisa Rettl, 26.2.2024).

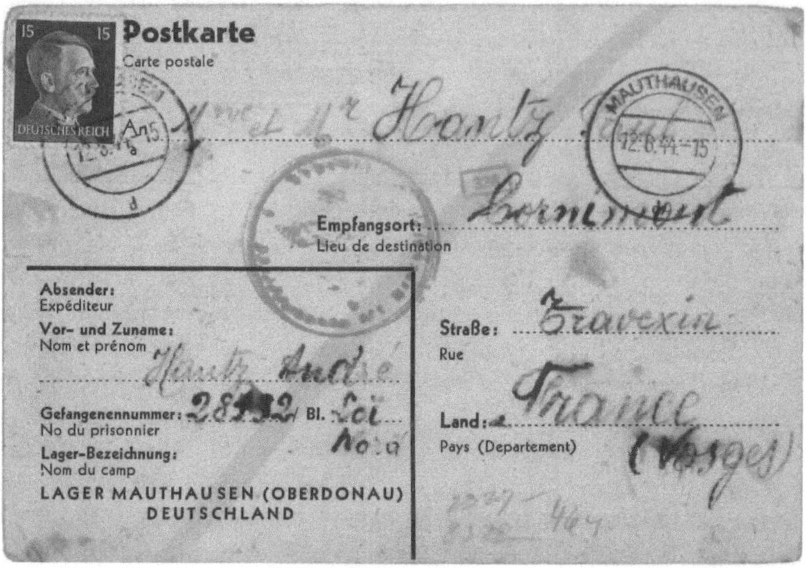

Postkarte
Carte postale

Empfangsort:
Lieu de destination

Absender:
Expéditeur
Vor- und Zuname:
Nom et prénom
Gefangenennummer: Bl.
No du prisonnier
Lager-Bezeichnung:
Nom du camp
LAGER MAUTHAUSEN (OBERDONAU)
DEUTSCHLAND

Straße:
Rue
Land:
Pays (Departement)

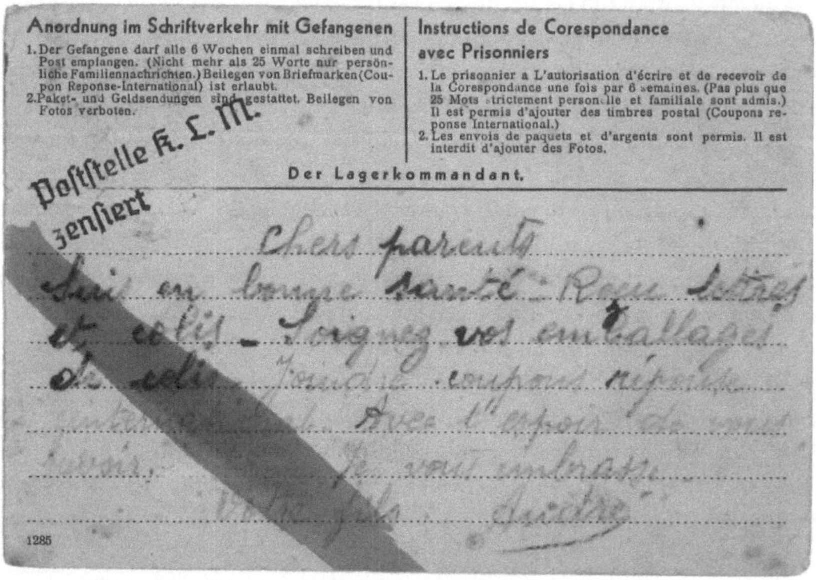

Anordnung im Schriftverkehr mit Gefangenen

1. Der Gefangene darf alle 6 Wochen einmal schreiben und Post empfangen. (Nicht mehr als 25 Worte nur persönliche Familiennachrichten.) Beilegen von Briefmarken (Coupon Reponse-International) ist erlaubt.
2. Paket- und Geldsendungen sind gestattet. Beilegen von Fotos verboten.

Instructions de Corespondance avec Prisonniers

1. Le prisonnier a L'autorisation d'écrire et de recevoir de la Corespondance une fois par 6 semaines. (Pas plus que 25 Mots strictement personelle et familiale sont admis.) Il est permis d'ajouter des timbres postal (Coupons reponse International.)
2. Les envois de paquets et d'argents sont permis. Il est interdit d'ajouter des Fotos.

Der Lagerkommandant.

Poststelle K. L. M.
zensiert

1285

Abbildung 51: Vorder- und Rückseite einer Postkarte aus dem Loibl-KZ von André Hantz an seine Eltern, Mauthausen, 12. Juni 1944 (Familienarchiv Jean-Paul Hantz).

Chers parents, suis en bonne santé. Reçu lettre et colis. Soignez vos emballages de colis. Joindre coupons réponse international. Avec l'espoir de vous revoir. Je vous embrasse. Votre fils, André
Liebe Eltern, bin bei guter Gesundheit. Erhielt Brief und Paket. Achtet auf die Verpackung bei den Paketen. Internationale Antwortmarken beifügen. In der Hoffnung, Euch wiederzusehen. Ich küsse euch. Euer Sohn André

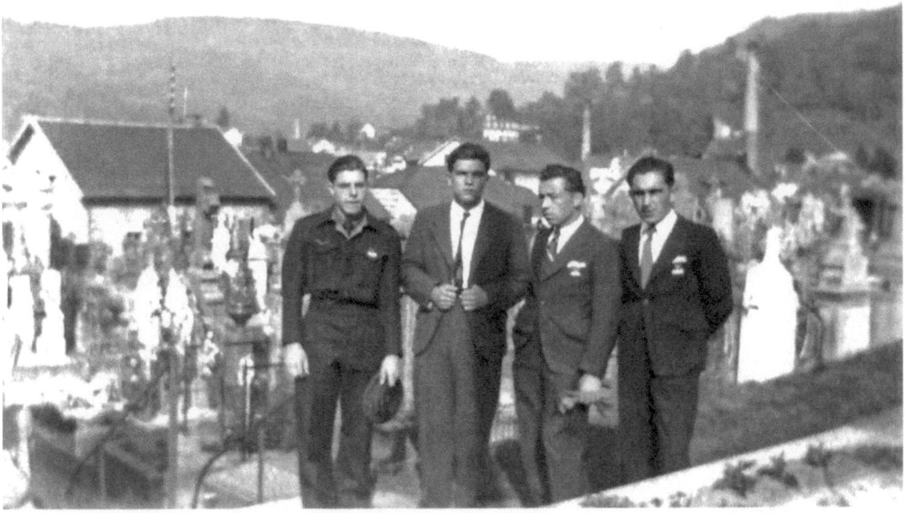

Abbildung 52: André Hantz (Zweiter von links) nach seiner Rückkehr mit drei weiteren Deportationsopfern, aufgenommen am Friedhof von Cornimont, 1945 (Familienarchiv Jean-Paul Hantz).

am 16. April 1943 im ersten Konvoi von 1.000 Männern in das Stammlager von Mauthausen deportiert; wenig später, am 2. Juni 1943, erfolgte schließlich mit dem ersten Transport seine Überstellung auf den Loibl, zunächst in das Süd-, dann in das Nordlager. 23 Monate, knapp zwei Jahre, dauerte sein Martyrium am Loibl, bis er am 8. Mai die Befreiung erlebte.

Nach der Befreiung im Mai 1945 erfolgte über die Stationen Villach (Aufenthalt im britischen Lager „El Alamein"), Udine, Rom (mit Unterbringung in den Filmstudios Cinecittà) und Neapel (mit dreiwöchiger Unterbringung in der „Gefängnis- und Irrenanstalt" Aversa nahe Neapel) per Schiff die Repatriierung nach Marseille, wo er auf der *Barfleur* am 7. Juni 1945 eintraf. Von dort kehrte er nach Cornimont zurück, wo er zunächst als Briefträger arbeitete und dann vorrübergehend das Geschäft seiner Eltern übernahm, bis er sein Studium neben der Arbeit beenden konnte.

Am 28. August 1947 trat er als jüngster mit weiteren zwanzig ehemaligen französischen Loibl-Häftlingen die von der britischen Armee organisierte Reise an: Im legendären Orientexpress führte der Weg von Pariser Gare de L'Est über Wien, und von dort mit dem Nachtzug am 30. August nach Klagenfurt. Beim Prozess sollte Hantz zu den wichtigsten Belastungszeugen gegen Walter Brietzke und Karl Sachse gehören.

Hantz war nach seiner Rückkehr nach Frankreich der kommunistisch orientierten Opferorganisation F.N.D.I.R.P. (*Fédération nationale des déportés et internés résistants et patriotes*) beigetreten, die sich, wie in seinen Lebenserinnerungen beschrieben, 1950

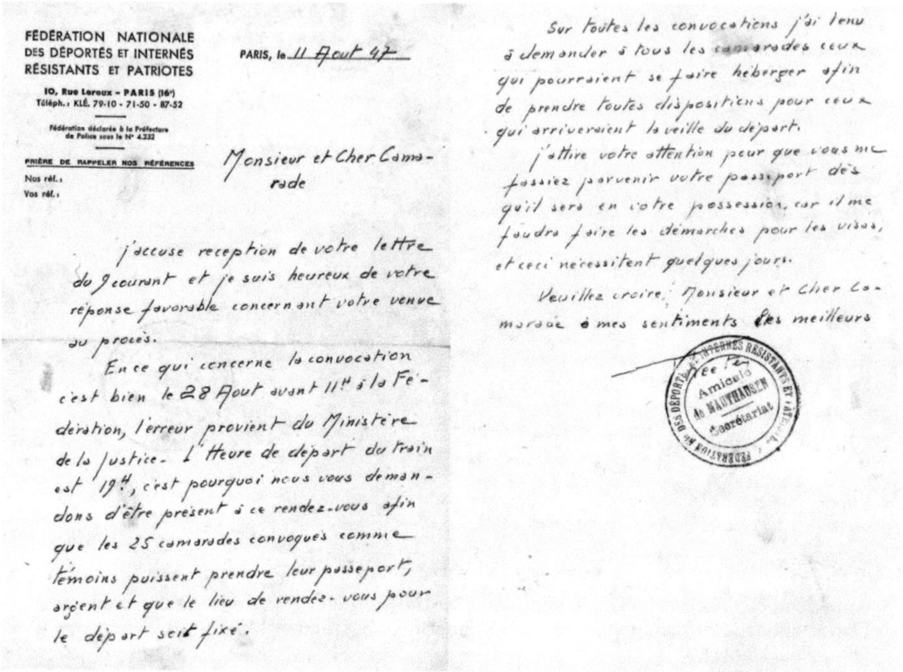
FÉDÉRATION NATIONALE
DES DÉPORTÉS ET INTERNÉS
RÉSISTANTS ET PATRIOTES
10, Rue Leroux - PARIS (16e)
Téléph.: KLÉ. 79-10 - 71-50 - 87-52
Fédération déclarée à la Préfecture de Police sous le N° 4.232
PRIÈRE DE RAPPELER NOS RÉFÉRENCES
Nos réf.:
Vos réf.:

PARIS, le 11 Aout 47

Monsieur et Cher Camarade

j'accuse reception de votre lettre du 9 courant et je suis heureux de votre réponse favorable concernant votre venue au procès.

En ce qui concerne la convocation c'est bien le 28 Aout avant 11H à la Fédération, l'erreur provient du Ministère de la Justice. L'Heure de départ du train est 19H, c'est pourquoi nous vous demandons d'être présent à ce rendez-vous afin que les 25 camarades convoqués comme témoins puissent prendre leur passeport, argent et que le lieu de rendez-vous pour le départ soit fixé.

Sur toutes les convocations j'ai tenu à demander à tous les camarades ceux qui pourraient se faire héberger afin de prendre toutes dispositions pour ceux qui arriveraient la veille du départ.

J'attire votre attention pour que vous me fassiez parvenir votre passeport dès qu'il sera en votre possession, car il me faudra faire les démarches pour les visas, et ceci nécessitent quelques jours.

Veuillez croire, Monsieur et Cher Camarade à mes sentiments les meilleurs

Amicale de MAUTHAUSEN Secrétariat

Abbildung 53: Schreiben von Robert Theeten an André Hantz im Rahmen der Reiseorganisation für den Prozess in Klagenfurt, Paris, 11. August 1947 (Familienarchiv Jean-Paul Hantz).

Paris, 11. August 47
Sehr geehrter Herr und lieber Genosse,
ich bestätige den Empfang Ihres Briefes vom heutigen Tag und freue mich über Ihre Antwort bezüglich Ihrer Teilnahme am Prozess.
Die Vorladung ist für den 28. August vor 11 Uhr im Justizministerium. Die Abfahrtszeit des Zuges ist 19:04 Uhr, daher bitten wir Sie, bei diesem Termin anwesend zu sein, damit die 25 als Zeugen geladenen Kameraden ihre Pässe und Geld abholen können und der Treffpunkt für die Abfahrt festgelegt werden kann.
Auf allen Einladungen habe ich alle Kameraden gefragt, wer eine Unterkunft bekommen kann, damit wir alle Vorkehrungen für diejenigen treffen können, die am Tag vor der Abreise ankommen.
Ich möchte Sie darauf aufmerksam machen, dass Sie Ihren Reisepass schicken sollten, sobald er in Ihrem Besitz ist, da ich mich um die Visa kümmern muss.
Erlauben Sie mir, Herr und lieber Genosse, die Übermittlung meiner besten Wünsche,
Robert Theeten

spalten und eine weitere Organisation, die U.N.A.D.I.F. hervorbringen sollte (*Union nationale des associations des déportés, internés et familles de disparus*).

Beruflich wurde Hantz ab 1953 als Lehrer, später als Direktor der Schule in Cornimont tätig. André Hantz verstarb am 20. Juli 2002. Am 8. Juli 2023 wurde am ehemaligen Schulgebäude von Xoulces eine Gedenktafel für ihn enthüllt.

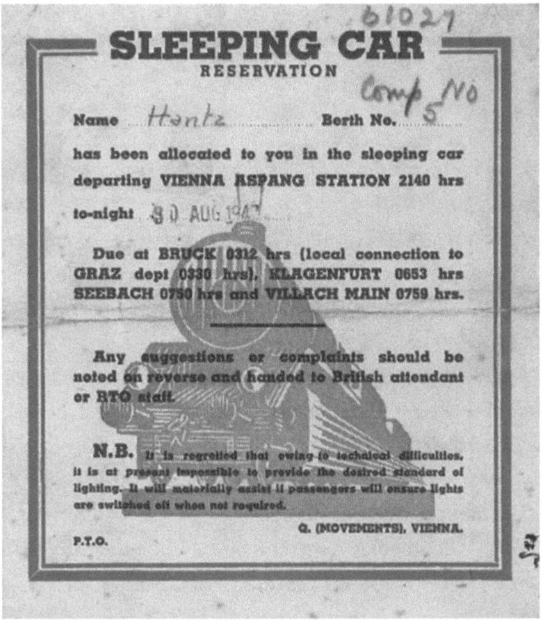

61027

SLEEPING CAR
RESERVATION

Name Hantz Berth No. Comp No 5

has been allocated to you in the sleeping car departing VIENNA ASPANG STATION 2140 hrs to-night 30 AUG 1947

Due at BRUCK 0312 hrs (local connection to GRAZ dept 0330 hrs), KLAGENFURT 0653 hrs SEEBACH 0750 hrs and VILLACH MAIN 0759 hrs.

Any suggestions or complaints should be noted on reverse and handed to British attendant or RTO staff.

N.B. It is regretted that owing to technical difficulties, it is at present impossible to provide the desired standard of lighting. It will materially assist if passengers will ensure lights are switched off when not required.

Q. (MOVEMENTS), VIENNA.

P.T.O.

Abbildung 54: Ticket für den Schlafwagen von Wien nach Klagenfurt anlässlich der Anreise zum Loibl-Prozess in Klagenfurt, 30. August 1947 (Familienarchiv Jean-Paul Hantz).

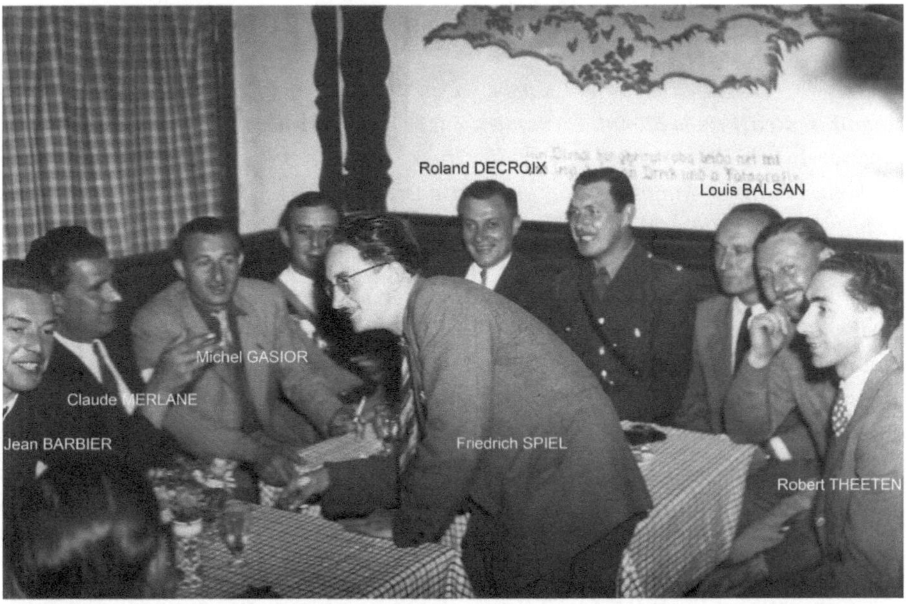

Abbildung 55: Französische Prozesszeugen im Restaurant des Hotel Moser, identifiziert von Alain Lavigne, Klagenfurt, September 1947 (Sammlung Serge Bombardier und Alain Lavigne).

Auszug aus den Lebenserinnerungen von André Hantz zum Prozessgeschehen[849]

La F.N.D.I.R.P.

Einige Monate nach meiner Rückkehr erhalte ich Nachrichten von ehemaligen Deportierten, die eine Föderation gründen wollen, um die Interessen der Überlebenden zu verteidigen und die Erinnerung an die Freunde, die nie zurückgekehrt sind, aufrechtzuerhalten. Daraus wird schließlich die „Nationale Föderation der Deportierten, Internierten, Widerstandskämpfer und politischen Häftlinge" (Fédération Nationale des Déportés et Internés, Résistants et Patriotes).

Ich trete dieser Föderation bei und erfahre bald, dass sie kommunistisch geprägt ist, was mich nicht stört. (Fünf oder sechs Jahre später wird diese F.N.D.I.R.P. auseinanderbrechen, sodass die Deportierten nun zwei konkurrierenden Verbänden angehören: Dem einen, von dem ich gerade gesprochen habe, und dem anderen,[850] *der politisch weiter rechts angesiedelte Leute an der Spitze hat).*

Der Verband, dem ich angehöre, fordert seine Mitglieder auf, schriftliche Zeugnisse über das Leben in der Deportation mit genauen Fakten über die von der SS begangenen Morde einzureichen.

Im September 1947 wurden 23 Franzosen als Zeugen zum Prozess gegen die Kriegsverbrecher am Loiblpass in Klagenfurt geladen. Diese 23 waren diejenigen, die die juristisch verwertbarsten Zeugenaussagen gemacht hatten.

Der Orient-Express

Ich fahre also nach Paris und wir besteigen am Gare de l'Est [am 28. August 1947, Anm. Lisa Rettl] einen damals berühmten Zug: den Orient-Express, der Paris mit Konstantinopel verbindet. Die Briten sind die Organisatoren des Prozesses, daher führt uns auch ein britischer Major an und begleitet uns. Wir scherzen natürlich über unseren Transport, denn die Schlafwagen in der ersten Klasse unterscheiden sich von unseren Viehwaggons beträchtlich! Ich treffe dort unter anderem meinen alten Freund Marc Pincemin und Louis Balsan wieder, der damals unseren Konvoi beim Verlassen des Lagers auch angeführt hat. Es ist ein Schock, diese Köpfe, deren Haare wieder gewachsen sind, und die Männer, die sich diesmal durch ihre Kleidung unterscheiden, wiederzusehen. Balsan ist ein Textilfabrikant aus Zentralfrankreich, und ich komme nicht umhin, seinen Wohlstand und den Schnitt seiner Kleidung zu bewundern. Wir sind nur einige wenige,

---

849 André Hantz: Mémoires de vie. Cornimont 2001 (manuscrit inédit). Auszug aus dem Originaldokument, in französischer Sprache abgedruckt in: Alain Lavigne: L'identification des témoins au procès des SS du Loibl Pass, unveröffentlichtes Manuskript (Übersetzung aus dem Französischen: Lisa Rettl).

850 Die Spaltung erfolgte 1950. Die abgespaltene nicht-kommunistisch orientierte Opfervereinigung firmierte unter dem Namen U.N.A.D.I.F. (*Union nationale des associations des déportés, internés et familles de disparus*). Die Auseinandersetzung entbrannte an der Diskussion um die Bewertung von sowjetischen Gulags – eine Frage, die von David Rousset, einem französischen Autor, selbst Kommunist und Deportierter, erstmals aufgeworfen wurde. Für diesen Hinweis danken wir Alain Lavigne.

die nicht durch Eleganz glänzen. Ich bin der Einzige, der Barfußschuhe mit weißen Socken trägt (was in Cornimont sehr modern ist). Aber niemand nimmt davon Notiz.

Wir spielen Touristen in Österreich

Wir verbringen zwei Tage in Wien, um das Schloss Schönbrunn, das österreichische Versailles, zu besuchen, wo auch Aiglon, der Sohn von Napoleon I., verstarb. Ferner besuchten wir einige Konzertsäle, in denen noch immer die Strauss-Walzer erklingen. Anschließend fahren wir nach Klagenfurt. Die Engländer haben sich nicht lumpen lassen und haben uns Zimmer in einem der größten Hotels in diesem Touristenort gebucht. Der Prozess wird drei Wochen dauern und die Hotelbar wird in dieser Zeit immer (französische) Gäste haben. Das Mittagessen werden wir in der britischen Offiziersmesse einnehmen.

Am Tag nach unserer Ankunft wird die Messe noch einen Bäcker einstellen, denn bei den 23 Franzosen ist das Brot zehn Minuten nach Beginn einer Mahlzeit ausverkauft. In Frankreich werden momentan die Mehlvorräte nicht aufgefüllt, deshalb essen wir gelbes Brot aus Maismehl, das nichts mit einem echten Baguette oder einem Laib zu tun hat. Hier erhalten die Engländer mit einer Mischung aus Reismehl ein sehr weißes Brot, sehr leicht, aber ohne viel Geschmack.

Prozessvorbereitung

Unser Major ruft uns zusammen und erklärt uns, wie der Prozess ablaufen wird. Ein Ankläger und ein Richter mit Perücke leiten die Verhandlung. Zu beiden Seiten sitzen französische und englische Offiziere. Die aufeinanderfolgenden Übersetzungen werden die Debatten enorm verlangsamen. Der französisch-englische Dolmetscher ist ein kleiner Marineaspirant, der sich uns mit dem Namen Bonnichon vorstellt. Unser englischer Major ist entzückt, als man ihm seinen Namen übersetzt! Er kann sich jedes Mal, wenn wir über ihn sprechen, ein verhaltenes Lächeln nicht verkneifen.[851]

Nach englischem Recht ist es Aufgabe des anklagenden Majors, die Schuld der Angeklagten nachzuweisen. Die Angeklagten haben jeweils einen Anwalt, der ihre Verteidigung übernimmt. Unser Major bittet uns, wie englische Zeugen zu argumentieren, in unseren Aussagen nicht zu übertreiben und mehr Humor als Groll zu zeigen. Er gibt uns auch ein Beispiel für englischen Humor: Ein junger Soldat, der 1940 mobilisiert wurde und alle Feldzüge in Afrika und Asien mitgemacht hatte, schrieb seinen Eltern 1945 nach seiner Entlassung und kündigte ihnen „das Ende seines langen Spaziergangs“ an. Das ist englischer Humor!

Diejenigen, zu denen ich gehöre, die einen oder mehrere SS-Männer des Mordes beschuldigt haben, können vor Ort ins Nordlager zurückkehren, um eine genauere Aussage

851 Der Name Bonnichon, auf französisch wie „beau nichon“ ausgesprochen, markierte unter den französischen Häftlingen einen Running Gag mit viel Gelächter, weil dies so viel bedeutet wie „hübsche Titten“.

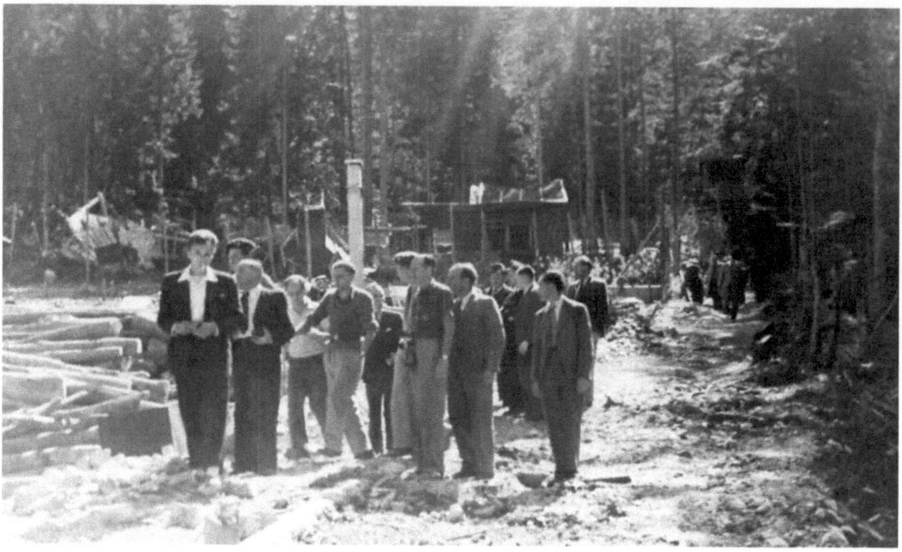

Abbildung 56: Rückkehr einiger französischer Zeugen ins Loibl-Nordlager im Rahmen der Prozessvorbereitung, Anfang September 1947 (Privatarchiv Familie Balsan).

machen zu können. Wir fuhren also am nächsten Tag zu viert mit dem Auto des Majors und seinem Fahrer los, um uns die Orte noch einmal in Erinnerung zu rufen. So kam es, dass ich 1947 ein letztes Mal zu den Überresten der Baustelle am Nordeingang des Tunnels zurückkehrte.

Innerhalb von zwei Jahren hatte sich bereits alles verändert, obwohl der Tunnel nicht für den Verkehr freigegeben wurde – Marschall Tito handelt nicht mit den Kapitalisten im Westen. Die Schienen liegen immer noch auf der Baustelle herum, und man kann sich leicht dreißig Monate in die Vergangenheit zurückversetzen. Auch wenn wir versuchen, es uns nicht anmerken zu lassen, sind wir alle vier überwältigt, als wir diesen Ort wiedersehen.

Wiedersehen mit jenen Menschen, die uns so schlecht behandelt haben

Der erste Tag des Prozesses findet am 3. September statt. Der Saal ist für die Öffentlichkeit zugänglich, doch bei der Eröffnung sind nicht viele Zuschauer anwesend. Die Journalisten haben sich auf die Pressebänke gequetscht. Wir warten schweigend. Das Gericht nimmt Platz und der Ankläger befiehlt, die Angeklagten hereinzulassen. Die Angeklagten stehen gedrängt in der Tür und zögern, aber einer von ihnen schiebt die anderen beiseite und tritt vor, während er mit erhobenem Kopf das Gericht anstarrt. Er schlägt die Hacken zusammen und grüßt die Richter mit einem stolzen „Heil Hitler!“ und hebt dabei den Arm. Es ist einer unserer Anführer des Nordkommandos, Walter Brietzke. Wir haben ihn Saint Galmier genannt. Er ist in der Tat sehr groß, hager und schmächtig und seine Silhouette erinnert zweifellos an die Form einer vor dem Krieg bekannten Mineral-

wasserflasche, die aus der sogenannten Saint Galmier-Quelle gefüllt wurde. Die anderen sind weniger arrogant und setzen sich schweigend hin, einige senken den Kopf. Sie schauen nicht in unsere Richtung und erkennen uns wahrscheinlich auch gar nicht, weil wir nicht mehr wie Sträflinge aussehen. Abgesehen von dem Arzt, der in Zivil gekleidet ist und sein Kindergesicht schüttelt, tragen sie alte Uniformen und sehen immer noch wie SS-Männer aus.

In den folgenden Tagen dürfen wir nicht mehr als Zuschauer dabei sein, weil wir zur Befragung der jeweils anderen Zeugen nicht zugelassen sind. Wir besichtigen also die Stadt, bewundern den See und die Wirtshäuser, die ihn säumen. Wir kehren abends zum Justizpalast [Kärntner Landesgericht, Anm. Lisa Rettl] zurück, um auf die Kumpels zu warten, die ihre Aussage gemacht haben. Einer von uns, Chaffin, kommt nach fast drei Stunden Aussage heraus. Er rät uns, den Anwälten zu misstrauen, da sie gekonnt versuchen, die Zeugen in Verlegenheit zu bringen. Er selbst wurde durch ein oder zwei Details in Schwierigkeiten gebracht, die nicht mit der Anklageschrift übereinstimmten, die nach den Schriftstücken erstellt worden war, die wir sechs Monate zuvor an die F.N.D.I.R.P. geschickt hatten.

Der Zeuge Hantz André Nummer 28132 beschuldigt des Mordes …

Die Zeugen warten in einem Raum, der an den Gerichtsaal angrenzt. Ich warte, bis ein vor mir aufgerufener Freund seine Aussage beendet hat. Bemerkenswert ist, dass ich gar nicht nervös bin. Ein Gerichtsdiener ruft mich und ich stehe allein vor den Richtern – die Anwälte zu meiner Linken, dann die Presse und hinter mir das Publikum. Es geht sehr langsam, denn jede Frage und jede Antwort wird in zwei Sprachen übersetzt.

Ich muss meine Identität und meine Nummer angeben, und der Ankläger nennt die wesentlichen Punkte meiner Aussage. Ich beschuldige den großen Saint Galmier des Mordes und sage, dass ich seinen echten Namen nicht kenne. Ich werde aufgefordert, ihn unter den Angeklagten zu zeigen. Daraufhin steht er auf und starrt mich an, dass ich fast heute noch Angst habe. Ich sage, ich habe gesehen, wie er einen Polen erledigt hat, der von einem Wachposten verwundet worden war, nachdem Brietzke ihn gezwungen hatte, mit seiner Schubkarre die Linie zu überqueren. Der Mann hatte begriffen, dass er sterben sollte, war aber mit seinem blutverschmierten Körper nach Hause [ins Lager] gegangen und fünf oder sechs Meter von mir entfernt zusammengebrochen. Der Anwalt befragt mich zunächst zu den Daten. Er besitzt das Logbuch des Angeklagten, in dem natürlich die Orte und Posten seiner Wachen eingetragen waren. Ich aber kann das Datum nicht genau angeben, da ich keinen Kalender und überhaupt keine Anhaltspunkte hatte, um mich zeitlich zu orientieren. Als Nächstes musste ich dann den Ort angeben. Da ich erst am Vortag auf den Loibl zurückgekehrt war, fiel es mir leicht, einige bestimmte Orte im Lager zu benennen, sodass ich auch den genauen Ort angeben konnte, wo das passiert ist. Schließlich muss ich die Tat rekonstruieren. Womit hatte er geschossen? Mit seinem Revolver. Woher hatte er die Waffe genommen? Aus dem Holster. Auf welcher Seite war das Holster an seinem Gürtel befestigt? Ich bemühe mich, bei meiner Antwort einen kühlen Kopf zu bewahren und erkläre, dass ich eher über meine Schaufel gebeugt blieb, als den SS-Mann zu beobachten. Und vor allem muss ich wie Espenlaub gezittert haben, weil ich wusste, dass ich sehr schnell das Schicksal des armen, winselnden Mannes teilen könnte. Ich kann mich nicht erinnern, ob die SS-Offiziere den Revolver rechts oder links trugen, das weiß ich bis heute nicht.

Ich hatte auch die schreckliche Nacht erwähnt, die wir nach der erfolgreichen Flucht der drei Russen verbracht hatten. Der Ankläger fragte mich, in welchem Zustand wir uns nach einer Nacht voller Arbeit und einer anschließenden Neun-Stunden-Stehpartie befanden. Vor den Warnungen unseres Majors hätte ich wahrscheinlich gesagt, wir seien blutleer [gewesen] und taumelten vor Müdigkeit ... So aber ahmte ich den englischen Humor nach, wie es uns geraten worden war, und antwortete, wir seien „etwas müde" gewesen. Ich hatte den Eindruck, dass das Gericht durch meine Antwort ziemlich verwirrt war.

Dann muss ich erzählen, wie der Rapportführer aus dem Nordlager, den wir „Toutoune" nannten [Karl Sachse], es genoss, wenn wir uns zum Appell aufstellten und er von uns verlangte, „den Teppich zu machen". Der Haken an der Sache war, dass immer ein Kopf, eine Gliedmaße oder ein Rücken herausragte. Dann stürmte Toutoune los, um den Teppich auszugleichen, und er rannte mit dem Knüppel in der Hand über unsere Körper. Mein Kopf wurde oft von einem seiner Stiefel zerquetscht. Sein Sadismus war so groß, dass er den Blockältesten, manchmal auch den Blockführer und die Kapos zwang, sich wie wir hinzulegen. Er hielt uns über eine halbe Stunde lang in der Teppichposition und genoss das Spektakel vor allem dann, wenn es Schnee oder Eis gab, der Boden gefroren und es sehr kalt war.

Das Ergebnis waren einige Einträge im Krankenrevier und die Rückkehr nach Mauthausen für diejenigen, die die Bronchitis, Halsentzündung oder Erkältung nicht überwinden konnten, was darauf unweigerlich folgte. Hierzu stellte mir sein Anwalt keine Fragen ...

Dank Marc Pincemin erfuhr ich später, dass Toutoune ein Bauer aus Pommern war, der so dumm wie Stroh war. Wahrscheinlich hat er es nicht einmal geschafft, seine Pferde oder Ochsen zu dressieren – außer seiner Frau, sodass er schließlich mit uns seine herrschsüchtigen Instinkte ausleben konnte. Ich stieß jedenfalls ein erleichtertes „Uff!" aus, als ich nach zwei Stunden Aussage dem nächsten Freund im Zeugenstand Platz machte.

Die Atmosphäre in Klagenfurt

Wir spielen weiterhin Touristen in der Stadt und ihrer Umgebung, aber das Auto und der Fahrer unseres Majors sind nicht immer verfügbar. Wir stellen fest, dass dieser Teil Österreichs – Kärnten – sehr bürgerlich und in sich geschlossen ist. Es ist uns unmöglich, mit einem Zivilisten ein freundliches Gespräch zu führen. Er flieht, sobald er französisch hört. Es wundert mich nicht, wenn ich im Jahr 2000 in der Presse lese, dass die österreichische Regierung Probleme mit Jörg Haider hat, einem Nazi-Nostalgiker und gewählten Abgeordneten aus Klagenfurt. Diesen Geruch hatten wir 1947 schon geschnuppert!

Der Prozess sollte noch etwa zehn Tage dauern, als ich ein Telegramm erhielt. Mein Vater – Gott hab ihn selig – bat mich, so schnell wie möglich zurückzukehren, weil ich un-

ersetzlich bin. Ich bin ihm jetzt wirklich ein wenig böse, dass er mich nicht das Ende meines Aufenthalts in Klagenfurt genießen ließ.

Wien – Paris. Zurück mit dem Orient-Express

Der Major, dem ich das Telegramm zeige, versteht die Situation und trifft die nötigen Vorkehrungen für meine Rückkehr. Ich verabschiede mich von meinen deportierten Kameraden, und mit seinem Chauffeur und seinem Auto [...] fahren wir zum Wiener Bahnhof. Dazu noch eine Anekdote. Einer seiner Untergebenen muss mit meiner Reservierung und meiner Fahrkarte auf dem Bahnsteig an der Haltestelle des Orient-Expresses auf uns warten. Damals betrat man den Bahnsteig nicht einfach so, sondern man brauchte eine Fahrkarte oder ein Bahnsteigticket, das man am Schalter kaufen musste.

Natürlich will der Major kein weiteres Ticket zu kaufen, doch wir stoßen auf einen unnachgiebigen Schaffner, der mich nicht durchlässt. Der Major besteht darauf und fragt, ob er, ein englischer Offizier, durch das Drehkreuz gehen könne. „Natürlich", antwortet der Angestellte, „aber nicht dieser Herr (also ich), der ist Zivilist." „Gut", sagt der Offizier. Er nimmt seine Mütze ab, setzt sie auf meinen Kopf und drängt sich mit den Worten „Zwei Offiziere, zwei!" vorbei.

Ich werde meine Reise also allein antreten, ohne meine Freunde, die helfen, mir die Zeit zu vertreiben. Doch die Nacht im Liegewagen vergeht schnell und ich finde mich am Morgen am Gare de l'Est wieder. Der Steward war die ganze Fahrt über zuvorkommend. Ich weiß nicht, was seine Muttersprache ist, aber er spricht mehrere Sprachen, die eine so schlecht wie die andere. Als ich den Waggon verließ, streckte er seine Hand aus, die ich mechanisch schüttelte. Erst nachdem ich ein paar Schritte gegangen bin, wird es mir plötzlich bewusst! Ich drehe mich um und sehe meine Mitreisenden, die ihm das Trinkgeld, das er erwartet, in die ausgestreckte Hand stecken. Es stimmt, dass ich mir im Lager Loiblpass keine zivilisierten Umgangsformen angeeignet habe! Dann begrüße ich schon meinen Patenonkel und meine Patentante, die ganz in der Nähe des Gare de l'Est wohnen. Noch am selben Tag nehme ich den Zug zurück nach Cornimont. Die weißen Socken in meinen Barfußschuhen haben sich inzwischen in graue Socken verwandelt.

Das Prozessergebnis

Es ist sehr schwierig, die genauen Urteile anzugeben, die gegen die Angeklagten des Loiblpasses verhängt wurden. Nicht ausgesprochen, sondern verhängt! Die Zeitungen hatten sieben Todesurteile gemeldet, mein Freund Marc hat mir davon berichtet. Andere ehemalige Häftlinge haben weitere Nachforschungen angestellt, wonach sich die Zahl der Verurteilungen verringert haben soll. Sicher bin ich mir nur, dass der Kommandant und Brietzke (Saint Galmier) tatsächlich gehängt wurden – das steht nach den unterschiedlichsten Quellen fest. Klagenfurt lag in der englischen Besatzungszone und unterstand der britischen Justiz, die zu dieser Zeit Todesurteile durch den Strang verhängte.

Der Fall des Arztes, Dr. Ramsauer, ist etwas spezieller. Er war derjenige, gegen den die Mordvorwürfe am offensichtlichsten waren: Zwei Patienten der Krankenstation im Sü-

den waren an Benzinspritzen ins Herz gestorben, die er in Anwesenheit von zwei Häftlingsärzten und zwei Häftlingspflegern, die im Gefängnis saßen und als Zeugen im Prozess auftraten, ausgeführt hatte. Er selbst stammte jedoch aus Klagenfurt und war mit einer einheimischen Österreicherin verheiratet. Er war ein Verrückter, aber kein Dummkopf. Er hatte slowenische Partisanen[852] *vorgeladen, die er selbst behandelt hatte, als der Krieg zu Ende ging. Kurzum, er kam mit einer lebenslangen Haftstrafe davon, ebenso wie Sachse (Toutoune), der mich wohl oft verflucht haben muss, obwohl er mich nicht erkannt hatte. Nenoeil (Max Skirde) wurde mit sechs Jahren Zwangsarbeit bestraft. Da ich die Engländer kenne, denke ich, dass diese Strafen zwar nicht gerade übermäßig hart ausfielen, aber wohl auch nicht ganz gering waren. Kommentare sind überflüssig. Es ist gut, dass sie für das, was sie getan haben, bezahlten, wenn auch nur zum Teil. Aber die menschliche Justiz stellt die Kläger selten zufrieden.*

852 Hier dürfte Hantz wohl eher an slowenischsprachige Zeugen gedacht haben, Partisanen im eigentlichen Sinn waren de facto nicht vorgeladen.

Haftzeit und der Weg zur Begnadigung

„... die Aussichten sind ja für mich immer besser geworden, weil ich war ja in Verbindung mit den diversen Helfern, die ich gehabt habe.“

Vom Täter zum „Opfer“

Ramsauers Feststellung in den 1990er-Jahren, das Urteil „lifelong“ ohnehin nicht ernst genommen zu haben, korrespondiert mit seinen Erinnerungen an die Haftzeit, die er unter der Prämisse der Hoffnung auf eine baldige Begnadigung beschrieb:

„Ich habe in den letzten Jahren ja schon immer gehofft, bis Weihnachten, und wieder bis Weihnachten, wird's klappen. Na ja, und dann, die Aussichten sind ja für mich immer besser geworden, weil ich war ja in Verbindung mit den diversen Helfern, die ich gehabt habe. Und zum Schluss hat sich das, Anfang 1954, bei Jahresanfang, hat sich das schon abgezeichnet, dass ich wahrscheinlich Erfolg haben werde.“[853]

Ramsauer wurde nach seiner Verurteilung als Häftling Nr. 271412 im Internierungslager Wolfsberg festgehalten, bis der oberste militärische Befehlshaber der britischen Armee in Österreich die Rechtskräftigkeit des Urteils bestätigte. In diese frühe Phase fiel zunächst das Revisionsansuchen durch die Rechtsanwaltskanzlei Dr. Friedrich Kittinger im Dezember 1947, verfasst von Ramsauers Anwalt Heribert Melion. Dieses Gesuch war ein im britischen Strafrecht zugelassenes Rechtsmittel zur Überprüfung des Strafausmaßes. Es ging um die Reduktion der lebenslangen Haftstrafe.

Melion legte in seinem ausführlichen dreiseitigen Schreiben dar, warum das Strafausmaß „lebenslänglich“ zu hart ausgefallen wäre. Er berief sich dabei auf Widersprüche und ungenaue Angaben in verschiedenen Zeugenaussagen und wiederholte die Argumente seiner Verteidigungsstrategie: Ramsauer könne für die Rücktransporte nach Mauthausen aufgrund des „Befehls von oben“ nicht verantwortlich gemacht werden, zudem sei die Beweislage im Fall Ferenzi dünn und das Loibl-KZ hätte – verglichen mit Auschwitz, Buchenwald und Mauthausen – noch verhältnismäßig gute Überlebenschancen für die Häftlinge geboten. Ramsauer müsse außerdem zugutegehalten werden, dass er sich den Briten freiwillig gestellt und ein Geständnis abgelegt hätte.[854]

Den im Dezember 1947 eingereichten Revisionsansuchen der verschiedenen Verteidiger im Loibl-Prozess trat die oberste Verfolgungsbehörde für Kriegsverbrechen im britischen Kriegsministerium zu diesem Zeitpunkt in keinem einzigen Fall näher. Die Rechtskräftigkeit aller Urteile wurde am 22. Februar 1948 bestätigt. Kurz darauf, am 10.

---

853 Zit. nach Egon Humer: Der Tunnel, 1992.

854 Vgl. Kanzlei Friedrich Kittinger, Petition for Clemency, Sigbert Ramsauer (official translation) an C.L.C. British Troops in Austria, c./o War Crimes Group in Ferlach, Klagenfurt, 17.12.1947, TNA, WO 310/142.

März 1948, wurde Ramsauer von Wolfsberg in die Männerstrafanstalt Graz-Karlau überstellt. Mit ihm gemeinsam wurden auch Brietzke und Winkler nach Graz transferiert – noch am selben Tag wurde das Todesurteil gegen die beiden in Graz-Karlau vollstreckt.[855]

In der nun folgenden Phase setzten die intensiven Begnadigungsinitiativen der Familie Ramsauer ein, die auf eine breite Mobilisierung prominenter Persönlichkeiten zu Gunsten Sigbert Ramsauers abzielte. Den Anfang machte Ramsauers Vater mit einem ausführlichen Schreiben an den Kärntner Bischof Joseph Köstner. Der Brief ist aufschlussreich: Er verweist nicht nur auf die künftige Rolle der katholischen Kirche als Schutzmacht für NS-Kriegsverbrecher im Allgemeinen und für Ramsauer im Besonderen, sondern beleuchtet auch die familiäre Gesamtsituation der Ramsauers mit ihrem ausgezeichneten Netzwerk sowie Ramsauers Haftsituation in Karlau. Christian Ramsauer formulierte das Schreiben an den Bischof in seiner Eisentrattner Jagdhütte, nachdem die Briten die Klagenfurter Stadtwohnung in der Radetzkygasse konfisziert hatten – ein Umstand, über den er sich bei Köstner zunächst bitterlich beklagte. Die Familie hatte also die strengen und eisigen Gebirgswinter nun in ihrer Jagdhütte zu verbringen. Damit machte sie nun wohl eine Erfahrung, die sie wenige Jahre zuvor – freilich unter weit dramatischeren, vor allem rechtlosen Vorzeichen – problemlos anderen Menschen zugemutet hatte: Christian Ramsauer war im Rahmen seiner kriegsbedingten Wiedereinstellung in der Gauverwaltung Kärntens unter anderem für Belange im Zusammenhang mit Kriegsgefangenen beschäftigt gewesen[856] und hatte sich dabei offensichtlich auch selbst einige Zwangsarbeiter zuteilen können. In Gamschitz, das zu einem großen Teil zum Besitz der Ramsauers gehörte, befand sich 1941 jedenfalls ein Barackenlager für mindestens 60 Zwangsarbeiter und Kriegsgefangene. Einige von ihnen dürften auch für Arbeiten im Forstbetrieb Ramsauers eingesetzt worden sein.[857]

Christian Ramsauer erinnerte den Bischof zunächst an ein früheres Hilfsversprechen und verwies auf einen ersten Erfolg, nämlich die Protektion, die Sigbert Ramsauer im Gefängnis Karlau zuteilwurde:

> *„Eure Exzellenz haben meiner Frau und mir Ende Oktober 1947 versprochen, sich für unseren Sohn Sigbert einzusetzen bezüglich seiner frühzeitlichen Nachsicht der verhängten Haftstrafe durch das englische Militärgericht und seiner Verwendung als Arzt in der Strafanstalt Karlau bis zur Erledigung des Begnadigungsansuchens, sobald die*

855 Vgl. Return of Warrants (Brietzke und Winkler), TNA, WO 235/578.

856 In einem internen Schreiben der Landeshauptmannschaft an das Präsidium vom 24.1.1940 heißt es zur dienstlichen Verwendung Christian Ramsauers: *„Dem Genannten wird folgendes Sachgebiet zur Bearbeitung zugewiesen: Angelegenheiten der Schwer-, Schwerst-, Lang- und Nachtarbeiter, Schutzgliederungen, Technische Nothilfe, Zollwache, Gendarmerie, Kriegs- und Strafgefangene, Werkküchen, Kantinen, Kindergärten, Schulausspeisungen, Kochkurse, Mütterheime. Er hat diese Angelegenheiten konzeptiv unter Aufsicht des Amtsleiters zu bearbeiten.“* (ÖStA, AdR, Zentralbesoldungsamt, GZ 64-4213, Skj. 1994 (Christian Ramsauer)).

857 Darauf verweist als Indiz nicht nur Christian Ramsauers berufliches Betätigungsfeld, sondern auch die Gendarmeriechronik von Eisentratten, die von Kriegsgefangenenbaracken in Gamschitz berichtet.

> *Zeit für ein solches Einschreiten reif sein wird. Nun scheint dieser Zeitpunkt gekommen. Der Chefarzt in Karlau hat uns erklärt, wir müssen zäh bleiben bei der obersten englischen Stelle in Wien, durch einflussreiche Persönlichkeiten intervenieren lassen, dass unser Sohn ehestens begnadigt und auf freien Fuß gestellt wird. Wenn auch die englische Besatzungsmacht sich nicht immer gleich entgegenkommend zeigt, so fällt ihnen eine fortgesetzte Intervention doch lästig und sie gibt den Ansuchen Folge. Die Praxis habe die Richtigkeit dieser Methode erwiesen, wobei das Strafausmaß keine Rolle spielte.*"[858]

Im Anschluss listete Ramsauer sen. alle in Frage kommenden Argumente auf, die für eine rasche Entlassung seines Sohnes sprachen. Neben dem tuberkulös bedingten schlechten Gesundheitszustand betonte er vor allem die *„humane Handlungsweise"* seines Sohnes, dem angeblich Hunderte von Häftlingen ihr Leben verdankten. Wegen dieser menschlichen Haltung sei sein Sohn bei den Vorgesetzten auch in *„dauernde Ungnade"* gefallen. Dass die angeblich *„aus Mitleid"* durchgeführten Euthanasiefälle *„stur als Mord bezeichnet"* wurden, erschien Christian Ramsauer in erster Linie als Manko der Prozessführung, als deren Ursache ihm *„das blinde Wüten der Sieger"*[859] galt. Ramsauer sen. ventilierte damit eine Mehrheitsmeinung der Bevölkerung in Deutschland und Österreich, wonach die alliierten NS-Prozesse einen ungerechtfertigten Angriff auf die nationale Souveränität darstellten.[860] Diese Argumentationslinie sollte in verschiedenen späteren Varianten von österreichischen Begnadigungsansuchen immer wieder eine Rolle spielen.

Dass der Kärntner Bischof Joseph Köstner, wie im Schreiben angedeutet, bereits Ende Oktober 1947, also schon kurz nach Prozessende, seine Unterstützung zugesagt hatte, ist angesichts der Positionierung der Kärntner Amtskirche in dieser Frage wenig verwunderlich. Bereits seit 1945 hatte sich zwischen Kirche und Heimkehrerverbänden bzw. späteren Kameradschaftsbünden eine Allianz angebahnt, die am Tag der Urteilsverkündung gegen Ramsauer, am 10. Oktober 1947, zufällig einen ersten Höhepunkt erreicht hatte: Am Kärntner Zollfeld wurde mit einem Holzkreuz die Vorläufergedenkstätte für die Kriegsheimkehrer am Ulrichsberg installiert. Die *Volkszeitung* wusste damals begeistert zu berichten, dass damit das erste (provisorische) Denkmal in Kärnten geschaffen war, das *„der Kamerad dem Kameraden schuf"*[861]. Köstner höchstpersönlich weihte das Denkmal ein und machte in seiner Ansprache unmissverständlich deutlich, wie das soldatische Sterben an allen Fronten zu bewerten sei:

---

858 Christian Ramsauer an das Fb. Gurker Ordinariat (zHd. Bischof Dr. Köstner), Eisentratten, 21.6.1948, Archiv der Diözese Gurk, alphabetische Ablage/Interventionen/Karton 3/II, Zl. 1272/i aus 1948.

859 Ebd.

860 Vgl. Annette Weinke: „Alliierter Angriff auf die nationale Souveränität?" Die Strafverfolgung von Kriegs- und NS-Verbrechen in der Bundesrepublik, der DDR und Österreich. In: Norbert Frei (Hg.): Transnationale Vergangenheitspolitik. Der Umgang mit deutschen Kriegsverbrechern in Europa nach dem Zweiten Weltkrieg. Göttingen 2006, S. 37–93, hier S. 92.

861 Volkszeitung, 11.10.1947, S. 2.

„So wie der Tod des Erlösers am Kreuze ein Opfertod war für Milliarden, war auch ihr Sterben ein Sterben für uns, für die anderen, für die Heimat, ein Opfer für die anderen. Deshalb war ihr Sterben sinnvoll, weil es ähnlich war dem Opfertod des größten Helden der Weltgeschichte.“[862]

Trotz dieser kirchlichen Positionierung blieb Christian Ramsauers Anliegen an den Bischof zu diesem Zeitpunkt noch ohne Erfolg – das christliche Netzwerk sollte später über andere Wege zum Tragen kommen. Köstner ließ über seinen Ordinariatskanzler Josef Kadras ausrichten, dass er *„von bestinformierter britischer Seite unterrichtet“*[863] worden sei, dass es zu diesem Zeitpunkt ausgeschlossen wäre, ein Bittgesuch bei der Kronprinzessin einzubringen.

Biografisch interessant erscheint Christian Ramsauers Schreiben an den Bischof jedoch noch in einem zweiten Punkt – wirft es doch ein Schlaglicht auf die Haftsituation seines Sohnes in Karlau:

„Bis zur Erledigung dieser Angelegenheit bitten wir beim Direktor der Anstalt Karlau Graz [...] zu erreichen, dass mein Sohn wieder seine Tätigkeit als Arzt im Spital aufnehmen darf. Er war seit seiner Überstellung nach Karlau als Arzt im Spital eingeteilt, ist aber infolge von Intrigen seines Postens behoben worden. Der dort fungierende Zahnarzt hat uns geschrieben, dass der Chefarzt Dr. Kaufmann die Enthebung meines Sohnes [betrieben hatte], schon aus diesem Grunde, weil er am reinsten von allen Ärzten bisher gearbeitet habe, abgesehen davon, dass er organisatorisch den Ordinationsraum zu einem Schmuckkästchen gemacht hatte. Es sei halt allerlei Gesindel im Gefangenenhaus und da müsse man ewig auf der Hut sein.“[864]

Tatsächlich gibt es Hinweise darauf, dass Ramsauer im Gefängnis Karlau aufgrund von Interventionen von Mithäftlingen seines „Postens“ enthoben wurde. Unter dem „Gesindel“, von dem hier die Rede ist, dürfte sich auch der ehemalige Kärntner-slowenische Partisan und prominente Funktionär der slowenischen Befreiungsbewegung in Kärnten, Karel Prušnik, befunden haben, der 1947 nach kritischen Äußerungen über die Praxis britischer Militärgerichte in Kärnten von den Briten zu einer einjährigen Haftstrafe verurteilt worden war und diese Strafe ebenso in Karlau verbüßte.[865] Prušnik, der bei der Alliierten Kommission selbst ein Gnadengesuch gestellt hatte,

862 Fürstbischof Joseph Köstner, Predigt und Weihe bei der Heimkehrerkundgebung am 10.10.1947, zit. nach Volkszeitung, 11.10.1947, S. 2. Ausführlicher dazu vgl. Lisa Rettl: PartisanInnendenkmäler. Antifaschistische Erinnerungskultur in Kärnten (Der Nationalsozialismus und seine Folgen, Band 3). Wien/Innsbruck/Bozen 2006, S. 25–29.

863 Antwortschreiben des Generalvikars Kadras an Christian Ramsauer, 30.7.1948, Archiv der Diözese Gurk, alphabetische Ablage/Interventionen/Karton 3/II, Zl. 1279/i aus 1948.

864 Christian Ramsauer an das Fb. Gurker Ordinariat (z. Hd. Bischof Dr. Köstner), Eisentratten, 21.6.1948, Archiv der Diözese Gurk, alphabetische Ablage/Interventionen/Karton 3/II, Zl. 1272/i aus 1948.

865 Ausführlicher zu Prušniks Verhaftung (vgl. Lisa Rettl: PartisanInnendenkmäler, S. 147–151).

hatte sich jedenfalls explizit darüber beschwert, dass er sich im Gefängnisspital von Dr. Sigbert Ramsauer behandeln lassen musste, der *„in Klagenfurt wegen Grausamkeiten, begangen an Häftlingsinsassen des Konzentrationslagers Loiblpass, zu lebenslanger Haftstrafe verurteilt worden war"*[866]. Es ist anzunehmen, dass Prušnik auch bei der Gefängnisleitung entsprechend interveniert oder gar Proteste unter antifaschistisch orientierten Mithäftlingen organisiert hatte.

Karlau war jedenfalls auch ein Ort, wo sich verschiedene Naziseilschaften bilden konnten. Egon Humers Interviewrunde aus dem Film *Schuld und Gedächtnis* traf sich, wie Tobias Portschy im März 1948 in seinem Tagebuch vermerkte, schon in Karlau: *„Heute vormittags, ½ 9 Uhr, wurde ich in die Zuwachszelle 184 auf C II der Karlauer Strafanstalt überstellt [...]. Vorher, bei der ärztlichen Untersuchung, traf ich den zu lebenslanger Haft verurteilten SS-Arzt Dr. Ramsauer und den zu 20 Jahren verurteilten Dr. Klinger"*[867]. Einige Monate später, im Juli 1948, hielt Portschy in seinem Tagebuch fest: *„Dagegen tut es wohl zu hören, daß Frau Rutte mit ihren zwei Buben zu Ramsauers Eltern nach Kärnten auf einen Sommeraufenthalt eingeladen wurden und sie von Major Stocking, einem englischen Offizier, dorthin gebracht wurden"*[868].

Damit bezog sich Portschy wahrscheinlich auf die Familie des ehemaligen Kreisleiters von Feldbach, Anton Rutte, der von einem britischen Militärgericht aufgrund seines Befehls zur Ermordung ungarisch-jüdischer Zwangsarbeiter zum Tode verurteilt und anschließend auf 15 Jahre Haft begnadigt wurde.[869] Dass das alte Ehepaar Ramsauer nun anderen Kindern Sommeraufenthalte in Eisentratten ermöglichte, dürfte allerdings nicht nur mit der freundschaftlichen Pflege des eigenen Netzwerks zu tun gehabt haben, sondern auch mit dem Versuch, den privaten „Verlust" der Enkelkinder zu kompensieren. Sigberts Ehe mit Liselotte war am 15. Jänner 1948 in Wien geschieden worden war, und die Mutter hatte auch das Sorgerecht für die beiden Mädchen erhalten.[870]

Trotz erfolgter Scheidung ging bei den britischen Behörden im Mai 1949 noch ein gemeinsames Gnadengesuch von Liselotte und ihrer Schwiegermutter ein,[871] ein Zeichen dafür, dass das Verhältnis der Familien Schmid und Ramsauer zu diesem Zeit-

866 Deputy President of the Association of Former Partisans of Slovene Carinthia an Allied Commission for Austria, HQ BTA, Subject: Release of Karel Prušnik, 12.6.1948, TNA, FO 1020/776.

867 Tobias Portschy, Tagebuchheft 4, Eintrag am Mittwoch, 30.3.1949, S. 2. An dieser Stelle herzlichen Dank an Heimo Portschy für die Freigabe der Quelle sowie an die Portschy-Biografin Ursula Mindler in Graz, die uns die Quelle als Abschrift zur Verfügung gestellt hat. Zu Portschy vgl. auch Margit Reiter: Die Ehemaligen. Der Nationalsozialismus und die Anfänge der FPÖ. Göttingen 2019, S. 27.

868 Tobias Portschy, Tagebuchheft 5, Eintrag am Samstag, 2.7.1949, S. 12.

869 Dazu vgl. Martin F. Polaschek: Austrian and British Trials Over Massacres of Jews at the End of World War II. In: Contemporary Austrian Studies, Jahrgang 10 (2001), S. 298–309.

870 Vgl. Vermerk im Ehebuch 244/1940 (Ramsauer/Schmid), Magistratsabteilung 35 der Stadt Wien, Standesamt Wien-Innere Stadt.

871 Dieses Gnadengesuch vom 26.5.1949 liegt nicht im Original vor, der Inhalt und die argumentativen Grundzüge des Schreibens wurden jedoch in einer Zusammenstellung der *Legal Division* für das *Foreign Office* beschrieben (vgl. „Sigbert Ramsauer", Beilage zum Schreiben der British Legation Vienna an das Central Department of Foreign Office, 13.11.1953, Zl. 1661/10/53, TNA, FO 371/103792).

punkt noch einigermaßen intakt war. Zumindest war Liselotte noch bereit, für ihren Exmann zu intervenieren. Spätestens 1950 dürfte es allerdings zum endgültigen Bruch gekommen sein, nachdem Christian Ramsauer die Alimente für die Mädchen nicht vollständig bezahlt hatte und Liselotte im Gegenzug zwischen 1950 und 1953 mehrere Exekutionsverfahren gegen ihren Ex-Schwiegervater anstrengte, die beim Bezirksgericht Gmünd anhängig waren.[872]

Wie gut das Nazi-Netzwerk in Karlau bis in die oberste Führungsetage der Strafanstalt funktionierte, zeigte sich jedoch nicht nur in wohlmeinenden chefärztlichen Ratschlägen an die Familie, sondern auch in aktiver Hilfestellung: Bereits am 1. April 1948 – Ramsauer war also noch keinen vollen Monat in Karlau – traf bei der *Allied Commission for Austria* ein Schreiben des Karlauer Gefängnisdirektors ein mit der Frage, ob Ramsauer mit einem Straferlass aufgrund *„guter Führung"*[873] rechnen könne.

Rechtliche, politische und gesellschaftliche Grundzüge britischer Begnadigungspolitik

„Clemency for war criminals is a frightful headache..."

Dass die *„Begnadigung von Kriegsverbrechern [...] fürchterliches Kopfzerbrechen"*[874] bereite, wie ein Beamter des britischen Außenministeriums im Jahr 1954 resümierte – zu einem Zeitpunkt, als sich die Frage des Umgangs mit den wenigen noch in britischer Haft befindlichen Verurteilten bereits ihrem Ende zuneigte – charakterisiert die britische Position in dieser Frage sehr pointiert. Ähnlich wie die gerichtliche Ahndung von nationalsozialistischen Kriegsverbrechen, die von den Alliierten zwar als wichtiges Kriegsziel definiert worden war, in der Praxis allerdings immense juristische und politische Probleme aufwarf, führte die Praxis der Begnadigung von Kriegsverbrechern zu verzwickten juristischen und politischen Fragen. Für die Behandlung von Begnadigungsansuchen stand weder ein fertiges Prozedere zur Verfügung, noch bot das britische Militärstrafrecht für alle damit verbundenen Detailfragen ausreichend Antworten. Nicht zuletzt fehlten Juristen, die mit diesem speziellen Themenkomplex hinreichend vertraut waren. Tatsächlich führte etwa allein die oben erwähnte Eingabe der Karlauer Gefängnisdirektion zu einer ausführlichen und von Ratlosigkeit gekennzeichneten Korrespondenz zwischen der *Legal Division*, dem DJAG und dem britischen Element der alliierten Kommission für Österreich, bis die Frage schlussendlich dem *War Office* zur Entscheidung überlassen wurde.

In unmittelbarer Reaktion auf das Ersuchen der Karlauer Gefängnisdirektion begehrte die *Legal Division* nämlich Auskunft darüber, wie mit der Frage der „guten Füh-

872 Vgl. dazu ÖStA, AdR, Zentralbesoldungsamt, GZ 64-4213, Skj 1994 (Christian Ramsauer).

873 Legal Division to A3 Section HQ BTA Main, Subject: Remission of Sentence on good behaviour (Sigbert Ramsauer), 1.4.1948, TNA, WO 235/582.

874 F.O. Minute Hancock/Western Department, W1661/135, 10.9.1954, TNA, FO 371/109727.

rung" in Bezug auf Kriegsverbrecher nun umzugehen sei. Ergänzend dazu wurde festgehalten, dass das österreichische Strafrecht über diesbezügliche Regelungen verfüge, wohingegen britische Militärgerichte lediglich bei kleineren Delikten im Sinne einer Belohnung einen Straferlass von einem Tag (gerechnet auf vier Tage) gewähren konnte, jedoch keine Vorkehrungen im Fall lebenslänglicher Haftstrafen für Kriegsverbrecher getroffen worden seien.[875] Bezüglich der Anfrage zu Ramsauer wurde man schließlich einer Regelung fündig: Ein Straferlass wegen „guter Führung" war nicht vorgesehen,[876] daher wurde die Anfrage des Karlauer Gefängnisdirektors 1948 abschlägig beantwortet.

Allerdings schwelte die Frage des Umgangs mit Begnadigungsansuchen von verurteilten Kriegsverbrechern im britischen Kriegs- und Außenministerium entlang gesamtpolitischer Interessen weiter, zumal die Frage der „guten Führung" direkt mit einer weit bedeutenderen Diskussion verbunden war, nämlich über die faktische Länge der Strafe „lebenslang". Angesichts des politischen Drucks, der während der Friedensverhandlungen sowohl von deutscher als auch österreichischer Seite hinsichtlich des Umgangs mit Kriegsverbrechern laufend auf das diplomatische Parkett gebracht wurde, standen die Briten vor einem veritablen Problem. Im Hauptquartier der britischen Armee in Deutschland wurde diesbezüglich ein wenig frustriert festgestellt, dass der Terminus „lebenslängliche Haft" in Großbritannien nie genau definiert worden war, sich jedoch dafür eine zwölfjährige Strafdauer etabliert habe, was wiederum im Falle von Kriegsverbrechen kaum Geltung haben könne.[877] Die juristische Frage, die das Hauptquartier an dieser Stelle beschäftigte, mutierte allerdings bald zu einer rein politischen Frage, die schlussendlich im *War Office* und *Foreign Office* nach verschiedenen politischen Interessenlagen entschieden wurde. Ohne hier auf die Details dieses politischen Tauziehens zwischen Kriegs- und Außenministerium einerseits und den politischen Führungseliten Österreichs und Deutschlands andererseits einzugehen, bleibt als Ergebnis festzuhalten, dass sich in der Frage der „guten Führung" 1949 eine fast unterschiedslos praktizierte Strafminderung von zwei Dritteln ergab und in der Definitionsfrage von „lebenslänglich" eine maximale Dauer von 21 Jahren festgesetzt wurde.[878] Im Dezember 1951 kam die Entscheidung hinzu, dass die Untersuchungshaftzeiten, also auch die Internierung in diversen Lagern, nachträglich in die verhängten Haftstrafen einzurechnen seien.[879] Diese Entscheidung bezog sich zunächst allerdings nur auf Deutschland. Dass diese Regelung auch für Österreich Geltung haben sollte, wurde erst im Sommer 1952 definitiv entschieden.[880]

875 Vgl. Legal Division to A3 Section HQ BTA Main, Subject: Remission of Sentence on good behaviour (Sigbert Ramsauer), 1.4.1948, TNA, WO 235/582.
876 Vgl. Main HQ BTA an JAG, 7.4.1948, TNA, WO 235/582.
877 Vgl. Office of the Deputy Judge Advocate General, HQ British Army of the Rhine to Chief of Staff Main HQ BTA, 31.5.1948, TNA, WO 235/582.
878 Vgl. Donald Bloxham: Pragmatismus als Programm, S. 166.
879 Vgl. ebd., S. 173.
880 Vgl. diesbezügliche Korrespondenz in: TNA, FO 371/98111.

Im Jänner 1949 hatte das *Number One War Crimes Review of Sentences Board* seine Arbeit aufgenommen. Zu den Aufgaben dieses Ausschusses gehörte es, alle in Europa auf Grundlage des *Royal Warrant* verhängten Urteile auf den Grundsatz der Rechtsgleichheit (gleiche Strafen für gleiche Vergehen) zu überprüfen. Dahinter stand nicht zuletzt der Wille, die Deutschen *„von der Integrität demokratischer Justizsysteme“*[881] zu überzeugen. Die nun durchgeführten Überprüfungen waren – gesamt betrachtet – bereits mit umfassenden Strafnachlässen verbunden. Die Gutachten des *Review Boards* galten als „endgültig“, wobei die Endgültigkeit nur bis 1951 währte, als das *Foreign Office* erneut eine Überprüfung und Sichtung der Verfahren anordnete – eine Entscheidung, die durchaus auch auf internen Widerstand und Kritik der damit betrauten Behörden stieß. Für die Entscheidung des *Foreign Office* zur erneuten Überprüfung der Verfahren war vor allem die mit der Gründung der Europäischen Verteidigungsgemeinschaft virulent gewordene Frage eines westdeutschen Verteidigungsbeitrages ausschlaggebend. Ein Teil der westdeutschen Eliten forderte nun den Abzug der Alliierten aus Deutschland. Damit erhielt die Frage des Umgangs mit den verurteilten deutschen Kriegsverbrechern neues Gewicht. Die in Aussicht gestellte Wiederbewaffnung diente Westdeutschland dabei als Vorwand, den Alliierten das Recht auf moralische Werturteile über die deutsche Kriegsvergangenheit abzusprechen.[882]

Die Frage der österreichischen Kriegsverbrecher spielte in der Gesamtheit des Themenkomplexes für die Briten tendenziell eine untergeordnete Rolle. Die Leitlinien in der britischen Begnadigungspolitik ergaben sich vor allem im Zusammenhang mit der Deutschlandpolitik Großbritanniens, in deren Folge – meist mit einer kleinen, zeitlichen Verzögerung entsprechende Anpassungen für Österreich vorgenommen wurden, um etwaigen Vorwürfen einer ungleichen Behandlung zuvorzukommen. Der Kalte Krieg war zweifelsohne das stärkste Motiv für den insgesamt pragmatischen und relativ milden Umgang der Briten mit verurteilten Kriegsverbrechern: In dem Maße, in dem die Westalliierten nicht länger Deutschland, sondern die Sowjetunion als größte Bedrohung des Weltfriedens wahrnahmen, ging auch die Bereitschaft der Strafverfolgung zurück. Der britische Historiker Donald Bloxham brachte es auf den Punkt: *„Man hoffte, eine großzügige Behandlung des Problems würde die Deutschen dazu bringen, sich mit den ehemaligen Siegermächten gegen die Sowjetunion zu verbünden.“*[883] Ende der 1940er-Jahre kam es in Großbritannien außerdem zu einer recht breiten Kampagne gegen eine Weiterführung des Kriegsverbrecherprogramms, die mit Winston Churchill als Oppositionsführer einen prominenten parlamentarischen Fürsprecher gefunden hatte. Das Hauptaugenmerk der Strafverfolgungsgegner galt dabei verurteilten Offizieren aus den Reihen der Wehrmacht, eine Haltung, die ihren Ursprung in den eigenen

881 Donald Bloxham: Pragmatismus als Programm, S. 164.
882 Vgl. ebd., S. 165.
883 Ebd., S. 174.

Militärtraditionen der Briten hatte: Die Armee galt insbesondere den konservativen Eliten traditionell als sakrosankte Institution.[884] Einem militärischen Kodex verpflichtet, vertraten die politischen Eliten Großbritanniens in diesem Zusammenhang vielfach die Ansicht, dass der Wehrmachtsführung – im Gegensatz zu den SS-Angehörigen und der NS-Führungsriege – kein Vorwurf zu machen sei. Ungeachtet der Tatsache, dass sich die alliierten Verfahren gegen Verbrechen richteten, die im Zuge einer brutalisierten Kriegsführung begangen worden waren, entwickelte sich „Nürnberg" auch in Großbritannien zu einem Synonym einer politisierten Justiz, die angeblich die Deutschen insgesamt für den verlorenen Krieg bestrafen würde. Donald Bloxham resümierte in diesem Kontext: *„[D]ie britischen Strafverfolgungsgegner griffen all jene Argumente auf, deren sich die deutsche Opposition gegen ‚Nürnberg' schon seit mehreren Jahren bediente."*[885] Zu ergänzen wäre: Hier trafen sich relevante gesellschaftliche Eliten nicht nur mit jenen in Deutschland, sondern auch mit jenen in Österreich, wo die Reinwaschung der Wehrmacht und ihrer österreichischen Angehörigen – nunmehr als „Heimkehrer", „Helden", die für die „Heimat" Opfer erbracht hätten, – ebenfalls zum politischen Tagesprogramm gehörte.[886]

Die britische Amnestiekampagne für Offiziere der Wehrmacht entwarf ein spezifisches Gegenbild von der SS. Den scheinbar tadellosen deutschen Militärs wurden „SS-Schurken" gegenübergestellt, die man als Exzesstäter und Fanatiker betrachtete – nicht unähnlich dem Bild, das auch in Österreich verbreitet wurde. Im Gegensatz zur Solidarisierung mit verurteilten Militärs gab es daher nur wenige prominente Briten, die ihre Stimme auch für ehemalige SS-Angehörige erhoben. Auch der in Großbritannien bekannte Altpolitiker Lord Maurice Hankey, der sich für eine Generalamnestie stark gemacht hatte, setzte voraus, dass niemand vorzeitig entlassen werde, der aus *„reinem Sadismus"* gehandelt hätte; selbst Hankey hielt es für wenig wünschenswert, wenn sich *„üble Burschen"*[887] vom Schlage eines KZ-Aufsehers wieder auf freiem Fuß bewegen könnten. Einer Amnestierung des KZ-Personals oder von SS-Angehörigen standen die britischen Behörden ebenso wie die britische Öffentlichkeit also durchaus zurückhaltender und eher skeptisch gegenüber. Diese Sichtweise bestimmte in besonders starkem Ausmaß auch Ramsauers Begnadigungsweg. Trotz mehrmaliger Überprüfung seines Falls durch das *Review Board* und trotz äußerst prominenter Interventionen, die auch auf diplomatisch-politischer Ebene eine Rolle spielen sollten, erkannte das *Review Board* in seinem Fall lange keinen Grund zur Strafmilderung

884 Vgl. Gerard Oram: Armee, Staat, Bürger und Wehrpflicht. Die britische Militärjustiz bis nach dem Zweiten Weltkrieg. In: Peter Pirker/Florian Wenninger (Hg.): Wehrmachtsjustiz. Kontext – Praxis – Nachwirkungen. Wien 2011, S. 186–203.

885 Donald Bloxham: Pragmatismus als Programm, S. 168.

886 Vgl. Peter Pirker: Erbrachte Opfer. Das Heldendenkmal als Symbol der postnationalsozialistischen Demokratie in Österreich. In: Heidemarie Uhl/Richard Hufschmied/Dieter A. Binder (Hg.): Gedächtnisort der Republik. Das Österreichische Heldendenkmal im Äußeren Burgtor der Wiener Hofburg. Geschichte – Kontroversen – Perspektiven. Wien 2021, S. 309–360.

887 Donald Bloxham: Pragmatismus als Programm, S. 170.

oder Begnadigung. Die Freilassung Ramsauers erfolgte – laut innerbritischen behördlichen Korrespondenzen – äußerst unwillig und hatte ausschließlich mit politischen Sachzwängen zu tun, die sich im Rahmen der Friedensverhandlungen nach und nach ergeben hatten.

Ramsauers Begnadigungsstrategie und die Voluntary Euthanasia Legislation Society

> *„Die einzige Hoffnung, die mir bleibt, ist, dass eines Tages auch mir Gerechtigkeit widerfahren wird ...“*

Am 26. Juli 1949 wurde Ramsauer von der Haftanstalt Karlau in die Männerstrafanstalt Garsten in Oberösterreich verlegt, wo er bis zu seiner Freilassung im April 1954 verblieb. Mit der Verlegung traten auch seine Begnadigungsaktivitäten in eine neue Phase. Nachdem bis dato sämtliche Gnadengesuche erfolglos geblieben waren, entwarf Ramsauer nun eine Art Doppelstrategie. Diese baute im Wesentlichen auf zwei zentralen Säulen auf, die miteinander verwoben waren und einander trefflich zu ergänzen schienen.

Erstens, die Mobilisierung eines einflussreichen politischen und kirchlichen Netzwerkes innerhalb von Österreich, das sich mit schriftlichen und mündlichen Interventionen für seine Freilassung verwendete. Orchestriert wurde dieses Netzwerk von einem der damals prominentesten Anwälte Österreichs, Dr. Reinhold Möbius, der mit den Ramsauers gut bekannt und gleichzeitig Teil des katholischen wie auch politischen Netzwerkes der ÖVP war, welches Ramsauer nun zu Hilfe kommen sollte.

Zweitens, die Instrumentalisierung einer britischen Bewegung zur Legalisierung der Euthanasie, die *Voluntary Euthanasia Legislation Society*, kurz VELS, mit ihrem prominenten Frontman und Sekretär Charles Killick Millard. Millard sollte Ramsauers Begnadigungsanliegen in Großbritannien vorantreiben. Diese Idee erschien Ramsauer für seine Zwecke wohl genial: Die Unterstützung Millards sicherte einerseits Insiderwissen über die innenpolitischen Entwicklungen in Großbritannien sowie das nötige Know-how über erfolgreiches Lobbying. Andererseits konnte Ramsauers Begnadigungsanliegen in einen uneigennützigen Kontext gestellt und in einen höchst aktuellen Diskurs eingebettet werden, der die britische Gesellschaft Anfang der 1950er-Jahre immens bewegte. Die Kampagne für eine Legalisierung der Sterbehilfe verfügte in der britischen Gesellschaft über zahlreiche prominente Anhänger*innen.

Als Ramsauer 1949 nach Garsten überstellt wurde, wusste er bereits, dass die Zeit für ihn arbeitete. Die innenpolitische Entwicklung Österreichs gab Hoffnung. Bereits seit Kriegsende ließ sich anhand von Aussagen prominenter Politiker ablesen, in welche Richtung sich das „Naziproblem“ entwickeln würde. Der sozialdemokratische Staatskanzler Karl Renner hatte bereits im Sommer 1945 in einer Kabinettssitzung vermerkt, dass seinem Gefühl nach die Sache doch so wäre, dass *„alle diese kleinen Beam-*

ten, diese kleinen Bürger und Geschäftsleute bei dem seinerzeitigen Anschluss an die Nazi gar nicht weittragende Absichten gehabt haben – höchstens, dass man den Juden etwas tut – vor allem aber nicht daran gedacht haben, einen Weltkrieg zu provozieren“[888]. Diesem Gefühl blieb Österreich im Wesentlichen auch verpflichtet, wenngleich die ÖVP in dieser Hinsicht konsequenter als die SPÖ agierte. Die Entnazifizierungs-Gesetze, die 1945 – nicht zuletzt als Demonstration des in Österreich angeblich vorherrschenden antifaschistischen Geistes – geschaffen worden waren, erfuhren in den kommenden Jahren bereits ihre sukzessive Demontage. Ein erster Höhepunkt war 1948 mit dem Bundesverfassungsgesetz *„über die vorzeitige Beendigung der im Nationalsozialistengesetz vorgesehenen Sühnefolgen für minderbelastete Personen*“[889] erreicht, das sich die ÖVP – durchaus zurecht – als „ihren Erfolg“ auf die Fahnen heften konnte und entsprechend feierte: *„Keine Propaganda und keine Verschweigungstaktik kann die Wucht der Tatsache vernebeln, daß allein die Volkspartei seit Anbeginn eine klare zielstrebige Linie verfolgte, wonach lediglich die Schuldigen zu bestrafen und alle übrigen zu pardonieren gewesen wären*“, resümierte der Nationalratsabgeordnete Alfred Maleta in einer Rede vor Vertrauensmännern der ÖVP Oberösterreichs in seiner Rückschau auf das „Amnestiegesetz“. Erfreut konnte er feststellen: *„[H]eute sind alle Parteien dieses Hauses darin einig, daß die Nazifrage sobald wie möglich auf gerechter Grundlage zu liquidieren ist.*“[890] Die „Schuldigen“ sah man freilich vor allem im NS-Führungspersonal, das praktischerweise nach Deutschland ausgelagert werden konnte, nachdem Österreich in offizieller Lesart im März 1938 vom Deutschen Reich gewaltsam annektiert worden war.

Mit dem „Amnestiegesetz“ erhielten die als „minderbelastet“ eingestuften Nationalsozialisten (rund 800.000 Personen), u. a. auch wieder das Wahlrecht. Als Folge setzte mit den Nationalratswahlen 1949 ein gehöriges Buhlen der Großparteien um die Stimmen der ehemaligen Nationalsozialist*innen ein. Hinzu kam die Gründung des WdU (Wahlpartei der Unabhängigen, später VdU, Verband der Unabhängigen), der Vorläuferpartei von FPÖ (BZÖ, FPK), die sich ohnehin als Interessenvertretung ehemaliger Nationalsozialist*innen verstand und bei den Wahlen am 9. Oktober 1949 auf Anhieb 11,7 Prozent der Stimmen erreichte – fast doppelt so viele wie die KPÖ.[891] Wahlsieger war, trotz Stimmenverlustes, die ÖVP unter Leopold Figl. Die Wahlplakate, in denen die ÖVP offen ein „Ende der Naziverfolgung“ forderte, illustrierten dabei die österreichische Grundstimmung sehr anschaulich. Gleichzeitig spiegelte sich der Wunsch nach

888 Robert Knight: „Ich bin dafür, die Sache in die Länge zu ziehen.“ Die Wortprotokolle der österreichischen Bundesregierung von 1945–52 über die Entschädigung der Juden. Frankfurt am Main 1988, S. 114.

889 BGBl Nr. 99/1948 vom 21.4.1948 über die vorzeitige Beendigung der im Nationalsozialistengesetz vorgesehenen Sühnefolgen für minderbelastete Personen; ferner BGBl Nr. 70/1948 vom 22.4.1948 über die vorzeitige Beendigung der im Nationalsozialistengesetz vorgesehenen Sühnefolgen für jugendliche Personen.

890 Alfred Maleta: Die Amnestie für Nationalsozialisten. Ein Erfolg der österreichischen Volkspartei (Politische Zeitprobleme. Eine Schriftenreihe, Heft 26). Wien 1948, S. 1.

891 Zum VdU vgl. Margit Reiter: Die Ehemaligen, S. 91–94; ferner die Dokumentensammlung von Lothar Höbelt (Hg.): Aufstieg und Fall des VdU. Briefe und Protokolle aus privaten Nachlässen 1948–1955. Wien 2015.

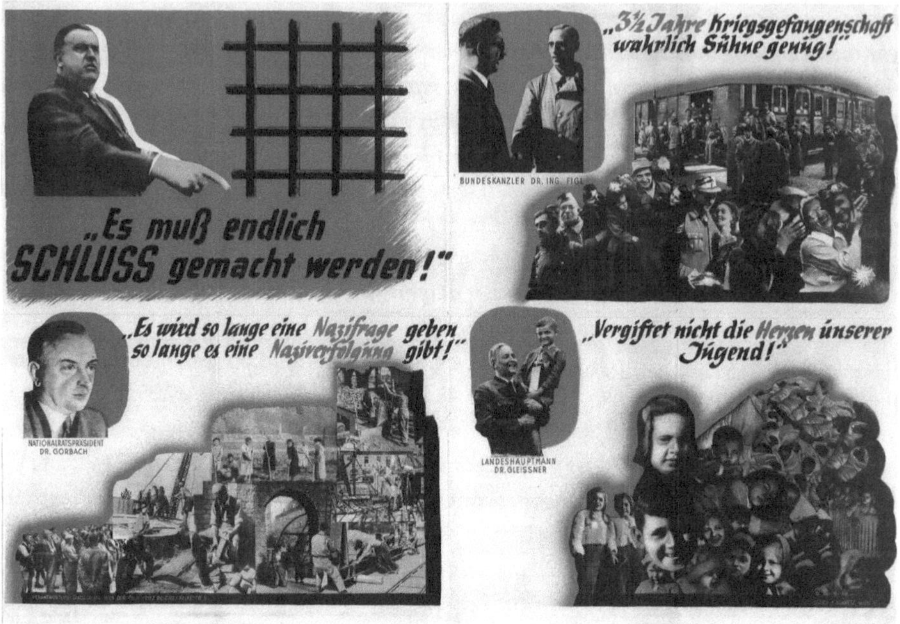

Abbildung 57: Plakat der ÖVP im Wahlkampf zur Nationalratswahl 1949 (Österreichische Nationalbibliothek).

Einstellung der strafrechtlichen Verfolgung von Nationalsozialist*innen auch in der bereits 1948 begonnenen Diskussion um die Abschaffung der Volksgerichtsbarkeit. Das österreichische Ansinnen scheiterte 1950 allerdings noch am Widerstand des Alliierten Rates, der einer entsprechenden Gesetzesvorlage seine Zustimmung versagte.[892]

Noch spielten die Alliierten bei einer Beendigung der Strafverfolgung von NS-Verbrechen nicht mit, was Sigbert Ramsauer wohl zur Planung einer umfassenderen Strategie bewog. Ermöglicht wurden seine Überlegungen durch ein breites Informationsnetz, über das Ramsauer auch im Gefängnis verfügte. Neben seinem österreichischen Netzwerk spielte dabei vor allem ein britischer Informant eine wesentliche Rolle, von dem Ramsauer mit Insider-Informationen am Laufenden gehalten wurde. Es dürfte sich dabei um den von Portschy erwähnten britischen Offizier Major Stocking gehandelt haben, der auch Ruttes Kinder zu Ramsauers Eltern nach Eisentratten begleitet hatte. Wie es zu dieser eigentümlichen Fraternisierung kam, welche Beweggründe hier eine Rolle spielten und welchen biografischen Hintergrund Stocking hatte, bleibt unklar. Stocking findet sich jedenfalls gelegentlich auch in der internen britischen Korrespondenz als Co-Adressat von einigen vertraulichen Mitteilungen zu Ramsauer[893] und

892 Vgl. ausführlicher Claudia Kuretsidis-Haider: „Das Volk sitzt zu Gericht." Österreichische Justiz und NS-Verbrechen am Beispiel der Engerau-Prozesse. 1945–1954. Innsbruck/Wien/Bozen 2006, S. 61–64.
893 Vgl. TNA, WO 235/582.

es ist anzunehmen, dass der zweckdienliche Hinweis auf die *Voluntary Euthanasia Legislation Society* (VELS, heute: *Dignity in Dying),* ebenfalls von ihm stammte. Ramsauer konnte die Information jedenfalls nur von einem Kenner der britischen Gesellschaft und Medienlandschaft erhalten haben.

Die VELS war als Organisation 1935 gegründet worden und lobbyierte seitdem für die Legalisierung der freiwilligen, also selbst gewählten Euthanasie im Falle von unheilbaren Krankheiten. Sie stand damit in einer Reihe von einigen anderen Organisationen und Bewegungen, die mit dem Aufschwung sozialhygienischer und eugenischer Debatten über öffentliche Gesundheit und Volkswohlfahrt in den 1930er-Jahren im gesamten anglo-amerikanischen Raum gegründet worden waren. Den Charakter der VELS beschreibt der Historiker Ian Dowbiggin als Mischung von äußerst komplexen Motiven, die zum geringeren Teil dubios, vor allem aber humanitär und unitarisch-christlich begründet waren.[894] Die Anliegen der VELS wurden dabei von zahlreichen namhaften Intellektuellen und Prominenten unterstützt, unter ihnen etwa der berühmte Sexualforscher und Sozialreformer Havelock Ellis, George Bernard Shaw und Virginia Wolf. Als Sekretär der Organisation fungierte der Mediziner Charles Killick Millard, geboren 1870 in Leicester, der zu Beginn der 1950er-Jahre zu den prominentesten Sozial- und Gesundheitsreformern seiner Zeit gehörte. Als Gesundheitsreferent der Stadt Leicester war er u. a. an der Einführung von verpflichtenden Pockenimpfungen zur Bekämpfung der Kindersterblichkeit beteiligt bzw. ging auch die Gründung der ersten Klinik zur Geburtenkontrolle in Leicester auf ihn zurück.[895]

Die Möglichkeit, Euthanasie legal zu praktizieren – wie es die VELS per Gesetzesakt festlegen wollte und beantragte – war an einige spezifische Voraussetzungen gebunden, in deren Zentrum die eigene Entscheidung der Betroffenen stand. In Absprache und Übereinstimmung mit Verwandten, hinzugezogenem medizinischen Fachpersonal sowie einem Rechtsanwalt oder Priester sollten Schwerkranke die Möglichkeit haben, einen Antrag auf Sterbehilfe zu stellen. Dieser (schriftliche) Antrag sollte noch von verschiedenen Gremien des Gesundheitsministeriums geprüft und genehmigt werden, bevor die Sterbehilfe von einem Arzt im Beisein eines offiziellen Zeugen durchgeführt werden könnte.[896] Ohne hier ausführlicher die Problematik der anglo-amerikanischen Debatten oder die Geschichte der Eugenik zu diskutieren, und unabhängig von der Frage, wie man zu den Zielen von Organisationen wie der VELS stehen mag, lässt sich sagen: Von der nationalsozialistischen Praxis und Ideologie war die Organisation ihrer Intention nach weit entfernt. Auch dies dürfte Ramsauer klar gewesen sein, weshalb er bei Charles Killick Millard in der Rolle des vollendeten Huma-

894 Vgl. Ian Dowbiggin: „A Prey on Normal People". C. Killick Millard and the Euthanasia Movement in Great Britain, 1930–1955. In: Journal of Contemporary History, Jahrgang 36 (2001), Heft 1, S. 59–85, hier S. 62.

895 Ausführlicher zur Biografie Millards vgl. ebd., S. 62f.

896 Vgl. Gesetzesantrag der VELS, [1950], WL, SA/VES, C/2 (Correspondence relating to the Case of Dr. Ramsauer).

nisten vorstellig wurde. Am 22. Juni 1950 nahm Ramsauer in gestelztem Englisch erstmals mit Millard Kontakt auf: Mehr oder weniger gezwungenermaßen habe er als *medical officer* – Ramsauer verschwieg den Ort seines Wirkens – in zwei aussichtslosen Fällen Euthanasie praktizieren müssen, wobei er nicht nur als Arzt, sondern als Mensch agiert hätte. Dies habe ihm nach dem Krieg den schändlichen und demütigen Makel eines Kriegsverbrechers mit lebenslänglicher Haftstrafe eingebracht: *„Die einzige Hoffnung, die mir bleibt ist, dass eines Tages auch mir Gerechtigkeit widerfahren wird*“[897]. Ramsauer hatte sein Anliegen – die Unterstützung bei der Einreichung von Gnadengesuchen – recht geschickt formuliert und dies mit der Bitte um Unterstützung in Form von Literatur, Unterlagen über die Organisation und Informationen zum aktuellen Stand in Sachen Euthanasie-Legalisierung verknüpft. Ramsauer ging davon aus, dass die Legalisierung der Euthanasie in Großbritannien kurz vor dem Abschluss stand, was seiner ursprünglichen Verteidigungsstrategie beim Prozess möglicherweise auch in der Begnadigungsangelegenheit eine neue, positive Wendung gegeben hätte.

In Bezug auf Letzteres täuschte sich Ramsauer, aber hinsichtlich der erhofften Unterstützung ging Ramsauers Rechnung auf. Er schien mit seinem larmoyanten Schreiben genau den richtigen Ton getroffen zu haben, um den 80-jährigen Millard für seine Sache zu gewinnen.

Was Millard zu dieser Hilfe bewog, die im Fall ihres Bekanntwerdens den Anliegen der VELS in der öffentlichen Meinung äußerst abträglich gewesen wäre,[898] war offenbar simples Mitleid. Dieses Motiv offenbart ein Schreiben an den Parlamentarier und Präsidenten der VELS, Lord Denman, über den in weiterer Folge der Informationsfluss im Fall Ramsauer lief. Millard hielt darin fest: *„Ich weiß nicht mehr über den Fall, als die Briefe selbst aussagen und diese sind nicht leicht zu verstehen, nachdem er in einer Sprache schreibt, die ihm fremd ist. [...] Ich weiß, dass es sehr schwierig ist, sich in Fälle wie diese einzumischen, aber mir tut Dr. Ramsauer sehr leid.*“[899]

Zu diesem Zeitpunkt hatten Ramsauer und Millard bereits mehrmals korrespondiert, wobei Ramsauer seine Tätigkeiten als KZ-Arzt nur in einem einzigen Schreiben erwähnt hatte, ohne allerdings näher auf die Umstände seiner Verurteilung einzugehen.[900] Ansonsten holte Ramsauer weit aus, um Millard seine missliche Lage zu schildern: seinen eigenen schlechten Gesundheitszustand, den schlechten Gesundheitszustand der Eltern, der ihn, fernab jeglicher Hilfsmöglichkeiten, so schwer belastete, seine Kinder, die ihn angeblich schmerzlich vermissten und nicht zuletzt seine wankelmütige Frau, die ihn in so schwerer Stunde verlassen hatte. Als im Herbst 1950 deutlich wurde, dass Millard es tatsächlich nicht nur bei schönen Worten belassen würde, dankte der sonst wortkarge Ramsauer entsprechend pathetisch:

---

897 Schreiben von Ramsauer an Millard, Garsten, 22.6.1950, WL, SA/VES, C/2.
898 Vgl. Ian Dowbiggin: „A Prey on Normal People“, S. 78.
899 Schreiben von Millard an Lord Denman, 26.10.1950, WL, SA/VES, C/2.
900 Vgl. Ramsauer an Millard, Garsten, 10.8.1950, WL, SA/VES, C/2.

„Und ich hoffe im tiefsten Inneren meines Herzens, dass dieser grausame und ungerechte Streich, den mir das Schicksal gespielt hat, bald überwunden sein wird, besonders in Hinblick auf meine alten Eltern, über deren Gesundheitszustand ich schlechte Nachrichten erhalten habe. Was mich betrifft, finde ich immer noch Kraft in mir selbst und finde Trost in meinen Studien, aber ich fürchte, dass meine Entlassung für meine Eltern zu spät kommen wird.“[901]

Millard seinerseits war wohl zum Schluss gekommen, dass Ramsauer ein Opfer der Umstände geworden war. Daneben spielten ohne Zweifel Ramsauers dargelegte Sympathiebekundungen zur VELS eine große Rolle, die wiederum Millard eine Herzensangelegenheit bedeutete.[902]

Parallel zur Unterstützungszusage Millards kommt nun auch Ramsauers österreichisches Netzwerk ins Spiel. Sämtliches in Österreich gesammeltes Material – Fürsprachen, Leumundszeugnisse, Unterstützungserklärungen und medizinische Gutachten – wurde nun an Millard geschickt, der es wiederum an den einflussreichen Parlamentarier Lord Denman weiterleitete. Dieser sollte zum einen dafür sorgen, dass die Dokumente bei den richtigen Stellen deponiert würden, vorzugsweise bei König Georg VI. persönlich. Zum anderen sollte Denman über seine Kontakte zum *Foreign Office* und zum *War Office* entsprechend intervenieren und die Sache mit Nachdruck am Laufen halten.

Ramsauers österreichisches Netzwerk, oder: Das Who is Who der ÖVP

> *„Es ist daher mit Sicherheit anzunehmen, dass er sich als Lagerarzt den Häftlingen gegenüber als Mensch und Arzt korrekt benommen hat …“*

Die rechtliche Vertretung Ramsauers hatte mittlerweile Dr. Reinhold Möbius (1898–1980) übernommen, und zwar kostenlos, wie ein Freund der Familie, Peter Lowry Irsa aus Gmünd, dem entfernten und unbedarften Millard zunächst mitteilen sollte: *„Ich füge hinzu, dass der Rechtsanwalt Dr. Reinhold Möbius, der in Ramsauers Brief erwähnt wird – einer der bekanntesten Rechtsanwälte Österreichs – ein enger Freund von mir selbst und der Familie Ramsauer ist und dass er die Vertretung des Falles ohne Honorar übernommen hat.“*[903] Über sich selbst vermerkte Lowry Irsa, britischer Staatsbürger mit permanentem Wohnsitz in Österreich zu sein. Ihm kam eine Art Vermittlerrolle zu und er erledigte aller Wahrscheinlichkeit nach auch die nun anfallenden Übersetzungsarbeiten. Desgleichen stellte er Ramsauer ein Leumundszeugnis aus und be-

---

901 Ramsauer an Millard, Garsten, 1.10.1950, WL, SA/VES, C/2.
902 Vgl. Ian Dowbiggin: „A Prey on Normal People“, S. 82.
903 Peter Lowry Irsa (Forstverwaltung Gmünd) an Millard, Gmünd, 26.10.1950, WL, SA/VES, C/2 (Übersetzung Lisa Rettl).

schrieb ihn gegenüber Millard als *„jungen Arzt mit modernen Ideen, ehrgeizig darin, in seinem Fach weiterzukommen [...]. Es ist wirklich sehr schade, dass sein ganzes Leben auf den Kopf gestellt ist, wie es derzeit der Fall ist, hauptsächlich, denke ich mir, aus dem einzigen Grund, weil er seiner Zeit voraus war.“*[904]

Bereits 1949, also noch vor der Kontaktaufnahme mit Millard, hatte der aus Unterloibl in Kärnten stammende Möbius, Mitinhaber der renommierten Salzburger Anwaltskanzlei „Dr. Reinhold Möbius und Dr. Gustav Gressel“, Ramsauers Rechtsvertretung übernommen und in dieser Funktion bereits ein Gnadengesuch an den britischen Hochkommissar in Deutschland gerichtet. Dass sich nun Möbius der Sache annahm, musste den Ramsauers als wahrer Goldgriff erscheinen. Möbius gehörte dem katholisch-konservativen Lager an und hatte zunächst in der Zeit des Austrofaschismus politische Karriere gemacht. 1936 fungierte er als Bezirksführer der Vaterländischen Front und von Dezember 1937 bis März 1938 als Bürgermeister von Villach. Nach dem Regimewechsel 1938 gehörte er zu den aus politischen Gründen Verfolgten, wurde bis 1940 in „Schutzhaft“ genommen, erhielt nach seiner Freilassung „Gauverweis“ und lebte in der Folgezeit als Versicherungsvertreter in Salzburg. Hier war er am Rande in die Unterstützung des in KZ-Haft befindlichen ehemaligen Bundeskanzlers Kurt Schuschnigg involviert, was ihm erneut eine kurze Gestapohaft einbrachte.[905] Kurz: Möbius schien in Bezug auf den Nationalsozialismus politisch über jeden Zweifel erhaben. Seine eigenen Motive zur Vertretung Ramsauers erklärte er dem britischen Hochkommissär in Deutschland folgendermaßen: *„Ich interveniere in seiner [Ramsauers] Angelegenheit nicht nur als österreichischer Rechtsanwalt [...], sondern möchte auch meine Pflicht als Christ erfüllen. Auf Basis der Informationen, die ich erhalten habe, scheint meine Befürchtung nicht unbegründet, dass diese Strafe eine öffentliche Gefährdung jener Ideale darstellt, für die meine Widerstandsbewegung seinerzeit Seite an Seite mit den alliierten Kräften gekämpft hat.“*[906]

Was aber wohl ebenso bedeutsam wog wie Möbius einwandfreier Leumund als „Widerstandskämpfer“, waren seine politischen Kontakte, die sich praktischerweise zum Teil schon mit dem Ramsauer'schen Bekannten- und Freundeskreis überschnitten, zum Teil aber auch darüber hinausgingen. Zu diesem Kontaktnetz gehörte Staatssekretär Ferdinand Graf, der Kärntner Landeshauptmann-Stellvertreter Hans Ferlitsch und Ramsauers alter Schulkamerad Josef Klaus, der nach dem Dienst in der Wehrmacht zwischen 1938 und 1945 zwischenzeitlich ebenfalls in Salzburg gelandet war. In seinen Memoiren hielt Klaus fest: *„Sofort nachdem ich im Mai 1948 die Prüfung abgelegt hatte, eröffnete ich in Hallein eine Rechtsanwaltskanzlei. Dr. Möbius hatte mich zwar eingeladen, sein Kompagnon in der Salzburger Mammutkanzlei zu werden, wo schon vier ausge-*

904 Ebd.
905 Vgl. ausführlicher Herlinde Roth: Beiträge zum Widerstand gegen das NS-Regime in Kärnten. 1938–1945. Phil. Diss., Universität Wien 1985, S. 28–33.
906 Dr. Reinhold Möbius an Sir Ivone Kirkpatrick, British High Commissioner in Schloss Roettgen near Cologne, WL, SA/VES, C/2, Zl. 1378/49-V/Zu (Übersetzung Lisa Rettl).

wachsene Juristen assoziiert waren. Ich wollte aber lieber eine kleine, selbständige Kanzlei allein führen.“[907]

Diese „kleine“ Kanzlei führte Klaus allerdings nicht lange, denn im Dezember 1949 avancierte er zum Landeshauptmann von Salzburg. Klaus wurde stark vom Nachkriegskatholizismus des Salzburger Erzbischofs Andreas Rohracher geprägt. 1961 wurde er unter Bundeskanzler Alfons Gorbach Finanzminister und als erster „Kriegsheimkehrer“ Bundeskanzler einer ÖVP-Alleinregierung.[908] Die Kontakte von Möbius und Klaus zu Alfons Gorbach – jener Gorbach, der bei den Nationalratswahlen 1949 als Nationalratspräsident das Ende der „Naziverfolgung“ zur Causa Prima seines Wahlkampfes gemacht hatte – reichten freilich weiter zurück. Tatsächlich verband das Dreiergespann seit 1947 ein gemeinsames „Projekt“, das Josef Klaus in seiner Autobiografie wohlweislich unerwähnt ließ. Die drei spielten eine wesentliche Rolle bei der Gründung einer höchst fragwürdigen kirchlichen Organisation, die 1947 von Erzbischof Andreas Rohracher ins Leben gerufen worden war: Das *Versöhnungswerk* oder *Soziale Friedenswerk, „das sich vor allem die Wiedereinbindung der Nationalsozialisten ins öffentliche und damit auch ins politische Leben zu Aufgabe stellte*“[909]. 1952 – Millard war in der Zwischenzeit verstorben – sollte Bischof Rohracher über diese Organisation und über den Weg der britischen Botschaft für Ramsauer direkt im Buckingham Palace intervenieren. Auch Rohracher war kein Novize bei der Hilfe für NS-Kriegsverbrecher. Schon 1945 hatte er in Salzburg hohe katholische Würdenträger und ehemalige NS-Kollaborateure aus Jugoslawien versammelt, um Fluchthilfe für NS-Verbrecher über die Netzwerke des Vatikans zu organisieren. Er avancierte in der Folge zum *„Schutzpatron vieler ehemals antiklerikaler ‚Ehemaliger‘*“[910]. Den Zweck des Sozialen Friedenswerkes hatte man allerdings gegenüber dem Buckingham Palace in verbindlichere Worte gekleidet: Aufgabe der Organisation sei es, *„Elend und Leid, hervorgerufen durch den Krieg, zu lindern*“[911]. Die Argumente des Salzburger Bischofs, die er für die Begnadigung Ramsauers ins Feld führte, waren keineswegs neu. Er dürfte dabei jene Begrün-

907 Josef Klaus: Macht und Ohnmacht in Österreich. Konfrontationen und Versuche. Wien/München/Zürich 1971, S. 33.

908 Vgl. Oliver Rathkolb: Die paradoxe Republik. Österreich 1945 bis 2005. Wien 2005, S. 183; Brigitte Pechar-Nitsch: Reformkanzler Josef Klaus ist tot. In: Wiener Zeitung, 27.7.2001, online unter: https://www.wienerzeitung.at/h/reformkanzler-josef-klaus-ist-tot (abgerufen am 7.2.2024).

909 Zum Versöhnungswerk waren zum Zeitpunkt der Erstauflage dieser Biografie nur wenige Details bekannt. Eine Einsicht in den „Bestand Rohracher“ im Salzburger Diözesanarchiv war damals nicht möglich, da der *„Nachlass des EB Andreas Rohracher so umfangreich und so ungeordnet ist, dass eine Einsicht derzeit unabhängig von der Einhaltung der zu bedenkenden Sperrfristen nicht ermöglicht werden kann.*“ (Schreiben des Erzbischöflichen Ordinariats Salzburg an Lisa Rettl, 14.4.2009, Privatarchiv Rettl). Mittlerweile gibt es dazu vereinzelte Hinweise in der Forschungsliteratur, darunter Margit Reiter: Die Ehemaligen, S. 58–65.

910 Gerald Steinacher: Nazis auf der Flucht. Wie Kriegsverbrecher über Italien nach Übersee entkamen. Innsbruck 2008, S. 207; Lothar Höbelt: Von der Vierten Partei zur Dritten Kraft. Die Geschichte des VdU. Graz 1999, S. 44. Ausführlicher zu Rohracher vgl. Margit Reiter: Die Ehemaligen, S. 53–58.

911 Minute, Central Department, CA 1661/17, 26.10.1952, Subject: Petition from the Archbishop of Salzburg on behalf of Dr. Sigbert Ramsauer. Enthält eine Zusammenfassung der bischöflichen Petition, die über das Soziale Friedenswerk mit Datierung vom 20.9.1952 abgesandt wurde, TNA, FO 371/98111.

dungen aufgegriffen haben, die Christian Ramsauer seinerzeit bereits Bischof Köstner ans Herz gelegt hatte: Der tuberkulosekranke Ramsauer hätte sich schon in jungen Jahren durch seine Strebsamkeit und Fähigkeiten einen Namen gemacht und durch die Verurteilung nicht nur seine Arbeit, sondern auch seine Frau verloren. In den beiden Euthanasiefällen hätte er *„aus Gefühlen tiefsten menschlichen Mitleids für die hoffnungslos Leidenden gehandelt und zudem seine schwierige Pflicht auf Basis von Befehlen seiner Vorgesetzten“*[912] erfüllt. Dass Rohracher, dessen Aufstieg 1939 in der Kärntner Diözese Gurk als Kapitelvikar begonnen hatte, als Repräsentant der katholischen Kirche die von Ramsauer durchgeführte „Euthanasie“ in einem so günstigem Licht erscheinen ließ, ist allerdings eine bemerkenswerte Facette: Er verließ damit die Position der Amtskirche in der Euthanasiefrage, die einer Legalisierung der Sterbehilfe äußerst ablehnend gegenüberstand. Nicht zuletzt hatte Rohracher selbst 1940 beim Kärntner Regierungspräsidenten Wladimir Pawlowski vehement gegen die „Euthanasie“-Ermordungen in den Kärntner Krankenanstalten protestiert.[913]

Noch einmal zurück zu den Ereignissen des Jahres 1950. Was hatte sich bisher getan?

Im Sommer 1949 hatte das *No. 1 War Crimes Review of Sentences Board on European War Criminals* Ramsauers Fall geprüft. Klar war nun, dass sich das Strafausmaß auf 21 Jahre beschränken würde, allerdings wurde im *Final Report* des *Review Boards* vom 27. August 1949 ein Straferlass für Ramsauer abgelehnt. Das einzige Zugeständnis der Briten bezog sich auf die Frage der „guten Führung“, wo man allerdings, anders als in den meisten anderen Fällen nicht zwei Drittel Straferlass, sondern nur ein Drittel gewährte.[914]

Im Herbst des Jahres 1950 erlangte Ramsauer auch Kenntnis davon, dass möglicherweise eine Anrechnung der Untersuchungshaft bevorstand. Eilig teilte Ramsauer Millard die neuen Entwicklungen mit: *„Ich wurde vom Legal Service informiert, dass ‚life imprisonment‘ einer Haftzeit von 21 Jahren entspricht. Darüber hinaus wurde mir ein Strafnachlass von einem Drittel zugesprochen, das heißt, lebenslänglich bedeutet in meinem Fall 14 Jahre.“*[915] Mit der Anrechnung der Untersuchungszeit, rechnete Ramsauer Millard vor, wäre sein Freilassungsdatum also Mai 1959.

Durch den Kontakt mit Millard, zweifelsohne Ramsauers große Hoffnung, setzte im Herbst 1950 ein wahres Bombardement an Gnadengesuchen und Empfehlungsschreiben für Ramsauer ein, die Möbius im Laufe des Sommers zusammengetragen hatte und nun an Millard übermittelte. Darunter befanden sich in einer ersten Tranche

912 Ebd.

913 Vgl. Schreiben Rohrachers an Regierungspräsidenten Wladimir Pawlowski, Klagenfurt, 30.8.1940, zit. nach Peter G. Tropper (Hg.): Kirche im Gau. Dokumente zur Situation der katholischen Kirche in Kärnten von 1938 bis 1945. Klagenfurt 1995, S. 97.

914 Vgl. „Sigbert Ramsauer“. Neuüberprüfung und Zusammenfassung von Ramsauers Fall durch den High Commissioner Sir Ivone Kirckpatrick, 1953. Beilage des Schreibens der British Legation in Vienna an Central Department im Foreign Office, 13.11.1953, TNA, FO 371/103792.

915 Ramsauer an Millard, Garsten, 19.10.1950, WL, SA/VES, C/2.

Gnadengesuche vom Kärntner Landeshauptmann-Stellvertreter Hans Ferlitsch (ÖVP), ein Leumundszeugnis des Wiener Professors für Frauenheilkunde Dr. Isidor Amreich, ein Führungsbericht der Garstener Gefängnisdirektion sowie ein medizinisches Gutachten des Gefängnisspitals. Am 16. Dezember 1950 konnte Möbius Millard eine weitere Begnadigungsempfehlung vorlegen. Absender war der Staatssekretär im Innenministerium und spätere Verteidigungsminister Ferdinand Graf. Graf behauptete in diesem Schreiben, eine Umfrage unter ehemaligen KZ-Häftlingen von Mauthausen und vom Loiblpass durchgeführt zu haben, wobei von keiner Seite Klagen über Ramsauer vorgebracht worden wären: *„Es ist daher mit Sicherheit anzunehmen, daß er sich als Lagerarzt den Häftlingen gegenüber als Mensch und Arzt korrekt benommen hat."* Bezeichnend auch der Schluss des Schreibens, wo Graf um Zubilligung mildernder Umstände bittet, *„wenn ich persönlich das Urteil des Militärgerichtes über die Frage der Schuld selbst des Dr. Ramsauer in den beiden Euthanasiefällen zu teilen gezwungen bin."*[916] Damit machte Graf also sehr deutlich, dass er persönlich keine Sekunde an die Rechtmäßigkeit des militärgerichtlichen Urteils glaubte und dieses lediglich unter dem „Zwang" der Besatzungsmacht anerkannte. Möbius übermittelte an Millard allerdings nicht nur dieses Empfehlungsschreiben, sondern stellte auch noch andere Empfehlungsschreiben in Aussicht: *„Ich hoffe, in absehbarer Zeit auch von Herrn Bundeskanzler Figl, dem Regierungschef, eine ähnliche Befürwortung vorlegen zu können. Leider benötigen derartige Befürwortungen Zeit, weil die genannten Herren nicht ohne genaueste Erhebungen des Sachverhaltes eine Befürwortung ausstellen, was angesichts ihrer Stellung begreiflich ist."*[917] Von Figl traf allerdings – zumindest in schriftlicher Form – kein Empfehlungsschreiben ein, nachgereicht wurde lediglich ein Schreiben des Wiener Universitätsprofessors für Kinderheilkunde, Franz Hamburger, bei dem Ramsauer studiert hatte. Hamburger erklärte Millard, dass er mit Ramsauers Eltern gesprochen hätte und ihm *„das Schicksal dieses unglücklichen Menschen sehr nahe"* ginge. Was seine Person anging, hatte Hamburger in dem Schreiben ebenfalls einen bemerkenswerten Schwenk vollzogen: Er hielt fest, *„stets ein Anhänger der Euthanasie" gewesen zu sein, aber „eben ein unbedingter Gegner der Euthanasie, wie sie in der Hitlerzeit geübt wurde"*[918]. Diesen Angaben stehen freilich die von Hamburger verfassten Lehrbücher und seine Verantwortung als Leiter der Kinder-Universitätsklinik in Wien entgegen, die ihn als vehementen Befürworter der nationalsozialistischen Erbgesundheitslehre und der damit verbundenen Ausmerzungspraxis ausweisen.[919] In seinem 1940 erschienenen Buch schwor er die künftigen Mediziner*innen auf ihre Rolle als Erbgesundheitsärzte ein:

916 Ferdinand Graf, Befürwortung, 6.12.1950, WL, SA/VES, C/2.
917 Möbius an Millard, Salzburg, 16.12.1950, WL, SA/VES, C/2.
918 Franz Hamburger an Millard, Vöcklabruck, 7.6.1951, WL, SA/VES, C/2.
919 Vgl. Herwig Czech: Der Spiegelgrund-Komplex, S. 194–219.

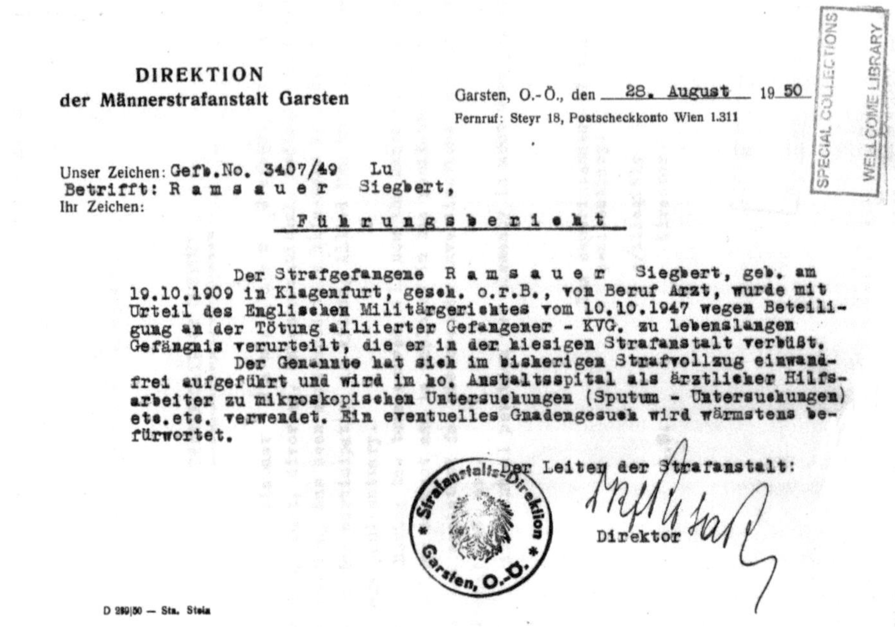

DIREKTION
der Männerstrafanstalt Garsten

Garsten, O.-Ö., den 28. August 1950
Fernruf: Steyr 18, Postscheckkonto Wien 1.311

Unser Zeichen: Gefb.No. 3407/49 Lu
Betrifft: R a m s a u e r Siegbert,
Ihr Zeichen:

F ü h r u n g s b e r i c h t

Der Strafgefangene R a m s a u e r Siegbert, geb. am 19.10.1909 in Klagenfurt, gesch. o.r.B., von Beruf Arzt, wurde mit Urteil des Englischen Militärgerichtes vom 10.10.1947 wegen Beteiligung an der Tötung alliierter Gefangener - KVG. zu lebenslangen Gefängnis verurteilt, die er in der hiesigen Strafanstalt verbüßt.
Der Genannte hat sich im bisherigen Strafvollzug einwandfrei aufgeführt und wird im ho. Anstaltsspital als ärztlicher Hilfsarbeiter zu mikroskopischen Untersuchungen (Sputum - Untersuchungen) etc.etc. verwendet. Ein eventuelles Gnadengesuch wird wärmstens befürwortet.

Der Leiter der Strafanstalt:
Direktor

Strafanstalts-Direktion Garsten, O.-Ö.

D 289/50 — Sta. Stein

Abbildung 58: Befürwortung für Ramsauers Gnadengesuch durch die Gefängnisdirektion Garsten, Garsten, 28. August 1950 (The Wellcome Library).

„Das Volk kann nur gesund bleiben, wenn die überwiegende Mehrzahl seiner Mitglieder, also die Einzelmenschen gesund, d.h. leistungsfähig sind. Der Arzt hat daher sowohl an der Ausmerzung ungesunder, untüchtiger Menschen mitzuarbeiten, wie auch an einer vernünftigen Förderung, Kräftigung und Leistungssteigerung der Gesunden. Die Ausmerzung der Untüchtigen geschieht in Form der Ausschaltung dieser aus der Fortpflanzung, durch Sterilisation (Gesetz zur Verhütung erbkranken Nachwuchses).“[920]

920 Franz Hamburger/Richard Priesel: Kinderheilkunde. Lehrbuch für Ärzte und Studenten. Wien ^{3}1940, S. 8. An anderer Stelle (S. 4f.) nimmt er auch direkt auf die Tötung „erbkranker“ Kinder Bezug: *„Du wirst dann unter Umständen in einem Zwiespalt sein als mitleidiger Arzt einerseits und als Erbarzt andererseits. Hier hast du als Arzt einstweilen noch die Pflicht, das Leben des Kindes unter allen Umständen zu erhalten. Du wirst aber so oder so oft die Eltern, zumindest den weniger sentimentalen Vater, aufklären müssen, daß das betreffende Kind besser sterben würde, daß es der Sterilisation zugeführt werden muß, um erbkranken Nachwuchs zu verhüten.“*

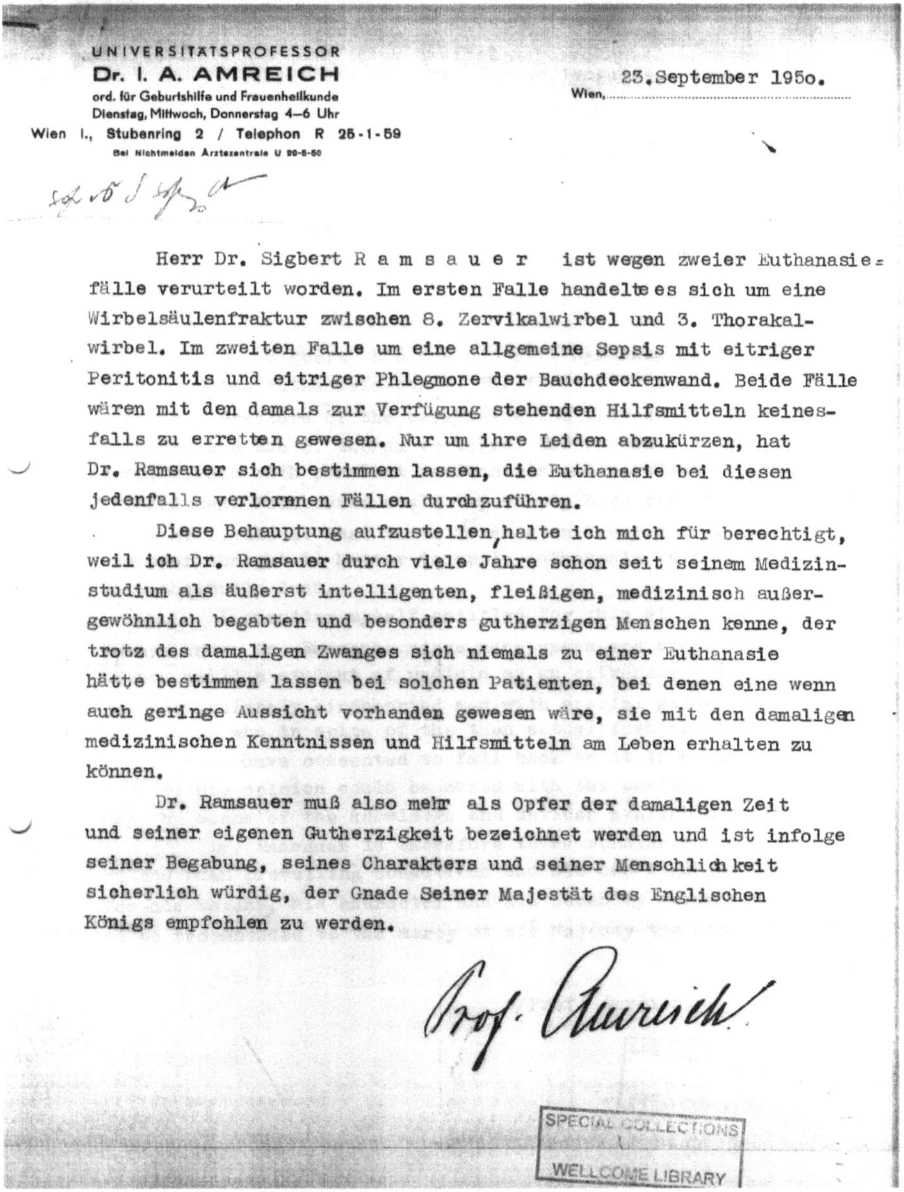

UNIVERSITÄTSPROFESSOR
Dr. I. A. AMREICH
ord. für Geburtshilfe und Frauenheilkunde
Dienstag, Mittwoch, Donnerstag 4–6 Uhr
Wien I., Stubenring 2 / Telephon R 25-1-59
Bei Nichtmelden Ärztezentrale U 20-5-50

Wien, 23.September 195o.

Herr Dr. Sigbert R a m s a u e r ist wegen zweier Euthanasie=fälle verurteilt worden. Im ersten Falle handelte es sich um eine Wirbelsäulenfraktur zwischen 8. Zervikalwirbel und 3. Thorakalwirbel. Im zweiten Falle um eine allgemeine Sepsis mit eitriger Peritonitis und eitriger Phlegmone der Bauchdeckenwand. Beide Fälle wären mit den damals zur Verfügung stehenden Hilfsmitteln keinesfalls zu erretten gewesen. Nur um ihre Leiden abzukürzen, hat Dr. Ramsauer sich bestimmen lassen, die Euthanasie bei diesen jedenfalls verlorenen Fällen durchzuführen.

Diese Behauptung aufzustellen, halte ich mich für berechtigt, weil ich Dr. Ramsauer durch viele Jahre schon seit seinem Medizinstudium als äußerst intelligenten, fleißigen, medizinisch außergewöhnlich begabten und besonders gutherzigen Menschen kenne, der trotz des damaligen Zwanges sich niemals zu einer Euthanasie hätte bestimmen lassen bei solchen Patienten, bei denen eine wenn auch geringe Aussicht vorhanden gewesen wäre, sie mit den damaligen medizinischen Kenntnissen und Hilfsmitteln am Leben erhalten zu können.

Dr. Ramsauer muß also mehr als Opfer der damaligen Zeit und seiner eigenen Gutherzigkeit bezeichnet werden und ist infolge seiner Begabung, seines Charakters und seiner Menschlichkeit sicherlich würdig, der Gnade Seiner Majestät des Englischen Königs empfohlen zu werden.

Prof. Amreich

Abbildung 59: Leumundszeugnis von Dr. Isidor Amreich, der selbst 1945 aufgrund seiner illegalen SS-Parteimitgliedschaft aus dem Universitätsdienst entlassen wurde und in Wolfsberg[921] inhaftiert wurde. Möglicherweise kam es hier auch zu einer Wiederbegegnung zwischen Ramsauer und Amreich – Lehrveranstaltungen und Prüfungen hatte Ramsauer bei Amreich jedenfalls keine absolviert (The Wellcome Library).

921 Vgl. Margit Reiter: Die Ehemaligen, S. 43.

DER I. LANDESHAUPTMANNSTELLVERTRETER
HANS FERLITSCH
LANDESREGIERUNG KLAGENFURT

KLAGENFURT, 31. Aug. 1950

Empfehlung.

Dr. RAMSAUER Siegbert, geb. 1909 in Klagenfurt, von Beruf Arzt, ist Sohn des mir bekannten Herrn Regierungsrates Dr. Ramsauer Christian, derzeit wohnhaft in Eisentratten/Krnt.

Zum Zwecke einer Begnadigung oder vorzeitigen Enthaftung bestätige ich, daß ich die Familie Ramsauer sehr gut kenne und daß sie zu einer der ältesten Familien in Kärnten zählt und allgemeines Ansehen in ganz Kärnten genießt. Auch der Sohn des Regierungsrates Ramsauer Siegbert, derzeit in Haft, und zwar auf Grund eines Urteiles des englischen Militärgerichtes in Klagenfurt, ist mir gut bekannt und kann ich im vollen Ausmaße nur das Beste auch über Letzteren sagen.

Im Zuge der ganzen Vorgänge im dritten Reiche waren tausende junge Menschen nach 1945 die Opfer einer Befehlsgewalt in diesem Reiche, die abzuwenden der Bevölkerung und ganz besonders einem Soldaten nicht möglich war.

Als führender Mandatar und öffentlicher Funktionär im Lande sind mir so seit 1945 tausende Fälle bekanntgeworden, in denen untergeordnete Organe die Verantwortung für jene zu tragen hatten, die bei Kriegsende nicht mehr zur Verantwortung gezogen werden konnten.

Mit der Begnadigung des Herrn Dr. Siegbert Ramsauer würde den beiden alten, betagten, angesehenen Eltern der Abschluß ihres Lebens leichter gemacht werden und dem Begnadigten selbst wieder Möglichkeit gegeben werden, so zu leben wie es seine ganze Erziehung und seine ganze Umgebung früher wollte.

Ich befürworte daher und empfehle eine sofortige Begnadigung des Herrn Dr. Siegbert Ramsauer, derzeit Strafanstalt Garsten, Oberösterreich.

Der Landeshauptmann-Stellvertreter:

Abbildung 60: Begnadigungsempfehlung seitens der Kärntner Landesregierung durch den amtierenden Landeshauptmann-Stellvertreter Hans Ferlitsch, Klagenfurt, 31. August 1950 (The Wellcome Library).

REPUBLIK ÖSTERREICH
BUNDESMINISTERIUM FÜR INNERES
DER STAATSSEKRETÄR

Wien, den 6. Dezember 1950.

B e f ü r w o r t u n g.

Ich bin gebeten worden, als ehemaliger Schulkamerad ein Gesuch um Begnadigung des von einem britischen Militärgerichte zu lebenslänglichem Gefängnis verurteilten Dr. Sigbert RAMSAUER zu befürworten.

Nach gründlicher Prüfung der vorliegenden Informationen glaube ich mich der Bitte um Gnade für Dr. R a m s a u e r anschließen zu können.

Dr. Ramsauer war längere Zeit Arzt in den Konzentrationslagern Mauthausen und Loiblpaß. Die österreichischen Sicherheitsbehörden haben über seine Tätigkeit dort selbst intensive Erhebungen angestellt. Insbesondere wurde auch der Sekretär des KZ-Verbandes ersucht, in den Kreisen der ehemaligen KZ-Häftlinge von Mauthausen und Loiblpaß über das Verhalten Dr. Ramsauer's eine Umfrage anzustellen. Von keiner Seite wurde über ihn irgendeine Klage vorgebracht. Es ist daher mit Sicherheit anzunehmen, dass er sich als Lagerarzt den Häftlingen gegenüber als Mensch und Arzt korrekt benommen hat. Dies erlaubt den weiteren Schluß, dass er in den Fällen, die zu dem Urteil des britischen Militärgerichtes führten, nicht aus einer schlechten charakterlichen Veranlagung heraus gehandelt hat, dass eine solche zweifellos auch in seinem Verhalten gegenüber den Häftlingen in den Konzentrationslagern zum Ausdruck gekommen wäre. Es darf vielmehr angenommen werden, dass seine verurteilenswerte Handlungsweise in den zwei Euthanasiefällen in seiner Irrleitung durch die weltanschaulichen Thesen jener Zeit ihre Erklärung finden.

Unter diesen Umständen darf ich mich der Bitte um Gnade für Recht und um Zubilligung mildender Umstände aus voller Überzeugung auch dann schliessen, wenn ich persönlich das Urteil des Militärgerichtes über die Frage der Schuld selbst des Dr. Ramsauer in den beiden Euthanasiefällen zu teilen gezwungen bin.

Graf

Abbildung 61: Begnadigungsempfehlung durch Staatssekretär Ferdinand Graf, der auch auf politischer Ebene vehement für Ramsauers Freilassung intervenierte, Wien, 6. Dezember 1950 (The Wellcome Library).

Sämtliche Empfehlungsschreiben, außer jenem von Hamburger, erreichten über die Achse Millard und Lord Denman das *War Office*.[922] Mitte Dezember 1950 lieferte Denman Millard einen ersten Bericht, was er über Lord Henderson aus dem *War Office* in Erfahrung gebracht hatte:

„*Henderson ist nicht sehr ermutigend. Ich fürchte, es gibt keine Hoffnung auf irgendeinen Nachlass seiner [Ramsauers] Strafe. Ich fürchte auch, dass die Idee, direkt an den König zu appellieren keinen Erfolg haben wird, da der König in Fällen wie diesen an die Ratschläge seiner Minister gebunden ist.*“[923]

Im Februar 1951 bestand darüber definitiv Gewissheit: Das *War Office* zeigte nicht die geringste Absicht, Ramsauers Petitionen in irgendeiner Hinsicht näher zu treten. Lord Denman betrachtete die Sache als abgeschlossen und retournierte alle Unterlagen an Millard.[924]

Im Sommer 1952 beschäftigen sich sowohl das britische Kriegs- als auch das Außenamt erneut mit dem Fall Ramsauer, allerdings ausschließlich in Bezug auf die Anrechnung seiner Untersuchungshaft, die problematisch erschien: Die dazugehörigen Akten waren nicht auffindbar und so musste man sich auf Ramsauers eigene Angaben zu seiner Inhaftierung verlassen, denen man naturgemäß misstrauisch gegenüberstand. Schließlich entschied man sich, Ramsauers Angaben zu akzeptieren. In dieser Phase war auch die bischöfliche Gnadenpetition Rohrachers eingetroffen, die im *War Office* recht ungerührt zur Kenntnis genommen wurde, und zu keinerlei weiteren Schritten führte.[925]

Bewegung in die Sache kam erst wieder 1953, als die Briten angesichts der gesamtpolitischen Lage zu weiteren Zugeständnissen bereit waren. Zu diesem Zeitpunkt befanden sich in Österreich insgesamt nur noch drei Kriegsverbrecher in Haft, die von britischen Militärgerichten verurteilt worden waren: Leopold Bruckner, Johann Fritz und Sigbert Ramsauer.[926] In diesem Zusammenhang entwickelte sich unter den Beamten des *Foreign Office* eine lebhafte Diskussion zur Neuüberprüfung der Fälle: Als der Beamte F. A. Warner vorschlug, die drei Fälle im Lichte der nunmehr liberaleren Begnadigungspolitik zu überprüfen, antwortete H. W. Evans: „*Bei Ramsauer bin ich mir nicht sicher. Wir sind den Fall 1951 ziemlich sorgfältig durchgegangen und es scheint zwei-*

922 Schreiben Lord Denman an Millard, 3.11.1950, WL, SA/VES, C/2.
923 Schreiben Lord Denman an Millard, 16.12.1950, WL, SA/VES, C/2 (Übersetzung Lisa Rettl).
924 Vgl. Lord Denman an Millard, 13.2.1951, WL, SA/VES, C/2.
925 Vgl. TNA, FO 371/ 98111.
926 Leopold Bruckner, ehemaliger Kommandoführer von Kriegssgefangenen in St. Egidi/Šentilj, war im August 1947 bei einem britischen Kriegsverbrecherprozess in Völkermarkt wegen Ermordung der Kriegsgefangenen William Alfred Griffin und Eric Lynn Black sowie Misshandlung des Kriegsgefangenen Ernest James MacDonald zu zwanzig Jahren Gefängnis verurteilt worden. Johann Fritz hatte im Oktober 1946 für die Erschießung des Kriegsgefangenen Ronald John McLennan von einem britischen Militärgericht eine Gefängnisstrafe im Ausmaß von zwölf Jahren erhalten. Siehe Meinhard Brunner: Die Militärgerichtsbarkeit der britischen Besatzungsmacht in Österreich. Graz 2024, S. 434–436, 410–413.

felhaft, dass sich seitdem irgendwelche neuen Fakten ergeben haben. Aber es ist kein Schaden, den Fall im Lichte der jüngsten Begnadigungsentscheidungen zu überprüfen, ich habe also nichts dagegen.“[927]

Zwei Aspekte werden in dieser Korrespondenz deutlich: Zum einen, dass die für Ramsauer eingereichten Petitionen bis dahin vollkommen wirkungslos geblieben waren und dass die damit betrauten britischen Beamten sich äußerst unwillig zeigten, Ramsauers Fall neu aufzurollen. Pat Hancock schloss die Diskussion schließlich wenig enthusiastisch: „*Ich kenne Ramsauers Fall, er war der schlimmste der Bande. [...] Wie auch immer, im Licht der jüngsten Begnadigungsentscheidungen in Deutschland scheint es wünschenswert, einen neuen Blick darauf zu werfen.*“[928] Bei der Neubearbeitung des Falles stieß man allerdings zunächst auf ungeahnte Schwierigkeiten: Das *Foreign Office*, das Ramsauers Akten von der Wiener Botschaft angefordert hatte, erhielt von dort die Mitteilung, dass sich Ramsauers Akten „*in Luft aufgelöst*“[929] hätten. Die Sache pressierte mittlerweile, nachdem ein Besuch des österreichischen ÖVP-Bundeskanzlers Julius Raab anstand und das *Foreign Office* erwartete, dass Raab in dieser Angelegenheit Druck machen würde.[930]

Im November 1953 lag schließlich eine ausführliche Zusammenfassung mit den aktuellen Einschätzungen zum Fall Ramsauer vor. Der Fall war vom Hochkommissar in Deutschland, Sir Ivone Kirckpatrick, ausführlich und genau geprüft worden. Er war zum Schluss gekommen, dass sämtliche Argumente, die in den Gnadengesuchen angeführt waren (mangelhafte Prozessführung, dünne Beweislage, Gesundheitszustand Ramsauers, Euthanasie aus Menschlichkeit), überhaupt keine Substanz hätten. Ganz im Gegenteil – Kirckpatrick hielt im Kontext mit den von Ramsauer gestandenen Euthanasiefällen fest: „*Ich denke, dass das Gericht allein für diese Fälle vollkommen zu Recht eine lebenslange Haftstrafe verhängt hat, wofür eigentlich auch die Todesstrafe rechtmäßig gewesen wäre.*“[931]

Das abschlägige Gutachten wurde in der Folge von der britischen Botschaft in Wien an das *Foreign Office* übermittelt, begleitet von einem Schreiben, das auch den politischen Status Quo in Österreich beleuchtete:

> „*Auf der anderen Seite, vom politischen Standpunkt her, würde die österreichische Regierung jede auf Ramsauer angewandte Begnadigungsmaßnahme begrüßen und ohne Zweifel würde ein solcher Schritt von der österreichischen Bevölkerung gut aufgenom-*

927 F.O. Minute, H. W. Evans, CA 1661/2, 18.8.1953, TNA, FO 371/103792 (Übersetzung Lisa Rettl).
928 Schreiben von P. F. Hancock an P. G. D. Adams, Foreign Office S.W.1 (CA 1661/2), 11.9.1953, TNA, FO 371/103 792 (Übersetzung Lisa Rettl).
929 British Embassy Vienna (P. G. D. Adams) an F.A. Warner, Central Department Foreign Office, 8.10.1953, TNA, FO 371/103792 (Übersetzung Lisa Rettl).
930 Vgl. Schreiben F.A. Warner an P. G. D. Adams, Foreign Office, CA 1661/2, 5.10.1953, TNA, FO 371/103792.
931 „Sigbert Ramsauer“. Neuüberprüfung und Zusammenfassung von Ramsauers Fall durch High Commissioner Sir Ivone Kirckpatrick, 1953, Beilage des Schreibens der British Legation in Vienna an Central Department im Foreign Office, 13.11.1953, TNA, 371/103792.

men werden. Ramsauer hat eine Menge prominente Personen für seine Sache mobilisiert, und erst kürzlich wurde ein Botschaftsmitglied von [Staatssekretär] Graf [...] mit dieser Sache konfrontiert. Das geschah im Zusammenhang mit einer Anfrage nach einer temporären Entlassung, die wir vor kurzem vom Häftling erhalten haben und die wir jetzt in Erwägung ziehen. Graf kennt Ramsauers Familie gut und ist von den Schwierigkeiten, unter denen sie momentan leidet, stark beeindruckt Er sagte, dass er die grundsätzliche Frage einer Herabsetzung von Ramsauers Strafe nicht aufwerfen wolle, aber dass er in dieser Sache mit dem Kanzler sprechen würde."[932]

Damit bezog man sich auf die jüngsten Schreiben aus Garsten vom November 1953, die gewissermaßen zum großen Finale in Ramsauers prominent besetztem Interventionskomitee überleiteten. Ramsauer hatte neben einer eigenen Gnadenpetition und einer neuerlichen Empfehlung des Gefängnisdirektors, der ihm „*wertvolle ärztliche Hilfsdienste*"[933] im Anstaltsspital bestätigte, ein medizinisches Gutachten vorgelegt, das ihm eine tuberkulöse Infektion attestierte und einen zwischenzeitlichen Sanatoriumsaufenthalt empfahl, weil die feuchten klimatischen Bedingungen des Gefängnisses für Ramsauers Gesundheitszustand sehr abträglich seien.[934] Wie schon in Karlau beteiligte sich also auch die Gefängnisleitung in Garsten aktiv an der Unterstützung eines verurteilten NS-Straftäters.

Im November 1953 war zudem das österreichische Justizministerium in die Causa involviert worden, vor allem deswegen, weil mittlerweile „*das britische Element [...] das Gnadenrecht an den Bundesminister für Justiz übertragen*"[935] hatte. Auch in einem internen Vermerk des Justizministeriums ist festgehalten, dass „*die englische Besatzungsmacht bei Übergabe der von ihr verurteilten Uebeltäter das Gnadenrecht der österreichischen Regierung überlassen hat*"[936]. Insofern dürfte de facto die Intervention des parteilosen, von der SPÖ nominierten Justizministers Josef Gerö den entscheidenden Ausschlag für die kommenden Entwicklungen gegeben haben. Am 23. November hatte Gerö Ramsauers Gnadenpetition vom Oktober an das britische Hochkommissariat weitergeleitet, verbunden mit einem eigenen Schreiben, wo angesichts der „*sehr guten Führung des Sigbert Ramsauer, seiner schweren Erkrankung [...] wie auch mit Rücksicht auf die schlechte wirtschaftliche Lage, in der sich seine Eltern befinden, die gegenständliche Gnadenbitte wärmstens*"[937] empfohlen wurde. Dem Justizminister ist immerhin zugute zu halten, dass er sich vor seiner Empfehlung über die Ramsauers informierte. Aller-

932 Schreiben der British Legation in Vienna an Central Department im Foreign Office, 13.11.1953, TNA, 371/103792 (Übersetzung Lisa Rettl).
933 BM f. Justiz an Hochkommissariat des britischen Elements in Österreich, Rechtsabteilung, Wien, 23.11.1953, ÖStA, AdR, BMJ, 61014-IV/76, Zl. 67.903/53.
934 Vgl. Direktion der Männerstrafanstalt Garsten (Medical Certificate) an Legal Division Graz, 14.11.1953, TNA, 371/103792.
935 Präsidiale zur Information des Justizministers, 8.11.1952, ÖStA, AdR, BMJ, 61014-IV/76, Zl. 67.697/52.
936 Vermerk des Ministerialbeamten Fanta für Dr. Kapfer, 6.11.1952, ÖStA, AdR, BMJ, 61014-IV/76, Nr. 1.
937 Entwurf des Schreibens des Bundesministers für Justiz Joseph Gerö an das Hochkommissariat des britischen Elements in Österreich, 23.11.1953, ÖStA, AdR, BMJ, 61014-IV/76, Nr. 6, Zl. 67.903/53.

dings war er dabei auf die Informationen von Garsten bzw. der Bundespolizeidirektion Klagenfurt angewiesen und diese waren äußerst selektiv. Bei der Darstellung der Ramsauer'schen Vermögensverhältnisse hatte die Kärntner Polizeidirektion festgestellt, dass Christian Ramsauer nur über eine kleine Pension verfügte und aufgrund seines Alters und Gesundheitszustandes keinem Nebenerwerb nachgehen könne. Die 189 Hektar Waldbesitz fanden keine Erwähnung und über Ramsauer jun. wurde festgehalten, dass es keine Anhaltspunkte gäbe, dass er in der Verbotszeit an irgendwelchen Aktionen gegen Juden oder Andersgesinnte teilgenommen hätte.[938]

Ramsauer selbst verfasste am 24. Dezember 1953 erneut ein umfassendes und äußerst eloquentes Gnadengesuch, in dem auch deutlich wird, wie manipulativ Ramsauer agieren konnte und wie gut es ihm gelang, Menschen für seine Zwecke einzuspannen. Hatte er dem mittlerweile verstorbenen Millard noch suggeriert, dass er quasi ein Mitstreiter für die Anliegen der VELS sei, so positionierte er sich nun anders: *„[V]oluntary euthanasia ist eine conradictio in adjecto!"*[939], erklärte Ramsauer, nun als vollendeter Humanist.

Wenige Tage vor Ramsauers eigener Gnadenpetition hatte eine andere prominente Persönlichkeit aus deutschnationalem Milieu für Ramsauer bei Justizminister Josef Gerö interveniert: Der Präsident des Roten Kreuzes, Univ.-Prof. für Chirurgie und mittlerweile Rektor der Universität Innsbruck Dr. Burghard Breitner.[940] Das Rote Kreuz seinerseits war als Organisation in zahlreiche Fälle von Fluchthilfe für Nationalsozialisten involviert.[941] Breitner und Ramsauer kannten einander auch persönlich: Ramsauer hatte bei ihm in Innsbruck Lehrveranstaltungen belegt. Und auch aus den Reihen der Wiener Universität fand sich, neben den 1945 zwangsweise pensionierten und wohl weniger hilfreichen Kollegen Amreich und Hamburger, noch ein aktiver und *„einschlägig bekannter"*[942] Fürsprecher: der Chirurg Univ.-Prof. Dr. Leopold Schönbauer, der kurze Zeit später ebenso zum Rektor avancierte[943] und von 1959 bis 1962 als ÖVP-Nationalratsabgeordneter fungieren sollte.

---

938 Vgl. Bundespolizeidirektion Klagenfurt an BM f. Justiz, 16.11.1953, ÖStA, AdR, BMJ, 61014-IV/76, Nr. 6.
939 Gnadengesuch Sigbert Ramsauer, 24.12.1953, ÖStA, AdR, BMJ, 61014-IV/76, Zl. 34.536/54.
940 Vgl. Burghard Breitner (Österreichisches Rotes Kreuz) an Justizminister Gerö, Innsbruck, 18.12.1953, ÖStA, AdR, BMJ, 61014-IV/76, Nr. 7. Zu Breitner vgl. auch Lothar Höbelt (Hg.): Burghard Breitner. Im Gedenken an einen großen Österreicher. Wien 1994. Eine kritischere Darstellung vgl. Margit Reiter: Die Ehemaligen, S. 150. Jüngere Forschungen von Ina Friedmann belegen, dass Breitner für die an der Universitätsklinik Innsbruck zwischen 1938 und 1945 durchgeführten Zwangssterilisationen verantwortlich war (vgl. Ina Friedmann: „Vom Standpunkt der Erbpflege und der Bevölkerungspolitik ist in diesem Fall eine Sterilisierung dringend geboten". Kooperationsformen der Universität Innsbruck mit den Erbgesundheitsgerichten in Tirol und Vorarlberg zwischen 1940 und 1945. In: Margret Friedrich/Dirk Rupnow (Hg.): Geschichte der Universität Innsbruck 1669–2019, Band II: Aspekte der Universitätsgeschichte. Innsbruck 2019, S. 717–768).
941 Vgl. Gerald Steinacher: Nazis auf der Flucht, insbes. S. 69–118.
942 Vgl. Margit Reiter: Die Ehemaligen, S. 243.
943 Vgl. Ein schriftliches Interventionsgesuch von Schönbauer ist nicht erhalten, allerdings wird seine Intervention für Ramsauer in einem Schreiben des Parlamentsklub des WdU vom 12.3.1954, erwähnt (vgl. ÖStA, AdR, BMJ, 61014-IV/76, Nr. 9, Zl. 33.788/54).

Im März 1954 verdichtete sich noch einmal der Druck. Mittlerweile hatte sich auch der VdU mit Nationalrat Dr. Helfried Pfeifer an der Spitze in die Causa Ramsauer eingebracht. Pfeifer selbst war Universitätsprofessor für Verwaltungsrecht an der Universität Wien gewesen, allerdings mittlerweile außer Dienst, nachdem er 1945 aus dem Universitätsdienst aufgrund seiner einschlägigen politischen Betätigung entlassen worden war. Auch Pfeifer schien Ramsauers Begnadigungsansuchen nun *„überaus berücksichtigungswürdig“*[944], wie er Justizminister Gerö am 12. März wissen ließ. Intern wurde Gerö Anfang März darüber informiert, dass *„demnächst der Herr Bundeskanzler und der Herr Staatssekretär Graf beim Herrn Justizminister in der Richtung zu intervenieren [beabsichtigen], dass der Herr Justizminister dieses Gnadengesuch bei der britischen Gnadeninstanz betreiben möge“*[945]. Ein derartiger Ansturm auf den Justizminister wäre zu diesem Zeitpunkt allerdings gar nicht mehr vonnöten gewesen.

Die bereits im November 1953 erfolgte Intervention von Justizminister Gerö hatte den Ausschlag gegeben, dass im *Foreign Office* zu Beginn des Jahres 1954 erneut eine Überprüfung des Falles Ramsauer angeordnet wurde. Im Zuge dessen zeichnete sich in London ein Konflikt der damit betrauten Behörden ab, dem *Mixed Consultative Board* einerseits und den Beamten des *Foreign Office* andererseits. Dieser beratende Ausschuss hatte sich angesichts des politischen Status Quo und der Empfehlung Gerös für eine Begnadigung Ramsauers ausgesprochen – eine Empfehlung, die seitens der Beamten des *Foreign Office* entschieden nicht goutiert wurde, obschon man auch hier zur Ansicht gelangt war, dass man Ramsauers Haftentlassung nicht mehr aufhalten könne: Eine endgültige Entscheidung stand Ende März bevor. Das *Foreign Office* bestand nun mit Vehemenz darauf, dass für Ramsauers Freilassung einzig und allein medizinische Gründe als offizielle Begründung angeführt werden, womit deutlich gemacht werden sollte, dass eine vorzeitige Entlassung Ramsauers keine juristische begründete Amnestie darstellte. Die diesbezügliche interne Korrespondenz im *Foreign Office* lässt keinen Zweifel darüber offen, wie man hier zu Ramsauers Begnadigung stand: *„Einfach zu sagen, dass Ramsauer entlassen wird, ist irreführend“*, betonte der zuständige Beamte im britischen Außenamt, der mehrmals verdeutlichte, dass Ramsauer unter den gegebenen Umständen *„ausschließlich aus medizinischen Gründen entlassen wird.“*[946] Und so kam es auch.

Am 31. März 1954 war die Entscheidung über Ramsauers Freilassung gefallen. In der Begründung wurde festgestellt, dass die Begnadigungsempfehlung ausschließlich medizinisch begründet war, und zwar auf Basis des erwähnten ärztlichen Gutachtens. Gleich zweimal wurde in dem Schreiben festgestellt, dass die Freilassung Ramsauers nur aus diesem einen Grund erfolgte.[947]

944 Klub der WdU im Nationalrat der Rep. Österreich (Helfried Pfeifer) an Justizminister Gerö, 12.3.1954, ÖStA, AdR, BMJ, 61014-IV/76, Nr. 9, Zl. 33788/54.

945 Präsidium, Zur Information des Herrn Ministers, 8.3.1954, ÖStA, AdR, BMJ, 61014-IV/76, Nr. 8, Zl. 33.334/54.

946 Minute, CW 1661/33, H. W. Evans, 12.3.1954, TNA, FO 371/109722.

947 Vgl. H. W. Evans an M. F. P. Herchenroder, Office of the Legal Adviser, Bad Godesberg, 31.3.1954, TNA, FO 371/109722.

Auch wenn diese Entscheidung am Ergebnis, nämlich Ramsauers Haftentlassung am 2. April 1954, nichts änderte, so bleibt festzuhalten: Ramsauer wurde seitens der Briten nicht „begnadigt", sondern ausschließlich aus medizinischen Gründen auf freien Fuß gesetzt. Das *Foreign Office* hatte sich selbst dazu nur äußerst widerwillig durchgerungen. Politisch gesehen hatten die Briten keine andere Wahl als der Empfehlung Gerös zu folgen, nachdem man in der Frage des Gnadenrechts dem österreichischen Justizministerium ein Mitspracherecht zugebilligt hatte. Für das britische Außenamt blieb Ramsauer jedoch ein Kriegsverbrecher, der zu Recht verurteilt worden war. Eine zusätzlich pikante Note erhält Ramsauers Freilassung insofern, da an anderer Stelle in den britischen Akten vermerkt wurde, dass die Strafe Ramsauers lediglich *„ausgesetzt"*[948] sei und eine neuerliche Überprüfung des Falles nun im Verantwortungsbereich der dafür zuständigen österreichischen Behörden liege: *„Sigbert Ramsauer / Clemency March 54, sentence suspended on medical grounds. The review of the case of Dr. Ramsauer, who is undergoing his sentence in Austria is the responsibility of the competent authority in Austria."*[949] Demnach hatten die Briten die Entscheidung auf Verbüßung der Reststrafe also Österreich überlassen.

Dass die österreichischen Behörden nach dem Interventionsmarathon führender politischer Repräsentanten Ramsauer nicht mehr weiter behelligen würden, war freilich absehbar, zumal 1953 ein weiteres Gesetz zugunsten ehemaliger Nationalsozialisten in Kraft getreten war: das *Bundesverfassungsgesetz vom 17. Dezember 1951 über die Befreiung der Spätheimkehrer von der Verzeichnis- und Sühnepflicht*, die Einstellung von Strafverfahren und die Nachsicht von Strafen gegen solche Personen.[950] Und mit der Unterzeichnung des österreichischen Staatsvertrages am 15. Mai 1955 war der Kuchen ohnehin gegessen: Die Österreicher*innen hatten nicht nur ihre staatliche Souveränität wiedererlangt, sondern man war endlich auch wieder unter sich und konnte – wie die *Neue Zeit* feststellte – nach zehnjähriger Besatzung mit den Aufräumarbeiten im Hause Österreich beginnen:

> *„Wenn ein Haus zehn Jahre hindurch nicht aufgeräumt werden konnte, weil vier lästige Mieter dies verhinderten, häuft sich eine Menge Unrat an. Österreich wird einige Zeit brauchen, um all den Unrat, den die Besatzungszeit zurückließ, [...] zu beseitigen, und wahrscheinlich wird das Haus trotzdem nie wieder so rein und sauber werden, wie man es erwarten möchte, denn manche Spuren haben sich schon zu tief in die Mauern und Böden gefressen. Vor allem geht es einmal darum, die staatsbürgerliche Gleichberechtigung aller Staatsbürger wiederherzustellen und damit den ganzen Wust, der uns von den Alliierten aufgezwungenen NS-Gesetzgebung über Bord zu werfen."*[951]

948 Vgl. Loibl Pass No. 1, Synopsis of Case, JAG No. 355, 24.3.1954, TNA, 235/578.
949 Ebd.
950 Vgl. BGBl. Nr. 159/1953.
951 Die Neue Zeit, 23.10.1955, S. 1, zit. nach Werner Koroschitz: „Sind wir ein Negerstamm?" Metamorphosen in Rot-Weiß-Rot. In: Werner Koroschitz/Lisa Rettl (Hg.): „heiß umfehdet, wild umstritten ..."

Als Resümee können wir festhalten: Wenn in den österreichischen Akten davon zu lesen ist, dass Ramsauer von der englischen Königin begnadigt wurde, so entspricht dies keineswegs den Tatsachen. Das Entlassungsschreiben ist zwar, den formalen britischen Gepflogenheiten entsprechend, *„im Auftrag der Königin"*[952] abgefasst, allerdings handelte es sich in Ramsauers Fall de facto um keine juristisch begründete „Begnadigung", sondern um eine Freilassung aus medizinischen Gründen, die seitens des britischen Außenamts den österreichischen Behörden äußerst widerwillig zugestanden wurde, bzw. ist an anderer Stelle überhaupt nur von einer *„ausgesetzten Strafe"*[953] *(„sentence suspended")* die Rede. Die tatsächliche „Begnadigung" Ramsauers erfolgte im Wesentlichen durch die österreichischen Behörden und nicht durch Großbritannien, das lediglich noch formal Ramsauers Haftentlassung genehmigte.

Die jüngst erschienene Studie Meinrad Brunners zur britischen Militärgerichtsbarkeit bestätigt diese Aussage explizit: Demnach hatte das Britische Element der Alliierten Kommission mit Schreiben vom 10. Dezember 1951 *„die weitere Vollstreckung der Urteile britischer Militärgerichte in Österreich [...] sowie die Entscheidung über etwaige Gnadenanträge [...]"*[954] an das österreichische Justizministerium übertragen.

Geschichtsmythen in Rot-Weiß Rot. Klagenfurt/Celovec 2005, S. 189–245, hier S. 193.

952 Schreiben der britischen Botschaft an das Justizministerium, 1.4.1954, ÖStA, AdR, BMJ, 61014-IV/76, Nr. 11.

953 Vgl. Loibl Pass No. 1, Synopsis of Case, JAG No. 355, 24.3.1954, TNA, 235/578.

954 Brunner Meinhard: Die Militärgerichtsbarkeit der britischen Besatzungsmacht in Österreich. Graz 2024, S. 458.

Einer von uns. Die Reintegration Sigbert Ramsauers

„... im Herbst war ich schon im Krankenhaus angestellt. War auch eine Vorzugsbehandlung, weil ich andere übersprungen habe, die schon gewartet haben. Also, es [...] haben mir eigentlich alle geholfen, mich wieder einzugliedern.“

Die Reintegration Sigbert Ramsauers in die postnationalsozialistische Gesellschaft verlief atemberaubend schnell und komplikationslos. Während der Haft hatte sich Ramsauer bereits auf ein gesellschaftlich breit aufgestelltes Netzwerk an Helfern insbesondere aus dem nationalen katholischen und konservativen Lager stützen können. Nach seiner Haftentlassung im April 1954 wurde er durch funktionierende Beziehungen zu ehemaligen nationalsozialistischen Ärzten aufgefangen. Dieses Mal sollten es personalpolitische Entscheidungen der SPÖ sein, die ihm den Weg ebneten. Die Grundvoraussetzung für die Reintegration Ramsauers war aber, dass er von der österreichischen Justiz nicht mehr belangt wurde. Eine weitere Strafverfolgung aufgrund seiner SS-Mitgliedschaft vor 1938 und wegen begangener Kriegsverbrechen wäre möglicherweise mit einem Verlust des akademischen Grades und einem Berufsverbot einhergegangen. Mit dem Vorgehen der österreichischen Justiz im Falle Ramsauers beschäftigen wir uns im nächsten Kapitel, in diesem Abschnitt liegt das Hauptaugenmerk auf den politischen und gesellschaftlichen Aspekten seiner Reintegration.

Ramsauer blieb nach der Haftentlassung im April 1954 einige Wochen auf dem elterlichen Anwesen in Eisentratten. Von dort aus war die Rückkehr in den Arztberuf schnell bewerkstelligt. Als Einstieg bot sich das Landeskrankenhaus Klagenfurt geradezu an. Schon in den ersten Nachkriegsjahren wurde das LKH bisweilen als Auffangstelle für ehemalige NS-Ärzte kritisiert.[955] Überzeugte Anhänger des NS-Regimes wie Otto Scrinzi fanden hier, aufbauend auf Beziehungen, die die politischen Umbrüche unbeschadet überstanden hatten, schnell Anstellung. Scrinzi, langjähriger Psychiater am LKH Klagenfurt und prominenter Politiker des rechtsextremen Lagers in Österreich, berichtet in seiner Autobiografie entwaffnend offen darüber, dass er und andere Klagenfurter Ärzte nach 1945 Fluchthilfe für schwer belastete Nationalsozialisten über einen *„schon lange eingespielten Fluchtweg über Südtirol nach Rom und von dort nach Argentinien“*[956] geleistet hätten. Im Jahr 1947 habe er Tobias Portschy, dem ehemaligen stellvertretenden Gauleiter der Steiermark, angeboten, ihn auf diese Weise vor der juristischen Verfolgung zu bewahren. Portschy war zu diesem Zeitpunkt im britischen Anhaltelager Wolfsberg interniert und war aufgrund einer Hirnhautentzündung ins LKH transferiert worden. Auf ihn wartete eine Anklage auf Basis des Kriegsverbre-

955 Vgl. Volkswille, 30.8.1947, S. 3; ebd., 24.9.1947, S. 2.

956 Otto Scrinzi: Politiker und Arzt in bewegten Zeiten. Graz 2003, S. 162. Zu dieser Fluchtroute für Kriegsverbrecher mit Hilfe des Vatikans und des Roten Kreuzes vgl. Gerald Steinacher: Nazis auf der Flucht, insbes. das Kapitel zur Mitschuld des Roten Kreuzes.

chergesetzes vor einem österreichischen Volksgericht. Portschy wurde dabei beschuldigt, die Verfolgung und Deportation der Roma und Sinti im Burgenland ideologisch vorbereitet und daran mitgewirkt zu haben.[957] Die Darstellung Scrinzis wirft ein bezeichnendes Licht auf die Weltsicht damaliger Ärzte im LKH:

„Portschy schwankte [...]. Vergeblich versuchte ich ihm klarzumachen, daß es sich hier nicht um ein Gericht, sondern um ein Vergeltungs- und Rachetribunal handeln würde und er auf diese Weise nur ein sinnloses Opfer brächte. [...] Schließlich stimmte Portschy einer Flucht zu, nicht zuletzt unter den beschwörenden Bitten seiner Frau. Meine Aufgabe war nun, ihn mit Kleidung und Marschgepäck zu versorgen und nachts aus dem Krankenhaus zu bringen. In der entscheidenden Nacht erklärte Portschy plötzlich, nein, er bleibe und wolle sich stellen. Dieser ehrenhafte Entschluß kostete ihn dann in weiterer Folge zehn Jahre Freiheitsentzug. Viele Jahre nach seiner Entlassung habe ich ihn ungebrochen und von erstaunlicher Frische und Freimütigkeit, wenn es um die Verteidigung der Vergangenheit ging, in seinem Heimatort im Burgenland angetroffen.“[958]

Über das Personal im LKH berichtet Scrinzi ferner, dass viele ehemalige, insbesondere „belastete“ Nationalsozialisten unter den Ärzten ab 1948 dem Bund Sozialistischer Akademiker (BSA) beitraten, der wiederum maßgeblichen Einfluss auf Stellenbesetzungen hatte. Scrinzi goutierte dies nicht, sondern warf den „Ehemaligen“ vielmehr „Fahnenflucht“ vor.[959] Doch die Vorfeldorganisation der SPÖ sog die ehemaligen nationalsozialistischen Ärzte, Lehrer und Juristen regelrecht auf, um im Wettlauf um Wählerstimmen und die Hegemonie unter Akademikern gegen die ÖVP bestehen zu können. Eine Mitgliedschaft beim BSA war geradezu eine Bank für einen Posten als Arzt, Lehrer oder Jurist und eine Art Versicherung gegen kompromittierende Vorwürfe aus der Vergangenheit. Im Jahr 1953 landete die Kärntner SPÖ unter der Federführung von Organisationsreferent und Landeshauptmann Ferdinand Wedenig und seinem für Krankenhäuser zuständigen Referenten Matthias Krassnig aber einen besonderen Coup: Die sozialdemokratisch geführte Landesregierung bestellte den ehemaligen SS-Standartenführer und Psychiater Dr. Oskar Kauffmann zum Direktor der Klagenfurter Kranken-, Heil- und Pflegeanstalten.[960]

Tatsächlich konnte Kauffmann auf eine imposante NS-Karriere zurückblicken. Schon 1932 bis 1933 fungierte er als Stadtrat der NSDAP in Villach, war vom Juli 1933

957 Vgl. Ursula Mindler: Dr. Tobias Portschy. Biographie eines Nationalsozialisten. Die Jahre bis 1945. Eisenstadt 2006.

958 Otto Scrinzi: Politiker und Arzt, S. 162. Tatsächlich wurde Portschy 1949 zwar zu 15 Jahren schweren Kerkers verurteilt, aber schon 1951 aus der Haft entlassen. Richtig ist, dass Portschy bis zu seinem Tod ein überzeugter Nationalsozialist geblieben ist, der die Verfolgung der ethnischen Minderheiten verteidigte. Wie Ramsauer trat er in Egon Humers Film *Schuld und Gedächtnis* auf.

959 Vgl. Wolfgang Neugebauer/Peter Schwarz: Der Wille zum aufrechten Gang. Offenlegung der Rolle des BSA bei der gesellschaftlichen Reintegration ehemaliger Nationalsozialisten. Wien 2005.

960 Vgl. Alfred Elste/Dirk Hänisch: Kein Kreuz mit dem Hakenkreuz, S. 43; Paul Posch: Landeskrankenhaus Klagenfurt. Geschichte der Kranken-, Heil- und Pflegeanstalten des Landes Kärnten in Klagenfurt und der Klagenfurter Spitäler. Klagenfurt 1992, S. 93.

bis September 1937 illegaler Gauärzteführer und Gauobmann des nationalsozialistischen Ärztebundes in Kärnten, vom September 1937 bis Juni 1938 Landesärzteführer für die Ostmark, von Juli 1938 bis 1941 Gauamtsleiter des Amtes für Volksgesundheit und Leiter der Ärztekammer Kärntens, von 1940 bis 1941 Regierungsdirektor und Leiter der Abteilung Gesundheit und Volkspflege beim Reichsstatthalter in Kärnten, ab 1942 in Berlin Sonderbeauftragter für die Planung beim Reichsgesundheitsführer und Staatssekretär für Gesundheitsfragen Leonardo Conti, schließlich Ministerialdirektor im Reichsministerium des Inneren und somit Stellvertreter und engster Mitarbeiter Contis. Kauffmann war also nicht nur ein Nationalsozialist der ersten Stunde, unangefochtener Sprecher der nationalsozialistischen Ärzte und hochrangiger illegaler Funktionär vor 1938, der sich – in den Worten des Reichsarztes SS und Polizei Ernst-Robert Grawitz – *„besondere Verdienste [...] im Kampf um die Ostmark“*[961] erworben hatte, sondern war bis an die Spitze des NS-Gesundheitswesens aufgestiegen. Bereits in seiner Position als Gauamtsleiter des Amtes für Volksgesundheit hatte Kauffmann beispielsweise negativ über Anträge zur Eheschließung von „Staatsangehörigen deutschen oder artverwandten Blutes“ mit „jüdischen Mischlingen“ entschieden.[962] Tatsächlich dürfte Conti Kauffmann 1941 in Klagenfurt persönlich getroffen und rekrutiert haben: Der Reichsärzteführer besuchte im Laufe des Jahres die Gauhauptstadt und es ist mehr als wahrscheinlich, dass er vom obersten Mediziner und Psychiater sowie Zuständigen für die Krankenanstalten im Gau Kärnten empfangen wurde. Conti äußerte sich während seines Besuches auch zur Behandlung von unheilbar Kranken in der Klagenfurter Psychiatrie, der „Irrenanstalt“ wie die Bezeichnung damals lautete: Bei ihnen solle man mit Morphium nicht sparen, ist eine Anweisung Contis überliefert. Kurz darauf ordnete der ärztliche Direktor des LKH und der Heil- und Pflegean-

961 Der Reichsführer-SS, Reichsarzt SS und Polizei, an Chef des SS-Personalhauptamtes, SS-Obergruppenführer und General der Waffen-SS von Herff, 31.8.1944, BArchB, BDC-Akte, Kauffmann, Oscar; Angaben über den Parteigenossen Dr. Oskar Kauffmann, BArchB, NS 37/3360. Zur Rolle Kauffmanns zwischen 1933 und 1938 und bei der Machtübernahme der NSDAP in Kärnten siehe: Alfred Elste/Dirk Hänisch: Auf dem Weg zur Macht. Beiträge zur Geschichte der NSDAP in Kärnten von 1918 bis 1938. Wien 1997, S. 371; August Walzl: „Als erster Gau ...“. Entwicklungen und Strukturen des Nationalsozialismus in Kärnten. Klagenfurt 1992. Kürzere Erwähnungen auch in neueren Arbeiten zur Kärntner Psychiatrie, exemplarisch: Herwig Oberlerchner/Helge Stromberger: Psychiatrie und NS-Euthanasie. Fakten, transgenerationale Auswirkungen und Angehörigenarbeit in Kärnten. In: Der Nervenarzt. Organ der Deutschen Gesellschaft für Psychiatrie, Psychotherapie und Nervenheilkunde der Deutschen Gesellschaft für Neurologie und der Deutschen Schlaganfallgesellschaft, Jahrgang 86 (2015), Heft 1, S. 83–88, hier S. 86.

962 In den erhaltenen Restbeständen der Sanitätsabteilung der Reichsstatthalterei im Kärntner Landesarchiv sind nur wenige Akten enthalten. Ein Akt zeigt, dass Kauffmann den Antrag von Gisela Messner auf Verehelichung mit Gerhardt Schmidt negativ begutachtete. Demnach drängten Messner und Schmidt weiter auf eine Genehmigung der Heirat. Schmidt war, da er gehörlos war, bereits als „Erbkranker“ sterilisiert worden. Der Ehe-Antrag wurde schließlich in Berlin von Regierungsrat Franke abgelehnt (vgl. Der Gauamtsleiter an die NSDAP-Gauleitung Kärnten, 9.5.1941, KLA, Reichsstatthalterei, Sanitätsabteilung, Sch. 19). In einem Schreiben an den Oberregierungs- und Medizinalrat Hans Kellner in Klagenfurt hieß es: *„Gefreut habe ich mich, daß Sie durch Ihren Druck beim Erbgesundheitsgericht verhindert haben, daß ggfs. noch weitere Judenbastarde in die Welt gesetzt werden konnten“* (Regierungsrat Franke an Oberreg.- u. -med. Rat Dr. Kellner, 29.3.1943, ebd.).

stalten Dr. Walter Schmidt-Sachsenstamm dem Leiter der Männerabteilung der Irrenanstalt Dr. Franz Niedermoser an, gemäß eines angeblichen Gesetzes der Reichsregierung in der Anstalt „Euthanasie“ durchzuführen.[963] In der Folge starben mindestens vierhundert Patient*innen der Psychiatrie und Geriatrie in Klagenfurt durch überdosierte Schlafmittel oder Injektionen, die vom Pflegepersonal verabreicht wurden.[964] Laut Conti gehörte Kauffmann bereits im November 1941 zu seinem *„engsten Mitarbeiterkreis“*[965]. Im März 1942 wechselte Kauffmann schließlich als ständiger enger Mitarbeiter Contis in die Dienststelle des Reichsgesundheitsführers in Berlin, wo er bis Kriegsende blieb. Seine Nachfolge in Kärnten an der Spitze der Ärztekammer trat Schmidt-Sachsenstamm an.[966]

Kauffmann war ein eloquenter Machtpolitiker, der es nach 1945 sehr rasch und überaus geschickt verstand, die Weichen für eine Fortsetzung seiner Karriere zu stellen. Während sich Conti, der an der Planung des NS-Euthanasieprogramms und den Menschenversuchen in den Konzentrationslagern beteiligt war sowie selbst tödliche Injektionen verabreicht hatte, im Oktober 1945 in alliierter Haft durch einen Suizid seiner Verantwortung entzog, gelang es seinem Protégé Kauffmann, sich im britischen Internierungslager Wolfsberg als Lagerführer, Lagerarzt und Vertrauensmann der internierten Nationalsozialisten bereits wieder in Szene zu setzen.[967]

Nachdem Kauffmann als einer der letzten Internierten im Anhaltelager Wolfsberg im Dezember 1947 den österreichischen Behörden zur Strafverfolgung übergeben wurde, gelang es dem Psychiater glaubhaft zu machen, dass er bloß „ehrenhalber“ zum SS-Standartenführer ernannt worden war. Das Volksgericht Graz, Senat Klagenfurt, stellte daraufhin die Voruntersuchung wegen Verdachts auf Verbrechen nach dem Kriegsverbrechergesetz ein.[968] Kauffmann kam mit einer Verurteilung nach dem Verbotsgesetz für die unübersehbaren Fakten, *„Alter Kämpfer [...], Gauamtsleiter, SS-Standartenführer und Träger der Bronzenen Dienstauszeichnung sowie des Goldenen Ehrenzeichens der NSDAP“*[969] mit einer Strafe von 20 Monaten schweren Kerkers davon. In seinem Gnadengesuch an Bundespräsident Karl Renner präsentierte sich Kauffmann

963 Vgl. Martin Achrainer/Peter Ebner: „Es gibt kein unwertes Leben“. Die Strafverfolgung der „Euthanasie“-Verbrechen. In: Thomas Albrich/Winfried R. Garscha/Martin F. Polaschek (Hg.): Holocaust und Kriegsverbrechen vor Gericht. Der Fall Österreich. Innsbruck 2006, S. 57–86, hier S. 59f.; Paul Posch: Landeskrankenhaus Klagenfurt, S. 57.

964 Vgl. Nadja Danglmaier/Helge Stromberger: Tat-Orte. Schau-Plätze. Erinnerungsarbeit an den Stätten nationalsozialistischer Gewalt in Klagenfurt. Klagenfurt/Celovec 2009, S. 103.

965 Der Reichsgesundheitsführer an SS-Gruppenführer Schmitt, 6.11.1941, BarchB, BDC-Akt Kauffmann Oscar.

966 Vgl. Eduard Skudnigg: Die Geschichte der Kärntner Ärztekammer. In: Österreichische Ärztezeitung, Jahrgang 21, (1970), S. 2565–2586, hier: S. 2580.

967 Vgl. Ernst Klee: Das Personenlexikon zum Dritten Reich, S. 96; Judith Hahn: Grawitz, Grenzken, Gebhardt, 272, 281, 328; Claudia Spring: Zwischen Krieg und Euthanasie, S. 72; Gendarmeriepostenkommando Wolfsberg an das Landesgericht Klagenfurt, 12.12.1947, KLA, LGK, 21 Vr 723/47; KLA, LGK Vg 18 Vr 723/47, Bl. 125.

968 Vgl. Beschluss, Volksgericht Graz, Senat Klagenfurt, 22.12.1947, KLA, LGK, 21 Vr 723/47.

969 Urteil im Akt KLA, LGK, 21 Vr 723/47.

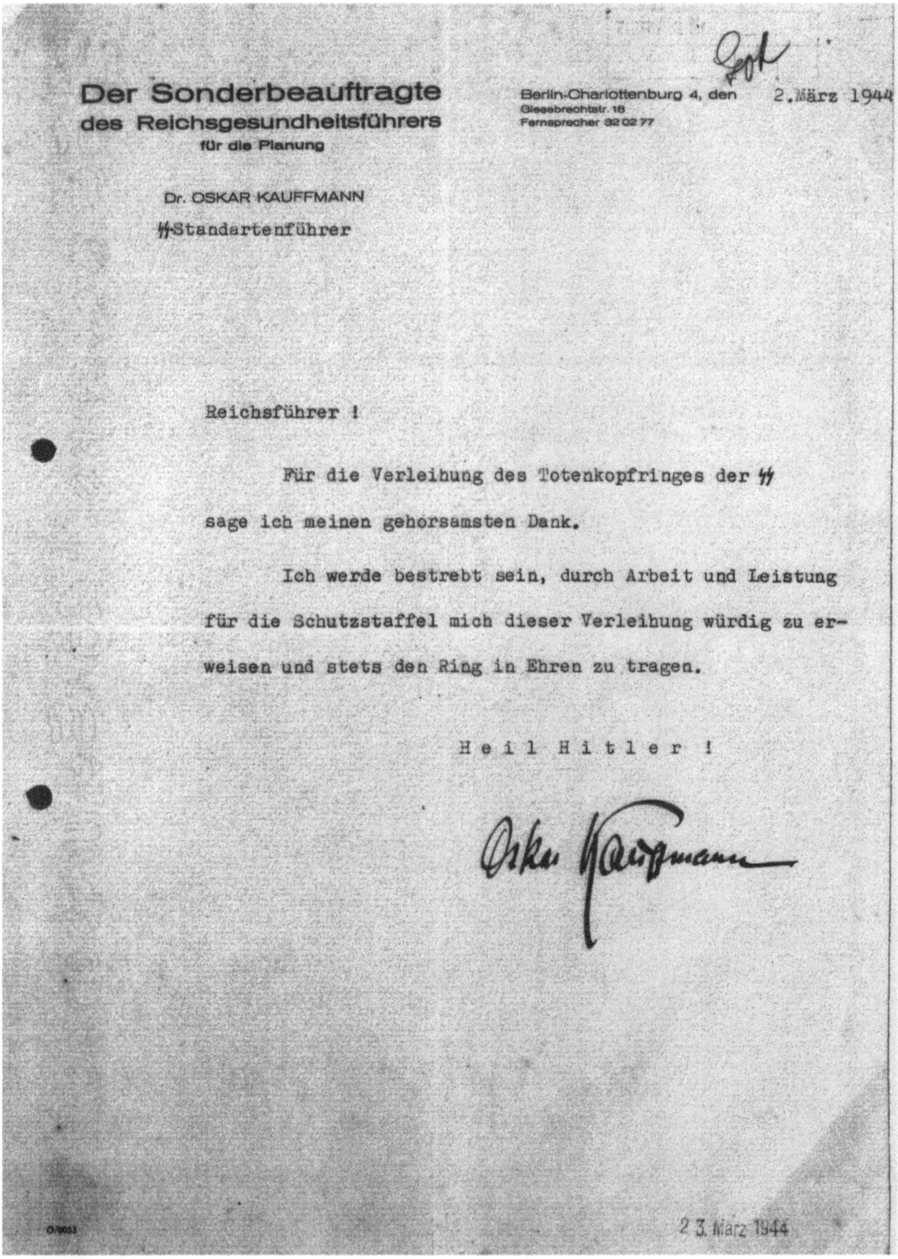

Der Sonderbeauftragte
des Reichsgesundheitsführers
für die Planung

Berlin-Charlottenburg 4, den 2.März 1944
Giesebrechtstr. 18
Fernsprecher 32 02 77

Dr. OSKAR KAUFFMANN
SS-Standartenführer

Reichsführer !

Für die Verleihung des Totenkopfringes der SS sage ich meinen gehorsamsten Dank.

Ich werde bestrebt sein, durch Arbeit und Leistung für die Schutzstaffel mich dieser Verleihung würdig zu erweisen und stets den Ring in Ehren zu tragen.

Heil Hitler !

Oskar Kauffmann

23. März 1944

Abbildung 62: Dankesschreiben von Oskar Kauffmann an Heinrich Himmler für die Verleihung des Totenkopfringes der SS, 2. März 1944 (Bundesarchiv Berlin-Lichterfelde).

10. Jahrgang **ÖSTERREICHISCHE** MAI 1955

ÄRZTEZEITUNG

Organ der Österreichischen Ärztekammer und der Ärztekammern in Wien und den Ländern Österreichs

Verantwortlicher Redakteur: Dr. Ernst Mazanek, Wien I, Weihburggasse 10—12
Verlag der Wiener Ärztekammer, Wien I, Weihburggasse 10—12 / Telephon R 27-5-70 Serie
Konto bei der Ersten österreichischen Sparcasse, Wien I, Nr. 889.685

Die Zeitung erscheint am 25. jeden Monats

Hofrat Primarius Dr. Oskar Kauffmann

Präsident der Ärztekammer für Kärnten

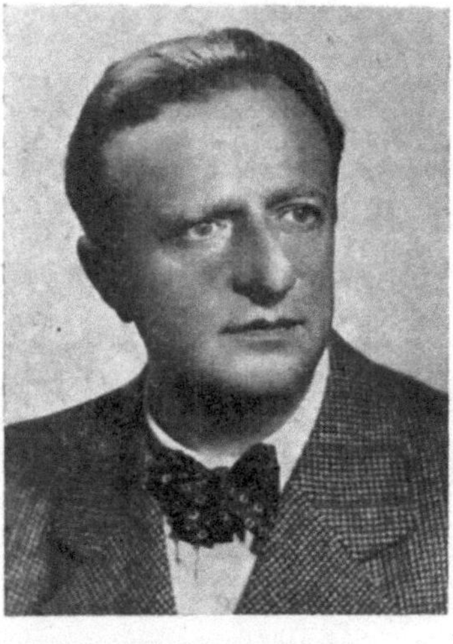

Dr. Oskar Kauffmann ist nicht mehr. Wie ein Blitz aus heiterem Himmel hat dieser Schlag die Kärntner Ärzteschaft getroffen. Völlig unerwartet, aus voller Gesundheit heraus, rief ihn das Schicksal ab. Vor weniger als einem Jahr hat ihn die Kärntner Ärzteschaft in schwerer Stunde an ihre Spitze gestellt. Seiner großen Sachkenntnis, Umsicht und Energie gelang es, die Hoffnungen, die man auf ihn gesetzt hatte, zu erfüllen und den latenten Konflikt mit den Kärntner Krankenkassen zu liquidieren.

Mit ihm haben wir einen Mann verloren, der wohl zu den ersten Fachleuten auf dem Gebiete der Sozialversicherung gehörte. Es wird nur wenige Ärzte geben, die wie er organisatorische Fähigkeiten und Fachkenntnisse in so hohem Maße besitzen. Die Lücke, die er hinterläßt, wird nur schwer zu füllen sein. Er war in seiner Art eine einmalige Erscheinung.

1898 in Triest geboren, besuchte er dort das Deutsche Gymnasium und anschließend die Grazer Universität, wo er 1922 promovierte. Aus dem ersten Weltkrieg kehrte er ausgezeichnet und verwundet als Leutnant heim. 1927 ließ sich Kauffmann als Facharzt für Nervenkranke in Klagenfurt nieder, übersiedelte als solcher 1932 nach Villach und kehrte 1934 als Chefarzt der Arbeitsgemeinschaft der Kärntner Krankenkassen wieder nach Klagenfurt zurück. Mit Beginn des zweiten Weltkrieges wurde Kauffmann wieder einberufen und machte den Frankreichfeldzug mit. 1940 kam er als Regierungsdirektor nach Kärnten und wurde 1941 als Ministerialdirektor ins Reichsinnenministerium nach Berlin berufen. Diese Stellung hatte er bis Kriegsende inne. Nach dreijähriger Internierung arbeitete er erst in Kaprun und dann für die pharmazeutische Industrie, um sich schließlich in Wiener Neustadt eine Fachpraxis für Neurologie zu schaffen. Am 1. 1. 1954 übernahm er in Klagenfurt die Direktion des Landeskrankenhauses und das Primariat der psychiatrischen Männerabteilung. Im Juni 1954 wurde er Präsident der Ärztekammer.

Auf das tiefste erschüttert steht die Kärntner Ärzteschaft an seiner Bahre. Was wir an ihm verloren haben, können nur die restlos ermessen, denen es vergönnt war, mit ihm zu arbeiten und denen er als Mensch und Freund immer unvergeßlich sein wird.

Vizepräsident Dr. Knapp

Abbildung 63: Nachruf auf Oskar Kauffmann in der *Österreichischen Ärztezeitung*, Mai 1955 (Österreichische Nationalbibliothek).

als Facharzt, der seine *„gewiss allgemein anerkannten Kenntnisse [...] stets in den Dienst der Menschheit stellte“*[970]. Die ausgesprochene Strafe wurde schließlich mit der Internierung als verbüßt betrachtet und die Rechtsfolgen der Verurteilung eingestellt.[971] Während in Berlin im Dezember 1945 von deutschen Behörden immerhin festgestellt worden war, dass Kauffmann *„auf das engste mit allen Fragen der nationalsozialistischen Gesundheits- und Rassepolitik als gesetzgeberische Spitze verbunden“*[972] war, ließ die österreichische Justiz und Politik Kauffmann als harmlosen Bürokraten durchgehen. Damit konnte Kauffmann wieder als Arzt (zunächst in Kaprun) praktizieren, fand dann in der Pharmaindustrie eine Stellung, bevor er sich wiederum als Psychiater in Wiener Neustadt etablierte.[973]

Schon 1949 war der Boden für die ehemaligen intellektuellen Führer der NS-Ärzteschaft so weit aufbereitet, dass sich Kauffmann mit dem Artikel *„Ganzheitliches Denken in der Medizin“*[974] zurückmelden konnte. Dem Medizinhistoriker Michael Hubenstorf zufolge knüpfte Kauffmann direkt an den Krisendiskurs der deutschen Medizin in den 1920er-Jahren an, aus dem die fatalen Ganzheits- und Gestaltlehren der NS-Medizin entstanden waren. Kauffmann ließ in seinem Beitrag keinen Zweifel, dass die Zukunft der Medizin genau in dieser ganzheitlichen Tradition bestünde.[975] Kauffmann begriff sich als Intellektueller und visionärer Idealist. Nur sechs Jahre zuvor, im Jahr 1944, hatte er noch an einer mehr als 50 Seiten dicken Denkschrift für Reichsärzteführer Conti mit dem vielsagenden Titel *„Zur Neuordnung des Gesundheitswesens nach dem Siege“* mitgeschrieben. Anders als später in einem philosophisch verbrämten Jargon voller nur für Kenner der Materie durchsichtigen Anspielungen konnte hier über die gesamtheitliche Auffassung von Medizin noch offen gesprochen werden. Kauffmann und seine Ko-Autoren kritisierten das Gesundheitswesen vor der NS-Machtergreifung von 1933 folgendermaßen:

> *„Der Begriff Volksgesundheit fehlte. Es fehlte ja auch der Begriff Volk und Rasse. Die Gesundheit des Einzelnen war Privatangelegenheit. Die Begriffe Gesundheitsführung, Gesundheitspflicht und Gesundheitserziehung waren fremd. [...] Das Arzttum – eine reine Angelegenheit der Standespolitik – war auf Gewerkschaftsebene gesunken. Der*

970 Gnadengesuch an Bundespräsident Karl Renner, 9.9.1948, KLA, LGK, 21 Vr 723/47.

971 Vgl. Amtszeugnis, 18.11.1948, KLA, LGK, 21 Vr 723/47.

972 Beschwerdesache Schallenberg, Stadt Berlin, 3.12.1945, BArchB, BDC, RKK Schallenberg Marie. Im Zuge des Verfahrens wurde Kauffmanns langjähriger Sekretärin Marie Schallenberg mit Verweis auf die Funktion Kauffmanns eine „politische Unbedenklichkeitserklärung“ entzogen.

973 Vgl. Hofrat Primarius Dr. Oskar Kauffmann. In: Österreichische Ärztezeitung, Mai 1955, S. 1; Michael Hubenstorf: Tote und/oder lebendige Wissenschaft. Die intellektuellen Netzwerke der NS-Patientenmordaktion in Österreich. In: Eberhard Gabriel/Wolfgang Neugebauer (Hg.): Von der Zwangssterilisation zur Ermordung. Zur Geschichte der NS-Euthanasie in Wien, Teil II. Wien 2002, S. 237–420, hier S. 329.

974 Oskar Kauffmann: Ganzheitliches Denken in der Medizin. In: Walter Heinrich (Hg.): Die Ganzheit in Philosophie und Wissenschaft. Othmar Spann zum 70. Geburtstag. Wien 1950, S. 310–316.

975 Vgl. Michael Hubenstorf: Tote und/oder lebendige Wissenschaft, S. 394f.

zersetzende Einfluß des Judentums war auf Schritt und Tritt zu verfolgen. [...] Das Finanzielle stand überall im Vordergrund. Die Arbeitslosigkeit sowie die Überfüllung der Heilberufe, insbesondere auch mit Juden, hatte zur Folge, daß immer nur individualistische oder materialistische Gesichtspunkte im Vordergrund standen."[976]

Dem stellten die Autoren der Denkschrift eine ganzheitliche Perspektive gegenüber, die sie im Leitsatz des NSD-Ärztebundes, den Kauffmann in Kärnten angeführt hatte, auf den Punkt gebracht sahen: „*Vom Arzt des Individuums zum Arzt der Nation.*" Unter dieser Prämisse habe die „*individualistische Denkweise*" nach der NS-Machtergreifung dem „*Gedanken der Volksgemeinschaft*" Platz gemacht. Kauffmann und seine Mitverfasser sahen noch große Aufgaben auf sich zukommen:

„*Im Zuge der Reichsreform und der Neuordnung aller Fragen, die infolge der Größe und Weltbedeutung des Reiches nach dem Siege in Angriff genommen werden müssen, wird auch die Neuordnung des Gesundheitswesens mit an erster Stelle stehen. Denn es gibt wohl kein Gebiet, an welchem die Schäden der Vergangenheit sich so deutlich abzeichnen wie gerade im Gesundheitswesen. Es ist dies die Folge der Kleinstaaterei, die Folge einer engstirnigen Finanzpolitik, aber auch der Mangel an Geldmitteln, die Folge jüdisch-liberalistischer, marxistischer und christlich-charitativer Weltauffassung.*"[977]

Schlussendlich hatte sich Kauffmann – statt mit der ersehnten Weltbedeutung des Deutschen Reiches – ab 1953 und auf Initiative der SPÖ Kärnten mit der Organisation der Kranken-, Heil- und Plegeanstalten in Klagenfurt beschäftigen. Mit 1. Jänner 1954 übernahm er die Direktion des Landeskrankenhauses und avancierte zum Primar der psychiatrischen Männerabteilung. Genau dort hatte sein ehemaliger Führer und unmittelbarer Vorgesetzter Conti die Anweisung zur Tötung der Patienten mit Morphium gegeben.

Auch die Kärntner Ärzteschaft hievte Kauffmann nun in eine führende Position. War Kauffmann 1939 noch von der Reichsärztekammer zum Leiter der Kärntner Ärztekammer *ernannt* worden, so wurde Kauffmann am 2. Juni 1954 nun von der Vollversammlung der Kärntner Ärzte zum Präsidenten der Kärntner Ärztekammer *gewählt*. Kauffmann durfte sich zudem mit dem Titel „Hofrat" schmücken, der ihm entweder vom Bundespräsidenten oder – wahrscheinlicher – von der Kärntner Landesregierung verliehen wurde. Die genaue Tätigkeit von Kauffmann in dieser Phase ist schwer zu beurteilen, denn er starb bereits im April 1955 überraschend an einem Herzinfarkt. Diesem Umstand dürfte es auch geschuldet sein, dass die zeithistorische Forschung bislang wenig auf die erstaunlichen Kontinuitäten seiner Karriere eingegangen ist. Michael Hubenstorf wies

976 Zur Neuordnung des Gesundheitswesens nach dem Siege, BArchB, R18/3793. Zur Autorenschaft siehe Michael Hubenstorf: Tote und/oder lebendige Wissenschaft, S. 329.
977 Ebd.

immerhin darauf hin, dass seine Wahl an die Spitze der Kärntner Ärztekammer in ein Jahr fiel, *„in dem die Haltung gegenüber der nationalsozialistischen Vergangenheit einen Höhepunkt der Kritiklosigkeit erreicht hatte“*[978]. Die Wahl Kauffmanns war wohl auch weniger in einer Reminiszenz an seine NS-Ideologie begründet, sondern dürfte seiner langjährigen politischen Erfahrung und seinem diplomatischen Geschick geschuldet gewesen sein. In der Ärztekammer wurde von ihm erwartet, den latenten Konflikt mit den Kärntner Krankenkassen zu *„liquidieren“* – wie es in einem Nachruf bezeichnenderweise hieß – hier sprach natürlich die langjährige Erfahrung Kauffmanns in der Gesundheitsbürokratie – und sei es jener des NS-Staates – für ihn. Überdies schickte sich die SPÖ in der ärztlichen Standespolitik an, eine zur großen Koalition alternative Bereichskoalition mit den ehemals der NSDAP verpflichteten Ärzten zu bilden, die nun wie Scrinzi im VdU aktiv waren oder ihm nahestanden.[979] Kauffmann übernahm 1954 die Funktion des Zweiten Vizepräsidenten der Österreichischen Ärztekammer.[980] Das Knüpfen dieser Bande ist vor dem Hintergrund von Überlegungen der beiden Großparteien zu sehen, den Koalitionspartner durch Kooperationen mit dem VdU zu schwächen. Die ÖVP hatte mit dem VdU bereits 1953 Koalitionsverhandlungen geführt.[981]

Ein Nachruf auf Oskar Kauffmann, abgedruckt in der *Österreichischen Ärztezeitung*, unterstreicht die Einschätzung Hubenstorfs. Auf der Titelseite prominent platziert, vermied die weihevolle Würdigung jede Erwähnung des Nationalsozialismus, in dessen Dienst sich Kauffmann von 1932 bis 1945 mit jener *„Sachkenntnis, Umsicht und Energie“* gestellt hatte, die ihm nun ganz neutral und über alle Zeiten hinweg voller Ehrfurcht beschieden wurde. Die Zeit des illegalen NS-Kampfes zwischen 1934 und 1938 wurde einfach ausgelassen, jene zwischen 1938 und 1945 einfach mit dem unverfänglichen Wort *„Krieg“* umschrieben, wie es insgesamt im postnationalsozialistischen Österreich inzwischen üblich geworden war. *„Auf das tiefste erschüttert, steht die Kärntner Ärzteschaft an seiner Bahre“*[982], hieß es abschließend. Nach einem kurzen Interregnum bestellte die Kärntner Landesregierung 1956 wiederum einen Mann mit einer einschlägigen, wenn auch vergleichsweise harmlos erscheinenden Vergangenheit zum Direktor des LKH, das ehemalige illegale HJ-, dann SA- und NSDAP-Mitglied Dr. Herbert Olexinski.[983] Er war über viele Jahre hinweg, zuletzt als Landessanitätsdirektor (1972–1983), einer der mächtigsten Männer im Kärntner Gesundheitswesen. Auch Olexinski baute seine Karriere auf einer Brücke der SPÖ. Er hatte sich seit 1951 in der SPÖ-nahen Volkshilfe (Obmann der Bezirksgruppe Villach) engagiert, wurde 1965 Kärntner Landesobmann der Volkshilfe

978 Michael Hubenstorf: Tote und/oder lebendige Wissenschaft, S. 383.

979 Vgl. ebd., S. 384.

980 Vgl. ebd.; Eduard Skudnigg: Die Geschichte der Kärntner Ärztekammer, S. 2584.

981 Vgl. Oliver Rathkolb: Paradoxe Republik, S. 174; Margit Reiter: Die Ehemaligen, S. 157f..

982 Vizepräsident Dr. [Hugo] Knapp, Hofrat Primarius Dr. Oskar Kauffmann. In: Österreichische Ärztezeitung, Mai 1955, S. 1.

983 Vgl. ÖSTA, AdR, 259.592; BArchB, BDC, PK, Olexinski, Herbert; BArchB, NSDAP-Gaukartei, R9347; Olexinski starb im April 2006. Zu seiner Biografie vor 1945 gab Olexinski bloß an, SA-Anwärter gewesen zu sein. Er wurde als nicht registrierungspflichtig eingestuft. Dies geht aus seinem Personalakt hervor (vgl. KLA, AKL, Abt. 1 – Personalwesen, Sch. 311, Nr. 14380).

und hatte maßgeblichen Anteil an der Errichtung von Lehrlings- und Schülerheimen in Villach – Verdienste, die in einem Nachruf im Jahr 2006 hervorgestrichen wurden.[984]

Die zweite Karriere von Oskar Kauffmann und die tief in das Gesundheitswesen hineinreichenden NS-Kontinuitäten erleichterten gewiss auch Sigbert Ramsauer den Wiedereinstieg als Arzt. Ramsauer war fast ähnlich lang wie Kauffmann im Lager Wolfsberg interniert gewesen. Da Kauffmann zumindest 1947 als Vertrauensperson für die Häftlinge und als Lagerarzt fungierte, kann man davon ausgehen, dass sich die beiden im Lager Wolfsberg kennengelernt oder wiedergetroffen hatten. Insgesamt war im Lager ein Zusammenschluss von überzeugten Nationalsozialist*innen entstanden, der auf künftige Hilfestellungen und politische Netzwerke ausgerichtet war. Der ehemalige NS-Oberbürgermeister von Villach, Oskar Kraus, schilderte die Situation in seinen Lebenserinnerungen in schwülstigen Worten:

> *„Die übergroße Zahl [der internierten] Männer und Frauen blieben ungebeugt und schlossen sich umso fester zusammen. Sie stärkten sich in Vorträgen, in Zwiegesprächen u.s.w. im festen Glauben, daß die verflossenen Jahre der NS Arbeit einen Samen legte, der einst zu sieghafter Blüte zum Segen und Heile unseres Volkes und des Vaterlandes aufgehen werde.“*[985]

Die Erinnerungen von Kraus sind kein singuläres Zeugnis. Sie geben die Selbstwahrnehmung und Haltung vieler belasteter Nationalsozialisten wieder, die „Wolfsberg“ zu einer Metapher für eine leidvolle wie ungerechte Opfer- und Verfolgungserfahrung stilisierten, obwohl die Lebensbedingungen im Lager alles andere als schlecht waren, wie später unermüdlich behauptet wurde.[986] Die ehemaligen Nationalsozialisten fügten sich so einerseits in eine Ideologie der Schuldabwehr ein, die bereits unter ehemaligen Wehrmachtssoldaten und weiten Teilen der Zivilbevölkerung üblich war, zugleich stilisierten sie sich öffentlich als Opfer der Alliierten, während sie im Privaten und „unter sich“, den Nimbus der Unbeugsamen pflegten.[987]

Die informellen Kontaktaufnahmen Ramsauers mit der Direktion des LKH Klagenfurt nach seiner Haftentlassung können hier mangels Quellen nicht nachgezeichnet werden. Der offizielle Schriftverkehr war jedenfalls schnell abgewickelt. Am 18. Mai 1954 bewarb sich Ramsauer beim Präsidialbüro des Amtes der Kärntner Landesregierung und der Direktion des LKH Klagenfurt um eine Ausbildungsstelle. Schon sieben

---

984 Vgl. Paul Posch: Landeskrankenhaus Klagenfurt, S. 93; Volkshilfe Villach trauert um ihren Ehrenobmann. In: Villach: aktuell. Mitteilungsblatt der Stadt Villach, Mai 2006, hier S. 17.

985 Oskar Kraus: Lebenserinnerungen. In: Werner Koroschitz/Lisa Rettl: Ein korrekter Nazi. Oskar Kraus – NS-Oberbürgermeister von Villach. Villach/Beljak 2006, S. 167–223, hier S. 155.

986 Vgl. Wilhelm Wadl: Britische Besatzung in Kärnten und in der Steiermark bis zum Jahresende 1945. In: Manfried Rauchensteiner/Wolfgang Etschmann (Hg.): Österreich 1945. Ein Ende und viele Anfänge. Wien 1997, S. 247–272, hier S. 261.

987 Vgl. Margit Reiter: Die Generation danach. Der Nationalsozialismus im Familiengedächtnis. Innsbruck 2006, S. 53f.

Tage später verlieh die Direktion des LKH Ramsauer den gewünschten Posten. Nach sieben Wochen „Ausbildung" erhielt er eine Anstellung als Turnusarzt im LKH.[988] Anfang August 1954 folgte ein Dienstvertrag als Sekundararzt, der zunächst bis August 1955 befristet und schließlich um ein Jahr verlängert wurde.[989] Obwohl Ramsauer der illegalen SS, der Waffen-SS und der NSDAP angehört hatte und zudem ein verurteilter Kriegsverbrecher war, hieß es in einem Aktenvermerk zum Vertrag knapp: *„Gemäß Bescheid der Registrierungsstelle ist der Arzt nicht registrierungspflichtig."*[990] Ausnahmsweise dürfte also die Erzählung Ramsauers über eine *„Vorzugsbehandlung, weil ich andere übersprungen habe, die schon gewartet haben"*[991], den Tatsachen entsprochen haben. Ramsauer wurde somit schon 1954 vollberechtigter österreichischer Staatsbürger: einer vollen, auch selbstständigen Berufsausübung stand damit nichts mehr im Wege.

Tatsächlich wurde Ramsauer nicht nur rasch ein viel begehrter Ausbildungs- und Arbeitsplatz zugeschanzt: Im Februar 1955 erhielt er als Draufgabe von der Kärntner Landesregierung einen zweimonatigen Studienurlaub genehmigt. Die Vergünstigung führte ihn erstmals seit Kriegsende zurück nach Deutschland. Von der deutschen Justiz hatte Ramsauer zu diesem Zeitpunkt noch nichts zu befürchten, denn auch in Deutschland wurde die Strafverfolgung von NS-Tätern seit Anfang der 1950er-Jahre drastisch zurückgefahren und sollte erst 1958 – im Unterschied zu Österreich – wieder ernsthafter betrieben werden. Ramsauer verbrachte seinen Studienurlaub nicht irgendwo, sondern bei einem prominenten ehemaligen NS-Arzt und SS-Sturmbannführer: dem Internisten Wilhelm Nonnenbruch. Nonnenbruch hatte 1939 an der Gleichschaltung der tschechischen Medizin in Prag mitgewirkt, war dann zum Direktor der medizinischen Universitätsklinik Frankfurt am Main aufgestiegen und brachte dem Dachauer KZ-Arzt Rudolf Brachtel die Leberpunktion bei, die dieser dann bei Menschenversuchen in Dachau anwandte. Nonnenbruch nahm im Jänner 1944 an einer Tagung im Rüstungsministerium teil, die sich der Verwendung von Mycel, einem Abfallprodukt aus Zellulose widmete. Mycel sollte nach den Absichten des SS-Wirtschafts-Verwaltungshauptamtes, zuständig für die Führung der KZ, als Ersatznahrung für Häftlinge verwendet werden, was in medizinischen Großversuchen an Häftlingen auch getestet wurde. Nonnenbruch stand dem Bevollmächtigten für das Gesundheitswesen Karl Brandt, dem die Forschung und Menschenversuche der NS-Medizin oblagen, als wissenschaftlicher Beirat zur Verfügung. 1945 wurde er seiner Ämter enthoben und inter-

988 Vgl. Protokoll der Korrespondenz des LKH 1954, KLA, AKL Abt. 12, Gesundheitswesen, Sig. 4. Der Briefwechsel ist im Original nicht erhalten geblieben, er wurde skartiert.

989 Vgl. Dienstvertrag von Ramsauer, unterzeichnet von Ramsauer (e.h.), Matthias Krassnig und Landeshauptmann Ferdinand Wedenig, 14.10.1955, Landesamtsdirektion Klagenfurt, Personalakt Sigbert Ramsauer.

990 Internes Schreiben am Umlaufweg der Kärntner Landesregierung (gez. Wedenig) an die Direktion des LKH und die Personalstelle des LKH, Klagenfurt, Betreff: Dr. Ramsauer Sigbert. Einstellung als Sekundararzt im Landes-Krankenhaus Klagenfurt, 20.9.1954, Landesamtsdirektion Klagenfurt, Personalakt Sigbert Ramsauer.

991 Zit. nach Egon Humer: Der Tunnel, 1992.

niert. In dieser Phase wandte er sich der Neuralpathologie zu. 1949 schaffte er mit der Übernahme der Weserbergland-Klinik für Neuraltherapie den Wiedereinstieg.[992] Auch der Kontakt zu Nonnenbruch dürfte auf alte NS-Netzwerke zurückgegangen sein. Ramsauer wurde von der Weserbergland-Klinik noch nach Düsseldorf an Ferdinand Huneke, den Erfinder der Neuraltherapie, zur Hospitierung weitergereicht. Diesem „alternativen" medizinischen Zugang, der auf die Verabreichung von Lokalanästhetika in das vegetative Nervensystem und peripherer Nerven zur Behandlung verschiedener Krankheiten setzt, blieb Ramsauer verpflichtet, als er im Dezember 1956 – noch vor Ablauf seines Dienstvertrages mit dem LKH – eine eigenständige Praxis in Klagenfurt inklusive Kassenvertrag eröffnen konnte.[993] Die schnelle Ordinationsgründung am lukrativen Obstmarkt im Zentrum der Klagenfurter Altstadt (heute Dr.-Arthur-Lemisch-Platz) mag überraschen, denn dafür war eine gewisse finanzielle Reserve notwendig, die Ramsauer aus seinem eigenen bisherigen Einkommen als Sekundararzt wohl noch nicht aufgebaut hatte.

Im Jahr 1959 stellte Ramsauer beim Landesgericht Klagenfurt einen Antrag auf Tilgung seiner Strafe aus dem Strafregister.[994] Doch in dieser Angelegenheit hatte Ramsauer einen Misserfolg zu verbuchen. Im Mai 1959 hatte die Staatsanwaltschaft Klagenfurt seinen Antrag zunächst abgewiesen, weil die Tilgungsfrist noch nicht abgelaufen war. Das in juristischer Hinsicht entscheidende Kriterium für die Tilgung einer Strafe war jedoch die Frage, ob es sich bei einer Haftstrafe prinzipiell um eine Kerker- oder eine minder gravierende Arreststrafe handelte. Nur in letzterem Fall war eine Tilgung aus dem Strafregister möglich. In Ramsauers Fall stellte sich also die Frage, welche dieser beiden Begrifflichkeiten für die von den Briten verhängte „Gefängnisstrafe" nun zutraf. Schon im ersten abschlägigen Beschluss der Klagenfurter Staatsanwaltschaft neigte man der Ansicht zu, dass es sich in Ramsauers Fall wohl um eine Kerkerstrafe gehandelt hatte. Da Ramsauer umgehend Beschwerde gegen den Bescheid einlegte, delegierte die Klagenfurter Staatsanwaltschaft die Frage an das Justizministerium, wo auch sehr rasch ein Interventionsschreiben des Kärntner Landesamtsdirektors Karl Newole (SPÖ) eintraf: *„Es dürfte sich um einen sehr unangenehmen Grenzfall handeln, von dem aber Dr. Ramsauer aufs schwerste betroffen ist. Ich gestatte mir zu bitten, daß dieser Akt einer möglichst schnellen positiven Erledigung zugeführt wird"*[995], schrieb Newole an Justizminister Otto Tschadek (SPÖ). Doch die Kärntner Freunde konnten in diesem Fall nichts ausrichten. Nachdem der Fall zwischen Klagenfurter Staatsanwaltschaft, Justizministerium und Grazer Oberstaatsanwaltschaft nach mehreren Beschwerden Ramsauers hin- und hergereicht worden war, wurde die Frage 1960 endgül-

992 Vgl. Ernst Klee: Personenlexikon, S. 439. Zur Biografie Nonnenbruchs unter Auslassung seiner Rolle in der NS-Medizin: Wilhelm Nonnenbruch †. In: Deutsche Medizinische Wochenschrift, Jahrgang 15 (1955), S. 57f.

993 Vgl. Nachruf Dr. Sigbert Ramsauer. In: Kärntner Ärztezeitung, August 1991, S. 26.

994 Der entsprechende Akt: LGK, 6 NS 506/59 wurde skartiert.

995 Schreiben des Kärntner Landesamtsdirektors Karl Newole an Bundesminister für Justiz Otto Tschadek, Klagenfurt, 1.7.1959, ÖStA, AdR, BMJ 61014-IV/76, Nr. 19.

tig entschieden. Es blieb dabei: Nachdem die von Ramsauer begangenen Straftaten auch nach österreichischem Strafrecht eine „schwere Kerkerstrafe“ und keine Arreststrafe bedeuteten, wurde einer Tilgung seiner Strafe aus dem Strafregister nicht zugestimmt.[996]

Einen Monat nach Erhalt des abschlägigen Bescheids, im Juni 1960, heiratete Ramsauer seine Ordinationshilfe Ildikò Erzsébet von Lindvai, eine Adelstochter aus nationalsozialistischem Milieu. Ramsauer hatte den Vater seiner Frau, den Ungarn Prof. Tihamér, den er später als überzeugten Nationalsozialisten beschrieb, bereits im Internierungslager Wolfsberg kennengelernt.[997] Ildikò Erzsébet Ramsauer von Lindvai gebar in den folgenden zwei Jahren zwei Töchter. Das Ehepaar gab ihnen die altgermanischen Namen Sigrun und Heidrun; sie glichen zum Verwechseln den Namen der beiden Töchter aus Ramsauers erster Ehe Sigrid und Heide. Angesichts dieser erstaunlichen Ähnlichkeit darf man vermuten, dass die Wahl auch hinsichtlich der Namensbedeutungen nicht zufällig war. Die beiden Stammsilben der Namen („Heid“ aus ahd. „haidu“ mit der Grundbedeutung „Gestalt“ und „Sig“ aus ahd. „sigu“ mit der Grundbedeutung „Sieg“) verband Ramsauer nun mit der Silbe „run“ aus dem althochdeutschen Wort „runa“, was in seiner Grundbedeutung Geheimnis bedeutet.[998] Die Verschiebung auf das Geheime verrät den Preis der gelungenen Integration: Der SS-Gesinnung treu bleiben konnte Ramsauer nur mehr im Privaten, nach außen hin musste er – zumindest für die nächsten 30 Jahre – seine Haltung und das Wissen um die vergangenen Taten im Inneren verbergen.

Betrachtet man den summa summarum geglückten Integrationsprozess, stellt sich die Frage: Warum konnte Sigbert Ramsauer 1954 derart leicht wieder als Arzt tätig werden, nachdem ihm ein akribisch geführter Prozess nur sieben Jahre zuvor nachgewiesen hatte, dass er als SS-Arzt seine „Patienten“ nicht nur schwer vernachlässigt, sondern auch ermordet hatte?

Der pragmatische Grund eines Ärztemangels, wie er für die ersten Jahre nach Kriegsende noch gelten mochte, traf nicht zu.[999] Ein besonders hohes Niveau oder spezialisiertes Wissen, das Ramsauers Unverzichtbarkeit für die Medizin begründen hätte können, lag ebenfalls nicht vor. Tatsache ist: Ramsauer konnte als Arzt weiterarbeiten, weil er sich auf ein Netzwerk von ehemaligen NS-Ärzten stützen konnte, die längst wieder wie „Götter in Weiß“ behandelt wurden, gesellschaftlich fest integriert und politisch hofiert wurden. Möglich wurde dies nur, weil die postnationalsozialistische Gesellschaft und ihre politischen Eliten Ramsauers medizinische Praxis gegen KZ-Häftlinge nicht mehr als mörderische Taten, ausgeführt im Sinne des NS-Regimes,

996 Vgl. Beschluss des Landesgerichts Klagenfurt, 2.5.1960, ÖStA, AdR, BMJ 61014-IV/76, Nr. 23.

997 Vgl. Interview mit Janko Tišler, Interviewerin: Lisa Rettl, Tržič, 11.5.2002.

998 Vgl. Duden. Das große Vornamenlexikon. Mannheim/Leipzig/Wien/Zürich 2007, S. 373, S. 194.

999 Schon im Dezember 1945 schien dies nicht der Fall gewesen zu sein. Der Leiter der Abteilung öffentliche Gesundheit Major Chreigthon-Jones erklärte am 15.12.1945: „*Zum Ärzteproblem ist zu bemerken, daß es in Kärnten zu viele Ärzte gibt*“ (zit. nach Paul Posch: Landeskrankenhaus Klagenfurt, S. 76).

begriffen, sondern nur mehr als „kriegsbedingten" Umstand auffassten. „Der Krieg" wurde zu einem semantischen Amalgam für alles, was zwischen 1938 und 1945 geschehen war. Diese (Selbst-)Entlastung brachte jede Form der Differenzierung und kritischen Beurteilung zum Verschwinden und entfaltete eine nachhaltige, gesellschaftlich kohäsive und integrative Funktion. Die politische und gesellschaftliche Elite des Landes unterstützte Ramsauer, gerade in einer Phase, als Österreich seine volle Souveränität zurückbekam. Er war der Elite und der Gesellschaft nicht fremd, sondern wurde als zugehörig, als „einer von uns" wahrgenommen und deshalb war es nur folgerichtig, dass er jede Unterstützung für seine Reintegration bekam. Dies galt umso mehr in Kärnten, wo eine antislowenische Rhetorik und minderheitenfeindliche Politik der „Heimattreue", die sich gänzlich unpolitisch gerierte, zum integrativen gemeinsamen Nenner der verschiedenen parteipolitischen Lager wurde.[1000] Die rhetorische Figur der „Heimattreue" ermöglichte eine Geschichtserzählung, die eine scheinbare Kontinuität der Landesgeschichte von 1919 bis heute suggeriert, freilich unter Ausblendung jener massiven Gewaltausübung gegen die Slowen*innen bzw. jugoslawischen Staatsbürger*innen während des Nationalsozialismus, an der – wie Sigbert Ramsauer – viele Kärntner*innen beteiligt waren. Auch in dieser Hinsicht war Ramsauer „einer von uns". Wie Christian Rabl in seiner Studie *Mauthausen vor Gericht* eindrücklich gezeigt hat, handelte es sich bei Ramsauer um keinen Ausnahmefall unter den verurteilten SS-Tätern des Lagerkomplexes Mauthausen: *„Die Mauthausen-Täter standen in den Täterländern Deutschland und Österreich nicht außerhalb der ‚Mehrheitsgesellschaft', sie blieben vielmehr stets Teil von ihr und wurden nach Absitzen ihrer Haft meist mit offenen Armen empfangen."*[1001]

1000 Vgl. Robert Knight: Denazification and Integration in the Austrian Province of Carinthia. In: The Journal of Modern History, Jahrgang 79 (2007), Heft 3, S. 572–612, hier S. 582f.

1001 Christian Rabl: Mauthausen vor Gericht, S. 320.

Sigbert Ramsauer und die Mühlen der Justiz

> *„... keine Nachricht darüber eingelangt, dass sich Dr. Siegbert Ramsauer nach seiner Begnadigung und Entlassung aus alliierter Haft nach Österreich begeben hätte."*

1955 – Annus mirabilis. Vom Kriegsverbrecher zum nicht-registrierungspflichtigen Nazi

Ramsauers NS-Vergangenheit beschäftigte die österreichische Justiz zu unterschiedlichen Zeitpunkten der Nachkriegsgeschichte immer wieder. Erstmals ermittelten die Wiener und die Kärntner Staatsanwaltschaft in der ersten Jahreshälfte 1947. Beide leiteten gegen Ramsauer Voruntersuchungen wegen § 11 des Verbotsgesetzes (VG) ein und beantragten eine Untersuchungshaft.[1002] In dieser Phase stand fast ausschließlich Ramsauers illegale Partei- und SS-Mitgliedschaft im Zentrum des Interesses, wobei die Untersuchungen – nachdem seine KZ-Tätigkeit bekannt geworden war – durch die Kärntner Staatsanwaltschaft allgemein auf § 3 und 4 des Kriegsverbrechergesetzes ausgeweitet wurden. Diese Paragrafen bezogen sich auf Quälereien und Misshandlungen unter Ausnutzung des nationalsozialistischen Gewaltmonopols (§ 3) bzw. auf die Verletzung der Menschlichkeit und Menschenwürde (§ 4),[1003] wobei es allerdings zu keinen spezifisch auf das Loibl-KZ bezogenen Ermittlungen kam.

Wie der Aktenverlauf zeigt, wurden diese frühen Ermittlungen engagiert geführt. Die Gendarmerie führte Verhöre mit Ramsauer durch und ermittelte in dessen persönlichem und beruflichem Umfeld zur Klärung seiner illegalen SS-und Parteikarriere. Zunächst versprachen die Ermittlungen wenig Erfolg, da Ramsauer selbst jede illegale Betätigung vor 1938 strikt leugnete und angab, erst nach 1938 der Allgemeinen SS beigetreten, bzw. 1940 in die Waffen-SS eingezogen worden zu sein.[1004] Allerdings lag den Wiener Ermittlungsbehörden über eine Auskunft der Zentralen Evidenzstelle der Staatspolizei die Information vor, dass Ramsauer 1939 um den Blutorden angesucht hatte – ein untrügliches Indiz für seine illegale Betätigung in der SS. Über die Polizeidirektion Wien wurde schließlich ein Dokument gefunden, dass Ramsauers illegale SS-Mitgliedschaft eindeutig belegte.[1005] Damit standen den offiziellen Verfahrenseinleitungen im April 1947 (Kärntner Staatsanwaltschaft) und im Mai 1947 (Wiener

1002 Vgl. Antrags- und Verfügungsbogen der Staatsanwaltschaft Wien, 23.5.1947, LG Wien, 17e Vr 8382/68, Vg 8d Vr 3483/47; Antrags- und Verfügungsbogen der StA Klagenfurt vom 29.4.1947, LG Wien, 17e Vr 8382/68, 23 Vr 1211/47.

1003 Zu Inhalt und Entstehung des Kriegsverbrechergesetzes vgl. Heinrich Gallhuber: Kriegsverbrechergesetz, online unter: www.nachkriegsjustiz.at (abgerufen am 11.2.2024).

1004 Das Vernehmungsprotokoll mit Ramsauer vom 8.1.1947 wurde der Anzeige bei der Klagenfurter Staatsanwaltschaft beigefügt (LG Wien, 17e Vr 8382/68, Vg 8e Vr 725/55).

1005 Die Polizeidirektion hatte ein Ansuchen Ramsauers an das Reichsstudentenhilfswerk um Unterstützung vom 28.6.1938 ermittelt (LG Wien, 17e Vr 8382/68, Vg 8d Vr 3483/47).

Staatsanwaltschaft) auf Basis §§ 10 und 11 des Verbotsgesetzes keine juristischen Hindernisse mehr im Wege. Bevor allerdings die genaue behördliche Zuständigkeit zwischen Wien und Klagenfurt endgültig geklärt werden konnte – üblicherweise definierten sich die Zuständigkeitsbereiche über den Wohnort des Verdächtigten – war der Fall Ramsauer der österreichischen Gerichtsbarkeit auch schon entzogen: Die ermittelnden Beamten erfuhren, dass sich Ramsauer vor einem britischen Militärgericht zu verantworten hätte.[1006] Infolgedessen wurden die Ermittlungen abgebrochen, allerdings kam es weder seitens der Wiener noch der Kärntner Staatsanwaltschaft zu einer offiziellen Einstellung der eingeleiteten Voruntersuchungen. Juristisch bedeutete dies, dass die eingeleiteten Voruntersuchungsverfahren offen blieben. Mit Ramsauers Anklage vor dem britischen Militärgericht ging die erste österreichische Ermittlungsphase zu Ende.

Nach Ramsauers Haftentlassung im Frühjahr 1954 – zu jenem Zeitpunkt, als er begann, sich in Klagenfurt wieder häuslich einzurichten – drohte im Hintergrund erneut ein Ermittlungsverfahren seitens eines bemerkenswert engagierten Wiener Staatsanwaltes, der von sich aus mit großer Gewissenhaftigkeit tätig wurde. Besagtem Staatsanwalt war nämlich im Zusammenhang mit einer anderen Strafsache eine Übersicht über die Ärzte und das Sanitätspersonal von Mauthausen zugegangen. Daraufhin begann er, die genannten Personen zu überprüfen und stellte fest, dass fast alle auf der Liste genannten Personen aus Deutschland stammten – mit Ausnahme von Sigbert Ramsauer. Seine Recherchen zu Ramsauer ergaben, dass es über ihn bereits einige behördliche Vormerkungen zu seiner Nazivergangenheit gab, dass er ferner von einem britischen Militärgericht verurteilt und mittlerweile begnadigt worden war. Aus der Dokumentenübersicht zog er einen bemerkenswerten Schluss: *„Aus dieser Übersicht müssen sich auch allfällige konkrete Tatbestände ergeben, die [...] Dr. Siegbert Ramsauer zu Last gelegt werden.“*[1007] Der Staatsanwalt richtete eine Anfrage an das Innenministerium, wo er um Bekanntgabe ersuchte, *„ob diese Übersicht bereits Gegenstand von Erhebungen (Untersuchungshandlungen) war, ebenso von Anzeigen an die STA [Staatsanwaltschaft], wenn ja, um welche Verfahren es sich handelt. Dieses Ersuchen ist noch nicht erledigt, obwohl es schon zweimal urgiert wurde, zuletzt mit Schreiben vom 25.8.1954.“*[1008] Zwei Anfragen an das Innenministerium waren also zunächst ergebnislos geblieben. Dies erstaunt kaum: Staatssekretär Graf dürften diese Anfragen in jeder Hinsicht ungelegen gekommen sein, zumal er für die Ramsauers gerade in einer anderen Angelegenheit intervenierte – dieses Mal für Ramsauer senior. Christian Ramsauer lieferte sich nämlich zum wiederholten Mal einen erbitterten

1006 Vgl. Vermerk StA Klagenfurt, 30.8.1947, LG Wien, 17e Vr 8382/68, 23 Vr 1211/47; ferner Schreiben der Kriminalstelle des BMI an LG Wien, 16.9.1947, LG Wien, 17e Vr 8382/68, Vg 8d Vr 3483/47. Die Ermittlungsverfahren der verschiedenen österreichischen Behörden, die im Wesentlichen Dokumente aus dem Zeitraum 1946 bis 1975 enthalten, wurden zusammengezogen und sind unter der Zahl des Wiener Landesgerichts 17e Vr 8382/68 erhalten.

1007 Staatsanwaltstagebuch, 22.9.1954, LG Wien, 15 St 17131/53.

1008 Ebd.

Kleinkrieg mit der Pensionsversicherungsanstalt um die Anrechnung seiner Dienstjahre 1939 bis 1944. Auch hier sah sich Graf zum Einschreiten veranlasst und urgierte mit *„besten Grüßen"* für eine *„baldige aufrechte Erledigung"*[1009]. In Bezug auf die staatsanwaltlichen Anfragen bezüglich Ramsauer junior hoffte das Innenministerium offensichtlich darauf, die Angelegenheit „auszusitzen", allerdings vergeblich: Im Oktober urgierte der Staatsanwalt erneut und bat das Innenministerium zusätzlich um Bekanntgabe von Ramsauers derzeitigem Aufenthaltsort. Die Hartnäckigkeit des Staatsanwaltes scheiterte jedoch an der Beharrlichkeit des Innenministeriums, das auch weiterhin als Ramsauers Schutzmacht fungieren sollte. Wie aus dem diesbezüglichen Bericht an die Oberstaatsanwaltschaft hervorgeht, ließ sich das Innenministerium mit der Beantwortung der Frage zunächst sehr viel Zeit, um schließlich – ein Jahr nach dem ersten staatsanwaltlichen Ersuchen – eine nachgerade haarsträubend absurde Mitteilung zu machen:

> *„Über neuerliches Ersuchen hat das Bundesministerium für Inneres, Generaldirektion für öffentliche Sicherheit mit Zuschrift vom 11.1.1955, Zahl 32152-2/54 bekanntgegeben, dass über Dr. Siegbert Ramsauer ausser den parteiamtlichen Aufzeichnungen, deren Inhalt bereits gerichtsbekannt ist [...], andere sachdienliche Unterlagen nicht zur Verfügung stehen. Der derzeitige Aufenthalt des Genannten ist nicht bekannt und auch keine Nachricht darüber eingelangt, dass sich Dr. Siegbert Ramsauer nach seiner Begnadigung und Entlassung aus alliierter Haft nach Österreich begeben hätte."*[1010]

Das Innenministerium, das über Jahre hinweg Ramsauers Begnadigungsanliegen vorangetrieben hatte und dem selbstverständlich bekannt war, wo Ramsauer seine Haft verbüßt hatte, und dem auch nicht entgangen sein dürfte, dass Ramsauer mittlerweile im LKH Klagenfurt werkte, stellte sich ahnungslos und suggerierte mit seiner Antwort, dass sich Ramsauer möglicherweise gar nicht in Österreich befände.

Der Staatsanwalt ging der Sache dennoch weiter nach. Im Frühjahr 1955 – politisch stand der Abschluss des Staatsvertrages kurz bevor – beschaffte er sich die Akten der Wiener und Klagenfurter Staatsanwaltschaft aus dem Jahr 1947 sowie Ramsauers Häftlingspersonalakt aus Garsten. Mit den Gerichtsakten stellte er fest, dass gegen Ramsauer immer noch die beiden Strafverfahren von 1947 im Stadium eines Vorverfahrens anhängig waren und man anhand des vorhandenen Materials Anklage erheben hätte können. Es sollte jedoch anders kommen. Der Bericht an die Oberstaatsanwaltschaft vom 20. August 1955 dokumentiert, dass aufgrund Ramsauers teilweiser Strafverbüßung in Garsten entschieden wurde,

---

1009 Ferdinand Graf an Roderich Walter, 20.3.1954, ÖStA, AdR, Zentralbesoldungsamt, GZ 64-4213, Skj. 1994 (Christian Ramsauer).

1010 Bericht an die Oberstaatsanwaltschaft zur Zl. 3800 c/54, Staatsanwaltstagebuch, 20.1.1955, LG Wien, 15 St 17131/53, Ordnungszahl 6.

„von einer weiteren Verfolgung des Dr. Ramsauer im Inland wegen seiner Tätigkeit als Lagerarzt im KZ. Mauthausen und Gusen, sowie im Arbeitslager Loiblpass abzusehen. Desgleichen ist beabsichtigt, die weitere Verfolgung des Dr. Ramsauer wegen des Verdachtes nach §§ 10, 11 VG. 1947 nicht mehr fortzusetzen. Dazu kommt noch, dass Dr. Ramsauer in der Waffen-SS den Rang eines SS-Hauptsturmführers erreicht hat. Dienstränge in der Waffen-SS stellen jedoch keine Qualifikation im Sinne des § 11 VG 1947 dar.“[1011]

Mit dieser Entscheidung wurde also deutlich, dass sich Ramsauer weder wegen seiner Tätigkeiten als KZ-Arzt noch wegen seiner illegalen Parteimitgliedschaft vor österreichischen Gerichtsbehörden zu verantworten hatte. Von Interesse ist hier vor allem auch die Niederlegung der Strafverfolgung aufgrund seiner illegalen nationalsozialistischen Betätigung bzw. Hochverrats (§§ 10 und 11), worauf sich auch der letzte Teil der oben zitierten Begründung bezieht. Interessant deswegen, weil damit noch ein juristischer Beitrag zu Ramsauers Integration in der österreichischen Nachkriegsgesellschaft geleistet wurde. Im Wesentlichen geht es um die Frage der Registrierungspflicht von belasteten Nationalsozialist*innen. Das Verbotsgesetz besagte:

„§10 Wer in der Zeit zwischen dem 1. Juli 1933 und dem 13. März 1938, wenn er innerhalb dieser Zeit das 18. Lebensjahr erreicht hat, jemals der NSDAP oder einem ihrer Wehrverbände (SS, SA, NSKK, NSFK) angehört hat (‚Illegaler'), hat sich des Verbrechens des Hochverrates im Sinne des § 58 österreichischen Strafgesetz schuldig gemacht und ist wegen dieses Verbrechens mit schwerem Kerker in der Dauer von fünf bis zehn Jahren zu bestrafen. […]
§ 11 Ist jedoch ein ‚Illegaler' als politischer Leiter vom Ortsgruppenleiter und Gleichgestellten aufwärts oder in einem der Wehrverbände als Führer vom Untersturmführer aufwärts tätig gewesen oder ist er Blutordensträger oder Träger einer sonstigen Parteiauszeichnung gewesen oder hat ein ‚Illegaler' in Verbindung mit seiner Betätigung für die NSDAP oder einen ihrer Wehrverbände Handlungen aus besonders verwerflicher Gesinnung, besonders schimpfliche Handlungen oder Handlungen, die den Gesetzen der Menschlichkeit gröblich widersprechen, begangen, so wird er mit schwerem Kerker von zehn bis zwanzig Jahren und dem Verfall des gesamten Vermögens bestraft, wenn die Tat nicht nach einer anderen Bestimmung strenger strafbar ist.“[1012]

Mit dem Beschluss der Oberstaatsanwaltschaft vom 20. August 1955, die Ermittlungen nicht mehr fortzusetzen und keine Anklage zu erheben, wurde Ramsauer also die illegale SS-Mitgliedschaft nicht gerichtlich nachgewiesen. Damit galt er in dieser Hin-

1011 Bericht an die Oberstaatsanwaltschaft (Berichtverfasser StA Dr. Eigenbauer), Staatsanwaltstagebuch, 20.8.1955, LG Wien, 15 St 17131/53, Ordnungszahl 12.

1012 StGBl. 13/1945, Verfassungsgesetz vom 8.5.1945 über das Verbot der NSDAP (Verbotsgesetz), ausgegeben am 6.6.1945.

sicht als unbescholten. Allerdings gehörte er als Angehöriger der SS nach dem März 1938 immer noch zum Kreis der belasteten und damit registrierungspflichtigen Personen. Aber auch in diesem Fall konnte ein Rettungsanker gefunden werden: Die Beschwerdekommission des Innenministeriums hatte 1947 definiert, wer als Angehöriger der SS gemäß des in dieser Frage vage gebliebenen Verbotsgesetzes anzusehen sei. Die Kommission nahm mit einer eigenwilligen Begründung all jene Angehörigen der bewaffneten Verbände der SS aus, die ab 1939/40 innerhalb der SS zunächst informell als „Waffen-SS" zu bezeichnen begonnen worden waren.[1013] Nun wurde die Umbenennung der SS-Verfügungstruppe und der SS-Totenkopfverbände also als völliger Bruch gegenüber der „Allgemeinen SS" interpretiert. Damit konnte folgender Schluss gezogen werden: *„Die Angehörigen der Waffen-SS gelten nicht als SS-Angehörige im Sinne des Verbotsgesetzes, da Einberufung zur Waffen-SS, die ein Teil der Deutschen Wehrmacht war, Erfüllung gesetzlicher Wehrpflicht gewesen ist."*[1014] Obwohl der Internationale Militärgerichtshof in Nürnberg 1946 u. a. die Waffen-SS als verbrecherische Organisation definiert hatte, ging Österreich also einen ebenso eigenen wie eigentümlichen Weg. Der Historiker Bernd Wegner wies in seinem Standardwerk zur Waffen-SS in diesem Kontext explizit darauf hin, dass diese in der Nachkriegszeit getroffene Interpretation historisch völlig unzutreffend ist. Er betonte, dass mit der Einführung des Begriffes „Waffen-SS" kein Funktionswechsel der bewaffneten SS von einer Parteiformation zu einem reinen Militärverband einherging,[1015] wie es die Entscheidung des österreichischen Innenministeriums nahelegte. Damit erklärt sich auch der letzte Satz des staatsanwaltlichen Berichts mit dem Hinweis, dass Ramsauers Dienstrang als SS-Hauptsturmführer der Waffen-SS keine Qualifikation im Sinne des Verbotsgesetzes darstellen würde.

Das Innenministerium legte also der Staatsanwaltschaft eine nachgerade skurrile Interpretation von Ramsauers Karriere nahe, nämlich dass sich seine Beförderung zum Hauptsturmführer in der Waffen-SS und nicht der Allgemeinen SS vollzogen hatte und somit kein Verstoß gegen das Verbotsgesetz darstellte. Wenig erstaunlich kam es im Juli 1955 seitens der Oberstaatsanwaltschaft Wien zu einer konkreten Weisung an die untergeordnete Staatsanwaltschaft Wien: Diese sollte nun lediglich überprüfen, *„ob die Verfolgung Ramsauers wegen § 11 VG. 47 fortzusetzen ist, weil nach der Mitteilung des BM f. Inneres vom 6.7.1953 Ramsauer den Dienstrang eines SS-Hauptsturmführers in der Waffen-SS erreicht haben dürfte"*[1016].

Der Staatsanwaltschaft blieb also nicht viel übrig, sich dieser Sichtweise anzuschließen und auf Basis dieser Auslegung das Verfahren gegen Ramsauer einzustellen. Damit

1013 Zur Einführung des Begriffs vgl. Bernd Wegner: Hitlers Politische Soldaten, S. 127f.
1014 Otmar Ritter: Auswirkungen der Amnestie für Minderbelastete. Wer wird amnestiert? Wer bleibt registriert? (Sammlung von Verwaltungsvorschriften, Heft 4). Graz 1948, S. 25.
1015 Vgl. Bernd Wegner: Hitlers Politische Soldaten, S. 128f.
1016 Oberstaatsanwaltschaft Wien, Gegenstand: Strafsache gegen Dr. Ramsauer wegen §§ 10, 11, VG. 1947, § 1 KVG, 22.7.1955, ÖStA, AdR, BMJ, 61014-IV/76, Nr. 16, Zl. 60.407/55.

war Ramsauer mit einem Schlag formal und offiziell nicht mehr belastet und registrierungspflichtig.

Die Legendenbildung von der Waffen-SS als Teil der Wehrmacht fügte sich für ihn nun bestens. Über seine Mitgliedschaft im SS-Reitersturm vor seiner Einberufung zum Kriegsdienst im Sommer 1940, die auf jeden Fall ein belastendes Kriterium im Sinne des Verbotsgesetzes gewesen wäre, wurde ohne viel Federlesens hinweggesehen. Das Land Kärnten hatte diese gerichtliche Feststellung freilich gar nicht erst abgewartet. Hier hatte man Ramsauer diesen speziellen „Persilschein" schon im Herbst 1954 im Zusammenhang mit seinem Dienstvertrag ausgestellt.

1955, das österreichische *annus mirabilis:* Was sich für Ramsauer im Kleinen vollzog, war symptomatisch für das Große. Auch der österreichischen Bundesregierung war in der letzten Außenministerkonferenz am 14. Mai – also einen Tag vor Unterzeichnung des Staatsvertrages – noch ein Geniestreich geglückt. Es gelang, aus der Präambel des Staatsvertragstextes noch eine entscheidende Passage hinaus zu reklamieren: jenen Teil, der besagte, dass *„Österreich eine Verantwortlichkeit, die sich aus der Teilnahme am Kriege ergibt, nicht vermeiden kann"*[1017]. Mit der Streichung der „Verantwortungsklausel" war Österreich zu allseitigem Jubel seiner *„moralischen Hypothek"* (Figl) entbunden. Das Jahr 1955 markierte also den zentralen Wendepunkt, *„nach welchem die Beschäftigung mit Krieg und NS-Diktatur aufhörte, Gegenstand politischer und gesellschaftlicher Auseinandersetzung zu sein."*[1018] Am 20. Dezember 1955 konnte die österreichische Bundesregierung ihren bereits seit Längerem gehegten Wunsch – die Abschaffung der Volksgerichte – in die Tat umsetzen.

In den zehn Jahren ihres Bestehens hatten die vier Österreichischen Volksgerichte insgesamt gegen 136.829 Personen Voruntersuchungen eingeleitet. Gegen 28.148 Personen war Anklage erhoben worden, 13.607 Urteile endeten mit Schuldsprüchen, 43 davon waren mit Todesurteilen verbunden, von denen schließlich 30 vollstreckt wurden. Fast 80 Prozent der Untersuchungsverfahren waren vor dem März 1948 eingeleitet worden und 75 Prozent der Urteile ergingen in den ersten dreieinhalb Jahren.[1019] Mit der Unterzeichnung des Staatsvertrages und der Abschaffung der Volksgerichte kam die gerichtliche Ahndung von NS-Verbrechen nun mehr oder weniger zum Erliegen, eine Tendenz, die sich bereits abgezeichnet hatte. Gleichzeitig wurde der größte Teil der von Volksgerichten verurteilten NS-Täter*innen als Folge von Interventionen

---

1017 Gerald Stourzh: Geschichte des Staatsvertrages 1945–1955. Österreichs Weg zur Neutralität. Graz/Wien/Köln 1985, S. 243, 167.

1018 Winfried R. Garscha: Simon Wiesenthals Beitrag zur gerichtlichen Verfolgung der NS-Täter in Österreich. Referat im Rahmen der Tagung „Österreichs Umgang mit der NS-Täterschaft" anlässlich des 90. Geburtstags von Simon Wiesenthal. Wien, 2./3. Dezember 1998, online unter: https://www.doew.at/cms/download/6kqis/garscha_wiesenthal.pdf (abgerufen am 11.2.2024).

1019 Vgl. Claudia Kuretsidis-Haider: NS-Verbrechen vor österreichischen und bundesdeutschen Gerichten. Eine bilanzierende Betrachtung. In: Thomas Albrich/Winfried R. Garscha/Martin F. Polaschek (Hg.): Holocaust und Kriegsverbrechen vor Gericht. Der Fall Österreich. Innsbruck/Wien/Bozen 2006, S. 329–352, hier S. 329f.

durch politische Parteien und kirchliche Würdenträger begnadigt.[1020] Dass gegen Ramsauer 1955 jegliche Strafverfolgung eingestellt wurde, ist also weniger ein singuläres Phänomen als vielmehr absoluter politischer Mainstream.

Vergebliche Bemühungen der Strafverfolgung

„... unsererseits vorläufig keine Möglichkeit, gegen Dr. Ramsauer strafrechtlich vorgehen zu können ...“

Die Bedeutung der justiziellen Ahndung von NS-Verbrechen geht über die Frage von Recht oder Gerechtigkeit weit hinaus. Der 1968 verstorbene hessische Generalstaatsanwalt Fritz Bauer, der den großen Auschwitz-Prozess in Frankfurt führte, bezeichnete die rechtliche Auseinandersetzung mit Verbrechen gegen die Menschlichkeit als ein *„Gebot der Rechtshygiene“*[1021]. In Bezug auf die Auschwitzprozesse merkte er an, dass diese der Welt zeigen sollen, dass ein neues demokratisches Deutschland gewillt sei, die Würde eines jeden Menschen zu wahren.[1022] Damit sprach er implizit eine Dimension der Rechtspflege an, die auch Simon Wiesenthal in einem Interview anlässlich seines 90. Geburtstages als einen der zentralen Aspekte bei der Strafverfolgung von NS-Verbrechen in den Vordergrund rückte: Für ihn war nicht das Wichtigste, wie viele Leute er vor Gericht gebracht hatte, sondern der Kampf gegen das Vergessen, den jede Kampagne zur Ausforschung und Aburteilung der Verantwortlichen von NS-Verbrechen mit sich brachte.[1023] Heute steht außer Zweifel, dass die zahlreichen deutschen NS-Prozesse der 1960er- und 1970er-Jahre mit zum Teil großer Medienpräsenz die Haltung der bundesdeutschen Bevölkerung zum Nationalsozialismus grundlegend verändert haben.[1024]

Von einem solchen Befund ist man in Österreich allerdings weit entfernt. Im selben Zeitraum war die österreichische Strafverfolgung von NS-Verbrechen vor allem durch skandalöse Fehlurteile und Verfahrenseinstellungen geprägt – mitnichten ein Aspekt, der dem Justizapparat selbst anzulasten ist, als vielmehr dem mangelnden politischen Willen der österreichischen Parteien, die sich hier nur allzu bereitwillig als Diener ihres Volkes gerierten. Im Jahr 1976 lehnten bei einer Umfrage des IFES-Instituts 83 Prozent der Befragten weitere Kriegsverbrecherprozesse ab, obwohl nach Abschaffung der Volksgerichte, also in der Phase zwischen 1955 und 1975, österreichweit ohnehin nur noch 35 Prozesse wegen NS-Verbrechen durchgeführt worden waren. Im

1020 Vgl. Winfried R. Garscha: Simon Wiesenthals Beitrag zur gerichtlichen Verfolgung der NS-Täter, S. 6.
1021 Zit. nach ebd., S. 2.
1022 Vgl. Ronen Steinke: Fritz Bauer. Jurist im Dienste der Humanität, hg. vom Bundesministerium für Justiz. Frankfurt am Main 2022. Im selben Jahr wurde Fritz Bauer auch im Wiener Justizpalast eine Ausstellung gewidmet: *„Fritz Bauer. Der Staatsanwalt. NS-Verbrechen vor Gericht“*.
1023 Vgl. profil, 30.11.1998, S. 56.
1024 Vgl. Claudia Kuretsidis-Haider: NS-Verbrechen vor österreichischen und bundesdeutschen Gerichten, S. 329.

Dezember 1975 erging mit einem Freispruch für den Angeklagten auch das insgesamt letzte Urteil wegen eines NS-Gewaltverbrechens durch ein österreichisches Gericht.[1025]

Dass Sigbert Ramsauer nicht gänzlich aus dem Visier der Justiz geriet, war folgerichtig auch weniger das Verdienst der österreichischen Justizbehörden als vielmehr der deutschen.

Den Anfang machte die Berliner Staatsanwaltschaft. Im Zuge der Strafsache gegen den Schutzhaftlagerführer des KZ Gusen Karl Chmielewski tauchten 1958 während der Ermittlungen unerwartet zwei Zeugenaussagen auf, die Ramsauer im Zusammenhang mit der Tötung tätowierter Häftlinge belasteten. Die Ermittlungen wurden auf Ramsauer ausgedehnt und er wurde als Beschuldigter geführt. Da allerdings eine Überprüfung des greifbaren Aktenmaterials ergab, dass Ramsauer sich zu dem von den Zeugen angeführten Zeitpunkt noch an der Front befand, wurde Ramsauer aus diesem Verfahren wieder ausgeschieden.[1026] Inzwischen führte auch die Staatsanwaltschaft Köln ein Verfahren wegen Massentötungen und der „Totbadeaktionen" im Konzentrationslager Gusen. Dieses Verfahren richtete sich zunächst gegen 156 Beschuldigte, die teils der SS angehörten, teils als Funktionshäftlinge an Verbrechen mitgewirkt haben sollen. 13 Personen davon waren Österreicher, unter ihnen befand sich auch Sigbert Ramsauer. Diese beiden in der BRD geführten Verfahren waren wesentliche Gründe dafür, dass Ramsauer auch wieder in das Blickfeld der österreichischen Justiz geriet. Die Staatsanwaltschaft Köln hatte nämlich die Strafverfolgung der verdächtigten Österreicher an das für Mauthausen zuständige Landesgericht Linz zur weiteren Verfolgung abgegeben,[1027] zumal beim Linzer Landesgericht bereits 1963 ein Bericht des Berliner Generalstaatsanwaltes zum Fall Ramsauer eingetroffen war.[1028] 1964 stellte Österreich im Zusammenhang mit dem Verbrechenskomplex Mauthausen ein Rechtshilfeersuchen an Polen, wobei die Staatsanwaltschaft Linz angewiesen wurde, bezüglich aller Personen, die *„wenn auch nur entfernt verdächtig sind, sich an NS-Gewaltverbrechen im KL. Mauthausen oder dessen Nebenlagern beteiligt zu haben, wegen der allenfalls drohenden Verjährung"*[1029] sofortige Verfolgungsmaßnahmen wegen Totschlags zu beantragen. Ramsauer wurde in Folge in das Voruntersuchungsverfahren des Landesgerichts Linz

1025 Vgl. ebd., S. 329, 346, sowie Gregor Holzinger: Das letzte Urteil. Die beiden Prozesse gegen Johann Vinzenz Gogl. In: Bundesministeriumfür Inneres (Hg.): KZ-Gedenkstätte Mauthausen | Mauthausen Memorial 2014. Forschung, Dokumentation, Information (Wien 2015), S. 73–83.

1026 Die Akten der Berliner Staatsanwaltschaft, die unter dem Aktenzeichen 3 P (K) Js 56/62 geführt wurden, lagen uns nicht im Original vor, die Ergebnisse sind allerdings in den österreichischen Gerichtsaktenbeständen zusammengefasst, u. a. im Bericht von StA Dr. Steininger an die Oberstaatsanwaltschaft Wien, 19.10.1967, LG Wien, 15 St 17131/53-27.

1027 Vgl. BMI, Gruppe Staatspolizei, Abt. 2 C an das BM f. Justiz, Betreff: Dienstreise in die BRD, 14.2.1964, ÖStA, AdR, BMJ, 61014-IV/76, Zl. I-P 91.000-2 C/1/64.

1028 Vgl. Bericht von StA Dr. Steininger an die Oberstaatsanwaltschaft Wien, 19.10.1967, LG Wien, 15 St 17131/53-27.

1029 Amtsvermerk im Justizministerium, 6.5.1964, ÖStA, AdR, BMJ, 61014-IV/76.

miteinbezogen.[1030] Im Zuge der Linzer Ermittlungen langten 1965 zudem die Aussagen von den polnischen Zeugen ein, wobei von 37 Zeugen vier Ramsauer erwähnten, allerdings ohne konkrete Angaben machen zu können. Sechs weitere nahmen direkt auf Ramsauer Bezug und belasteten ihn im Zusammenhang mit der Tötung tätowierter Häftlinge.[1031]

Faktisch zeitgleich, im September 1965, hatten die Briten dem österreichischen Justizministerium eine Liste über Verurteilungen österreichischer Staatsangehöriger durch britische Militärgerichte wegen NS-Verbrechen zur Verfügung gestellt. In der Folge kam es zu einer Neuüberprüfung dieser Verurteilten durch die Staatsanwaltschaft Wien, die nun wiederum auf Ramsauers Akten von 1955 stieß, wonach alle Verfahren, u. a. jenes wegen seiner Tätigkeit als Lagerarzt in Mauthausen, Gusen und Loibl, nach § 34 Abs. 2 StPO eingestellt worden waren. Desgleichen war seit 1963 auch die Klagenfurter Staatsanwaltschaft mit den Loibl-Verbrechen beschäftigt; auch hier war Ramsauer als Verdächtigter hervorgetreten. Was in Bezug auf Ramsauer nun innerbehördlich folgte, war zunächst ein komplizierter Aktenvorgang, der sich mit der Frage der gerichtlichen Zuständigkeit beschäftigte. Die Klagenfurter Staatsanwaltschaft trat schließlich das Ermittlungsverfahren gegen Ramsauer an die Linzer Staatsanwaltschaft ab,[1032] wobei hier grundsätzlich die Ansicht vertreten wurde, dass aufgrund der *„ausländischen Verurteilung“*[1033] kein erneutes Verfahren gegen Ramsauer zu eröffnen sei. Die Linzer Staatsanwaltschaft wiederum betrachtete sich aufgrund der bereits gefällten Sachentscheidung der Wiener Staatsanwaltschaft von 1955 grundsätzlich als nicht zuständig, zumal ein neuerliches Verfahren gegen den Grundsatz „ne bis in idem“ verstoßen würde,[1034] also den Grundsatz, dass ein Verdächtigter nicht zweimal in derselben Sache angeklagt werden könne. Die Frage der Zuständigkeit endete schließlich mit der Abtretung des Verfahrens an die Staatsanwaltschaft Wien. Hier wiederum beschränkte man sich auf die Prüfung der Frage, ob eine Wiederaufnahme des 1955 beendeten Verfahrens zu beantragen sei oder nicht. Ramsauers erfolgte Verurteilung durch die Briten und seine zum Teil verbüßte Strafe spielten bei der Klärung dieser Frage eine wesentliche Rolle. Dass sich die Wiener Staatsanwaltschaft schlussendlich gegen die Wiederaufnahme eines Verfahrens entschied, hatte nicht zuletzt auch mit den Erfahrungen der bisherigen NS-Strafverfolgungspraxis zu tun, wie aus den Überlegungen der Staatsanwaltschaft deutlich wird:

> *„Selbst wenn man die nunmehr hervorgekommenen weiteren Fakten berücksichtigt und davon ausgeht, daß sie nicht oder nur zum Teil Gegenstand des britischen Militärge-*

1030 Das anhängige Strafverfahren lief unter der Zl. 17 Vr 1169/63.

1031 Zu Inhalt und Problematik der Zeugenaussagen siehe Kapitel 7 (*„Ramsauers KZ-Karriere“*) in diesem Buch.

1032 Vgl. Bericht der Staatsanwaltschaft Wien, 12.1.1967, ÖStA, AdR, BMJ, 61014-IV/76.

1033 Amtsvermerk im Justizministerium, 14.11.1966, ÖStA, AdR, BMJ, 61014-IV/76.

1034 Vgl. Staatsanwaltschaft Linz (4 St 2933/64) an die Oberstaatsanwaltschaft Linz, 10.11.1965, ÖStA, AdR, BMJ, 61014-IV/76.

richtsurteiles waren, ist erfahrungsgemäß nicht anzunehmen, daß er in einem Inlands-Verfahren – in welchem auf das Militärgerichtsurteil Bedacht zu nehmen ist – zu einer strengeren Strafe als der zufolge der ausländischen Verurteilung effektiv verbüßten Freiheitsstrafe verurteilt werden würde.“[1035]

Damit ging auch die dritte Phase der österreichischen Strafverfolgungstätigkeiten gegen Ramsauer zu Ende. Betrachtet man in diesem Zusammenhang den Akten- und Korrespondenzverlauf seitens der Kärntner Staatsanwaltschaft noch einmal näher, so dokumentiert sich darin vor allem das umfassende gesellschaftliche Vergessen des Loibl-KZ und der hier begangenen Verbrechen: „*Wegen der Tätigkeit des Dr. Ramsauer in den Nebenlagern Loiblpaß Süd und Nord ist dem LG Klagenfurt bisher nichts bekannt*“[1036], hieß es beispielsweise. Dass man dazu – auch wenn die britischen Prozessakten nicht zur Verfügung standen – bloß in den Zeitungsberichten von 1947 nachschlagen hätte müssen, darauf war offenbar niemand gekommen. Das Desinteresse am Loibl-KZ und der damit verbundene Wissensstand bzw. Nicht-Wissensstand der österreichischen Behörden beschränkte sich allerdings nicht auf Kärnten allein. Als in Deutschland Ende der 1960er-Jahre im Zusammenhang mit dem am Loiblpass eingesetzten SS-Wachmann Andreas Vogel ermittelt wurde und die dortige Staatsanwaltschaft das österreichische Innenministerium um ergänzendes Material zum Loiblpass bat, konnte das Innenministerium zu seinem Bedauern nur „*mitteilen, daß auch das Bundesministerium für Inneres keine Vormerkungen hat, aus welchen die genaue Lage der beiden am Loiblpass bestehenden Nebenlager des KL Mauthausen hervorgeht. Den seinerzeit durchgeführten Erhebungen zufolge sind weder bei der Verwaltungs- noch bei den Sicherheitsbehörden oder Dienststellen im Bundesland Kärnten Aufzeichnungen über die beiden Lager vorhanden.*“[1037] Das Innenministerium konnte peinlicherweise nur auf einen Bericht des Partisanenverbandes von Tržič (Neumarktl) verweisen, den man offenbar beschafft und aus dem Slowenischen übersetzt hatte, um nicht mit gänzlich leeren Händen dazustehen. Die deutschen Ermittler kommunizierten angesichts der Ignoranz und Ahnungslosigkeit der Kärntner Behörden in der Folge direkt mit dem Partisanenverband von Tržič, um grundlegende Fakten auch zum Nordlager des Loibl-KZ, dessen Örtlichkeit sich auf österreichischem Staatsgebiet befand, zu erlangen.

Gegen den erwähnten Andreas Vogel stellte man in Deutschland zu diesem Zeitpunkt die Ermittlungen ein, und zwar, weil gegen Vogel auch ein österreichisches Strafverfahren eingeleitet worden war. In diesem Zusammenhang trat nun das Loibl-KZ zweimal in das Blickfeld der Medien, wenn auch nur kurz.

Gegen den in Kroatien geborenen und nunmehr in Krottenbach bei Voitsberg ansässigen Vogel hatte die Staatsanwaltschaft Klagenfurt ein Verfahren wegen Mordes an

---

1035 Bericht des Staatsanwaltes an die Oberstaatsanwaltschaft Wien, 19.10.1967, LG Wien, 15 St 17131/53-27.
1036 Amtsvermerk im Justizministerium, 8.3.1966, ÖStA, AdR, BMJ, 61014-IV/76.
1037 BMI an Zentrale Stelle Ludwigsburg, Wien, 21.11.1969, BArchL, B 162/27784.

dem Russen Fjodor Malyschenkow eröffnet.[1038] Der Mord war am 30. Mai 1944 im Südlager des Loibl-KZ begangen worden. Es handelte sich hierbei nach Ansicht der Kärntner Staatsanwaltschaft um ein gemeinschaftlich begangenes Verbrechen, wonach der als SS-Wachmann eingesetzte Vogel auf Befehl seines Vorgesetzen Josef Zorn den russischen Häftling erschossen hätte. Vogel hatte bei seiner Einvernahme freimütig zugegeben, dass er sich für diesen Auftrag freiwillig gemeldet hatte. Zum Motiv seiner Tat führte er an:

> *„Bei meiner Entscheidung, mich freiwillig zur Erschießung des Häftlings zu melden, haben aber auch meine Haßgefühle den Häftlingen gegenüber mitgespielt. Ich hatte einen ausgesprochenen Haß gegen die Häftlinge, weil mein Vater, als mein Bruder einrückte, und er mit einem Fuhrwerk zum Bauernhof zurückkehrte, von Partisanen mißhandelt [...] und gezwungen worden ist, für die Partisanen bei den Deutschen Spionage zu treiben."*[1039]

Mit einem solchen Geständnis rannte man vor einem Kärntner Geschworenengericht freilich offene Türen ein: Im südlichsten Bundesland war der Widerstand der kärntner-slowenischen Partisan*innen seit 1945 kontinuierlich als Heimatverrat bewertet und denunziert worden und der „Partisanenterror" war seit Beginn der 1950er-Jahre eine thematische Konstante in der Berichterstattung der Kärntner Medien – ein probates Mittel, um die Umsetzung der im Staatsvertrag zugesicherten Minderheitenrechte zu verhindern. Kam es beispielsweise gegenüber der Minderheit zu Gewaltakten, so hatte sich in der Kärntner Tradition als diskursives Muster bereits bewährt, dies als quasi logische Handlung und verständliche Konsequenz des „Partisanenterrors" zu erklären.[1040] Vor diesem Hintergrund ist es wenig erstaunlich, dass die Geschworenen Vogel trotz seines Geständnisses in ihrem Urteil vom 18. Dezember 1969 freisprachen und die Tatmerkmale des „niedrigen Beweggrundes" oder „Mordlust" nicht zu erkennen vermochten.[1041] Aufgrund der offensichtlichen Fehlentscheidung der Geschworenen setzte der Schwurgerichtshof die Entscheidung aus und der Oberste Gerichtshof wies den Fall einem anderen Geschworenengericht desselben Sprengels zu.[1042] Allerdings verlief der zweite Prozess gegen Vogel am Landesgericht Klagenfurt nicht anders: Am 16. April 1970 sprachen ihn die Geschworenen sogar einstimmig frei.[1043]

1038 Ausführlich zum Prozess auch Christian Rabl: Mauthausen vor Gericht, S. 280–284.

1039 Einvernahme von Andreas Vogel, 8.10.1969, zit. nach den Akten des Ermittlungsverfahrens gegen Josef Zorn, das die Staatsanwaltschaft des Landgerichts Stuttgart 1974 führte. Die Eröffnung eines Hauptverfahrens gegen Zorn als Beschuldigten für einen gemeinsam begangenen Mord mit Vogel wurde per Beschluss von 30.9.1975 abgelehnt, weil das Gericht zum Schluss kam, dass die Tat von Vogel selbst ausging. Die Stuttgarter Staatsanwaltschaft zog also andere Schlussfolgerungen aus den Vernehmungen der Beschuldigten als die Kärntner Staatsanwaltschaft (vgl. BArchL, B 162/26785).

1040 Vgl. Lisa Rettl: PartisanInnendenkmäler, S. 176–210.

1041 Vgl. Hauptverhandlung, LG Klagenfurt als Geschworenengericht, 18.12.1969, LGK, 9 Vr 1875/69.

1042 Vgl. Oberster Gerichtshof, Beschluss, 12.3.1970, LGK, 9 Vr 1875/69.

1043 Vgl. Geschworenengericht am Sitze des Landesgerichts Klagenfurt, Urteil, 16.4.1970, LGK, 9 Vr 1875/69.

Beide Urteile gegen Vogel wurden in den österreichischen Medien kritisch besprochen und tendenziell als Justizskandal thematisiert.[1044] Sogar die Staatsanwaltschaft Klagenfurt legte beim Obersten Gerichtshof Nichtigkeitsbeschwerde ein und kritisierte, dass der Vorsitzende des Gerichtes die Geschworenen unrichtig und unvollständig belehrt hatte. Die Staatsanwaltschaft vertrat die Auffassung, dass Vogel *„eine vorsätzliche Tötung zugegebenermaßen aus politischem Haß“* und damit nach der Judikatur des Obersten Gerichtshofes *„aus niedrigen Beweggründen“*[1045] begangen hatte. Fünf Monate später zog die Staatsanwaltschaft Klagenfurt ohne Angaben von Gründen ihre Nichtigkeitsbeschwerde zurück.

Ramsauer, der im Zuge der gegen ihn anhängigen Mauthausen-Ermittlungen zweimal als Verdächtigter einvernommen worden war, dürfte das Prozessgeschehen in Klagenfurt mit Interesse verfolgt und das Urteil mit Erleichterung zur Kenntnis genommen haben. Die Verfahren gegen Vogel waren wohl auch für ihn als eindeutiges Zeichen zu interpretieren, dass er seitens der österreichischen Gerichte nicht mehr viel zu befürchten hatte, wenn nun sogar geständige Täter mit einem Freispruch davonkamen. Dennoch wurde es fast zeitgleich noch einmal ein wenig eng. Im Frühjahr 1970 eröffnete die Staatsanwaltschaft des Landgerichts München II ein Ermittlungsverfahren wegen Mordes im Zusammenhang mit den 1942 in Dachau durchgeführten Phlegmone-Versuchen. Im Zentrum des Verfahrens standen fünf verdächtige Ärzte: Hauptverdächtigter war der nunmehr in Essen praktizierende ehemalige SS-Arzt Dr. Heinrich Schütz als Leiter der Versuchsreihe, daneben hatte ein Zeuge auch Sigbert Ramsauer belastet. Der Oberstaatsanwalt des Landgerichts München II informierte das Innenministerium ausführlich über das Ermittlungsverfahren, in dem Ramsauer der Mitwirkung an den begangenen Morden verdächtigt und als Beschuldigter geführt wurde.[1046]

Die lakonische Antwort aus Wien, nachdem man sich „bestens“ über die ausführliche Sachverhaltsdarstellung bedankt hatte: *„Wie Ihrer Mitteilung zu entnehmen ist, besteht jedoch nach dem Stande Ihrer bisherigen Ermittlungen unsererseits vorläufig keine Möglichkeit, gegen Dr. Ramsauer strafrechtlich vorgehen zu können, zumal dem Genannten, Ihren Ausführungen zufolge, nach österreichischem Recht noch nicht verjährte strafbare Handlungen (Mord und dergleichen) im gegenwärtigen Stadium kaum zu beweisen sein werden.“*[1047] Trotz dieser wenig hilfreichen Antwort stellte die

---

1044 Vgl. Arbeiter Zeitung, 17.4.1970. Ausführlicher zur Medienberichterstattung vgl. Sabine Loitfellner: Die Rezeption von Geschworenenprozessen wegen NS-Verbrechen in ausgewählten österreichischen Zeitungen. 1956–1975. Bestandsaufnahme, Dokumentation und Analyse von veröffentlichten Geschichtsbildern zu einem vergessenen Kapitel der österreichischen Zeitgeschichte. Rechercheberich. Wien o. D., S. 148–151, online unter: http://www.nachkriegsjustiz.at/prozesse/geschworeneng/rezeption.pdf (abgerufen am 11.2.2024).

1045 Staatsanwaltschaft Klagenfurt, Nichtigkeitsbeschwerde, 22.5.1970, LG Klagenfurt, 9 Vr 1875/69.

1046 Vgl. Schreiben der Oberstaatsanwaltschaft München II an das BMI, Generaldirektion f. öffentliche Sicherheit (Sektionsrat Danzinger), München, 23.4.1970, BArchL, B 162/25380, 12 Js 16/66.

1047 BMI, Generaldirektion f. öffentliche Sicherheit (Sektionsrat Danzinger) an die Oberstaatsanwaltschaft bei dem Landgericht München II, 4.5.1970, BArchL, B 162/25380.

Münchner Staatsanwaltschaft am 25. Mai 1971 ein Rechtshilfeersuchen an das Innenministerium.

Die Untersuchungen zogen sich über mehrere Jahre. Kurz vor der Anklageerhebung gegen Dr. Schütz, der zu zehn Jahren Haft verurteilt werden sollte, kam es im November 1975 schließlich zur Einstellung des Verfahrens gegen Ramsauer und die anderen Mitbeschuldigten, nachdem ihnen die Tat *„nicht mit einer zur Anklageerhebung ausreichenden Sicherheit nachgewiesen werden“* konnte. Bezüglich Ramsauer wurde noch zusätzlich vermerkt: *„Dr. Ramsauer ist nicht als Beschuldigter vernommen.“*[1048] Dies bedeutete wohl auch, dass sich die österreichischen Behörden auch weiterhin nicht sonderlich kooperativ verhalten hatten. Ein anderes, 1970 gegen Ramsauer eröffnetes Ermittlungsverfahren wurde u. a. genau aus diesem Grund – mangelnde Kooperationsbereitschaft der österreichischen Behörden – rasch wieder eingestellt. Die Kölner Staatsanwaltschaft hatte im Oktober 1970 ein Ermittlungsverfahren gegen Ramsauer wegen Verdacht auf Häftlingstötungen bzw. Beihilfe zum Mord in Mauthausen eröffnet. Konkret ging es um die Teilnahme an Erschießungen, die in einer Niederschrift, die US-Stellen den deutschen Behörden als „Beweisstück PS 2176“ überlassen hatten, dokumentiert war. Ende November wurde das kurzfristig eröffnete Verfahren schließlich wieder eingestellt. In seiner Begründung erläuterte der Staatsanwalt, dass umfangreiche, jedoch schwer durchführbare Ermittlungen notwendig wären, um gegen Ramsauer einen hinreichenden Tatverdacht begründen zu können.

> *„Eine Hauptverhandlung gegen den gegebenenfalls auf freiem Fuß befindlichen Beschuldigten erscheint undurchführbar, da er sich einem Verfahren in der Bundesrepublik nicht freiwillig stellen würde. Eine Auslieferung des Beschuldigten durch die österreichischen Behörden kommt nicht in Betracht, da er jetzt österreichischer Staatsangehöriger ist. […] Ob in diesem Falle hiesige Rechtshilfeersuchen gegen einen jetzt österreichischen Staatsangehörigen erledigt werden würden, läßt sich nicht ohne weiteres bejahen. Überdies würden Rechtshilfeersuchen um Vernehmung des Beschuldigten in Österreich möglicherweise Befremden hervorrufen, da die österreichischen Strafverfolgungsbehörden bereits umfangreiche Ermittlungen gegen den Beschuldigten geführt und geprüft haben, ob er strafrechtlich noch verfolgt werden kann.“*[1049]

Ende 1975, zu jenem Zeitpunkt, als das Dachau-Ermittlungsverfahren gegen Ramsauer eingestellt wurde, endete auch das letzte österreichische Gerichtsverfahren zum Themenkomplex Mauthausen. Der Prozess gegen den wegen Mordes Angeklagten Jo-

1048 Einstellungsverfügung. Staatsanwaltschaft bei dem Landgericht München II an die Zentrale Stelle der Landesjustizverwaltungen in Ludwigsburg, 26.11.1975, BArchL, B 162/25380, 12 Js 15 a-c/70.

1049 Der Leiter der Zentralstelle im Lande Nordrhein-Westfalen an den Justizminister des Landes Nordrhein-Westfalen in Düsseldorf, Betreff: Ermittlungsverfahren gg. den ehemaligen SS-Hauptsturmführer Dr. Siegbert Ramsauer, Bericht, 27.11.1970, BArchL, B 162/27400, 24 Js 72/70 (Z).

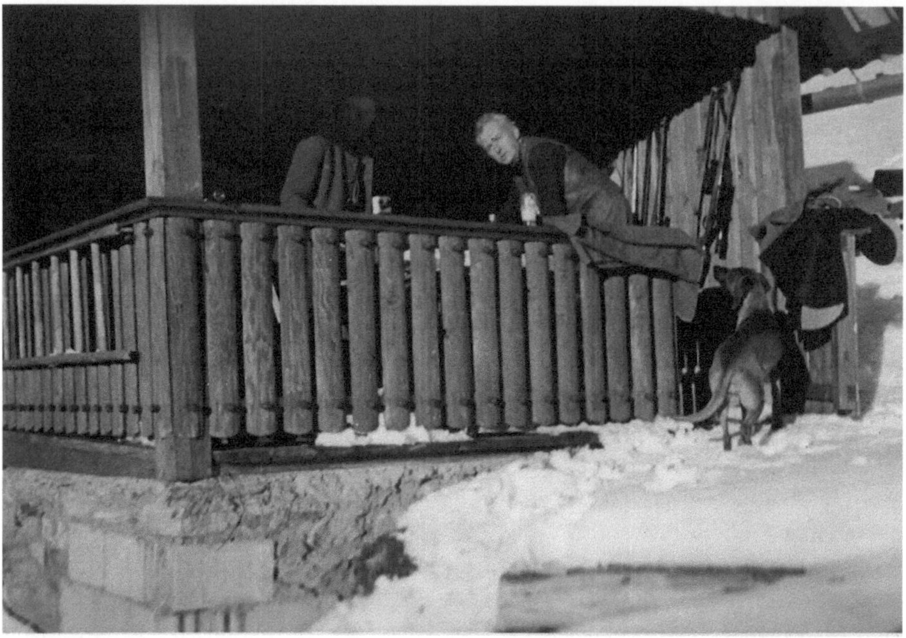

Abbildung 64: Sigbert Ramsauer vor seiner Jagdhütte in Gamschitz, 1970er-Jahre (Privatarchiv, Josef St.).

hann Gogl, der 1943 auch im Loibl-KZ in Einsatz gestanden war, endete mit einem Freispruch.[1050]

Und Sigbert Ramsauer? Inwieweit die immer wieder auftauchenden Ermittlungsverfahren seinen Alltag beeinträchtigt und beunruhigt haben, ist nicht bekannt. Er ordinierte in seiner Klagenfurter Praxis und hatte nach dem Tod seines Vaters Christian Ramsauer 1964 ein beträchtliches Erbe angetreten. Er verfügte über 189 Hektar Grundbesitz, wo er mit seiner zweiten Familie seine Freizeit verbrachte. Nach Erzählungen der Einheimischen ließ er die Jagdhütte zu einem gemütlichen Wohnhaus mit Sauna ausbauen, jagte, fischte und fotografierte gern, war ein Hundeliebhaber, hörte gerne Nazilieder, legte Wert auf gesunde Ernährung, war ein strenger Vater, redete nicht viel und trug – so erzählt man sich im Dorf – stets einen Revolver bei sich.

Im Juli 1989 kam Ramsauer noch einmal mit seinem alten Schulkameraden Josef Klaus zusammen, der anlässlich des 60-jährigen Matura-Jubiläums nach Klagenfurt gereist war und sich nun in einem Interview über die mangelnde humanistische Bildung der heutigen Jugend beklagte: „*Wenn ich nur zurückdenke, mit welcher Akribie wir im*

1050 Ausführlicher zu den österreichischen Mauthausen-Prozessen und Johann Gogl vgl. Christian Rabl: Mauthausen vor Gericht; Peter Eigelsberger: „Mauthausen vor Gericht." Die österreichischen Prozesse wegen Tötungsdelikten im KZ Mauthausen und seinen Außenlagern. In: Thomas Albrich/Winfrid R. Garscha/Martin F. Polaschek (Hg.): Holocaust und Kriegsverbrechen vor Gericht. Der Fall Österreich. Innsbruck/Wien/ Bozen 2006, S. 198–225.

Umgang mit der deutschen Sprache, und hier vor allem mit den Klassikern, geschult wurden. Schade, daß es heute nicht mehr so ist.“[1051]

Hier saß sie also, die humanistisch gebildete Generation von damals, und das Gratisblatt *Der Kärntner Blick*, dem Klaus dieses Interview gegeben hatte, wusste zu berichten, dass aus dem Maturajahrgang 1929 nicht nur Josef Klaus *„den Weg nach oben geschafft hat*“[1052]. Auch Sigbert Ramsauer wurde als Beispiel genannt. Zum Zeitpunkt dieses Klassentreffens beschäftigte Ramsauers Vergangenheit, die in Kärnten kein Hindernis für den „Weg nach oben“ gewesen war, ein allerletztes Mal die deutsche Justiz. Seit 1988 prüfte das Gericht München II die Möglichkeit, ob eine strafrechtliche Verfolgung Ramsauers noch möglich sei. Zwei Jahre zuvor hatte die UNO die Unterlagen der *United War Crimes Commission* (UNWCC) inklusive sämtlicher Fahndungslisten der Zentralen Stelle der Landesjustizverwaltungen zur Aufklärung nationalsozialistischer Gewaltverbrechen[1053] in Ludwigsburg zur Auswertung übergegeben. Aus der UNWCC-Liste (Stand 1948) ging hervor, dass Ramsauer von Jugoslawien aufgrund begangener Kriegsverbrechen in Dachau gesucht wurde. Auf Basis der Auswertungen der Zentralen Stelle eröffnete das Landgericht München II noch einmal ein Ermittlungsverfahren gegen insgesamt 44 Personen. Der Großteil der Beschuldigten war mittlerweile verstorben, Ramsauer gehörte zu den noch wenigen, die das Gericht ausforschen und identifizieren konnte. Nach den vorliegenden Materialien konnte der Staatsanwalt allerdings nur mehr allgemein feststellen, dass Ramsauer an Straftaten beteiligt war, dass allerdings das Ermittlungsverfahren *„mangels konkreter Tatvorwürfe*“[1054] einzustellen sei. Diese Feststellung und Verfahrenseinstellung erfolgte im November 1990.

Im selben Jahr war Ramsauer offiziell in den Ruhestand getreten. Aus diesem Anlass nahm er noch an einer Festveranstaltung der Ärztekammer teil, bei der all *„jene Ärzte, die in den Ruhestand getreten sind*“, geehrt wurden – eine Ehrung, bei der *„der Dank der Kollegenschaft aber auch der Kärntner Bürger sichtbaren Ausdruck erfahren soll*“[1055]. In diesem Jahr hatte Ramsauer dem Filmemacher Egon Humer in seiner Ordination, wo er noch privat ordinierte, auch das in diesem Buch mehrfach zitierte Interview gegeben. Die Ausstrahlung von Humers Filmen *Der Tunnel* und *Schuld und Gedächtnis* in der ORF-Sendereihe Kunststücke am 24. April 1992 erlebte Ramsauer allerdings nicht mehr. Er verstarb am 13. Juni 1991 im Landeskrankenhaus Klagenfurt, unbestätigten Aussagen zufolge an einem Schlaganfall.

1051 Der Kärntner Blick (Ausgabe Mittelkärnten), 25.7.1989, S. 2.

1052 Ebd.

1053 Die „Zentrale Stelle der Landesjustizverwaltungen zur Aufklärung nationalsozialistischer Gewaltverbrechen“ wurde 1958 in Ludwigsburg eingerichtet. Die Einrichtung dieser Institution erwies sich bei der Aufklärung nationalsozialistischer Gewaltverbrechen als Motor, der das deutsche Justizgeschehen in diesem Kontext maßgeblich veränderte. Zur Bedeutung und Arbeitsweise dieser Institution vgl. Hans H. Pöschko (Hg.): Die Ermittler von Ludwigsburg. Deutschland und die Aufklärung nationalsozialistischer Gewaltverbrechen, hg. im Auftrag des Fördervereins Zentrale Stelle e.V.. Berlin 2008.

1054 Verfahren gegen Hubsch und 43 andere, Betreff Dachau, BArchL, B162/41489.

1055 Kärntner Tageszeitung, 29.3.1990, S. 12.

Die Ausstrahlung der beiden Filme sorgte ein allerletztes Mal für eine gerichtliche Auseinandersetzung der österreichischen Justiz mit der Person Ramsauer. Pius Strobl, Landesgeschäftsführer der Grünen im Burgenland, brachte bei der Staatsanwaltschaft Eisenstadt gegen alle interviewten Personen eine Sachverhaltsdarstellung wegen des Verdachts auf nationalsozialistische Wiederbetätigung ein. Zu Ramsauer wurde im Zusammenhang mit dem Film *Der Tunnel* in der Sachverhaltsdarstellung festgehalten: *„Seine Aussagen waren die eines nationalsozialistischen Bekenners ohne jede Reue und Einsicht, eines Verleumders der Greueltaten und eines Verharmlosers seiner eigenen Mitwirkung an den Verbrechen des Regimes.“*[1056] Post mortem, 1993, kam es seitens der Staatsanwaltschaft Wien schließlich zur Ausscheidung des Verfahrens hinsichtlich des Filmes *Der Tunnel „mit der Erklärung, daß zu einer weiteren Verfolgung des Dr. Sigbert Ramsauer [...] kein Grund gefunden wird“*[1057].

Ramsauer war inzwischen im Kreise seiner Familie und alter SS-Kameraden am Annabichler Friedhof in Klagenfurt verabschiedet worden. Seine Urne wurde anschließend nach Villach und von dort nach Eisentratten überführt, wo sich die Spur zu seiner letzten Ruhestätte verliert. Für die erwiesene Referenz anlässlich des *„Heimganges“* von Sigbert Ramsauer dankte die Familie in einem Inserat der als rechtsextrem eingestuften Kameradschaft IV, dem Kameraden aus Hamburg, *„der extra angereist kam“*[1058], den Kameraden aus Feld am See und Gegendtal mit Fahnenabordnung, seinen Maturakollegen 1929 und der Jagdhornbläsergruppe Herzogstuhl. Die *Kärntner Ärztezeitung* veröffentlichte noch einen Nachruf, in der Ramsauers Kriegsvergangenheit in guter Kärntner Tradition nolens volens noch zur Geschichte eines passiven Opfers geriet: Nach seiner Promotion sei er *„zum Militärdienst eingezogen“* worden, wo er *„unter anderem am Rußlandfeldzug teilgenommen hat. Ende Mai wurde er von der britischen Besatzungsmacht gefangengenommen, 1947 lebenslänglich verurteilt und im April 1954 von der britischen Königin, Elisabeth II, begnadigt.“* Insofern erscheint auch nur konsequent, dass der Nachruf mit den Worten endet: *„Die Kärntner Ärzteschaft wird ihn stets in ehrender Erinnerung behalten.“*[1059]

1056 Sachverhaltsdarstellung wegen des Verdachtes nationalsozialistischer Wiederbetätigung und/oder Verhetzung im Sinne des Strafgesetzbuches. Eingebracht von Pius Strobl/Die Grüne Alternative bei der Staatsanwaltschaft Eisenstadt, 27.4.1992, LG Wien, 264 Ur 3830/96i (vormals 26 d Vr 5313/96).

1057 Antrag der Staatsanwaltschaft Wien zur Einleitung einer Voruntersuchung gegen Tobias Portschy, 14.5.1993, LG Wien, 264 Ur 3830/96i (vormals 26 d Vr 5313/96).

1058 Kärntner Tageszeitung, 21.6.1991, S. 43.

1059 Kärntner Ärztezeitung, August 1991, S. 26.

Schlussbetrachtungen

Wer war Sigbert Ramsauer? Ein *„Weltanschauungstäter, der genau wusste und wollte, was er tat"*[1060], nämlich so gut wie möglich an der Verwirklichung der NS-Ideologie mitzuwirken? Ein Täter, der aus konkreten Zwangslagen und Sachlogiken heraus sein Handeln legitimierte? Oder ein Befehlstäter, der auf Anordnung von oben tat, was er tun musste?

Ramsauer insistierte in dem Interview mit Egon Humer im Jahr 1990 darauf, dass sein Denken und Handeln keinem abweichenden Verhalten entsprungen war, sondern sich im Mainstream der Bevölkerung befand, er also „normal" war. Und er gab auch zu erkennen, dass es sich bei der Abgrenzung vom übrigen SS-Personal im Loibl KZ und anderen SS-Ärzten, wie es seine Verteidigung im britischen Prozess von 1947 erforderte und wie es in der damaligen publizistischen Öffentlichkeit weitgehend übernommen worden war, tatsächlich um bloße Verteidigungsstrategie handelte. Er kommentierte ein Foto der Angeklagten, das ihn neben anderen Männern der Loibl-SS auf der Anklagebank zeigte, folgendermaßen: *„[Ich] wurde betitelt als ‚Kindergesicht' damals. ‚Dr. Ramsauer mit dem Kindergesicht' – während die anderen scheinbar so eine Art Verbrechergesichter gehabt haben. Und, [...] ich kann mich genau erinnern: Erstens einmal ist mir die Galle hochgekommen, so in etwa."*[1061]

Die Forschungen zu NS-Tätern in den vergangenen Jahren haben gezeigt, dass Ramsauers Berufung auf „Normalität" hohe Plausibilität beanspruchen kann. Doch worauf bezieht sich diese Normalität? Abgesehen von der Übereinstimmung mit weit verbreiteten gesellschaftlichen Grundeinstellungen in Österreich und Deutschland nach dem Ersten Weltkrieg, nämlich Antisemitismus und Rassismus, war Ramsauers näheres SS-Umfeld wohl der zentrale Referenzpunkt seiner Selbsteinschätzung. Tatsächlich lassen sich in seiner Biografie viele Übereinstimmungen mit SS-Männern finden, die der Funktionselite des KZ-Systems angehörten. Die Historikerin Karin Orth hat 288 Personalakte von KZ-Kommandanten und ihren Adjutanten, Leitern der Politischen Abteilungen, Schutzhaftlagerführern, Arbeitseinsatzführern, Verwaltungsführern, Standortärzten und Führern der Wachmannschaften analysiert und die wesentlichen Merkmale dieser „Expertengruppe", die den Kern der Konzentrationslager-SS bildete, herausgearbeitet.[1062] Als Truppen- und Lagerarzt, der über dreieinhalb Jahre in verschiedenen Konzentrationslagern im gesamten Deutschen Reich tätig gewesen ist, kann Sigbert Ramsauer zu diesen Experten gezählt werden.

1060 Gerhard Paul: Von Psychopathen, Technokraten des Terrors und „ganz gewöhnlichen" Deutschen. Die Täter der Shoah. In: ders. (Hg.): Die Täter der Shoah. Fanatische Nationalsozialisten oder ganz normale Deutsche? Göttingen 2002, S. 13–90, hier S. 61.

1061 Zit. nach Egon Humer: Der Tunnel, 1992.

1062 Vgl. Karin Orth: Die Konzentrationslager-SS. Sozialstrukturelle Analysen und biographische Studien. Göttingen 2000.

Die Mehrzahl dieser Männer entstammte der sogenannten Kriegsjugendgeneration.[1063] Der Begriff bezeichnet eine Generation von jungen Männern, die nicht mehr persönlich am Ersten Weltkrieg teilgenommen hatten, jedoch stark von dessen soldatischen Mythen geprägt wurden. Politisch gesehen, trifft das auf Ramsauer mit einem Kärntner Spezifikum zu: Die Familie stand fest in jenem deutschnationalen, antisemitischen und antislawischen völkischen Lager, das sich mit den militanten Grenzkämpfen nach dem Zerfall des Habsburgerreiches gesellschaftlich und parteipolitisch formierte und den „Sieg" bei der 1920 durchgeführten Volksabstimmung über die staatliche Zugehörigkeit der gemischtsprachigen Gebiete als berauschenden deutschen Triumph feierte, als *„Sieg in der Niederlage"*[1064] oder wie es Hans Steinacher 1943 formulierte, als *„Sieg in deutscher Nacht"*[1065], der nur durch den militärischen „Abwehrkampf" errungen worden sei.[1066] Schon als Jugendlicher fühlte sich Ramsauer von der radikalsten, nämlich der nationalsozialistischen Fraktion dieses Lagers angezogen. Sozial gesehen, gehörte die Familie keineswegs zu einem deklassierten sozialen Milieu, sondern zur Schicht der kleinbürgerlichen Beamten aus der Mitte der Gesellschaft, die sich allerdings – auch hier eine Parallele zu den Ergebnissen der Studie Orths – mit den ökonomischen und sozialen Krisen der 1920er-Jahre vom Abstieg bedroht sah, sich ungerecht behandelt fühlte und ein gehöriges Frustpotenzial aufbaute, das sich nach „Erlösung" in einem neuen Deutschen Reich sehnte.

Während seines Medizinstudiums in Innsbruck bewegte sich Ramsauer im Umfeld paramilitärischer Verbände wie der Heimwehr und rechtsradikal-völkischer Verbindungen, um sich 1933 als 24-Jähriger letztlich der SS anzuschließen, die ihm am „schneidigsten" erschien. Hier verfestigte Ramsauer die aus dem Ersten Weltkrieg und dem „Abwehrkampf" herrührenden soldatischen und politischen Mythen zu einem Muster von Männlichkeit, das von den Leitgedanken Elite, Kameradschaft, Härte, rassische Reinheit, Militarismus, Kampfbereitschaft und Führertreue geprägt war. Während seines Studiums fand er in den Kämpfen um die Hegemonie an der Universität ebenso wie in den antisemitischen Kampagnen und Übergriffen ein aktivistisches Betätigungsfeld für die Ausgrenzung „rassischer" und ideologischer Gegner vor. Karin Orth stellte fest, dass viele später zur funktionalen Führungsschicht der Lager-SS gehörenden Männer in Deutschland mit der NS-Machtergreifung 1933 eine hauptamtliche Anstellung bei der SS erlangten und ihre *„politische Betätigung mit einer Berufsperspektive und dem Nimbus des Soldatischen [...] verbinden"*[1067] konnten. Ramsauers Studium, das bereits von rassenbiologischen und eugenischen Denktraditionen geprägt war, ging nur schleppend voran. Erst 1939/40, nach dem „Anschluss", ermöglich-

1063 Vgl. Michael Wildt: Generation des Unbedingten. Das Führungskorps des Reichssicherheitshauptamtes. Hamburg 2003.

1064 Robert Gerwarth: Die Besiegten. Das blutige Erbe des Ersten Weltkriegs. München 2017, S. 252

1065 Hans Steinacher: Sieg in deutscher Nacht. Ein Buch vom Kärntner Freiheitskampf. Wien 1943.

1066 Vgl. ebd.; Robert Knight: Politik der Assimilation. Österreich und die Kärntner Slowenen nach der NS-Herrschaft. Wien 2020, S. 61.

1067 Karin Orth: Experten des Terrors, S. 95.

ten ihm seine Zugehörigkeit zur SS und die dadurch entstandenen Beziehungen zu anderen nationalsozialistisch gesinnten Medizinern an der Universität Wien sowie der bestehende Ärztemangel innerhalb der SS ein erstaunlich schnelles Finale seines Studiums. Zusammenfassend betrachtet, amalgierte Ramsauer Weltanschauung, politisches Engagement, elitäres Bewusstsein, berufliches Fortkommen und Kriegsbegeisterung in einer SS-Karriere. Den letzten ideologischen, militärischen und sanitätsbezogenen Schliff zum SS-Führer erhielt Ramsauer vor seiner Abkommandierung nach Polen im Sommer 1940 in Dachau, wo neben dem KZ ein „SS-Übungslager" eingerichtet worden war. Bei der „weltanschaulichen Erziehung" ging es nicht darum, den SS-Männern einen theoretischen Legitimations-Überbau einzutrichtern, sondern darum, Praxisorientierung, Erlebnischarakter, rassenideologische Kompromisslosigkeit und Führertreue als handlungsleitenden Wert zu verinnerlichen – das, was in der rezenten Forschung als spezifische „nationalsozialistische Moral" klassifiziert wird. Nach dieser Moral zu handeln, begründete die von Himmler und anderen SS-Führern viel gepriesene „Anständigkeit", die auch nach 1945 zu einem erzählerischen Topos von SS-Angehörigen werden sollte und anstandslos von den politischen Eliten aus dem rechten Lager der Zweiten Republik übernommen wurden.

Was die SS in Deutschland seit 1933 an der „inneren Front", nämlich in den Konzentrationslagern, einübte – die Ermordung von weltanschaulichen und politischen Gegner*innen – fand an der „äußeren Front" während der Besatzung Polens erstmals massenhafte Anwendung. Ramsauer versah 1940/41 seinen Dienst als Arzt in der SS-Kavallerie, die in Polen maßgeblich die Gewalteskalation gegen die jüdische und nicht-jüdische Zivilbevölkerung herbeiführte. Ramsauers Einheiten in Kielce, Lućmierz und Lublin exekutierten Entrechtung, Ausschluss, Versklavung, Deportation und bereits die ersten größeren Vernichtungsaktionen an der jüdischen Bevölkerung und der sogenannten polnischen Intelligenz. Den Übergang zum systematischen Massenmord an Juden und Jüdinnen vollzogen die Einheiten der SS-Kavallerie-Brigade auf Befehl von Heinrich Himmler im Juli 1941 in Weißrussland im Gefolge des Überfalls der Wehrmacht auf die Sowjetunion. Die SS-Kavallerie gehörte also zu den Wegbereitern der Shoah im Feld. Unter dem Pseudonym der „Befriedung" und „Partisanenbekämpfung" durchkämmten die SS-Reiter systematisch die Dörfer und Städte im Pripjet-Gebiet, selektierten die Juden – zunächst nur Männer, dann auch Frauen und Kinder – und erschossen sie schließlich in stundenlangen Massenexekutionen. Im August und September 1941 war daran auch die Aufklärungsabteilung der SS-Kavalleriebrigade beteiligt, jene Einheit, der Ramsauer als Unterführer angehörte. Neben der Vernichtung der jüdischen Bevölkerung stand auch die gnadenlose Auslöschung des zu diesem Zeitpunkt kaum vorhandenen Partisanenwiderstandes auf der Tagesordnung der Einheiten: Versprengte Rotarmisten und sogenannte sowjetische Kommissare wurden bei geringsten eigenen Verlusten nach dem Aufgreifen exekutiert. Die Partisanenbekämpfung verschmolz mit der Judenvernichtung: *„Wo der Partisan ist, ist der Jude, und wo der Jude ist, ist der Partisan"*, lautete das Motto. Wie direkt Ramsauer an den Morden seiner Einheiten beteiligt war, ließ sich aus den vorhandenen

Akten nicht rekonstruieren, dass er aber davon wusste, deutete er später im Interview mit Egon Humer zumindest an. Nach außen hin schwieg Ramsauer dazu Zeit seines Lebens eisern. Wie die meisten seiner SS-Kameraden bezeichnete er den Dienst bei der SS-Kavallerie unverfänglich als „Fronteinsatz". Tatsächlich dürfte er bereits als SS-Truppenarzt Tötungsexperimente an gefangen genommenen sowjetischen Partisan*innen durchgeführt haben. Dies legen Zeugenberichte über Aussagen Ramsauers nahe, die er noch in der sicheren Position als Lagerarzt im KZ Loibl getätigt haben soll.

Aus disziplinären Gründen im November 1941 zum Dienst in den Konzentrationslagern abkommandiert, kam Ramsauer als Arzt in das KZ Mauthausen bzw. Gusen I, wo die Vernichtungspolitik des NS-Regimes parallel zum Massenmord im Hinterland der Front eingesetzt hatte. Ähnlich wie andere Angehörige der Funktionselite der Lager-SS – wenn auch etwas früher[1068] – kehrte Ramsauer mit sehr spezifischen Fronterfahrungen in das Deutsche Reich zurück. Ramsauer versah zunächst – zur „Akklimatisierung", wie er später sagen sollte – Dienst in Gusen I, als die „Aktion 14f13", die massenhafte Ermordung von Häftlingen mit Gas, in vollem Gange war und unabhängig von der „Aktion 14f13" Häftlinge mit Injektionen getötet wurden. In der Regel waren die SS-Ärzte nicht nur für die Selektionen verantwortlich, sondern legten auch selbst Hand an. Ramsauer bestätigte später, Zeuge eines Transportes in die Vernichtungsanstalt Schloss Hartheim gewesen zu sein und zog dabei auch eine Parallele zum Vernichtungskrieg an der Front: *„Also sicher waren dabei russische Kommissare."*[1069]

In dieser Arbeit wurden erstmals Zeugenaussagen von Häftlingen dokumentiert, die Ramsauer selbst als Akteur der Selektion und des Mordens anführen. Ähnliches gilt für das KZ Neuengamme bei Hamburg, wo Ramsauer erstmals in der höheren Stellung eines Standortarztes zum Einsatz kam – zu einer Zeit, als die Sterblichkeit unter Häftlingen sprunghaft anstieg. Einer weiteren, in dieser Arbeit präsentierten Zeugenaussage zufolge war Ramsauer während seiner anschließenden Dienstzeit im KZ Dachau an medizinischen Menschenversuchen beteiligt. Auf die Menschenversuche angesprochen, kommentierte er im Interview mit Egon Humer: *„An irgendjemand, wenn schon, musste man ja die Versuche machen. Heute macht man es halt an Affen."*[1070] Insgesamt ist festzustellen, dass die Lager-SS ab Oktober 1941 in ihrem Herrschaftsbereich selbstständige Tötungsaktionen erprobte und die Gewalt eine neue Dimension erreichte. Die SS-Täter waren dabei, wie Bertrand Perz betonte, *„rechtsstaatlich-normativer Kontrolle weitgehend entzogen, die Handlungsräume wurden weitgehend entgrenzt. Gewalt, meist gemeinschaftliche, konnte sanktionslos ausgeübt werden, der soziale Zusammenhalt des Lagerpersonals basierte vielfach auf dieser Gewaltpraxis."*[1071]

1068 Vgl. Karin Orth: Experten des Terrors, S. 102.
1069 Zit. nach Egon Humer: Schuld und Gedächtnis, 1992.
1070 Ebd.
1071 Bertrand Perz: Die SS im KZ Mauthausen. Eine Skizze. In: Gregor Holzinger (Hg.): Die zweite Reihe. Täterbiografien aus dem Konzentrationslager Mauthausen (Mauthausen Studien, Band 10). Wien 2016, S. 43.

Ramsauer, der von all dem später nichts oder wenig mitbekommen haben wollte, machte innerhalb des Systems durchaus Karriere. Nach einer neuerlichen kurzen Dienstzeit im KZ Mauthausen wurde er im Juli 1943 als Lagerarzt in das neu gegründete Mauthausen-Außenlager am Loiblpass in den Karawanken gesandt und zum SS-Hauptsturmführer befördert. In der Zwischenzeit hatte sich die Funktion der Lagerärzte mit dem partiellen Funktionswandel des KZ-Systems hin zur selektiven Bereitstellung von Sklavenarbeitern für die Rüstungsindustrie und Bauwirtschaft verändert. Ramsauer vollzog diesen Funktionswandel – anders als sein Vorgänger am Loibl, Hermann Richter, – im Sinne des NS-Systems weit besser mit: Er etablierte rund um seine SS-Ambulanz und das Häftlingskrankenrevier ein distanziertes, von kühlem Rassismus geprägtes medizinisches Regime, das die stetige Zufuhr der mit der Firma Universale vertraglich vereinbarten Kontingente von Sklavenarbeitern zur Tunnelbaustelle sicherte. Seine Methoden basierten auf medizinischer Unterversorgung und strenger Begrenzung der Kapazitäten des Krankenreviers der Häftlinge, ferner einer willkürlichen Selektion bei der Aufnahme in die Krankenstation, der Deportation von längerfristig arbeitsunfähigen Häftlingen in das „Sanitätslager" von Mauthausen und in einigen Fällen auch auf der Ermordung von Häftlingen: *„Es ist niemand liquidiert worden, so ohne Grund, sagen wir"*[1072], meinte Ramsauer 1990. Diese Aussage verweist ebenfalls auf die feste Überzeugung, im Dienst „anständig" geblieben zu sein. In den Kategorien der SS war dies durchaus zutreffend: Am Loibl erwies er sich, was die Ökonomisierung des Häftlingseinsatzes betraf, in Kooperation mit dem Lagerleiter Jakob Winkler als anpassungsfähiger als andere seiner SS-Kameraden innerhalb der KZ-Funktionseliten.[1073] Darauf verweist nicht zuletzt die vergleichsweise geringe Todeszahl im Loibl-KZ. Das Sterben und Töten der Häftlinge lagerte Ramsauer effizient in das KZ Mauthausen aus. Ramsauer versah seinen Dienst im Großen und Ganzen im Sinne der vertraglichen Vereinbarung zwischen dem NS-Staat, der SS und der Universale AG. Es gibt Indizien dafür, dass Ramsauers und Winklers arbeitsteiliges Regime die Erfordernisse des Vertrages – auf Kosten der Häftlinge – sogar noch übertraf: Bereits nach etwa eineinhalb Jahren war der Großteil der Tunnelbauarbeiten erledigt. Dass Ramsauer nicht weiter befördert oder nach einem Jahr mit neuen Aufgaben betraut wurde, lag allen Indizien zufolge an Ramsauers herrischen und unbeherrschten Charakterzügen, die ihn wiederholt in persönliche Konflikte mit Vorgesetzten und Untergebenen gebracht hatten.

Um die Motivationen von Tätern zu benennen, benötigt die Forschung *„aussagekräftige subjektive Quellen der historischen Akteure"*[1074], die wie Karin Orth schreibt, bei Mitgliedern der Konzentrationslager-SS nur spärlich vorhanden sind. Von Ramsauer selbst fehlen solche subjektiven Quellen aus seiner Zeit bei der SS-Kavalleriebrigade

1072 Zit. nach Egon Humer: Der Tunnel, 1992.
1073 Vgl. Karin Orth: Experten des Terrors, S. 102.
1074 Ebd., S. 104.

oder in den Konzentrationslagern zur Gänze. Es steht zu vermuten, dass er solche Selbstzeugnisse auch nie angefertigt hat. Ramsauer war zwar akademisch ausgebildet, aber kein Intellektueller oder reflexiver Mensch. Was uns für diese Arbeit an subjektiven Quellen von ihm vorlag, waren im Wesentlichen Aussagen in Vernehmungszusammenhängen nach dem Krieg sowie die beiden Filmdokumente aus den frühen 1990er-Jahren, aufgenommen kurz vor Ramsauers Lebensende. Diese Quellen erlaubten immerhin eine Analyse von Ramsauers Aussagen über einen Zeitraum von knapp fünf Jahrzehnten.

Seine frühen Aussagen sind davon geprägt, dass er nichts Absonderliches an seinen Tätigkeiten zu erkennen vermochte. Als er realisierte, dass er mit strafrechtlicher Verfolgung zu rechnen hatte, gestaltete er seine Aussagen vorsichtiger und stellte sein sowie Winklers Handeln in ein möglichst günstiges Licht. Verfängliche und den Ermittlern aus anderen Quellen unbekannt gebliebene Aspekte seiner Vergangenheit, etwa die Mitgliedschaft in der damals illegalen SS, seinen Dienst bei der SS-Kavallerie oder den KZ-Dienst in Neuengamme verschwieg er – auch im Zuge späterer Einvernahmen – konsequent. Im Zeugenstand vor dem britischen Gericht präsentierte sich Ramsauer als korrekter Arzt, der unter den schwierigen Bedingungen des KZ gehandelt hatte. Später, in den von ihm verfassten Begnadigungsansuchen, stellte er sich als humanistisch orientierte Persönlichkeit dar, der im britischen Prozess großes Unrecht widerfahren sei. Viele dieser Quellen sind von Lügen und Verdrehungen geprägt, die eher die Taktik seiner Verteidigung offenbaren als die Motive seines Handelns. Dennoch können aus den Eigendarstellungen, Beurteilungen und Zeugenaussagen Schlüsse über die Antriebskräfte von Ramsauers Handeln gezogen werden.

Bereits angesprochen wurde die Grunddisposition seines Handelns: die tiefe Übereinstimmung mit der Weltanschauung der SS, der er bis in die 1990er-Jahre treu blieb. Während ihrer praktischen Umsetzung in Polen und der Sowjetunion, ab 1941 in den Konzentrationslagern, hatte sich Ramsauer an die Gewalt „gewöhnt", die er schließlich als „normal" und sinnhaft empfand. Im sozialen Feld der Konzentrationslager-SS entstand nach Karin Orth ein *„Alltagsverstand"*, der das Handeln an Grundsätzen orientierte, die als *„‚normal' und unhinterfragt gültig empfunden werden, die ohne jegliche Reflexion reproduziert werden können"*[1075]. Den Grund für die Ermordung der Juden in Gaskammern bezeichnete Ramsauer im August 1945 lapidar als *„Lösung des jüdischen Problems"*. *„Strafen"*, wie er es nannte, also persönlich ausgeübte Gewalt zur Disziplinierung und Erniedrigung von Häftlingen, wandte Ramsauer auch selbst an. Die Männer der Lager-SS *„setzten in die letztendlich mörderische Praxis um, was innerhalb ihrer Gruppe als Konsens galt: daß – beispielsweise um die wichtigsten Chiffren zu benennen – ‚Kriminelle' und ‚Asoziale' in Konzentrationslagern zu ‚verwahren' seien, daß kranke und geschwächte KZ-Häftlinge eine ‚Last' darstellten, derer man sich entledigen müsse, daß die ‚russischen Kommissare', die deutsche Soldaten auf unmenschliche Weise ermordet hätten,*

1075 Karin Orth: Die Konzentrationslager-SS, S. 301.

‚hinzurichten' seien, daß ‚die Juden' ‚ausgemerzt' müßten"[1076]. Der hohe Integrationsgrad des Nationalsozialismus stellte sich vor allem darüber her, dass die „Volkgenossen" die Möglichkeit der eigenen Besserstellung auf Kosten von anderen hautnah miterlebten und unmittelbar als Aufbruchstimmung verspürten.[1077] „Es passierte endlich was", könnte man die weit verbreitete Regung paraphrasieren. Die Kehrseite der Medaille war das, was die Lager-SS tat. Auf ihrer Ebene wirkten die gemeinsam und arbeitsteilig begangenen Vernichtungstaten ebenso identitätsstiftend, vor allem auch deswegen, weil sie auf einer *„Kultur der emotionalen Übereinstimmung"*[1078] mit dem nationalsozialistischen Fußvolk fußten bzw. direkt darauf zurückgebunden waren. Hierin liegt auch die Ursache dafür, dass sich Ramsauer und andere SS-Männer nach dem Krieg über ihre Darstellung als Bestien echauffierten, wo sie doch nichts weniger als das „anständige" Morden im Sinne von Arbeit für die deutsche Zukunft übernommen hatten. Jenen Häftlingen, die das KZ in den Karawanken überlebten, blieb der Loiblpass als Ort des Todes, der Qualen und Entmenschlichung im Gedächtnis eingebrannt. Damit konfrontiert, erläuterte Ramsauer, was ihm im Gedächtnis geblieben war: ein simples „Arbeitslager" für einen rationalen Zweck, nämlich den Bau eines Tunnels, wofür eben schuldige Häftlinge eingesetzt wurden, für die er sich nicht weiter interessierte und die nötigenfalls getötet wurden: *„Der Entschluss ist verhältnismäßig schnell gefallen und dann wurde es durchgeführt. Transport in die Baracke, runter ins Revier, Narkose, Injektion. Der Tod tritt ein, vielleicht [nach] einer halben Minute, geht schnell. [...] Die Toten wurden verbrannt, in einem Graben in der Nähe des Lagers. Holzstoß aufgeschlichtet, den Leichnam draufgelegt, Benzin übergossen, angezunden."*[1079] Auch nach fast 50 Jahren zeigte Ramsauer keinerlei Empathie mit seinen Opfern.

Abgesehen von dieser grundlegenden Übereinstimmung mit der Notwendigkeit und Sinnhaftigkeit des Tötens, kamen selbstverständlich im Handeln Ramsauers auch andere Motive zum Tragen. Für die Versetzung auf den peripheren Posten am Loibl-Pass dürfte sich Ramsauer aus drei Gründen angetragen haben: Erstens war damit die Ernennung zum Lagerarzt und – bewährte er sich – eine Beförderung zum SS-Hauptsturmführer verbunden. Zweitens ermöglichte ihm die Stellung die Führung einer eigenständigen SS-Ambulanz, also eine Vertiefung seiner immer noch spärlichen medizinischen Kenntnisse, deren Verbesserung eine Voraussetzung für einen weiteren Karriereaufstieg war. Drittens führte Ramsauer der Dienst am Loibl zurück in seine engere Heimat, näher an seine Familie und die alten sozialen Verbindungen, die ihm in seiner SS-Uniform ein stärkeres Machtgefühl vermitteln konnten.

Wir können somit das Entstehen eines ideologisch geprägten Gewissens oder einer nationalsozialistischen Moral konstatieren, die sich in der Tötungspraxis an der „äußeren" und „inneren" Front festigte und sich im Alltag mit heute banal erscheinenden

1076 Karin Orth: Experten des Terrors, S. 105.
1077 Vgl. Harald Welzer: Täter, S. 267.
1078 Ebd.
1079 Zit. nach Egon Humer: Der Tunnel, 1992.

karrierebezogenen, familiären, pekuniären und anderen sozialen Motiven verband. Aus diesem Konglomerat konnten Täter wie Ramsauer auch das Baumaterial für die Konstruktion von „Anständigkeit" und „Normalität" schöpfen, mit der sie sich nach dem Krieg zu entlasten versuchten. „Anständigkeit" war eine Metapher, die zudem eine identitäre Kontinuität in der Nachkriegsgesellschaft ermöglichte und Anschlussfähigkeit herstellte. „Anständigkeit" war einerseits der *„fast magische Zufluchtsbegriff"*[1080] der Nationalsozialisten in der langen Nachkriegszeit. Andererseits bezog er sich in einem weiteren gesellschaftlichen Kontext auf autoritäre, traditionelle persönlichkeitsbildende Werte (Leistungsbereitschaft, Anpassung, Gehorsam, Gemeinschaftsorientierung), die sowohl Austrofaschismus als auch Nationalsozialismus überdauert hatten und insbesondere in den 1950er-Jahren eine Restauration erlebten. Später wurde dieser Konnex in der ökonomischen Krise Mitte der 1980er-Jahre von Jörg Haider politisch auf höchst erfolgreiche Weise genutzt: Er sprach damit sowohl das Milieu der ehemaligen Nationalsozialist*innen an als auch jenes autoritäre Potenzial der jüngeren Generation, die sich gegen Minderheiten oder neue Lebensentwürfe richtete, sich nach einer „starken Führung" sehnte und danach, dass „endlich etwas geschah". Haider sprach in Bezug auf Mitglieder der Waffen-SS von „anständigen Menschen", die ihrer „Überzeugung treu geblieben" waren und verwendete damit einen Code, den er aus seiner eigenen Familie kannte. Zugleich verwendete er exzessiv das Sprachbild von den „anständigen Österreichern", für die er nun in die Bresche springe.[1081] Nationalsozialisten wie Sigbert Ramsauer ermutigte der Aufstieg Haiders nach langen Jahren der Einkapselung, sich auch öffentlich wieder zu ihrer „Anständigkeit" zu bekennen. Ramsauer fand sein Denken öffentlich wieder anschlussfähig, was auch auf ein Versagen dessen verweist, was gemeinhin als Vergangenheitspolitik bezeichnet wird: die politische, justizielle und kulturelle Auseinandersetzung einer demokratischen Gesellschaft mit ihrer diktatorischen Vergangenheit – im Falle Österreichs mit dem Nationalsozialismus.

Ramsauer musste sich mit einem Teil der Lager-SS des Loibl-KZ 1947 vor einem britischen Militärgericht verantworten und wurde schuldig gesprochen. Abgesehen von einer kurzen Phase der Prozessberichterstattung kam es in weiterer Folge zu keinerlei weitergehenden politischen und gesellschaftlichen Auseinandersetzungen mit dem Loibl-KZ. Der britische Prozess erbrachte den Nachweis, dass Ramsauer im Loibl-KZ gemordet und nicht – wie später oft behauptet oder angedeutet – aus Mitleid „Euthanasie", also Sterbehilfe, geleistet hätte. Dem gegenüber steht die österreichische Justiz, die zu strafrechtlich relevanten Fragen, die im britischen Prozess unbehandelt geblieben waren, kein weiteres Verfahren eröffnete. Die österreichische Politik ermöglichte Ramsauer Hand in Hand mit alten NS-Ärzte-Netzwerken seine reibungslose Reinteg-

1080 Horst Christoph: Mantel der Anständigkeit. In: profil, 15.1.1996, zit. nach Margit Reiter: Die Generation danach, S. 54.

1081 Vgl. Margit Reiter: Die Generation danach, S. 54.

ration. In Bezug auf Ramsauer wurde damit ein Schritt vollzogen, der in Österreich seit Ende der 1940er Jahre bereits üblich und *Common sense* geworden war. Der einzige weitere Prozess zum Loibl-KZ endete 1970 mit einem grotesken Freispruch für einen geständigen SS-Wachmann, der einen sowjetischen Häftling erschossen hatte. Doch so wichtig eine weitere juristische Verfolgung der Täter für die rechtsstaatliche und demokratische Kultur gewesen wäre: Die Frage nach den gesellschaftlichen Ursachen für den Weg in den Nationalsozialismus, den hohen Grad seiner Integrationsfähigkeit, der Möglichkeit der Vernichtungspolitik in den KZ bliebe ohnehin anderen Feldern der Vergangenheitspolitik, etwa der Erinnerungs- und Bildungsarbeit, der historischen Forschung, kurz: anderen Bereichen der gesellschaftlichen Selbstaufklärung vorbehalten. Aber auch hier ist im regionalen Kontext bis in die 1990er-Jahre wenig bis gar nichts geschehen. Der Preis der fehlenden Selbstaufklärung ist am Zustand der Demokratie und der politischen Kultur selbst ablesbar – insbesondere in Ramsauers Heimatland Kärnten, das der slowenischen Minderheit grundlegende, im Widerstand gegen den Nationalsozialismus erkämpfte Rechte stets nur zögerlich und mit deutlichem Widerwillen zugestand. Stattdessen pflegte ein beträchtlicher Teil des politischen Personals über Jahrzehnte hinweg eine Heimat-Ideologie, die je nach politischem Tagesbedarf gegen „Andere" gewendet werden kann. Für das Gedenken am Kärntner Standort des Loibl-KZ galt für die politische Führung – und wohl auch für die von ihr Geführten – bis ins 21. Jahrhundert eine Haltung, die von Indifferenz, Ignoranz und vor allem von rückwärtsgewandten Geschichtsbildern geprägt wurde: *„Ich sehe nicht ein, dass man jedes Mal Kränze niederlegen soll"*[1082], meinte der freiheitliche Landeshauptmann Gerhard Dörfler im Jahr 2009, befragt nach dem Grund seiner Nichtteilnahme an der Gedenkveranstaltung am Gelände des KZ Loibl Nord. Uwe Scheuch, Dörflers Parteikollege und Stellvertreter, erklärte lapidar, er sei bei der Auswilderung von Bartgeiern in den Hohen Tauern gewesen: *„In dem Moment war das für mich wichtiger."*[1083]

Nach der (Selbst-)Befreiung nahmen französische Häftlinge des Loibl-KZ erstaunlich viele Rollen in der Auseinandersetzung mit dem Nationalsozialismus und der Aufarbeitung seiner Verbrechen ein. Sie agierten noch als Soldaten in der jugoslawischen Partisanenarmee und waren in Südkärnten an Kämpfen gegen NS-Verbände und deren Kollaborateure beteiligt; sie waren Initiatoren der Fahndung nach Tätern des Loibl-KZ und agierten selbst als Fahnder, sie waren als Ermittler und Vernehmer der britischen War Crimes Investigation Group in Kärnten beigezogen und an den Weichenstellungen für die Prozessführung beteiligt. Sie traten als Zeugen der Verbrechen und im Prozess als Verbrechensopfer auf.

Es war im Wesentlichen ein Erfolg der französischen Häftlinge, dass die NS-Gewalt am Loibl im Rahmen des britischen Militärgerichtsprozesses 1947 wenigstens zum Teil geahndet wurde. Spätestens ab Mitte der 1950er-Jahren traten die ehemaligen Häft-

1082 Kleine Zeitung, 9.6.2009, S. 19.
1083 Ebd.

linge als Aktivisten der Erinnerung und des Gedenkens an das Loibl-KZ auf. Eingeschränkt wurde ihr Wirken durch mehrere Faktoren. Die besondere Lage des Loibl-KZ auf den beiden Seiten der zumindest bis 1949 umstrittenen neuen jugoslawisch-österreichischen Grenze hatte ungünstige politische Implikationen. Bis 1950 war das Gebiet militärisches Sperrgebiet. Bereits die chaotische Auflösung des Lagers, seine überstürzte Räumung, teilweise Zerstörung und die rasche Zerstreuung der Häftlinge in den beiden Folgewochen hatte mit der politischen Geografie des Lagers zu tun. Eine Sammlung von Protokollen über Verbrechen im Lager unter den Überlebenden war unter diesen Bedingungen nicht möglich, so wie es etwa der Mauthausen-Häftling und OSS-Agent Jack Taylor nach der Befreiung in Mauthausen oder die *War Crimes Investigation Teams* der *US-Army* in Gusen, Steyr und Ebensee tun hatten können.[1084] Die Fahndung nach Angehörigen der Lager-SS, die Ermittlung am Tatort und die Sicherung von Beweisen und Zeugenaussagen waren zum Teil vom aufziehenden Kalten Krieg, in dem der lokale Grenzkonflikt eingeschrieben war, beeinträchtigt. Es kam zu keiner ergiebigen Kooperation zwischen britischen und jugoslawischen Ermittlern. So waren ehemalige französische Häftlinge zwar die treibenden Kräfte bei der Ahndung, blieben aber die *einzige* Häftlingsgruppe (mit der Ausnahme in Person des tschechischen Arztes Dr. František Janouchs), die sich in die britischen Ermittlungen einbringen konnte. Polnische, sowjetische und jugoslawische Häftlinge blieben aus den Sammlungen von Zeugnissen und den Ermittlungen ausgeschlossen. Die britischen Ermittlungs- und Prozessprotokolle bieten so zwar einen umfangreichen Bestand von Häftlingsdarstellungen zum Loibl-KZ, decken spezifische Erfahrungen von Häftlingen slawischer Herkunft aber nur indirekt über Aussagen von französischen Zeugen ab.

Die These, dass es in den Nachfolgestaaten NS-Deutschlands fast ausschließlich die ehemaligen Verfolgten waren, die dem Vergessen entgegenarbeiteten,[1085] trifft im Falle des KZ Loibl für den Tatort Kärnten uneingeschränkt zu. Die Bemühungen der Häftlinge fanden aber dort ihre Grenzen, wo sie der britischen Nachkriegspolitik in Österreich widersprachen. Am deutlichsten wurde diese Interessenskollision am Umgang mit der Universale AG, die von Häftlingen belastet, von den britischen Ermittlungen aber verschont wurde. Die britische Politik der Eingrenzung, Exterritorialisierung und Externalisierung der Schuld österreichischer Täter und Mitverantwortlicher nach Deutschland und an deutsche Täter arbeitete vielmehr dem autochtonen Kärntner Unwillen entgegen, sich mit dem Loibl-KZ als integralem Bestandteil der österreichischen und im Besonderen der Kärntner NS-Gesellschaft (Ökonomie und Arbeit, Infrastruktur und Verkehr) zu beschäftigen. Der britische Versuch, Empathie und Identifikation mit den Häftlingen anzuregen, scheiterte vor allem deshalb, weil es sich um eine Gesellschaft handelte, die bereits begonnen hat, sich selbst als Opfer insbesondere „slawischer" Gewalt zu inszenieren.

1084 Vgl. Florian Freund: Der Dachauer Mauthausen-Prozess, S. 37.
1085 Vgl. Katharina Stengel: Einleitung. In: Opfer als Akteure, S. 7–27, hier S. 8.

Appendix

Archive

Archiv der Diözese Gurk, Klagenfurt
Bundesarchiv Berlin-Lichterfelde (BArchB)
Bundesarchiv Ludwigsburg (BArchL)
Bundesarchiv/Militärarchiv Freiburg (BArch-MA)
Dokumentationsarchiv des österreichischen Widerstandes, Wien (DÖW)
Friends of Popski's Private Army, London
Kärntner Landesarchiv, Klagenfurt (KLA)
KZ-Gedenkstätte Mauthausen | Mauthausen Memorial, Wien (MM)
Landesgericht Klagenfurt (LGK)
Landesgericht Linz (LG Linz)
Landesgericht Wien (LG Wien)
Luftbilddatenbank Ing. Büro Dr. Carls, Estenfeld
Muzej novejše in sodobne zgodovine Slovenije, Ljubljana (MNSZS)
National Archives and Records Administration, Washington (NARA)
Österreichische Nationalbibliothek, Wien
Österreichisches Staatsarchiv, Wien (ÖStA)
Privatarchiv Aimée Balsan, Paris
Privatarchiv Familie Balsan, Paris
Privatarchiv Jean-Paul Hantz, Autrans-Méaudre en Vercors
Privatarchiv František Janouch, Prag
Privatarchiv / Sammlung Alain Lavigne, Paris
Privatarchiv Josef St., Kärnten
The National Archives, London (TNA)
Universitätsarchiv Innsbruck
Universitätsarchiv Wien
Wellcome Collection, London (WC)
Wellcome Library, London (WL)
Wiener Stadt- und Landesarchiv (WStLA)
Veteranen Archiv "Special Forces – Roll of Honor", UK

Literatur

Achrainer Martin/Ebner Peter: „Es gibt kein unwertes Leben". Die Strafverfolgung der „Euthanasie"-Verbrechen. In: Albrich Thomas/Garscha Winfried R./Polaschek Martin F. (Hg.): Holocaust und Kriegsverbrechen vor Gericht. Der Fall Österreich. Innsbruck 2006, S. 57–86.

Ailsby Christopher: Die Geschichte der Waffen-SS. In Wort und Bild 1923–1945. Wien 1999.

Aly Götz: „Endlösung". Völkerverschiebung und der Mord an den europäischen Juden. Frankfurt am Main 1998.

Amann Klaus: „... des heimatlichen Speckes Sänger ...“. Literaturmythen aus Kärnten. In: Koroschitz Werner/Rettl Lisa (Hg.): „Heiss umfehdet, wild umstritten ...“ Geschichtsmythen in Rot-Weiß-Rot. Klagenfurt/Celovec 2005, S. 141–154.

Arias Ingrid: Der „Anschluß“ der Wiener Medizinischen Fakultät, online unter: http://www.meduniwien.ac.at/geschichte/anschluss/an_risak.html (abgerufen am 26.1.2010).

Baade Fritz (Hg.): Unsere Ehre heißt Treue (UEhT). Kriegstagebuch des Kommandostabes Reichsführer SS. Tätigkeitsberichte der 1. und 2. SS-Inf.-Brigade und von Sonderkommandos der SS. Wien/München/Zürich 1965.

Balsan Louis: Le Ver Luisant. Issoudun 1973.

Bauer Fritz/Sagel-Grande Irene (Hg.): Justiz und Verbrechen. Sammlung Deutscher Strafurteile wegen nationalsozialistischer Tötungsverbrechen 1945–1966, Band 20, bearb. von Sagel-Grande Irene. Amsterdam 1979.

Baumgartner Andreas: Die Häftlinge des Loibl-KZ. Ein Gedenkbuch. Wien 2010.

Beer Siegfried: Aspekte der britischen Militärgerichtsbarkeit in Österreich 1945–1950. In: Kuretsidis-Haider Claudia/Garscha Winfried R. (Hg.): Keine „Abrechnung“. NS-Verbrechen, Justiz und Gesellschaft in Europa. Leipzig 1998, S. 54–65.

Beßmann Alyn/Pirker Peter/Rettl Lisa: KZ-Häftlinge als Akteure der Strafverfolgung von NS-Tätern. Ein Vergleich britischer Justizverfahren zu Verbrechen im KZ-Neuengamme und im Außenlager Loibl/Ljubelj des KZ Mauthausen. In: Alliierte und NS-Kriegsverbrechen (Beiträge zur Geschichte der nationalsozialistischen Verfolgung in Norddeutschland, Band 19). Hamburg 2020, S. 82–108.

Birn Ruth Bettina: Zweierlei Wirklichkeit? Fallbeispiele zur Partisanenbekämpfung im Osten. In: Wegner Bernd (Hg.): Vom Hitler-Stalin-Pakt bis zum Unternehmen „Barbarossa“. München 1991, S. 275–290.

Blackbourn David: Die Eroberung der Natur. Eine Geschichte der deutschen Landschaft. München 2008.

Bloxham Donald: Pragmatismus als Programm. Die Ahndung deutscher Kriegsverbrechen durch Großbritannien. In: Frei Norbert (Hg.): Transnationale Vergangenheitspolitik. Der Umgang mit deutschen Kriegsverbrechern in Europa nach dem Zweiten Weltkrieg. Göttingen 2006, S. 140–179.

Bode Christian: Zur Geschichte der Gerichtlichen Medizin an der Universität Jena im Zeitraum von 1901 bis 1945. Phil. Diss, Universität Jena 2007.

Böhler Jochen: Auftakt zum Vernichtungskrieg. Die Wehrmacht in Polen 1939. Frankfurt am Main 2006.

Brunner Meinhard: Ermittlungs- und Prozessakten britischer Militärgerichte im Public Record Office. In: Justiz und Erinnerung, (2001), Heft 4, S. 12–19.

Brunner Meinhard: Die Militärgerichtsbarkeit der britischen Besatzungsmacht in Österreich. Graz 2024.

Büchler Yehoshua: Kommandostab Reichsführer-SS. Himmler's Personal Murder Brigades in 1941. In: Holocaust and Genocide Studies, Jahrgang 1 (1986), Heft 1, S. 11–25.

Bundesministeriums für Inneres Abt. IV/7 (Hg.): Konzentrationslager Gusen 1939–1945. Spuren – Fragmente – Rekonstruktionen. Eine Ausstellung des Bundesministeriums für Inneres unter Leitung von Bertrand Perz (Ausstellungskatalog des Besucherzentrums Gusen). Wien 2006.

Choumoff Pierre Serge: Nationalsozialistische Massentötungen durch Giftgas auf österreichischem Gebiet. Wien 2000.

Cüppers Martin: Wegbereiter der Shoah. Die Waffen-SS, der Kommandostab Reichsführer-SS und die Judenvernichtung 1939–1945 (Veröffentlichungen der Forschungsstelle Ludwigsburg der Universität Stuttgart, Band 4). Darmstadt 2005.

Czech Herwig: Der Spiegelgrund-Komplex. Kinderheilkunde, Heilpädagogik, Psychiatrie und Jugendfürsorge im Nationalsozialismus. In: OeZG, Jahrgang 25 (2014), Heft 1–2, S. 194–219.

Danglmaier Nadja/Stromberger Helge: Tat-Orte. Schau-Plätze. Erinnerungsarbeit an den Stätten nationalsozialistischer Gewalt in Klagenfurt. Klagenfurt/Celovec 2009.

Diehl Paula: Macht – Mythos – Utopie. Die Körperbilder der SS-Männer (Politische Ideen, hg. von Herfried Münkler). Berlin 2005.

Dobosiewicz Stanisław: Vernichtungslager Gusen (Mauthausen-Studien, Band 5). Wien 2007.

Dowbiggin Ian: „A Prey on Normal People". C. Killick Millard and the Euthanasia Movement in Great Britain, 1930–1955. In: Journal of Contemporary History, Jahrgang 36 (2001), Heft 1, London/New Delhi, S. 59–85.

Drobesch Werner: Die „politischen" Vereine und Verbände in Kärnten 1914–1938. Phil. Diss, Universität Klagenfurt 1987.

Drobesch Werner: Vereine und Verbände in Kärnten (1848–1938). Vom Gemeinnützig-Geselligen zur Ideologisierung der Massen (Das Kärntner Landesarchiv, Band 18). Klagenfurt 1991.

Duden. Das große Vornamenlexikon. Mannheim/Leipzig/Wien/Zürich 2007.

Duden. Das große Vornamenlexikon. Berlin 2023.

Eigelsberger Peter: „Mauthausen vor Gericht." Die österreichischen Prozesse wegen Tötungsdelikten im KZ Mauthausen und seinen Außenlagern. In: Albrich Thomas/Garscha Winfrid R./Polaschek Martin F. (Hg.): Holocaust und Kriegsverbrechen vor Gericht. Der Fall Österreich. Innsbruck/Wien/Bozen 2006, S. 198–225.

Elste Alfred/Hänisch Dirk: Auf dem Weg zur Macht. Beiträge zur Geschichte der NSDAP in Kärnten von 1918 bis 1938 (Vergleichende Gesellschaftsgeschichte und politische Ideengeschichte der Neuzeit, Band 8). Wien 1997.

Elste Alfred/Hänisch Dirk: Kein Kreuz mit dem Hakenkreuz. Die Kärntner Parteien und ihr Umgang mit dem Nationalsozialismus nach 1945. Klagenfurt/Celovec 1998.

Elste Alfred/Koschat Michael/Flipič Hanzi: NS-Österreich auf der Anklagebank. Klagenfurt/Celovec 2000.

Erker Linda: Die Universität Wien im Austrofaschismus. Österreichische Hochschulpolitik 1933 bis 1938, ihre Vorbedingungen und langfristigen Nachwirkungen. Göttingen 2021.

Fabréguet Michel: Entwicklung und Veränderung der Funktionen des Konzentrationslagers Mauthausen 1938–1945. In: Herbert Ulrich/Orth Karin/Dieckmann Christoph (Hg.): Die nationalsozialistischen Konzentrationslager. Entwicklung und Struktur (Schriftenreihe der Forschungsgemeinschaft zur Geschichte des Nationalsozialismus, Band 1). Wien 1998, S. 193–214.

Fanta Walter/Sima Valentin: „Stehst mitten drin im Land." Das europäische Kameradentreffen auf dem Kärntner Ulrichsberg von den Anfängen bis heute. Klagenfurt/Celovec 2003.

Förster Jürgen: Die weltanschauliche Erziehung in der Waffen-SS. In: Matthäus Jürgen/Kwiet Konrad/Förster Jürgen/Breitmann Richard (Hg.): Ausbildungsziel Judenmord? „Weltanschauliche Erziehung" von SS, Polizei und Waffen-SS im Rahmen der „Endlösung". Frankfurt am Main 2003, S. 87–113.

Frei Norbert (Hg.): Transnationale Vergangenheitspolitik. Der Umgang mit deutschen Kriegsverbrechern in Europa nach dem Zweiten Weltkrieg. Göttingen 2006.

Frei Norbert: Nach der Tat. Die Ahndung deutscher Kriegs- und NS-Verbrechen in Europa – eine Bilanz. In: ders. (Hg.): Transnationale Vergangenheitspolitik. Der Umgang mit deutschen Kriegsverbrechern in Europa nach dem Zweiten Weltkrieg. Göttingen 2006, S. 7–36.

Freund Florian: Arbeitslager Zement. Das Konzentrationslager Ebensee und die Raketenrüstung. Wien 1989.

Freund Florian: Der Dachauer Mauthausenprozess. In: Dokumentationsarchiv des österreichischen Widerstandes (Hg.): Jahrbuch 2001. Wien 2001, S. 35–66.

Freund Florian: Tötungen durch Giftgas in Mauthausen und Gusen. In: Bailer-Galanda Brigitte/Benz Wolfgang/Neugebauer Wolfgang (Hg.): Wahrheit und „Auschwitzlüge". Wien 1995, S. 119–136.

Freund Florian: Was „kostet" ein KZ-Häftling? Neue Dokumente zur Geschichte des KZ Loibl Pass. In: Dokumentationsarchiv des österreichischen Widerstandes (Hg.): Jahrbuch 1989. Wien 1989, S. 31–51.

Freund Florian/Perz Bertrand: Mauthausen – Stammlager. In: Benz Wolfgang/Distel Barbara (Hg.): Der Ort des Terrors. Geschichte der nationalsozialistischen Konzentrationslager (Band 4: Flossenbürg, Mauthausen, Ravensbrück). München 2006, S. 293–346.

Friedländer Saul: Das Dritte Reich und die Juden. München 2007.

Friedmann Ina: „Vom Standpunkt der Erbpflege und der Bevölkerungspolitik ist in diesem Fall eine Sterilisierung dringend geboten". Kooperationsformen der Universität Innsbruck mit den Erbgesundheitsgerichten in Tirol und Vorarlberg zwischen 1940 und 1945. In: Friedrich Margret/Rupnow Dirk (Hg.): Geschichte der Universität Innsbruck 1669–2019. Band II: Aspekte der Universitätsgeschichte. Innsbruck 2019, S. 717–768.

Gallhuber Heinrich: Kriegsverbrechergesetz, online unter: www.nachkriegsjustiz.at (abgerufen am 10.12.2009).

Garbe Detlef: Neuengamme – Stammlager. In: Benz Wolfgang/Distel Barbara (Hg.): Der Ort des Terrors. Geschichte der nationalsozialistischen Konzentrationslager (Band 5: Hinzert, Auschwitz, Neuengamme). München 2007, S. 315–346.

Garscha Winfried R.: Simon Wiesenthals Beitrag zur gerichtlichen Verfolgung der NS-Täter in Österreich. Referat im Rahmen der Tagung „Österreichs Umgang mit der NS-Täterschaft" anlässlich des 90. Geburtstags von Simon Wiesenthal. Wien, 2./3. Dezember 1998, online unter: www.doew.at/thema/wiesenthal/garscha.pdf (abgerufen 21.4.2010).

Garscha Winfried R./Kuretsidis-Haider Claudia: „Der Export der Rüter-Kategorien". Eine Zwischenbilanz der Erfassung und Analyse der österreichischen Gerichtsverfahren wegen nationalsozialistischer Gewaltverbrechen. In: D. De Mildt (Hg.): Staatsverbrechen vor Gericht. Festschrift für Christian Frederik Rüter zum 65. Geburtstag. Amsterdam 2003, S. 73–117.

Gedye George Eric Rowe: Die Bastionen fielen. Wie der Faschismus Wien und Prag überrannte. Wien 1947.

Gehler Michael: Studenten und Politik. Der Kampf um die Vorherrschaft an der Universität Innsbruck 1918–1938 (Innsbrucker Forschungen für Zeitgeschichte, Band 6). Innsbruck 1990.

Gerlach Christian: Kalkulierte Morde. Die deutsche Wirtschafts- und Vernichtungspolitik in Weißrußland 1941–1944. Hamburg 1999.

Gerwarth Robert: Die Besiegten. Das blutige Erbe des Ersten Weltkriegs. München 2017.

Gomet Doriane: Destructive Practices, Life-Saving Practices. Corporal Activities in Mauthausen (1938–1945). In: Aloma. Revista de Psicologia, Ciències de l'Educació I de l'Esport, Jahrgang 32 (2014), Heft 2, S. 33–45.

Grabher Michael: Irmfried Eberl, „Euthanasie"-Arzt und Kommandant von Treblinka. Frankfurt am Main 2006.

Gstettner Peter: Die Legende von der Selbstbefreiung Kärntens. Alte Töne und neue Varianten des „Gedankenjahrs 2005". In: Dokumentationsarchiv des Österreichischen Widerstandes (Hg.): Jahrbuch 2006. Wien 2006, S. 80–105.

Gstettner Peter: Eine Geschichte vom Freilegen der Geschichte. Ein Nachwort. In: Rettl Lisa/Pirker Peter: „Ich war mit Freuden dabei. Der KZ-Arzt Sigbert Ramsauer. Eine österreichische Geschichte. Wien 2010 (erste Auflage), S. 324–332.

Güldenpfennig Leonie: Gewöhnliche Bewacher. Sozialstruktur und Alltag der Konzentrationslager-SS Neuengamme. In: KZ-Gedenkstätte Neuengamme (Hg.): Entgrenzte Gewalt. Täterinnen und Täter im Nationalsozialismus (Beiträge zur Geschichte der nationalsozialistischen Verfolgung in Norddeutschland, Band 7). Bremen 2002, S. 66–78.

Gutmann Israel/Jäckel Eberhard/Longerich Peter (Hg.): Enzyklopädie des Holocaust. Die Verfolgung und Ermordung der europäischen Juden. München 1998.

Hahn Judith: Grawitz, Genzken, Gebhard. Drei Karrieren im Sanitätsdienst der SS. Münster 2008.

Hamburger Franz/Priesel Richard: Kinderheilkunde. Lehrbuch für Ärzte und Studenten. Wien 1940[3].

Hamburger Institut für Sozialforschung (Hg.): Verbrechen der –Wehrmacht. Dimensionen des Vernichtungskrieges. Hamburg 2002.

Hantz André: Mémoires de vie. Cornimont 2001 (manuscrit inédit).

Harten Hans-Christian: Himmlers Lehrer. Die Weltanschauliche Schulung in der SS 1933–1945. Paderborn 2014.

Harten Hans-Christian: Die weltanschauliche Schulung der Polizei im Nationalsozialismus. Paderborn 2018.

Hassel Katrin: Kriegsverbrechen vor Gericht. Die Kriegsverbrecherprozesse vor Militärgerichten in der britischen Besatzungszone unter dem Royal Warrant vom 18. Juni 1945 (1945–1949). Baden-Baden 2009.

Hecht Dieter J./Lappin Eleonore/Raggam-Blesch Michaela: Topographie der Shoah. Gedächtnisorte des zerstörten jüdischen Wien. Wien 2015.

Hecht Dieter J./Lappin Eleonore/Raggam-Blesch Michaela/Rettl Lisa/Uhl Heidemarie (Hg.): 1938. Auftakt zur Shoah in Österreich. Orte – Bilder – Erinnerungen. Wien 2008.

Heer Hannes: Die Logik des Vernichtungskrieges. Wehrmacht und Partisanenkampf. In: Ders./Naumann Klaus (Hg.): Vernichtungskrieg. Verbrechen der Wehrmacht. Hamburg 1995, S. 104–138.

Hess Michael: Die Wiener Medizin. Unveröffentl. Diplomarbeit, Universität Wien 1998.

Hilberg Raul: Die Vernichtung der europäischen Juden, Band 3. Frankfurt am Main 1999[9].

Höbelt Lothar (Hg.): Aufstieg und Fall des VdU. Briefe und Protokolle aus privaten Nachlässen 1948–1955. Wien 2015.

Höbelt Lothar (Hg.): Burghard Breitner. Im Gedenken an einen großen Österreicher. Wien 1994.

Höbelt Lothar: Von der Vierten Partei zur Dritten Kraft. Die Geschichte des VdU. Graz 1999.

Höhne Heinz: Der Orden unter dem Totenkopf. Die Geschichte der SS. Augsburg 1992.

Holzinger Gregor: Die zweite Reihe. Täterbiografien aus dem Konzentrationslager Mauthausen (Mauthausen-Studien, Band 13). Wien 2016.

Holzinger Gregor: Das letzte Urteil. Die beiden Prozesse gegen Johann Vinzenz Gogl. In: Bundesministeriumfür Inneres (Hg.): KZ-Gedenkstätte Mauthausen | Mauthausen Memorial 2014. Forschung, Dokumentation, Information. Wien 2015, S. 73–83.

Hopfer Ines: Die Spur führt nach Graz. Auf der Suche nach den sterblichen Überresten eines NS-Opfers. In: Jahrbuch der KZ-Gedenkstätte Mauthausen / Mauthausen Memorial 2008. Forschung, Dokumentation, Information (Wien 2009), S. 48–57, online abrufbar unter: https://www.mauthausen-memorial.org/assets/uploads/mauthausen-memorial-jahrbuch2007.pdf.

Honig Frederick: Kriegsverbrecher vor englischen Militärgerichten. In: Schweizerische Zeitschrift für Strafrecht, Jahrgang 62 (1947), Heft 1, S. 20–33,

Hotschnig Alois: Ludwigs Zimmer. Köln 2000.

Hubenstorf Michael: Kontinuität und Bruch in der Medizingeschichte. Medizin in Österreich 1938–1955. In: Stadler Friedrich (Hg.): Kontinuität und Bruch. 1938–1945–1955. Beiträge zur österreichischen Kultur- und Wissenschaftsgeschichte. Wien/München 1988, S. 299–332.

Hubenstorf Michael: Medizinische Fakultät 1938–1945. In: Heiß Gernot/Mattl Siegfried/Meissl Sebastian/Saurer Edith/Stuhlpfarrer Karl (Hg.): Willfährige Wissenschaft. Die Universität Wien 1938–1945. Wien 1989, S. 233–282.

Hubenstorf Michael: Tote und/oder lebendige Wissenschaft. Die intellektuellen Netzwerke der NS-Patientenmordaktion in Österreich. In: Eberhard Gabriel/Neugebauer Wolfgang (Hg.): Von der Zwangssterilisation zur Ermordung. Zur Geschichte der NS-Euthanasie in Wien, Teil II. Wien 2002, S. 237–420.

Jacobmeyer Wolfgang/Dobrzański Henryk: Ein biographischer Beitrag zu den Anfängen der polnischen Résistance im Zweiten Weltkrieg. In: Vierteljahrshefte für Zeitgeschichte, Jahrgang 20 (1972), Heft 1, S. 63–74.

Jahres-Bericht des Bundesgymnasiums in Klagenfurt, hg. am Schlusse des Schuljahres 1927/28 vom Direktor, Nr. 70, Klagenfurt 1928.

Janouch František: Selbst der Teufel würde erröten. Briefe meines Vaters aus der Hölle von Auschwitz und aus dem KZ am Loiblpass. Wien 2006.

Jardim Tomaz: Ilse Koch on Trial. Making the "Bitch of Buchenwald". Cambridge (Mass.) 2023.

Justiz und Verbrechen. Sammlung Deutscher Strafurteile wegen Nationalsozialistischer Tötungsverbrechen 1945–1966, Band 20, bearb. von Sagel-Grande Irene. Amsterdam 1979.

Kaienburg Hermann: Das Konzentrationslager Neuengamme. 1938–1945, hg. v. der Gedenkstätte Neuengamme. Bonn 1997.

Kaienburg Hermann: Die britischen Militärgerichtsprozesse zu den Verbrechen im Konzentrationslager Neuengamme. In: KZ-Gedenkstätte Neuengamme (Hg.): Die frühen Nachkriegsprozesse (Beiträge zur Geschichte der nationalsozialistischen Verfolgung in Norddeutschland, Band 3). Bremen 1997, S. 56–64.

Kaienburg Hermann: Vernichtung durch Arbeit. Der Fall Neuengamme. Die Wirtschaftsbestrebungen der SS und ihre Auswirkungen auf die Existenzbedingungen der KZ-Gefangenen. Bonn [2]1991.

Kauffmann Oskar: Ganzheitliches Denken in der Medizin. In: Walter Heinrich (Hg.): Die Ganzheit in Philosophie und Wissenschaft. Othmar Spann zum 70. Geburtstag. Wien 1950, S. 310–316.

Kielbon Janina: Judendeportationen in den Distrikt Lublin (1939–1943). In: Musial Bogdan (Hg.): „Die Aktion Reinhardt". Der Völkermord an den Juden im Generalgouvernement 1941–1944. Osnabrück 2004, S. 111–140.

Klaus Josef: Macht und Ohnmacht in Österreich. Konfrontationen und Versuche. Wien/München/Zürich 1971.

Klee Ernst: Auschwitz, die NS-Medizin und ihre Opfer. Frankfurt am Main 2004[3].

Klee Ernst: Das Personenlexikon zum Dritten Reich. Wer war was vor und nach 1945. Frankfurt am Main 2007.

Klee Ernst: Deutsche Medizin im Dritten Reich. Karrieren vor und nach 1945. Frankfurt am Main 2001.

Klee Ernst: Dokumente zur „Euthanasie". Frankfurt am Main 1985.

Klösch Christian: „Mein letzter Stolz ist, ich war auch dabei!" Ein Sittenbild zur Kontinuität nationalsozialistischer Mentalitäten und persönlicher Seilschaften im Kärnten der Zweiten Republik. In: Kramer Helmut/Liebher Karin/Stadler Friedrich (Hg.): Österreichische Nation – Kultur – Exil und Widerstand. In memoriam Felix Kreissler. Wien 2006, S. 325–367.

Kniefacz Katharina: Die Gleispach'sche Studentenordnung, online unter: https://geschichte.univie.ac.at/de/artikel/die-gleispachsche-studentenordnung (abgerufen am 15.1.2024).

Knight Robert: „Ich bin dafür, die Sache in die Länge zu ziehen." Die Wortprotokolle der österreichischen Bundesregierung von 1945–52 über die Entschädigung der Juden. Frankfurt am Main 1988.

Knight Robert: Denazification and Integration in the Austrian Province of Carinthia, in: The Journal of Modern History, Jahrgang 79 (2007), Heft 3, S. 572–612.

Knight Robert: Politik der Assimilation. Österreich und die Kärntner Slowenen nach der NS-Herrschaft. Wien 2017.

Kogon Eugen: Der SS-Staat. Das System der deutschen Konzentrationslager. München 1981[10].

Koroschitz Werner: „Sind wir ein Negerstamm?" Metamorphosen in Rot-Weiß-Rot. In: Koroschitz Werner/Rettl Lisa (Hg.): „heiß umfehdet, wild umstritten..." Geschichtsmythen in Rot-Weiß Rot. Klagenfurt/Celovec 2005, S. 189–245.

Koroschitz Werner/Rettl Lisa: Ein korrekter Nazi. Oskar Kraus – NS-Oberbürgermeister von Villach. Villach/Beljak 2006.

Koroschitz Werner/Rettl Lisa: Tu smo bili doma. O judovski družini Scharfberg v Železni Kapli/Wir gehörten hierher. Über die jüdische Familie Scharfberg in Eisenkappel. Klagenfurt/Celovec 2008.

Krahberger Franz: Zum Gedenken. Wien 1998, online unter: http://ezines.onb.ac.at:8080/ejournal/pub/ejour-98/essay/gedenk.html (abgerufen am 29.1.2009).

Kunz Andreas/Wehr Melanie: Kompendium zur Geschichte und Tätigkeit der Zentralen Stelle. NS-Verbrechen – Angriff auf die menschliche Zivilisation – im Spiegel von Archivgut. In: Pöschko Hans H. (Hg.): Die Ermittler von Ludwigsburg. Deutschland und die Aufklärung nationalsozialistischer Verbrechen, hg. im Auftrag des Fördervereins Zentrale Stelle e.V.. Berlin 2008, S. 33–119.

Kuretsidis-Haider Claudia: „Das Volk sitzt zu Gericht." Österreichische Justiz und NS-Verbrechen am Beispiel der Engerau-Prozesse. 1945–1954. Innsbruck/Wien/Bozen 2006.

Kuretsidis-Haider Claudia: NS-Verbrechen vor österreichischen und bundesdeutschen Gerichten. Eine bilanzierende Betrachtung. In: Albrich Thomas/Garscha Winfried R./Polaschek Martin F. (Hg.): Holocaust und Kriegsverbrechen vor Gericht. Der Fall Österreich. Innsbruck/Wien/Bozen 2006, S. 329–352.

Lappin Eleonore: Die Ahndung von NS-Gewaltverbrechen im Zuge der Todesmärsche ungarischer Juden durch die Steiermark. In: Kuretsidis-Haider Claudia/Garscha Winfried R. (Hg.): Keine „Abrechnung". NS-Verbrechen, Justiz und Gesellschaft in Europa. Leipzig 1998, S. 54–65.

Lavigne Alain: Les photos perdues du Loiblpass. Paris 2013, online unter: https://campmauthausen.org/ressources/archives/dossiers/photos-perdues-Loibl/ (22.02.2024).

Lebensaft Elisabeth/Mentschl Christoph: „Are you prepared to do a dangerous job?" Auf den Spuren österreichischer und deutscher Exilanten im britischen Geheimdienst SOE. Wien 2010.

Lehner Martina: Die Medizinische Fakultät der Universität Wien 1938–1945. Unveröffentl. Diplomarbeit, Universität Wien 1990.

Lehnstaedt Stephan: Täterforschung als Kulturgeschichte: Ein neuer Blick auf die Ludwigsburger Akten. In: Mitteilungen aus dem Bundesarchiv, Themenheft: Die Außenstelle Ludwigsburg, Jahrgang 16 (2008), Heft 3, S. 71–78.

Lichtenberger-Fenz Brigitte: Österreichs Universitäten 1930 bis 1945. In: Stadler Friedrich (Hg.): Kontinuität und Bruch. 1938–1945–1955. Beiträge zur österreichischen Kultur- und Wissenschaftsgeschichte. Wien/München 1988, S. 69–82.

Littell Jonathan: Die Wohlgesinnten. Berlin 2008.

Loitfellner Sabine: Die Rezeption von Geschworenenprozessen wegen NS-Verbrechen in ausgewählten österreichischen Zeitungen. 1956–1975. Bestandsaufnahme, Dokumentation und Analyse von veröffentlichten Geschichtsbildern zu einem vergessenen Kapitel der österreichischen Zeitgeschichte. Rechercheberich. Wien, ohne Jahr.

Longerich Peter: Politik der Vernichtung. Eine Gesamtdarstellung der nationalsozialistischen Judenverfolgung. München 1998.

Lüdtke Alf: „Fehlgreifen in der Wahl der Mittel." Optionen im Alltag militärischen Handelns. In: Mittelweg, Jahrgang 36 (2003), Heft 1, S. 61–75.

Lüdtke Alf: Funktionseliten: Täter, Mit-Täter, Opfer, Zu den Bedingungen des deutschen Faschismus. In: ders. (Hg.): Herrschaft als soziale Praxis. Göttingen 1991, S. 559–590.

Majewski Piotr: Nationalsozialistische Unterdrückungsmaßnahmen im Generalgouvernement während der Besatzung. In: Mlynarczyk Jacek Andrzej (Hg.): Polen unter deutscher und sowjetischer Herrschaft 1939–1945. Osnabrück 2009, S. 173–196.

Maleta Alfred: Die Amnestie für Nationalsozialisten. Ein Erfolg der österreichischen Volkspartei (Politische Zeitprobleme. Eine Schriftenreihe, Heft 26). Wien 1948.

Mallmann Klaus (Hg.): Deutscher Osten. Der Weltanschauungskrieg in Photos und Texten. Darmstadt 2003.

Manoschek Walter: „Wo der Partisan ist, ist der Jude, und wo der Jude ist, ist der Partisan." Die Wehrmacht und die Shoah. In: Paul Gerhard (Hg.): Die Täter der Shoah. Fanatische Nationalsozialisten oder ganz normale Deutsche? Göttingen 2003, S. 167–185.

Manoschek Walter: Vernichtet. Österreichische Juden und Jüdinnen in den Ghettos des Generalgouvernements 1941/1942. Wien 2023.

Maršálek Hans: Die Geschichte des Konzentrationslagers Mauthausen. Dokumentation, hg, v. Österreichische Lagergemeinschaft Mauthausen. Wien 1995.

Maršálek Hans: Die Geschichte des Konzentrationslagers Mauthausen. Dokumentation, hg, v. Österreichische Lagergemeinschaft Mauthausen. Wien 1974.

Matthäus Jürgen: Die „Judenfrage" als Schulungsthema von SS und Polizei. „Inneres Erlebnis" und Handlungslegitimation. In: ders./Kwiet Konrad/Förster Jürgen/Breitmann Richard (Hg.): Ausbildungsziel Judenmord? „Weltanschauliche Erziehung" von SS, Polizei und Waffen-SS im Rahmen der „Endlösung". Frankfurt am Main 2003, S. 35–87.

Mindler Ursula: Dr. Tobias Portschy. Biographie eines Nationalsozialisten. Die Jahre bis 1945. Eisenstadt 2006.

Mitscherlich Alexander/Mielke Fred: Medizin ohne Menschlichkeit. Dokumente des Nürnberger Ärzteprozesses. Frankfurt am Main 1978.

Mlynarczyk Jacek Andrzej: Organisation und Durchführung der „Aktion Reinhardt" im Distrikt Radom. In: Musial Bogdan (Hg.): „Die Aktion Reinhardt". Der Völkermord an den Juden im Generalgouvernement 1941–1944. Osnabrück 2004, S. 165–197.

Müller-Tupah Karla: Reichsführer gehorsamster Becher. Eine deutsche Karriere. Berlin 1999.

Musial Bogdan: Deutsche Zivilverwaltung und Judenverfolgung im Generalgouvernement. Eine Fallstudie zum Distrikt Lublin 1939–1944. Wiesbaden 1999.

Nemec Birgit/Taschwer Klaus: Terror gegen Tandler. Kontext und Chronik der antisemitischen Attacken am I. Anatomischen Institut der Universität Wien, 1910–1933. In: Rathkolb Oliver (Hg.): Der lange Schatten des Antisemitismus. Kritische Auseinandersetzungen mit der Geschichte der Universität im 19. und 20. Jahrhundert. Göttingen 2013, S. 147–171.

Neugebauer Wolfgang: Die Aktion „T4". In: Wert des Lebens. Gedenken – Lernen – Begreifen. Begleitpublikation zur Ausstellung des Landes Oberösterreich in Schloss Hartheim 2003. Linz 2003, S. 63–73.

Neugebauer Wolfgang/Schwarz Peter: Der Wille zum aufrechten Gang. Offenlegung der Rolle des BSA bei der gesellschaftlichen Reintegration ehemaliger Nationalsozialisten. Wien 2005.

Oberlerchner Herwig/Stromberger Helge: Psychiatrie und NS-Euthanasie. Fakten, transgenerationale Auswirkungen und Angehörigenarbeit in Kärnten. In: Der Nervenarzt. Organ der Deutschen Gesellschaft für Psychiatrie, Psychotherapie und Nervenheilkunde der Deutschen Gesellschaft für Neurologie und der Deutschen Schlaganfallgesellschaft, Jahrgang 86 (2015), Heft 1, S. 83–88.

Oram Gerard: Armee, Staat, Bürger und Wehrpflicht: Die britische Militärjustiz bis nach dem Zweiten Weltkrieg. In: Pirker Peter/Wenninger Florian (Hg.): Wehrmachtsjustiz. Kontext – Praxis – Nachwirkungen. Wien 2011, S. 186–203.

Orth Karin: Die Konzentrationslager-SS. Sozialstrukturelle Analysen und biografische Studien. Göttingen 2001^2.

Orth Karin: Experten des Terrors. Die Konzentrationslager-SS und die Shoah. In: Paul Gerhard (Hg.): Die Täter der Shoah. Fanatische Nationalsozialisten oder ganz normale Deutsche? Göttingen 2002, S. 93–118.

Otto Reinhard/Keller Rolf: Sowjetische Kriegsgefangene im System der Konzentrationslager (Mauthausen-Studien, Band 14). Wien 2019.

Pechar-Nitsch Brigitte: Josef Klaus. Reformkanzler der Nachkriegszeit. In: Wiener Zeitung online unter: http://www.wienerzeitung.at/linkmap/personen/klaus.htm (abgerufen am 29.1.2009).

Pechar-Nitsch Brigitte: Reformkanzler Josef Klaus ist tot. In: Wiener Zeitung, 27.7.2001, online unter: https://www.wienerzeitung.at/h/reformkanzler-josef-klaus-ist-tot (abgerufen am 7.2.2024).

Peniakoff Vladimir: Geisterarmee. Popskis verwegene Jagd. München 1951.

Penning Christoph: Josef Friedrich Perkonig – der zwiespältige Kärntner. In: Düsterberg Rolf (Hg.): Dichter für das „Dritte Reich" (Biografische Studien zum Verhältnis von Literatur und Ideologie, Band 4). Bielefeld 2018, S. 45–82.

Perz Bertrand: „The Austrian Connection". Das Personal der Dienststelle des SS- und Polizeiführers Odilo Globocnik im Distrikt Lublin. In: Rohrbach Philipp/Schwanninger Florian (Hg.): Beyond Hartheim: Täterinnen und Täter im Kontext von „Aktion T4" und „Aktion Reinhardt". Innsbruck/Wien/Bozen 2019, S. 31–59.

Perz Bertrand: Der Arbeitseinsatz im KZ Mauthausen. In: Herbert Ulrich/Orth Karin/Dickmann Christoph (Hg.): Die nationalsozialistischen Konzentrationslager. Entwicklung und Struktur, Band 2. Frankfurt am Main 2002, S. 533–558.

Perz Bertrand: Die SS im KZ Mauthausen. Eine Skizze. In: Holzinger Gregor (Hg.): Die zweite Reihe. Täterbiografien aus dem Konzentrationslager Mauthausen (Mauthausen-Studien, Band 10). Wien 2016.

Perz Bertrand: Projekt Quarz. Steyr-Daimler-Puch und das Konzentrationslager Melk. Wien 1991.

Pirker Peter: „...a credit to the British army and to his own country, which is Austria". Dokumente zu Leo Hillmans Kampf gegen den Nationalsozialismus. In: Dokumentationsarchiv des Österreichischen Widerstandes (Hg.): Jahrbuch 2014. Wien 2014, S. 231–257.

Pirker Peter: Subversion deutscher Herrschaft. Der britische Kriegsgeheimdienst SOE und Österreich. Göttingen 2012.

Pirker Peter: Erbrachte Opfer. Das Heldendenkmal als Symbol der postnationalsozialistischen Demokratie in Österreich. In: Uhl Heidemarie/Hufschmied Richard/Binder Dieter A. (Hg.): Gedächtnisort der Republik. Das Österreichische Heldendenkmal im Äußeren Burgtor der Wiener Hofburg. Geschichte – Kontroversen – Perspektiven. Wien 2021, S. 309–360.

Pohl Dieter: Die Stellung des Distrikts Lublin in der „Endlösung der Judenfrage". In: Musial Bogdan (Hg.): „Die Aktion Reinhardt". Der Völkermord an den Juden im Generalgouvernement 1941–1944. Osnabrück 2004, S. 87–110.

Pohl Dieter: Nationalsozialistische Verbrechen 1939–1945. Stuttgart 2022.

Pohl Rolf: Ganz normale Massenmörder? Zum Normalitätsbegriff in der neueren NS-Täterforschung. In: Brunner Markus/Lohl Jahn/Pohl Rolf/Winter Sebastian (Hg.): Volksgemeinschaft, Täterschaft und Antisemitismus (Beiträge zur psychoanalytischen Sozialpsychologie des Nationalsozialismus und seiner Nachwirkungen). Gießen 2011, S. 19–56.

Polaschek Martin F.: Austrian and British Trials Over Massacres of Jews at the End of World War II. In: Contemporary Austrian Studies, Jahrgang 10 (2001), S. 298–309.

Posch Paul: Landeskrankenhaus Klagenfurt. Geschichte der Kranken-, Heil- und Pflegeanstalten des Landes Kärnten in Klagenfurt und der Klagenfurter Spitäler. Klagenfurt 1992.

Pöschko Hans H. (Hg.): Die Ermittler von Ludwigsburg. Deutschland und die Aufklärung nationalsozialistischer Verbrechen, hg. im Auftrag des Fördervereins Zentrale Stelle e.V.. Berlin 2008.

Prprzecny Joseph: Odilo Globočnik, Hitler's man in the East. Jefferson 2004.

Przyrembel Alexandra: Der Bann eines Bildes. Ilse Koch, die „Kommandeuse von Buchenwald". In: Eschenbach Insa/Jacobeit Sigrid/Wenk Silke (Hg.): Gedächtnis und Geschlecht. Deutungsmuster in Darstellungen des nationalsozialistischen Genozids. Frankfurt/New York 2002, S. 245–267.

Przyrembel Alexandra: Im Bann des Bösen. Ilse Koch – ein Kapitel deutscher Gesellschaftsgeschichte 1933 bis 1970. Frankfurt am Main 2023.

Rabitsch Gisela: Konzentrationslager in Österreich (1938–1945). Wien 1967.

Rabitsch Gisela: Das KL Mauthausen. In: Vierteljahreshefte für Zeitgeschichte, Jahrgang 21 (1970), S. 50–92.

Rabl Christian: Mauthausen vor Gericht. Nachkriegsprozesse im internationalen Vergleich (Mauthausen-Studien, Band 13). Wien 2019.

Raggam Michaela: Jüdische Studentinnen an der medizinischen Fakultät in Wien. In: Bolognese-Leuchtenmüller Brigitte/Horn Sonia (Hg.): Töchter des Hippokrates. 100 Jahre Ärztinnen in Österreich. Wien 2000, S. 139–156.

Rathkolb Oliver (Hg.): Der lange Schatten des Antisemitismus. Kritische Auseinandersetzungen mit der Geschichte der Universität im 19. und 20. Jahrhundert. Göttingen 2013.

Rathkolb Oliver: Die paradoxe Republik. Österreich 1945 bis 2005. Wien 2005.

Reiter Margit: Die Ehemaligen. Der Nationalsozialismus und die Anfänge der FPÖ. Göttingen 2019.

Reiter Margit: Die Generation danach. Der Nationalsozialismus im Familiengedächtnis. Innsbruck 2006.

Rettl Lisa: PartisanInnendenkmäler. Antifaschistische Erinnerungskultur in Kärnten (Der Nationalsozialismus und seine Folgen, Band 3). Wien/Innsbruck/Bozen 2006.

Riess Volker: Hermann Fegelein. Parvenu ohne Skrupel. In: Smelser Ronald/Syring Enrico (Hg.): Die SS. Elite unter dem Totenkopf. 30 Lebensläufe. Paderborn 2003, S. 160–172.

Ritter Otmar: Auswirkungen der Amnestie für Minderbelastete. Wer wird amnestiert? Wer bleibt registriert? (Sammlung von Verwaltungsvorschriften, Heft 4). Graz 1948.

Röhr Werner (Hg.): Die faschistische Okkupationspolitik in Polen (1939–1945). Berlin 1989.

Römer Felix: „Seid hart und unerbittlich". Gefangenenerschießungen und Gewalteskalation im deutsch-sowjetischen Krieg 1941/42. In: Neitzel Sönke/Hohrath Daniel (Hg.): Kriegsgreuel. Die Entgrenzung der Gewalt in kriegerischen Konflikten vom Mittelalter bis ins 20. Jahrhundert. Paderborn 2008, S. 317–336.

Römer Felix: Der Kommissarbefehl. Wehrmacht und NS-Verbrechen an der Ostfront 1941/42. Paderborn 2008.

Rot-Weiß-Rotbuch. Gerechtigkeit für Österreich! Darstellungen, Dokumente und Nachweise zur Vorgeschichte und Geschichte der Okkupation Österreichs. Nach amtlichen Quellen. Wien 1946.

Roth Herlinde: Beiträge zum Widerstand gegen das NS-Regime in Kärnten. 1938–1945. Phil. Diss., Universität Wien 1985.

Rubinowicz David: Das Tagebuch des Dawid Rubinowicz. Weinheim 2001.

Schulze-Kossens R.: Militärischer Führernachwuchs der Waffen-SS. Die Junkerschulen. Osnabrück 1987^2.

Schwanninger Florian: Hartheim 1940–1944. In: Morsch Günter/Perz Bertrand: Neue Studien zu nationalsozialistischen Massentötungen durch Giftgas. Historische Bedeutung, technische Entwicklung, revisionistische Leugnung (Schriftenreihe der Stiftung Brandenburgische Gedenkstätte, Band 29). Berlin 2011, S. 118–130.

Scrinzi Otto: Politiker und Arzt in bewegten Zeiten. Graz 2003.

Silberklang David: Am seidenen Faden. Überlegungen zum Schicksal der Juden im besetzten Polen. In: Musial Bogdan (Hg.): „Die Aktion Reinhardt". Der Völkermord an den Juden im Generalgouvernement 1941–1944. Osnabrück 2004, S. 233–253.

Skudnigg Eduard: Die Geschichte der Kärntner Ärztekammer. In: Österreichische Ärztezeitung, Jahrgang 21 (1970), S. 2565–2586.

Smith Arthur L.: Die Hexe von Buchenwald. Weimar/Köln/Wien 1994.

Spira Leopold: Feindbild „Jud". 100 Jahre politischer Antisemitismus in Österreich. Wien 1981.

Spring Claudia: Zwischen Krieg und Euthanasie. Zwangssterilisationen in Wien 1940–1945. Wien/Köln/Weimar 2009.

Steinacher Gerald: Nazis auf der Flucht. Wie Kriegsverbrecher über Italien nach Übersee entkamen. Innsbruck 2008.

Steinacher Hans: Sieg in deutscher Nacht. Ein Buch vom Kärntner Freiheitskampf. Wien 1943.

Steinke Ronen: Fritz Bauer. Jurist im Dienste der Humanität, hg. Vom Bundesministerium für Justiz. Frankfurt am Main 2022, online unter: https://www.bmj.de/SharedDocs/Publikationen/DE/Broschueren/Fritz_Bauer_Jurist_im_Dienste_der_Humanitaet.pdf?__blob=publicationFile&v=12 (abgerufen am 22.2.2024).

Stieber Gabriele: Die Briten als Besatzungsmacht in Kärnten 1945–1955. Klagenfurt 2005.

Stourzh Gerald: Geschichte des Staatsvertrages 1945–1955. Österreichs Weg zur Neutralität. Graz/Wien/Köln 1985.

Stromberger Helge: Villacher Opfer der NS-Medizin, in: Haider Hans, Nationalsozialismus in Villach. Villach 2005, S. 83–90.

Suttner Andreas: Das schwarze Wien. Bautätigkeit im Ständestaat 1934–1938. Wien 2017.

Tabor Jan (Hg.): Kunst und Diktatur. Architektur, Bildhauerei und Malerei in Österreich, Deutschland, Italien und der Sowjetunion 1922–1956, Band 1. Baden 1994.

Taschwer Klaus: Hochburg des Antisemitismus. Der Niedergang der Universität Wien im 20. Jahrhundert. Wien 2016.

Tišler Janko/Tessier Christian: Das Loibl-KZ. Die Geschichte des Mauthausen-Außenlagers am Loiblpass/Ljublj. Wien 2007.

Tropper Peter G. (Hg.): Kirche im Gau. Dokumente zur Situation der katholischen Kirche in Kärnten von 1938 bis 1945. Klagenfurt 1995.

Tuchel Johannes: Die „Inspektion der Konzentrationslager". In: Eichholtz Dietrich (Hg.): Verfolgung, Alltag, Widerstand. Brandenburg in der NS-Zeit. Studien und Dokumente. Berlin 1993, S. 273–302.

Uhl Heidemarie: Der „österreichische Freiheitskampf". Zu den Transformationen und zum Verblassen eines Gedächtnisortes. In: Kramer Helmut/Liebhart Karin/Stadler Friedrich (Hg.): Österreichische Nation – Kultur – Exil und Widerstand. In memoriam Felix Kreissler. Berlin 2006, S. 303–312.

Villa Josef: Die Verfolgung von Kriegsverbrechen im KZ Loibl durch ein britisches Militärgericht (1947): eine Analyse der interalliierten Spannungsfelder in institutioneller und rechtlicher Hinsicht sowie die medial-gesellschaftliche Wirkung des britischen Militärgerichtsverfahren zu den NS-Verbrechen am Loibl. Unveröffentl. phil. Diss., Universität Wien 2017.

Wadl Wilhelm: Britische Besatzung in Kärnten und in der Steiermark bis zum Jahresende 1945. In: Rauchensteiner Manfried/Etschmann Wolfgang (Hg.): Österreich 1945. Ein Ende und viele Anfänge. Wien 1997, S. 247–272.

Walzl August: „Als erster Gau...". Entwicklungen und Strukturen des Nationalsozialismus in Kärnten. Klagenfurt 1992.

Wegner Bernd: Hitlers Politische Soldaten. Die Waffen-SS 1933–1945. Paderborn 2008.

Weinke Annette: „Alliierter Angriff auf die nationale Souveränität?" Die Strafverfolgung von Kriegs- und NS-Verbrechen in der Bundesrepublik, der DDR und Österreich. In: Frei Norbert (Hg.): Transnationale Vergangenheitspolitik. Der Umgang mit deutschen Kriegsverbrechern in Europa nach dem Zweiten Weltkrieg. Göttingen 2006, S. 37–93.

Welzer Harald: Täter. Wie aus ganz normalen Menschen Massenmörder werden. Frankfurt am Main 2008.

Wiesinger Marion: Es spät werden lassen. Bericht über den Zustand im Landesinneren. Referat im Rahmen der Podiumsdiskussion „Wozu heute noch justizielle Verfolgung von NS-Tätern". Vortrag am Symposium 10 Jahre Zentrale österreichische Forschungsstelle Nachkriegsjustiz, 28.11.2008.

Wildt Michael: Generation des Unbedingten. Das Führungskorps des Reichssicherheitshauptamtes, Hamburg 2003.

Wlazłowski Zbigniew: The Gusen prisoners' hospital. In: Medical Review – Auschwitz. August 3, 2020. Originally published as "Szpital w obozie koncentracyjnym w Gusen". Przegląd Lekarski/Oświęcim 1967 (translated by M. Kantor).

Zausnig Josef: Der Loibl-Tunnel. Das vergessene KZ an der Südgrenze Österreichs. Eine Spurensicherung. Klagenfurt/Celovec 1995.

Zeitungen

Arbeiter Zeitung

Das Schwarze Korps

Kärntner Blick (Ausgabe Mittelkärnten),

Der Spiegel

Deutsche Medizinische Wochenschrift

Freie Stimmen

Kärntner Ärztezeitung

Kärntner Nachrichten

Kärntner Tageszeitung

Klagenfurter Zeitung

Koroška Kronika

Neue Zeit

Österreichische Ärztezeitung

profil

Unterkärntner Nachrichten

Villacher Zeitung
Volkswille
Volkszeitung
Wiener Zeitung

Abkürzungsverzeichnis

AdR: Archiv der Republik
AVA: Allgemeines Verwaltungsarchiv
BArchB: Bundesarchiv Berlin
BArchL: Bundesarchiv Ludwigsburg
BArch-MA: Bundesarchiv/Militärarchiv Freiburg
Bd.: Band
BDC: Berlin Document Center
BDM: Bund Deutscher Mädel
BPD: Bundespolizeidirektion (Wien)
BMI: Bundesministerium für Inneres
BMJ: Bundesministerium für Justiz
BRD: Bundesrepublik Deutschland
Brig: Brigade
BSA: Bund Sozialistischer Akademiker
BTA: British Troops Austria
BZÖ: Bündnis Zukunft Österreich
CFLN: Comité Français de la Libération Nationale
CMF: Central Mediterranean Forces
DAF: Deutsche Arbeitsfront
Dek.: Dekanat
Ders.: Derselbe, dieselbe
DESt : Deutsche Erd- und Steinwerke GmbH
DJAG: Deputy Judge Advocate General
DÖW: Dokumentationsarchiv des österreichischen Widerstandes
DRK: Deutsches Rotes Kreuz
Ebd.: Ebenda
e. V.: eingetragener Verein
FNDIRP: Fédération Nationale des Déportés et Internés, Résistants et Patriotes
FO: Foreign Office
FPK: Die Freiheitlichen in Kärnten
FPÖ: Freiheitliche Partei Österreichs
FSS: Field Security Section
HJ: Hitlerjugend
HQ: Headquarter
HSSPF: Höherer SS- und Polizeiführer
IFES: Institut für empirische Sozialstudien

IKL: Inspektion der Konzentrationslager
JAG: Judge Advocate General
Kav.-Regt.: Kavallerie-Regiment
KL: Konzentrationslager
KLA: Kärntner Landesarchiv
KLM: Konzentrationslager Mauthausen
KdO: Kommando
KPÖ: Kommunistische Partei Österreichs
KZ: Konzentrationslager
KVG: Kriegsverbrechergesetz
LG: Landesgericht
LGK: Landesgericht Klagenfurt
LKA: Landeskriminalamt
LKH: Landeskrankenhaus
MA: Magistratsabteilung
MM: KZ-Gedenkstätte Mauthausen | Mauthausen Memorial
NARA: National Archives and Records Administration
NSDAP: Nationalsozialistische Arbeiterpartei
NSDStB: Nationalsozialistischer Deutscher Studentenbund
NSFK: Nationalsozialistisches Fliegerkorps
NSKK: Nationalsozialistisches Kraftfahrkorps
NSV: Nationalsozialistische Volkswohlfahrt
OKW: Oberkommando der Wehrmacht
OeZG: Österreichische Zeitschrift für Geschichtswissenschaften
OSS: Office of Strategic Services
ÖStA: Österreichisches Staatsarchiv
ÖVP: Österreichische Volkspartei
PA: Personalakt
PK: Parteikorrespondenz
RAA: Radfahr-Aufklärungsabteilung
RAVAG: Österreichische Radio-Verkehrs AG
RF-SS: Reichsführer SS
Rgt: Regiment
R.u.S.: Rasse- und Siedlungshauptamt
SA: Sturmabteilung
San. Amt: Sanitätsamt
Sch.: Schachtel
SD: Sicherheitsdienst
SHD: Service Historique de la Défense
SIB: Special Investigation Branch
Sipo: Sicherheitspolizei
SMG(-Staffel): Schweres Maschinengewehr
SOE: Special Operations Executive
SPÖ: Sozialdemokratische Partei Österreich
SS: Schutzstaffel

SS-TV: SS-Totenkopfverbände
SS-VT: SS-Verfügungstruppen
StA: Staatsanwaltschaft
StPO: Strafprozessordnung
Tgb.: Tagebuch
TNA: The National Archives
u. a.: unter anderem
UEhT: Unsere Ehre heißt Treue
UNADIF: Union nationale des associations des déportés, internés et familles de disparus
UNO: United Nations Organization
UNWCC: United Nations War Crimes Commission
Uschf.: Unterscharführer
VdU: Verband der Unabhängigen
VELS: Voluntary Euthanasia Legislation Society
VG: Verbotsgesetz
Vgl.: Vergleiche
Vr : Verfahren
WCG SEE: War Crimes Group South East Europe
WdU: Wahlpartei der Unabhängigen
WL: Wellcome Library London
WO: War Office
WStLA: Wiener Stadt- und Landesarchiv
WVHA: Wirtschafts- und Verwaltungshauptamt
ZA: Zeugenaussage
Zit.: Zitiert
Zl.: Zahl

Personenregister